オールカラー

プロが教える
筋肉の
しくみ・はたらき
パーフェクト事典

東京大学大学院　　　　国際武道大学
総合文化研究科名誉教授　体育学部教授
石井直方 監修　**荒川裕志** 著
CGイラスト
奥山正次（シェイク）

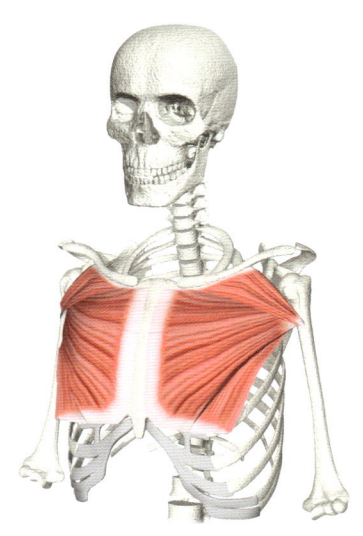

ナツメ社

CONTENTS

本書の特長 ………… 8
監修者のことば ……… 10

序章 筋肉の基礎知識 11

筋の分類 …………………………… 12
筋（骨格筋）の構造 ………………… 14
筋収縮の性質 ……………………… 16
筋線維タイプと腱の役割 …………… 18
主要な筋データ …………………… 20
関節のしくみ ……………………… 22
関節の動き ………………………… 24
全身の主な関節と骨格 ……………… 26
全身の主な筋肉 …………………… 28

コラム　インナーマッスルとアウターマッスル ………… 30

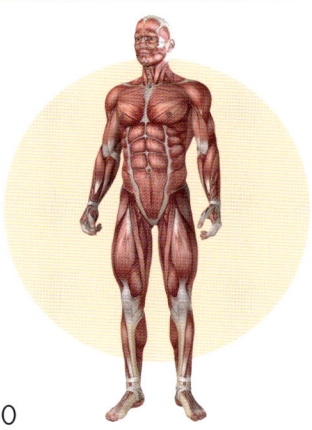

第1章 肩関節の筋 31

肩関節の動きと役割 ………32
肩関節を動かす筋一覧 ……34
三角筋 deltoid muscle ……………………… 36
大胸筋 pectoralis major muscle …………… 38
広背筋 latissimus dorsi muscle …………… 40
烏口腕筋 coracobrachialis muscle ………… 42
大円筋 teres major muscle ………………… 43
複合筋 ローテーターカフ（回旋筋腱板）rotator cuff …… 44
　小円筋 teres minor muscle ………… 45
　棘上筋 supraspinatus muscle …… 46
　棘下筋 infraspinatus muscle ……… 47
　肩甲下筋 subscapularis muscle …… 48

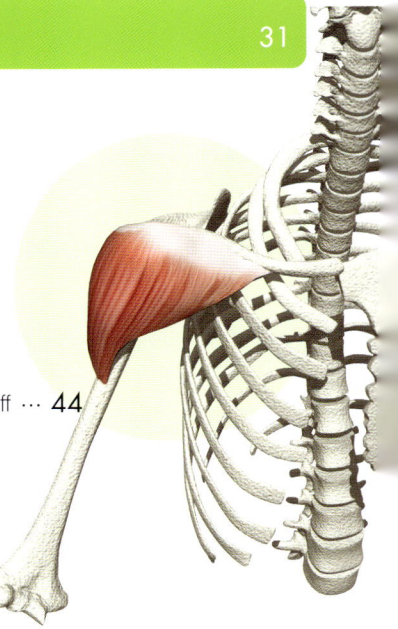

第2章 肩甲骨の筋 　49

- 肩甲骨の動きと役割 ………50
- 肩甲骨を動かす筋一覧 ……52
- 僧帽筋 trapezius muscle ………………… 54
- 前鋸筋 serratus anterior muscle …………… 56
- 小胸筋 pectoralis minor muscle …………… 58
- 肩甲挙筋 levator scapulae muscle ………… 59
- 大菱形筋 rhomboid major muscle ………… 60
- 小菱形筋 rhomboid minor muscle ………… 61
- 鎖骨下筋 subclavius muscle ………………… 62

第3章 肘関節の筋 　63

- 肘関節の動きと役割 ………64
- 肘関節を動かす筋一覧 ……66
- 上腕二頭筋 biceps brachii muscle ………… 68
- 上腕三頭筋 triceps brachii muscle ………… 70
- 上腕筋 brachialis muscle ………………… 72
- 腕橈骨筋 brachioradialis muscle ………… 74
- 円回内筋 pronator teres muscle …………… 75
- 肘筋 anconeus muscle ………………… 76
- 回外筋 supinator muscle ………………… 77
- 方形回内筋 pronator quadratus muscle … 78

第4章 手関節・手指の筋 　79

- 手関節・手指の動きと役割 ……80
- 手関節・手指を動かす筋一覧 ……82
- 橈側手根屈筋 flexor carpi radialis muscle ……84
- 長掌筋 palmaris longus muscle ……………… 85
- 尺側手根屈筋 flexor carpi ulnaris muscle ……86
- 尺側手根伸筋 extensor carpi ulnaris muscle ……………87
- 長橈側手根伸筋 extensor carpi radialis longus muscle ……88

3

短橈側手根伸筋 extensor carpi radialis brevis muscle … 89
浅指屈筋 flexor digitorum superficialis muscle …… 90
深指屈筋 flexor digitorum profundus muscle ……… 91
総指伸筋 extensor digitorum muscle ……………… 92
長母指屈筋 flexor pollicis longus muscle・短母指屈筋 flexor pollicis brevis muscle … 93
長母指伸筋 extensor pollicis longus muscle・短母指伸筋 extensor pollicis brevis muscle …… 94
長母指外転筋 abductor pollicis longus muscle・短母指外転筋 abductor pollicis brevis muscle… 95
示指伸筋 extensor indicis muscle・小指伸筋 extensor digiti minimi muscle … 96
短小指屈筋 flexor digiti minimi brevis muscle・虫様筋 lumbrical muscle …… 97
母指内転筋 adductor pollicis muscle・小指外転筋 abductor digiti minimi muscle … 98
母指対立筋 opponens pollicis muscle・小指対立筋 opponens digiti minimi muscle … 99
掌側骨間筋 palmar interossei muscle・背側骨間筋 dorsal Interossei muscle …… 100

第5章 股関節の筋　101

股関節の動きと役割 …… 102
股関節を動かす筋一覧 … 104
複合筋 腸腰筋 iliopsoas muscle …………… 106
小腰筋 psoas minor muscle ………… 107
大腰筋 psoas major muscle ………… 108
腸骨筋 iliacus muscle ……………… 110
大殿筋 gluteus maximus muscle …………… 112
中殿筋 gluteus medius muscle ……………… 114
小殿筋 gluteus minimus muscle ……………… 116
大腿筋膜張筋 tensor fasciae latae muscle … 117
縫工筋 sartorius muscle …………… 118
梨状筋 piriformis muscle …………… 119
内閉鎖筋 obturator internus muscle ………… 120
外閉鎖筋 obturator externus muscle ………… 121
上双子筋 superior gemellus muscle ………… 122
下双子筋 inferior gemellus muscle ………… 123
大腿方形筋 quadratus femoris muscle …… 124
恥骨筋 pectineus muscle …………… 125

CONTENTS

大内転筋 adductor magnus muscle ………… 126
長内転筋 adductor longus muscle ………… 128
短内転筋 adductor brevis muscle ………… 129
薄筋 gracilis muscle ……………………… 130

第6章 膝関節の筋 131

膝関節の動きと役割 ……… 132
膝関節を動かす筋一覧 ……… 134
複合筋 大腿四頭筋 quadriceps femoris muscle ……… 136
　中間広筋 vastus intermedius muscle ………… 137
　内側広筋 vastus medialis muscle ……138
　外側広筋 vastus lateralis muscle ……140
　大腿直筋 rectus femoris muscle ……… 142
複合筋 ハムストリング hamstring muscles……… 144
　半膜様筋 semimembranosus muscle ……… 145
　半腱様筋 semitendinosus muscle ……… 146
　大腿二頭筋 biceps femoris muscle ……… 148
膝窩筋 popliteus muscle ……150

第7章 足関節・足趾の筋 151

足関節・足趾の動きと役割 ………… 152
足関節・足趾を動かす筋一覧 ……… 154
複合筋 下腿三頭筋 triceps surae muscle ……156
　ヒラメ筋 soleus muscle ………………… 157
　腓腹筋 gastrocnemius muscle ………… 158
前脛骨筋 tibialis anterior muscle ……… 160
後脛骨筋 tibialis posterior muscle ……… 161
長腓骨筋 peroneus longus muscle ……… 162
短腓骨筋 peroneus brevis muscle ……… 163
第三腓骨筋 peroneus tertius muscle … 164
足底筋 plantaris muscle ………………… 165

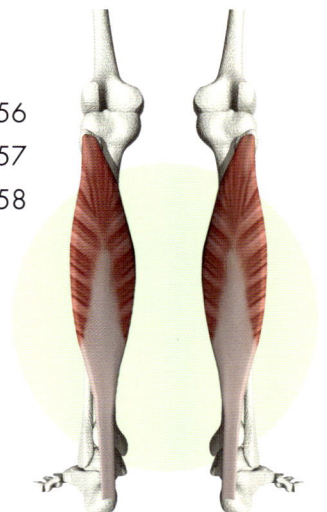

5

長母趾屈筋 flexor hallucis longus muscle ……… 166
長趾屈筋 flexor digitorum longus muscle ……… 167
長母趾伸筋 extensor hallucis longus muscle …… 168
長趾伸筋 extensor digitorum longus muscle …… 169
短趾屈筋 flexor digitorum brevis muscle ……… 170
短母趾屈筋 flexor hallucis brevis muscle・短小趾屈筋 flexor digiti minimi brevis muscle(of foot)…… 171
母趾内転筋 adductor hallucis muscle・母趾外転筋 abductor hallucis muscle … 172
小趾外転筋 abductor digiti minimi muscle(of foot)・小趾対立筋 opponens digiti minimi muscle(of foot)… 173
虫様筋(※足の) lumbrical muscle(of foot)・足底方形筋 quadratus plantae muscle …… 174
短母趾伸筋 extensor hallucis brevis muscle・短趾伸筋 extensor digitorum brevis muscle … 175
底側骨間筋 plantar interossei muscle・背側骨間筋(※足の) dorsal Interossei muscle(of foot) … 176

第8章 体幹・頸部の筋 177

体幹の動きと役割 ………… 178
頸部の動きと役割 ………… 180
体幹・頸部を動かす筋一覧 ……… 182
腹直筋 rectus abdominis muscle …………………… 184
外腹斜筋 abdominal external oblique muscle ……… 186
内腹斜筋 abdominal internal oblique muscle ……… 188
腹横筋 transversus abdominis muscle …………… 190
腰方形筋 quadratus lumborum muscle …………… 191
外肋間筋 external intercostal muscle …………… 192
内肋間筋 internal intercostal muscle …………… 193
複合筋 脊柱起立筋 erector spinae muscles ……… 194
　頸腸肋筋 iliocostalis cervicis muscle ……… 196
　胸腸肋筋 iliocostalis thoracis muscle ……… 198
　腰腸肋筋 iliocostalis lumborum muscle …… 200
　頭最長筋 longissimus capitis muscle ……… 202
　頸最長筋 longissimus cervicis muscle ……… 204
　胸最長筋 longissimus thoracis muscle …… 206
　頸棘筋 spinalis cervicis muscle ……………… 208
　胸棘筋 spinalis thoracis muscle ……………… 210

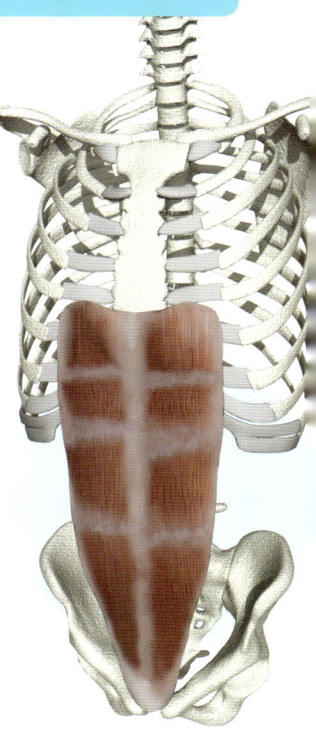

CONTENTS

回旋筋 rotator muscle ……………………… 212
多裂筋 multifidus muscle ………………… 214
頭半棘筋 semispinalis capitis muscle ……… 216
頸半棘筋 semispinalis cervicis muscle …… 217
胸半棘筋 semispinalis thoracis muscle …… 218
上後鋸筋 serratus posterior superior muscle … 219
下後鋸筋 serratus posterior inferior muscle …… 220
前斜角筋 scalenus anterior muscle ………… 221
中斜角筋 scalenus medius muscle ………… 222
後斜角筋 scalenus posterior muscle ……… 223
頭板状筋 splenius capitis muscle ………… 224
頸板状筋 splenius cervicis muscle ………… 225
横隔膜 diaphragm ………………………… 226
骨盤底筋群 pelvic floor muscles …………… 228
頸椎まわりの深層筋 ……………………… 230
椎前筋(群) prevertebral muscles・後頭下筋(群) suboccipital muscles … 230

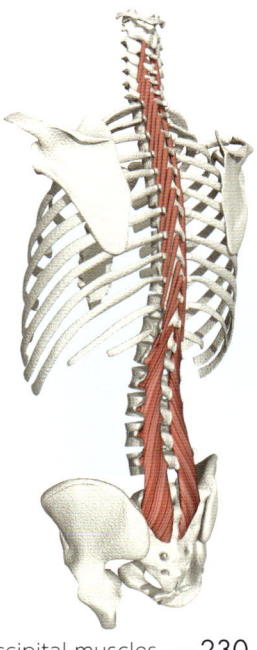

第9章 頭部の筋　231

頭部を動かす筋一覧 ……… 232
胸鎖乳突筋 sternocleidomastoid muscle … 234
側頭筋 temporalis muscle ………………… 236
咬筋 masseter muscle …………………… 237
内側翼突筋 medial pterygoid muscle ……… 238
外側翼突筋 lateral pterygoid muscle ……… 239
主な表情筋 ………………………………… 240
舌筋下筋群 ………………………………… 242
眼球の筋肉(外眼筋) ……………………… 243

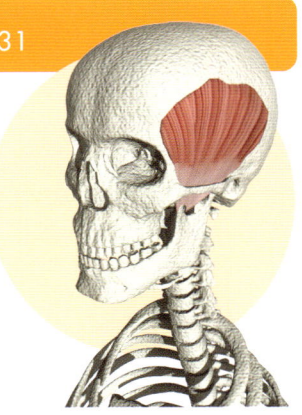

筋の詳細データ一覧表 …………………………… 244
関節運動別 関節角度と発揮される筋力の関係 …… 260
運動別 最大筋力(参考値)の比較 ………………… 262
筋名索引(日本語&英語) ………………………… 263
著者のことば ……………………………………… 269
写真協力&参考文献&CG制作 …………………… 270

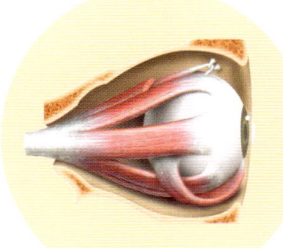

本書の特長

本書では、第1～9章にかけて、関節の動きに働く筋（筋肉）を図説。章ごとに各関節の動きとその役割を知ることによって、ひとつひとつの筋をより深く理解できる構成となっている。

「○○関節の動きと役割」

関節別に分けられた第1～9章の冒頭では、対象となる関節の動きを丁寧に解説。さらに、各関節が動かせる方向、関節運動に働く筋、日常生活やスポーツにおける動作実例などを紹介することで、人体における各関節の役割を明確にする。

主働筋（貢献度ランキング）

対象となる関節運動に対し、中心となって働く筋を貢献度の高い筋から順位をつけてランキングで紹介。
（※各筋の貢献度には個人差があり、同じ人でも肢位によって貢献度が変化するため、あくまで目安となる順位を示している）

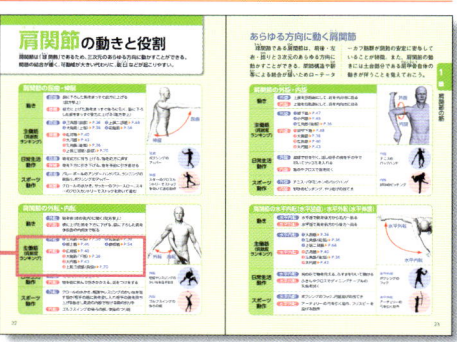

「筋解説ページ」

第1～9章において、各関節の動きに働く筋をひとつひとつCGを駆使して図説。豊富な情報を盛り込むことで、すべての筋を詳細に解説している（※8・9章の一部の筋群は別フォーマットでダイジェスト紹介）。

筋付着位置

対象となる筋が付着している場所を人体全身図にプロット。筋名の下に登場するメインの筋CGと照らし合わせて見ることにより、筋の付着している位置が確認できる。

筋DATA（参考値）

筋の性質を表すデータを掲載することにより、各筋の特徴を深く理解できる。（※データの数値には個人差があり、文献によっても違いが見られるため、「参考値」として掲載）

筋体積（詳細はP.20）	「筋体積」は、筋線維長とPCSAの掛け算。つまり筋体積が大きいほど、筋収縮の「速さ」×「力」を兼ね備えた総合能力の高い筋といえる。
PCSA（詳細はP.20）	「PCSA」とは「生理学的筋横断面積」の略称。筋の発揮できる力（張力）はPCSAの大きさに比例する。
筋線維長（至適長）（詳細はP.20）	筋線維長は筋腹の長さではなく、筋線維の束自体の長さ。筋収縮の速度は筋線維長の長さに比例する。本書では、各筋の張力が最大となる至適長（P.16）を筋線維長としている。
速筋：遅筋（詳細はP.18）	筋の速筋と遅筋の割合を示す数値。速筋の割合が高いほど瞬発力が高く、速筋の割合が低い（遅筋の割合が高い）ほど筋持久力が高い。

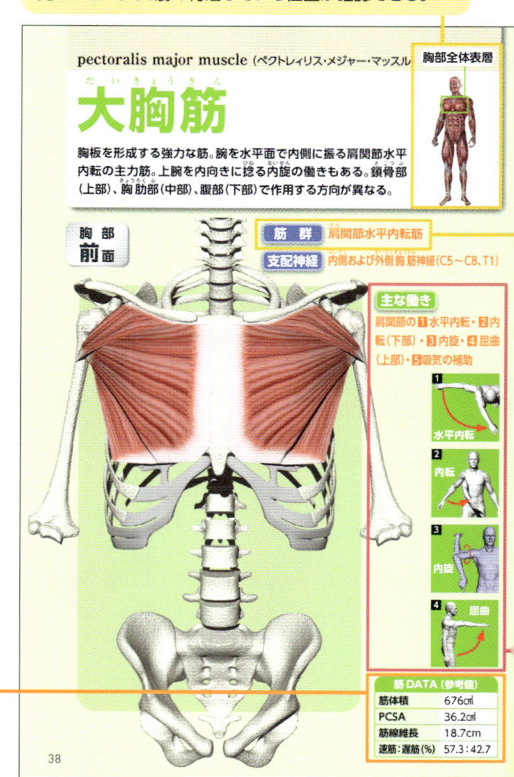

赤シートを活用してみよう！

※重要事項である「筋群」「支配神経」「主な働き」「起始」「停止」は赤字表記となっているため、付属の赤シートを使った暗記学習にも対応する。また、序章の文中における重要語句も赤シート対応の赤字表記となっている。

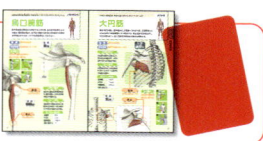

「○○関節を動かす筋一覧」

第1～9章において、「○○関節の動きと役割」の次に登場するページ。対象となる関節の動きに働く筋を複合的に掲載することで、各筋の相対的な位置関係が把握できる。さらに、体の前後面だけではなく、体表に近い「浅層」から「深層」まで、筋が付着している層ごとに筋を図示している。

筋体積TOP5

筋体積は、力・速さ・収縮範囲の広さを併せた筋の総合能力を反映するため、ランキング上位の筋または筋群が、各関節で特に重要度の高い筋（筋群）となる。
（※筋体積の数値には個人差があり、文献間によっても違いが見られるため、「参考値」として掲載）

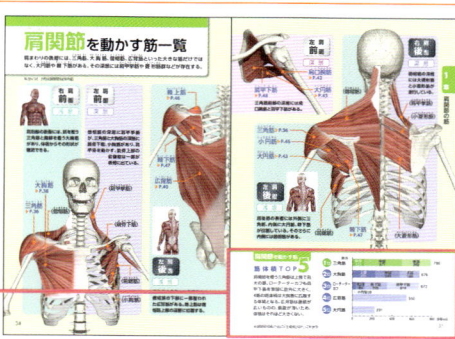

筋群

本書では、主な関節運動別に筋群を分類。二関節筋の場合は、より貢献度の高い運動の筋として振り分けている。

筋CG

全体の形状から、起始・停止の位置まで正確にビジュアル化。さらに、筋線維の走行方向や長さ、腱や腱膜の位置までリアルに再現している。

MEMO

一部の筋に対し、補足情報を紹介するミニコラム欄。

起始・停止

筋の起始部・停止部をCGにプロットし、その位置および名称を解説。起始部や停止部がそれぞれ複数の場合は、通し番号をふって表記。

主な働き

各筋の「主な働き」を、マネキンの動作見本とともに解説。この筋がどのような関節の動きに働くのかをヴィジュアルで確認できる。複数の関節運動に働く筋は、貢献度の高い関節運動から順位を付けてランキングで紹介。1位の関節運動が、その筋におけるメインの働きとなる。
（※基本的に「主な働き」は解剖学的基本肢位（気をつけの姿勢）における各筋の作用を記載）

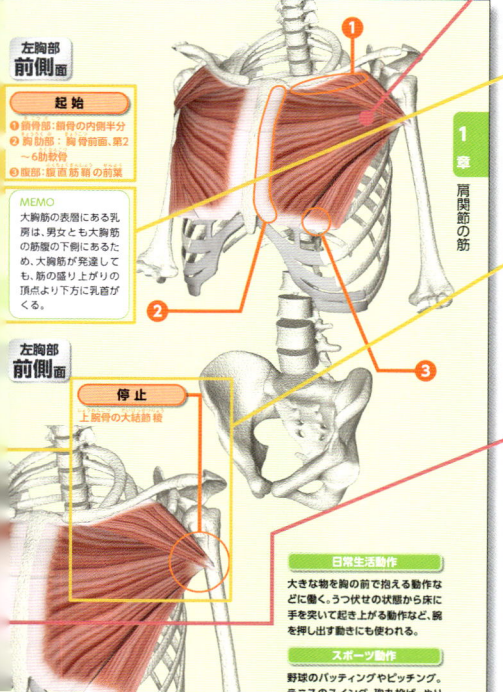

※「筋体積」の数値が文献に明記されていない筋は、「筋体積＝PCSA×筋線維長」の式を用いて筋体積を算出（羽状角は考慮せず）
※ひとつの筋でも、文献に「筋線維長」のデータが部位ごとに分かれて明記されている場合、筋線維長は筋体積による重み付き平均値を算出
※「筋DATA」の中で、数値が文献に明記されていない小さな筋のデータは、空欄となっています

監修者のことば

　現在、日本では人口の20％以上が65歳以上という高齢社会を迎え、5人に一人が高齢者となっています。高齢者にとっては、平均寿命から要介護期間を差し引いた**「健康寿命」**をいかに伸ばすかが課題となっており、医療やリハビリテーションの現場においても、健康寿命の延伸に向けたさまざまな取り組みが行われています。

　自立した生活を維持するために、不可欠といえるのが**筋機能の維持・向上**です。そのため整形外科やリハビリテーションの分野をはじめ、医療、運動指導に携わる方にとって、今まで以上に全身の骨格筋についての深い知識が求められるようになってきました。

　本書では、まずビジュアル面でいうと、精巧な筋ＣＧによって、各筋の形状や筋線維方向、筋線維長を紹介しています。情報としては、支配神経や起始・停止、主な働きだけではなく、**「筋体積」「生理学的筋横断面積（PCSA）」「筋線維長」「速筋と遅筋の割合」**といった詳細な筋データまで掲載しています。筋データの数値は参考値ではありますが、ここまで詳細な情報を掲載した筋関連の書物が出版されるのは、私の記憶では**日本で初めて**だと思います。この一冊があれば、各筋の形状や働きはもちろん、体積や発揮される筋力の大きさまで、詳細な特徴を把握することが可能となります。

　本書は、医療や運動指導に従事する人だけでなく、私たちのような研究者、あるいは現役のアスリートにとっても貴重な資料となる一冊といえるでしょう。理学療法士や作業療法士を目指す方、運動指導に携わる方、さらには筋に関心のあるすべての方に、手引き書としてご利用いただければ幸いです。

東京大学大学院総合文化研究科名誉教授
石 井 直 方

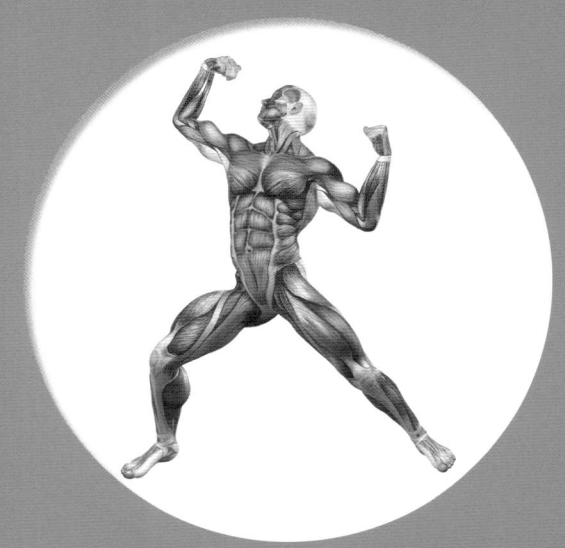

序章

筋肉の基礎知識

人体は、筋肉(骨格筋)が骨を引っぱる力によって、関節が曲がったり、伸びたりすることで動く。全身に分布する筋肉は、大きさから形状、働き、特性にいたるまで多種多様。まずは各筋肉の特徴を見極めるための基礎知識を覚えよう。

筋の分類

「筋」には、一般的にイメージされるような"筋肉（骨格筋）"だけではなく、構造から役割、形状にいたるまで、さまざまな種類や分類法がある。

筋とは何か

　筋とは、とても大きなひとつの細胞である**筋線維**（筋細胞）が多数集まって構成されたもの。エネルギーを使って力を発揮しながら、短くなることができる（収縮できる）性質をもっており、生体が活動するうえで、筋はその動力源となっている。

　筋というと、身体や関節を動かす役割ばかりを想像しがちだが、後述のように、筋にはさまざまな役割や分類法がある。

横紋筋と平滑筋

　筋は、微細な縞模様（横紋構造）をもつ**「横紋筋」**と、縞模様をもたない**「平滑筋」**に大別される。さらに横紋筋は、主に骨に付着して関節運動を引き起こす**「骨格筋」**と、心臓を動かす**「心筋」**に大別される。また、平滑筋は血管や腸をはじめとする内臓を構成する筋であり、**「内臓筋」**ともよばれる。

　すなわち、一般的にイメージされる「筋肉」とは、骨格筋のことであり、本来の「筋」という言葉は筋肉よりも少し定義が広い。本書では、主に骨格筋について解説していく。

筋の分類

　筋はさらに、意識的に動かせるものと、動かせないものに分類される。意識的に動かせる筋を**「随意筋」**とよび、多くの骨格筋はこれにあたる。意識的に動かせない筋は**「不随意筋」**とよばれ、主に心筋や内臓筋がこれに含まれる。

　また、骨格筋には形状による分類法もあり、途中から二つに分かれる筋を**「二頭筋」**、三つに分かれる筋を**「三頭筋」**とよび、筋の呼称にこれらが反映されたものもある。さらに、筋線維の長い**「紡錘状筋」**と、筋線維の短い**「羽状筋」**という分類もできる（→P.13）。ほかにも、ひとつの関節のみを動かす**「単関節筋」**と、二つ以上の関節の動きに関与する**「多関節筋」**（多くは二関節筋）に分ける分類法などもある。

筋の分類

筋線維の分類

横紋筋
微細な縞模様(横紋構造)をもつ筋。
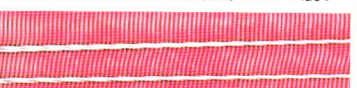

平滑筋
縞模様(横紋構造)をもたない筋。
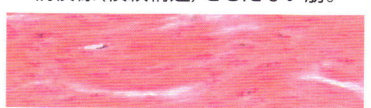

役割の分類

骨格筋
骨に付着して骨格および関節を動かす筋。
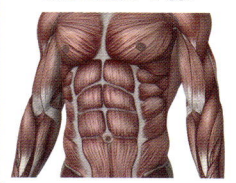

心筋
心臓を構成している心臓壁の筋。
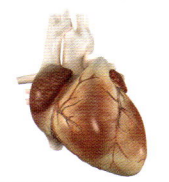

内臓筋
体内で食物を運ぶ消化管、血管壁、内臓の筋。
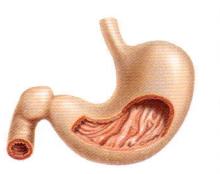

動きの分類

随意筋
意識的に動かせる筋。

不随意筋
意識的に動かせない筋。
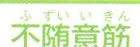

骨格筋の形状

紡錘状筋
比較的長い筋線維が、筋肉全体の形状に沿って平行に走行している構造の筋。
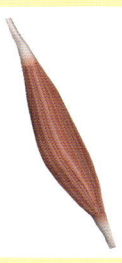

羽状筋
羽毛のような形の筋。筋の中心にある長い腱に多数の短い筋線維が付着。
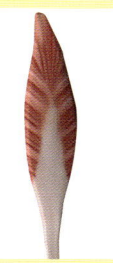

半羽状筋
羽毛を半分にした形の筋。表層に出ている長い腱に多数の短い筋線維が付着。
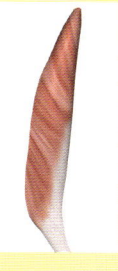

多腹筋
筋腹が3つ以上に分かれている筋。間を通る部分は腱画という。
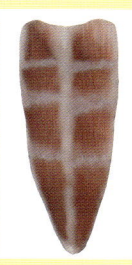

二頭筋
筋頭が2つあり、起始部または停止部が2つある筋。
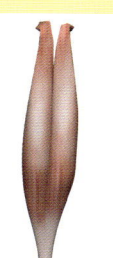

板状筋
板状の筋腹をもつ筋。三角形の扇形筋と、四角形で扁平な方形筋がある。
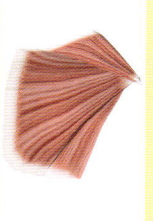

序章

筋（骨格筋）の構造

人体を動かす骨格筋は、マクロからミクロスケールにいたるまで何層にもわたる複雑な構造をもつ。筋が収縮する一連のメカニズムも複雑である。

骨格筋のマクロな構造

骨格筋は、ひとつの細胞である筋線維（筋細胞）が集合して構成される。細胞間を接着させる結合組織が**筋膜**という形で骨格筋の内外を覆い、結合組織の間を細い血管や神経が通っている。骨格筋はその両端で同じく結合組織である**腱**へと移行する。

筋線維は筋内膜に埋もれて束となり、**筋束**となる。筋束が太くなると、皮下脂肪が薄い場合に皮膚の上から浮き出て見えることも多い。

筋束はさらに**筋周膜**に埋もれて束となり、筋全体が形作られる。筋全体を包む結合組織を**筋上膜**、または単に筋膜とよぶ。

骨格筋のミクロな構造

さらに細かく見ると、筋線維は、**筋原線維**という微小な線維が束になることで構成される。この筋原線維に、骨格筋が収縮するためのしくみが備わっている。筋原線維を構成するのは、縦横に規則正しく並んだ**サルコメア**（筋節）である。サルコメアは、収縮タンパク質である**ミオシンフィラメント**と**アクチンフィラメント**が重なり合ったものであり、筋収縮の

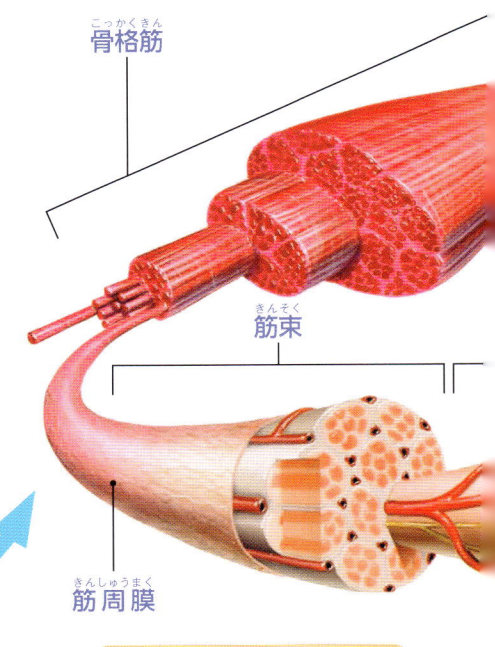

骨格筋の構造図

最小単位となる。フィラメント同士が力を出し合いながら滑ること（フィラメント滑り説）によって、筋収縮を引き起こす。

筋収縮のしくみ

骨格筋の収縮は、主に脳からの収縮指令によって引き起こされる。収縮指令が神経を通して筋に達すると、筋原線維の周囲にある**筋小胞体**という袋状の組織から**カルシウムイオン**が放出され、これが筋収縮のスイッチとしての役割を果たす。

カルシウムイオンが放出されると、ミオシンフィラメントとアクチンフィラメントが結合し、相互作用によって筋収縮の力が発揮される。筋収縮のエネルギー源であるアデノシン三リン酸（ATP）が分解されるのは、このタイミングである。以上の一連のメカニズムを**「興奮収縮連関」**という。カルシウムイオンが筋小胞体に再回収されると、筋が弛緩する。脳などからの筋収縮指令がなくなると、カルシウムイオンが再び取り込まれて、フィラメント同士の結合が解かれるのである。

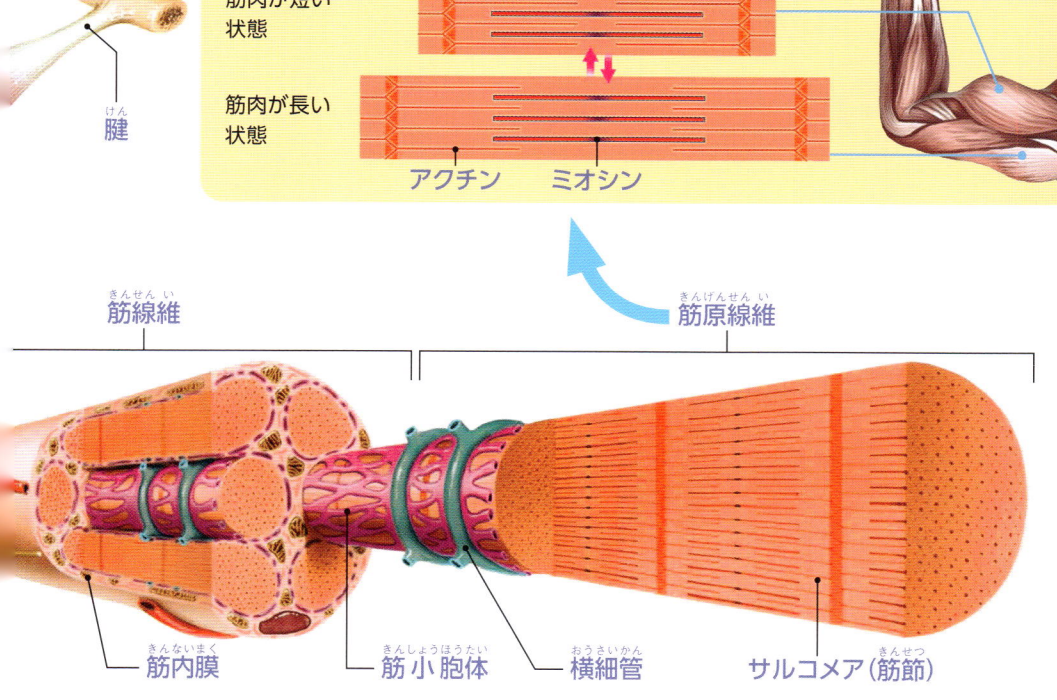

筋原線維の模式図
- 筋肉が短い状態
- 筋肉が長い状態
- アクチン
- ミオシン

腱 ／ 筋線維 ／ 筋原線維 ／ 筋内膜 ／ 筋小胞体 ／ 横細管 ／ サルコメア（筋節）

筋収縮の性質

筋（骨格筋）は力を発揮しながら短くなろうとする働き（収縮）をもつが、筋収縮によって発揮される力の大きさは、長さや速さによって変化する。

筋の収縮様式（活動の様式）

筋が収縮する際の振るまいは、いくつかに分類される。その中でも特に重要なのが、収縮中の「長さ変化」から分類した以下の３つである。

❶短縮性収縮（筋活動）
（Concentric Contraction）
筋が短くなろうと力を出し、実際に短くなる収縮。

❷等尺性収縮（筋活動）
（Isometric Contraction）
筋が短くなろうと力を出すものの、長さが変わらない収縮。「収縮（筋活動）」はするが、「短縮（長さが変わる）」はしない状態。

❸伸張性収縮（筋活動）
（Eccentric Contraction）
筋が短くなろうと力を出すものの、外力によって逆に伸ばされる収縮。筋は伸ばされる（伸張）ものの、状態としては収縮（筋活動）している。

ほかにも特殊な収縮様式として、一定の負荷を定速で動かすときの「等張性収縮」や、特殊な装置を使って関節の速度を一定にした「等速性収縮」というものもある。

1 筋の力―速さ関係

筋は収縮速度に依存して発揮できる力が変化するという性質がある。遅く縮むときは強い力を出せるが、速く縮むときは強い力を出せない。

また、力―速さ関係は、等尺性収縮や伸張性収縮にも存在する。等尺性収縮は縮む速度が遅い（速度＝0）ので、短縮性収縮よりも強い力を出せる。伸張性収縮は発揮できる力が最も大きく、３様式の中でも最大。「引っ張られる状態に耐えるときに最も強い力を出せる」と考えればよい。

2 筋の力―長さ関係

骨格筋は長さでも発揮できる力が変化する。ここでいう「長さ」は筋収縮様式ではなく筋肉（筋線維）が長い状態か短い状態かを指す。筋線維が中間的な長さの時、筋力は最大となる（至適長）。長すぎる状態や短すぎる状態では発揮できる力は小さくなる。たとえば肘が深く曲がった状態や伸びきった状態からはそれ以上に肘を曲げる力が出にくくなる。

筋収縮の3様式

● **短縮性収縮**（たんしゅくせい）
動き → 力 → 縮む
肘を曲げてバーベルを持ち上げるときの上腕二頭筋

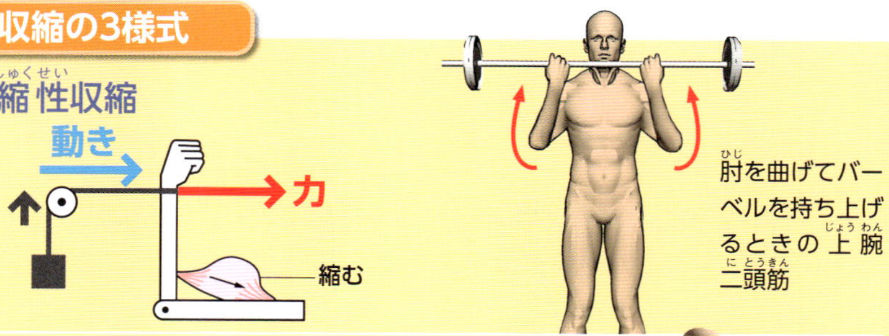

● **等尺性収縮**（とうしゃくせい）
動かない／力／長さは変わらない
肘を曲げて固定された物を引き上げるときの上腕二頭筋

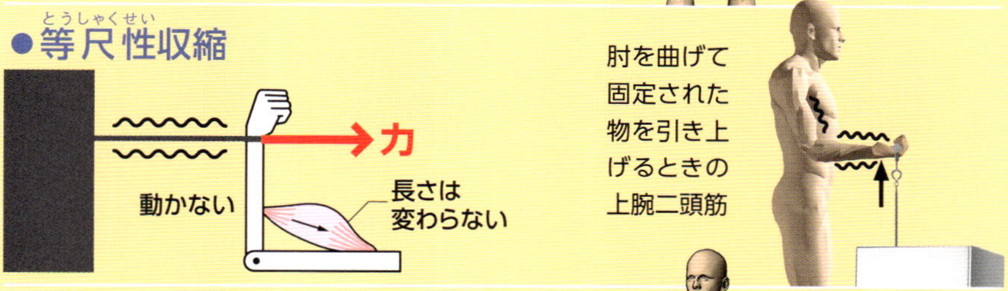

● **伸張性収縮**（しんちょうせい）
動き ← 力 → 伸びる
力を受けながらバーベルを下ろすときの上腕二頭筋

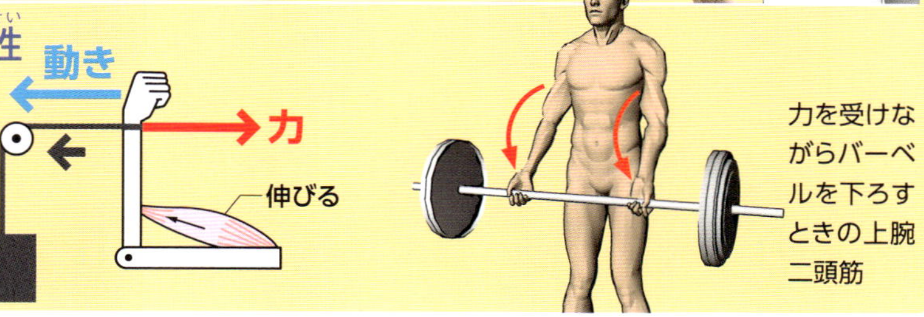

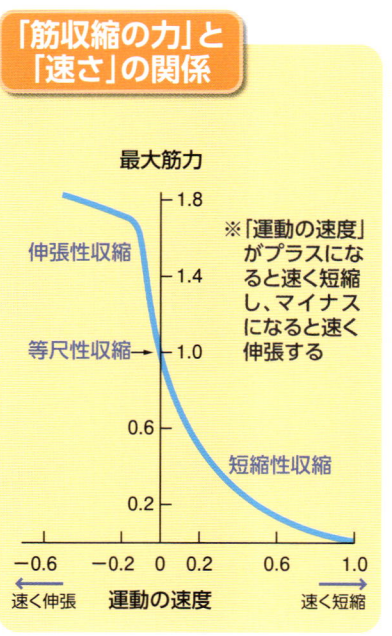

「筋収縮の力」と「速さ」の関係

※「運動の速度」がプラスになると速く短縮し、マイナスになると速く伸張する

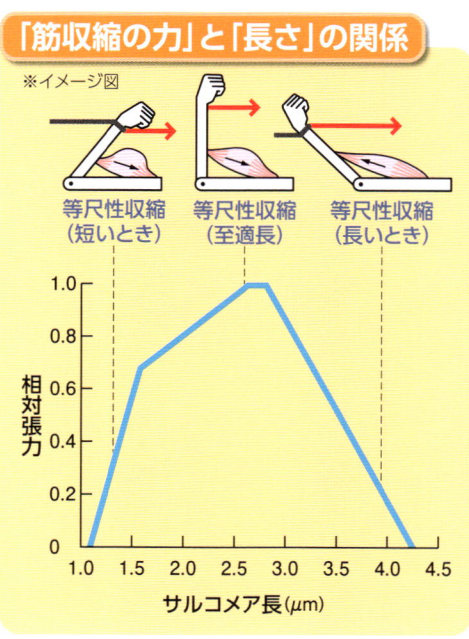

「筋収縮の力」と「長さ」の関係
※イメージ図

等尺性収縮（短いとき）／等尺性収縮（至適長）／等尺性収縮（長いとき）

筋線維タイプと腱の役割

骨格筋の細胞である筋線維は、タイプ別に分けることができて、それぞれ性質が異なる。さらに、筋線維は結合組織の腱によって骨に付着している。

3つの筋線維タイプ

筋線維は、その性質と見た目から、大きく「速筋」と「遅筋」に分類される。速筋はさらに細かく「中間型」と「速筋型」に分けられることもあり、その場合は「TypeⅠ（遅筋）」「TypeⅡa（速筋・中間型）」「TypeⅡb（速筋・速筋型）」の3分類となる。

TypeⅠ（遅筋）線維

収縮速度は遅いが、持久力が高い。酸素を使いながらエネルギーを作るミトコンドリアが多いため、酸素を利用する代謝（酸化系）の能力も高く、SO(Slow-twitch Oxidative)線維ともよばれる。赤色のミオグロビンを多く含むため、赤く見える。

TypeⅡa（速筋・中間型）線維

収縮速度が速く、持久力もある万能タイプ。酸素を利用する代謝と、糖を分解する代謝（解糖系）の両方に優れ、FOG(Fast-twitch Oxidative Glycolytic)線維とも呼ばれる。色は中間的なピンク色。

TypeⅡb（速筋・速筋型）線維

収縮速度はとても速いが、持久力が低い。糖を分解する代謝に優れ、FG(Fast-twitch Glycolytic)線維とも呼ばれる。ミオグロビン含有量が少ないため、白く見える。

筋線維タイプの移行

原則として、筋線維タイプの比率は先天的に決まり、トレーニングなどでもその割合は変化しにくい。ただし、「TypeⅡa」⇔「TypeⅡb」の移行は比較的起こりやすい。瞬発的・持久的運動に関わらず、使えば使うほど「TypeⅡb」から「TypeⅡa」に移行することが知られている。

筋と骨をつなぐ腱の性質

「腱」とは主にコラーゲン線維から構成される結合組織の一種。筋線維と骨の付着部をつなぐヒモのような役割を果たす。腱には筋線維の先についている部分（外部腱）だけでなく筋線維と並列の部分（腱膜・内部腱）もある。腱は弾性を持ち、伸び縮みできる重要な性質がある。つまり腱は単なるヒモではなく、バネのように働く。特にアキレス腱は弾性の働きが顕著であり、ランニングやジャンプにおける「バネのような」と形容される動きの源はここにある。

筋線維タイプ別の性質

性質 \ 筋線維タイプ	遅筋線維 TypeⅠ型線維 (SO)	速筋線維 TypeⅡa型線維 (FOG：中間型)	速筋線維 TypeⅡb型線維 (FG：速筋型)
筋の色	赤	赤（ピンク）	白
単収縮の速度	遅	速	とても速
筋疲労	遅	中間	速
筋線維径	小	中間	大
ATP（アデノシン三リン酸）の供給	酸化的リン酸化	酸化的リン酸化と解糖	解糖
ミトコンドリア量	多	中間	少
ミオグロビン量	高	中間	低
毛細血管	密	密	粗
グリコーゲン含有量	低	中間	高
解糖系酵素活性	低	中間	高
ミオシンATP加水分解酵素活性	低	高	高

弾性要素としての腱

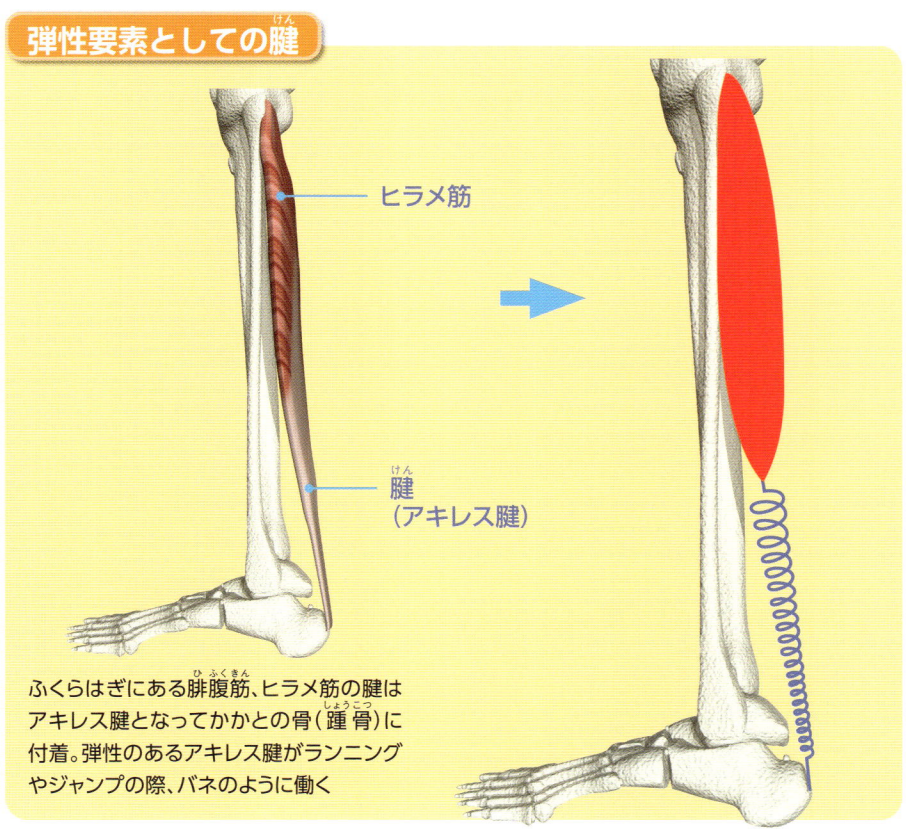

ふくらはぎにある腓腹筋、ヒラメ筋の腱はアキレス腱となってかかとの骨（踵骨）に付着。弾性のあるアキレス腱がランニングやジャンプの際、バネのように働く

主要な筋データ

人体には数多くの骨格筋が存在するが、それぞれ異なる役割をもち、構造や性質もさまざま。本項では各筋の特徴を表すパラメータを紹介する。

速筋と遅筋の割合

　筋線維タイプの各割合のことを「筋線維組成」とよぶ。筋線維組成は各筋で異なり、下背部の脊柱起立筋など日常生活で体重を支える抗重力筋は、持久力のあるTypeⅠ（遅筋）線維が多い傾向にある。特に、ヒラメ筋は、TypeⅠ線維が多い。

筋腹長と筋線維長

　骨格筋には、筋線維が長い「紡錘状筋（平行筋）」と、短くて筋線維が斜めに配列された「羽状筋」がある。羽状筋で筋線維と腱のなす角を「羽状角」という。羽状角の存在により、筋収縮の力の一部は骨を引く力にはならず、ロスが生じる。

　筋の長さを表す指標には、筋全体の長さを表す「筋腹長」と、筋線維自体の長さを表す「筋線維長」の2つがある。上述の羽状筋は筋腹長に対する筋線維長が短い構造である。

　各筋の機能的な性質に影響するのは、筋腹長ではなく筋線維長である。筋線維長が長いほど、収縮できる距離が長く、広い範囲で力を発揮できる。また、ストロークが大きくなるので収縮速度も速い。羽状筋は、速さでは不利な構造といえる。

PCSAとACSA

　羽状筋であるメリットは力が強いことである。筋力は筋の太さに比例するが、正確には「生理学的筋横断面積：PCSA」が力の強さを左右する。PCSAとは「筋線維の走行に対して垂直な断面積」のことであり、羽状筋はこのPCSAが大きい構造をもつ。見た目の太さ、すなわち「解剖学的筋横断面積（ACSA）」が紡錘状筋と羽状筋で同一の場合でも、PCSAは羽状筋の方が大きくなる。

　短くて太い筋線維が斜めにギッシリと配置された羽状筋は、「速さはないが力が強い」構造といえる。なお、筋体積は筋線維長とPCSAの掛け算。つまり筋収縮の「速さ」と「力」の総合能力を表すパラメータ（変数）が筋体積である。

筋線維方向の種類

紡錘状筋（平行筋）
筋線維長が長いので、筋収縮できる距離も長く、広い範囲で力を発揮できる。ストロークが大きくなるので収縮速度も速い。

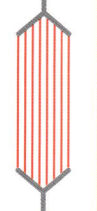

羽状筋
短くて太い筋線維が斜めにギッシリと配置されている。筋収縮の速度は遅いが、強い力を発揮できる。

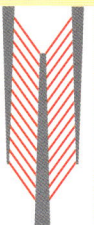

半羽状筋
羽状筋の片側半分だけの筋。羽状筋と同じ性質をもち、筋収縮の速度は遅いが、強い力を発揮できる。

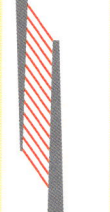

序章

羽状筋とPCSA

羽状筋は短くて太い筋線維が数多く並んで走行しているため、「筋線維の走行に対して垂直な断面積」であるPCSAは大きくなる。

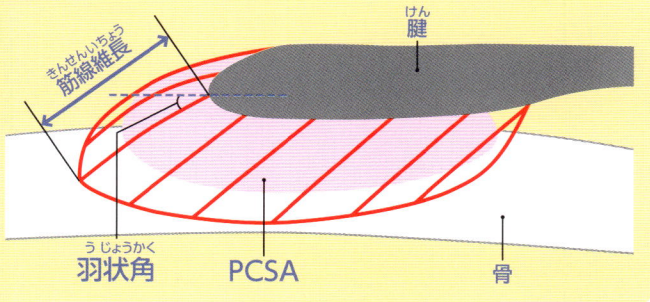

PCSAとACSA

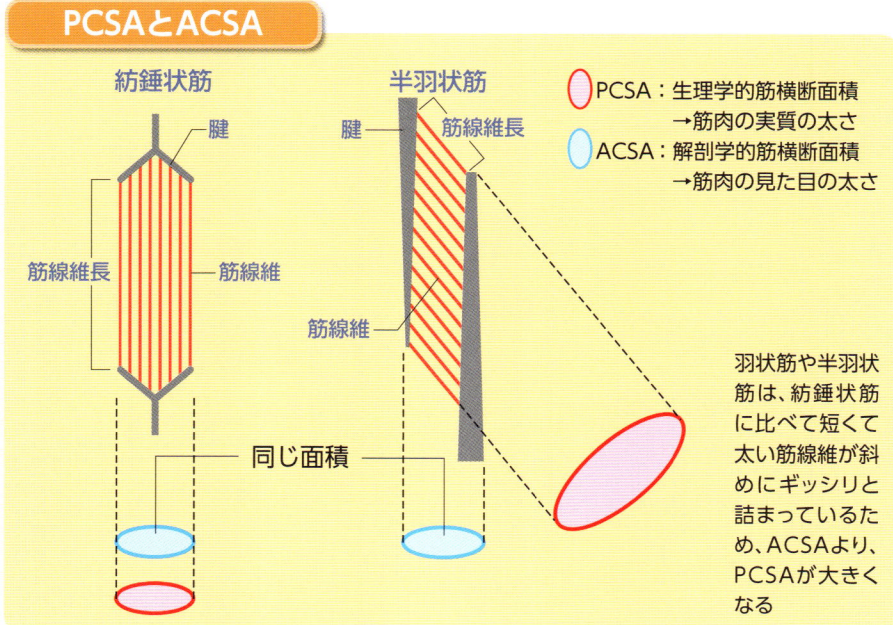

※PCSA：Physiological Cross-Sectional Areaの略　※ACSA：Anatomical Cross-Sectional Areaの略

関節のしくみ

骨格筋は全身の関節を動かすことで、あらゆる運動に貢献している。さらに、各関節の動きには発揮される力を増減するテコのしくみが作用している。

骨格筋の起始と停止

　骨格筋は、縮む方向に力を発揮し、その力が腱を介して骨を引くことで関節の運動が起こる。骨への付着部のうち、身体の根元側（近位側）にあり、動きの少ない方を通常は**「起始部」**とよぶ。反対に、身体の先端側（遠位側）にあり、動きの大きい方は**「停止部」**とよばれる。

　細い両端に対し、筋の中央で盛り上がる部分を**「筋腹」**とよぶ。また、腱には筋腹の両端部分を指す「外部腱」と、筋腹の表面または内部で膜状に伸びる「腱膜（内部腱）」がある。

関節を動かすテコのしくみ

　力点・支点・作用点でレバーを動かすしくみを「テコ」とよぶ（右図）。人間のあらゆる関節はテコのしくみによって動いている。

　テコには、力で得する（距離で損する）「力型テコ」と、距離で得する（力で損する）「距離型テコ」がある。人間の関節は典型的な「距離型テコ」である。すなわち、力点が作用点よりも支点に近い（テコ比が小さい）ため、少しの筋収縮でも作用点の負荷を長い距離動かせる代わりに、大きな力を発揮しなければならない。

関節トルク

　テコのしくみにおいては、筋張力が力点（停止部）を引く力によって、支点（関節）を軸にレバー（腕）を回転させる力が生じる。レバーに生じる回転力のことを**「関節トルク」**という。つまり、筋張力がそのまま外部へ発揮されるのではなく、関節トルクを生じさせることにより、レバーを通じて作用点が外に力を発揮する状態になる。

　なお、テコのしくみにおける支点と力点の距離を**モーメントアーム**という（右図）。筋のモーメントアームが大きくなるほど、同じ筋張力でも関節トルクは大きくなる。すなわち、発揮される力では少し有利になるが、その分、負荷を持ち上げるのに長い距離を収縮する必要が生じる。

筋の部位別名称（上腕二頭筋）

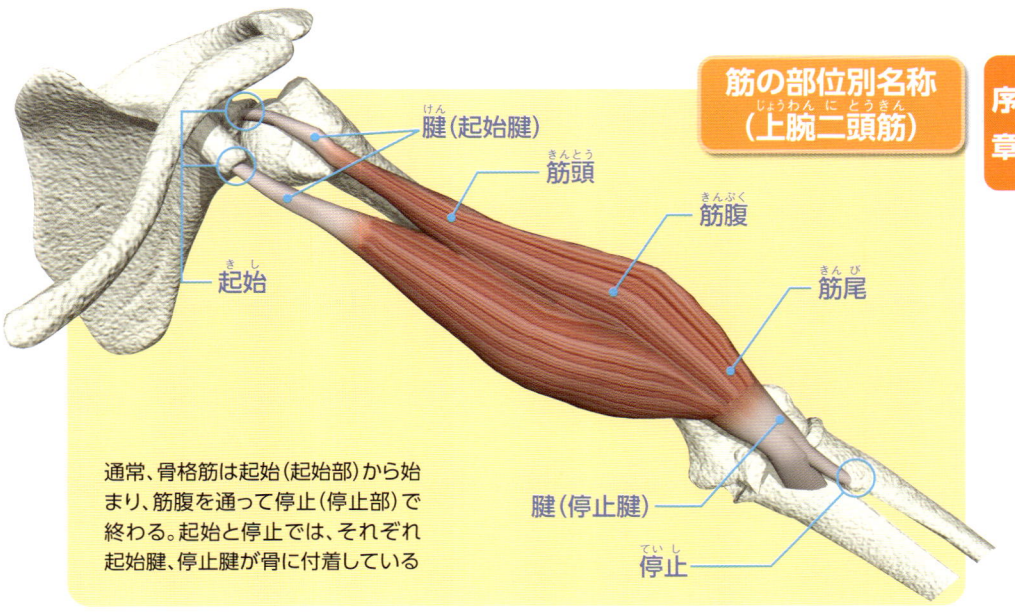

- 腱（起始腱）
- 筋頭
- 筋腹
- 起始
- 筋尾
- 腱（停止腱）
- 停止

通常、骨格筋は起始（起始部）から始まり、筋腹を通って停止（停止部）で終わる。起始と停止では、それぞれ起始腱、停止腱が骨に付着している

序章

モーメントアームと関節トルク（上腕二頭筋）

筋張力が力点（上腕二頭筋の停止部）を引く力によって、支点（肘関節）を軸にレバー（前腕）を回転させる力（関節トルク）が生じる。このとき、筋収縮の力はレバーを通じて作用点から発揮される

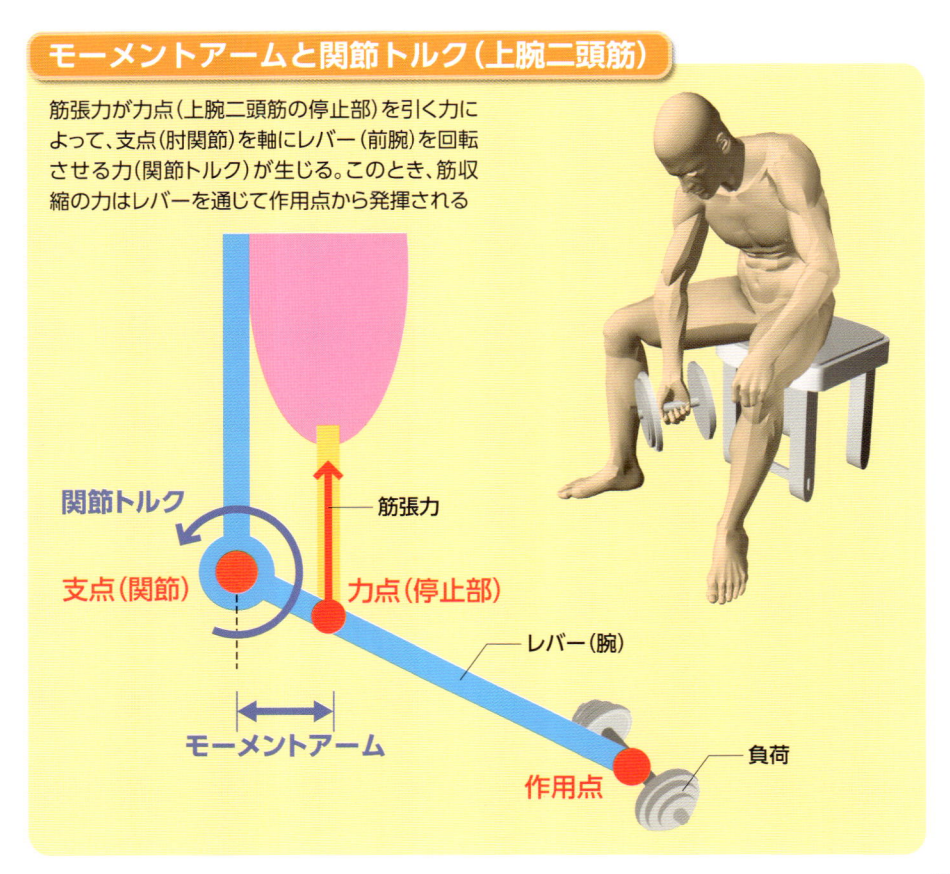

- 関節トルク
- 筋張力
- 支点（関節）
- 力点（停止部）
- レバー（腕）
- モーメントアーム
- 作用点
- 負荷

※「トルク（モーメント）」とは回転力を意味する用語

関節の動き

関節はそれぞれ動かせる方向が決まっており、各関節動作に名称が付けられている。ここでは人体の動きに欠かせない代表的な関節運動を紹介する。

関節の基本的な可動域

屈曲（くっきょく）	矢状面（全身を中心軸から左右対称に切断した面）で、関節を曲げる運動。	
伸展（しんてん）	矢状面で関節を伸ばす運動。屈曲位から基本肢位（自然起立位における関節の状態）に戻す運動。	

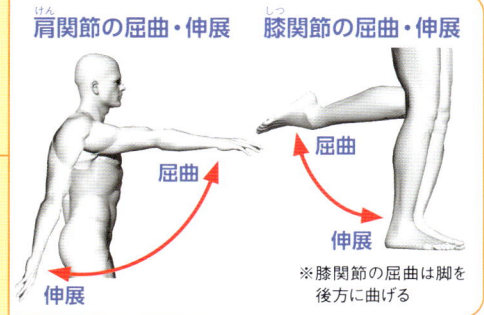

肩関節の屈曲・伸展　膝関節の屈曲・伸展
※膝関節の屈曲は脚を後方に曲げる

外転（がいてん）	前額面（全身を中心軸から前後面に切断した面）で両手・両足が身体から離れる運動。手指・足趾では中指・中趾を中心に指の間隔を広げる運動。	
内転（ないてん）	前額面で両手・両足を身体に近づける運動。手指・足趾では中指・中趾に他の指を近づける運動。	

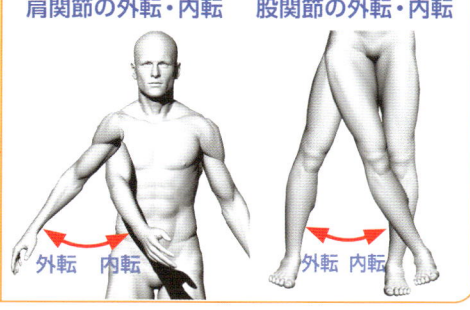

肩関節の外転・内転　股関節の外転・内転

外旋（がいせん）	関節から伸びる骨を回転の中心軸として、外回りに関節を旋回する運動。	
内旋（ないせん）	関節から伸びる骨を回転の中心軸として、内回りに関節を旋回する運動。	

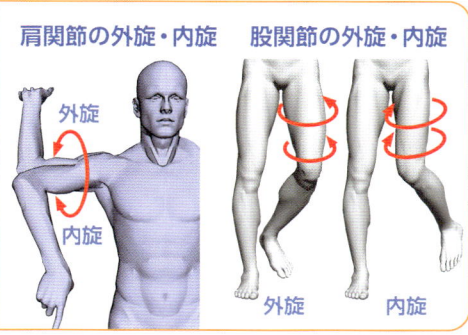

肩関節の外旋・内旋　股関節の外旋・内旋

回外（かいがい）	肘を曲げた状態で、前腕を外向きに回して手の平を上方に向ける運動。	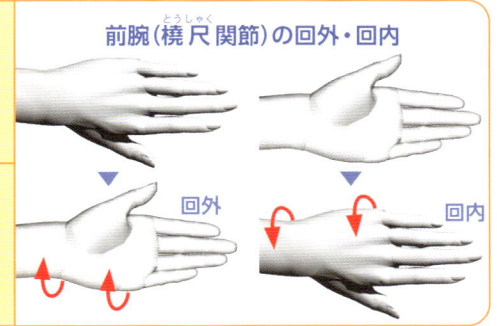 前腕（橈尺関節）の回外・回内
回内（かいない）	肘を曲げた状態で、前腕を内向きに回して手の平を下方に向ける運動。	

水平内転（水平屈曲）	水平面で腕を後方から前方へ動かす肩関節の運動。水平屈曲とよぶこともある。	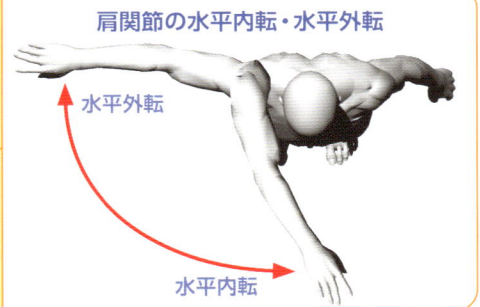 肩関節の水平内転・水平外転
水平外転（水平伸展）	水平面で腕を前方から後方へ動かす肩関節の運動。水平伸展とよぶこともある。	

挙上（きょじょう）	肩甲骨（肩甲帯）を上方へ動かす運動。	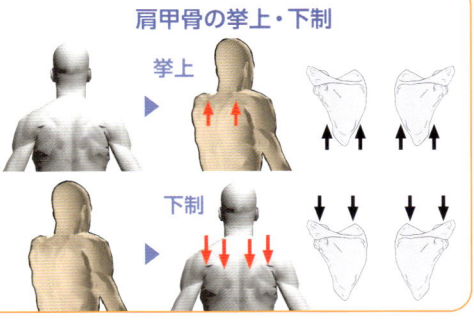 肩甲骨の挙上・下制
下制（かせい）	肩甲骨（肩甲帯）を下方へ動かす運動。	

側屈（そっくつ）	前額面で身体の中心線を左右（側方）に曲げる運動。頸部の側屈と体幹の側屈がある。	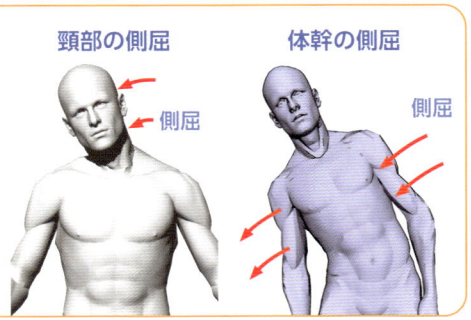 頸部の側屈　体幹の側屈

全身の主な関節と骨格

頭から指先まで、人体の形は骨格によって形成されている。全身の骨が関節を起点に動くことによって、全身のあらゆる運動が引き起こされる。

全身の主な関節と骨

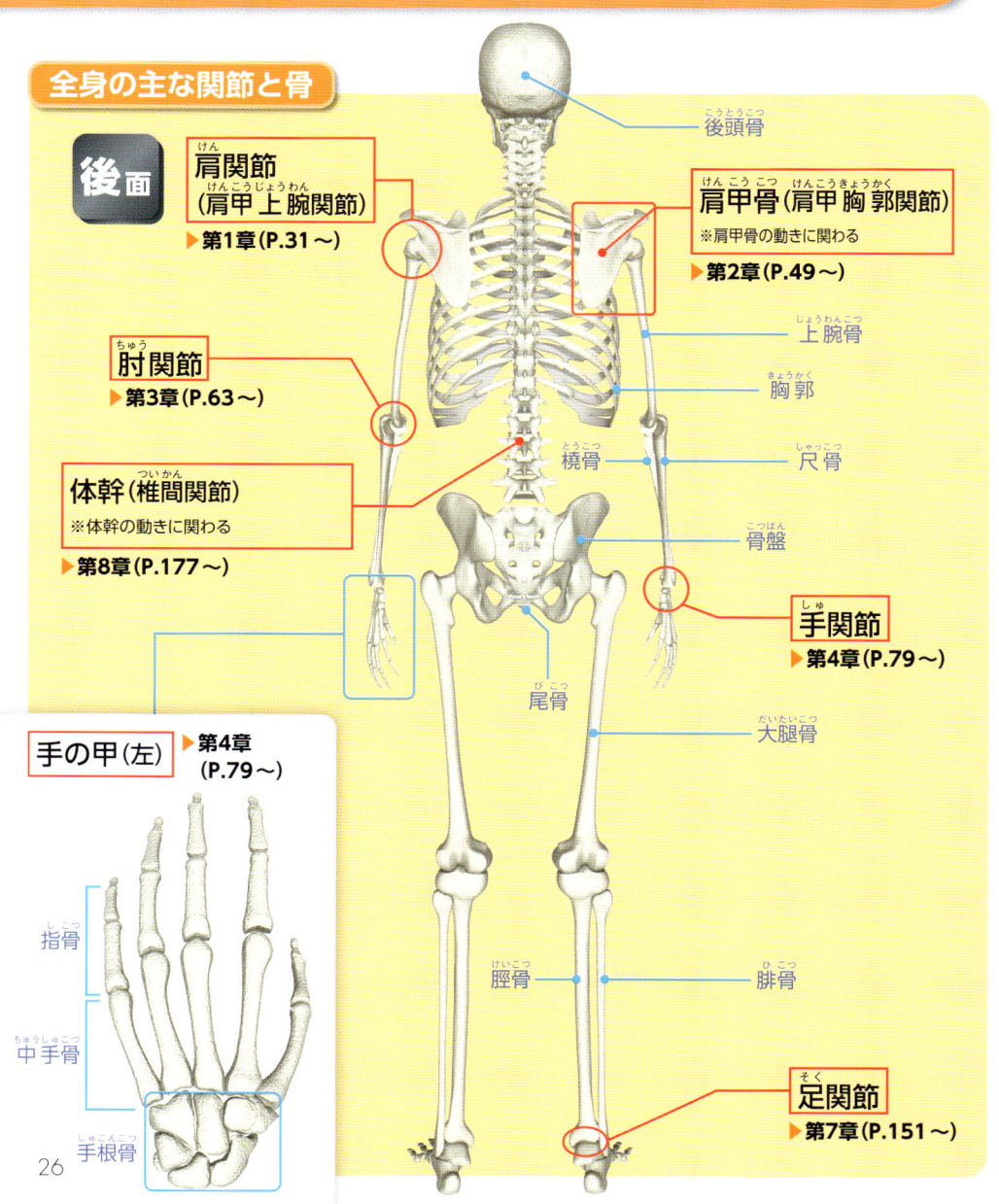

後面

- 肩関節（肩甲上腕関節）
  ▶第1章（P.31〜）
- 肩甲骨（肩甲胸郭関節）
  ※肩甲骨の動きに関わる
  ▶第2章（P.49〜）
- 肘関節
  ▶第3章（P.63〜）
- 体幹（椎間関節）
  ※体幹の動きに関わる
  ▶第8章（P.177〜）
- 手関節
  ▶第4章（P.79〜）
- 足関節
  ▶第7章（P.151〜）

骨の名称：後頭骨、上腕骨、胸郭、橈骨、尺骨、骨盤、尾骨、大腿骨、脛骨、腓骨

手の甲（左） ▶第4章（P.79〜）

- 指骨
- 中手骨
- 手根骨

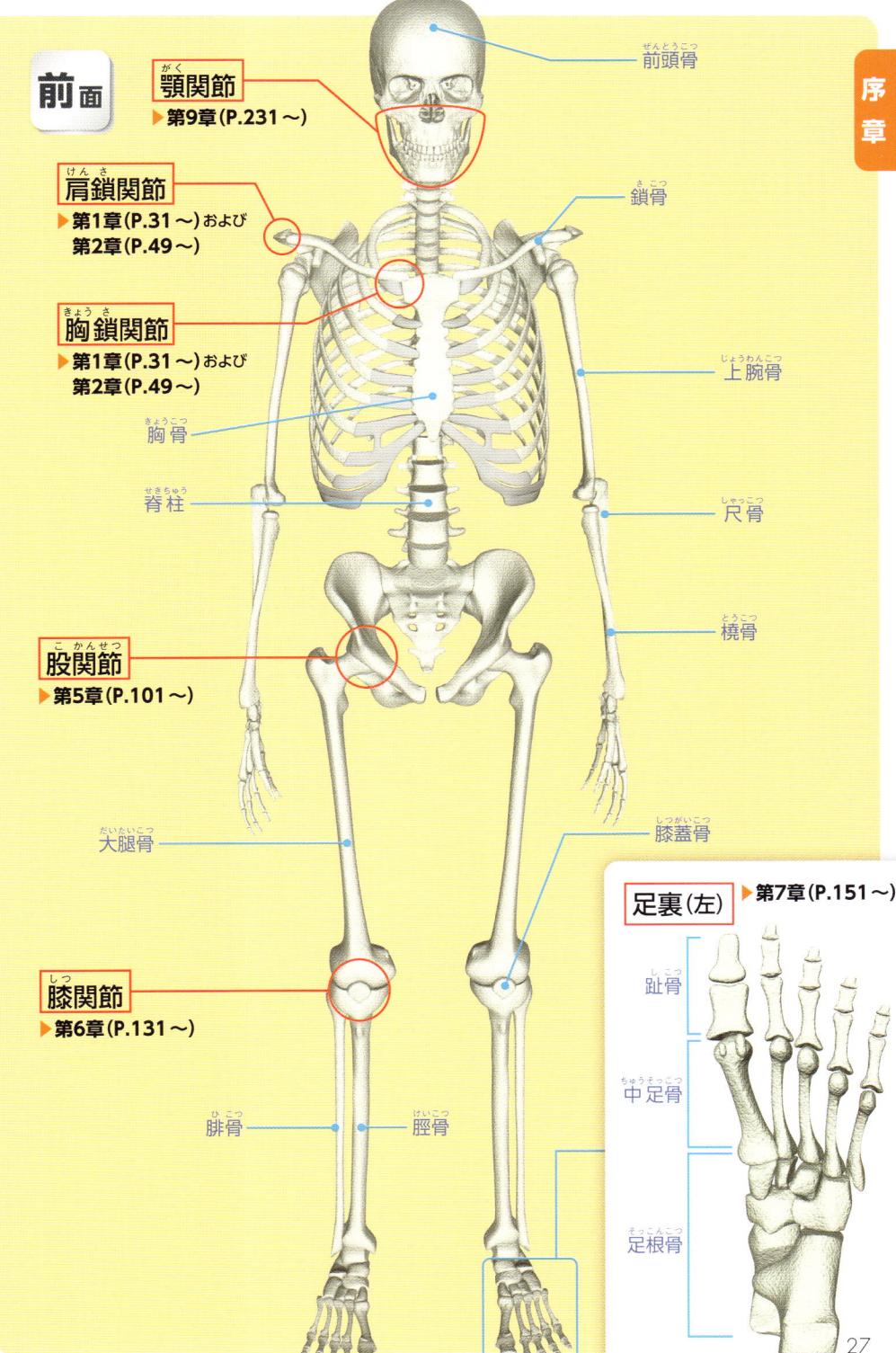

全身の主な筋肉

骨格はさまざまな役割をもつ各部位の骨格筋（こっかくきん）が働くことで、初めて動くことが可能となる。ここでは表層筋を中心に全身の主な骨格筋を紹介する。

全身の主な表層筋

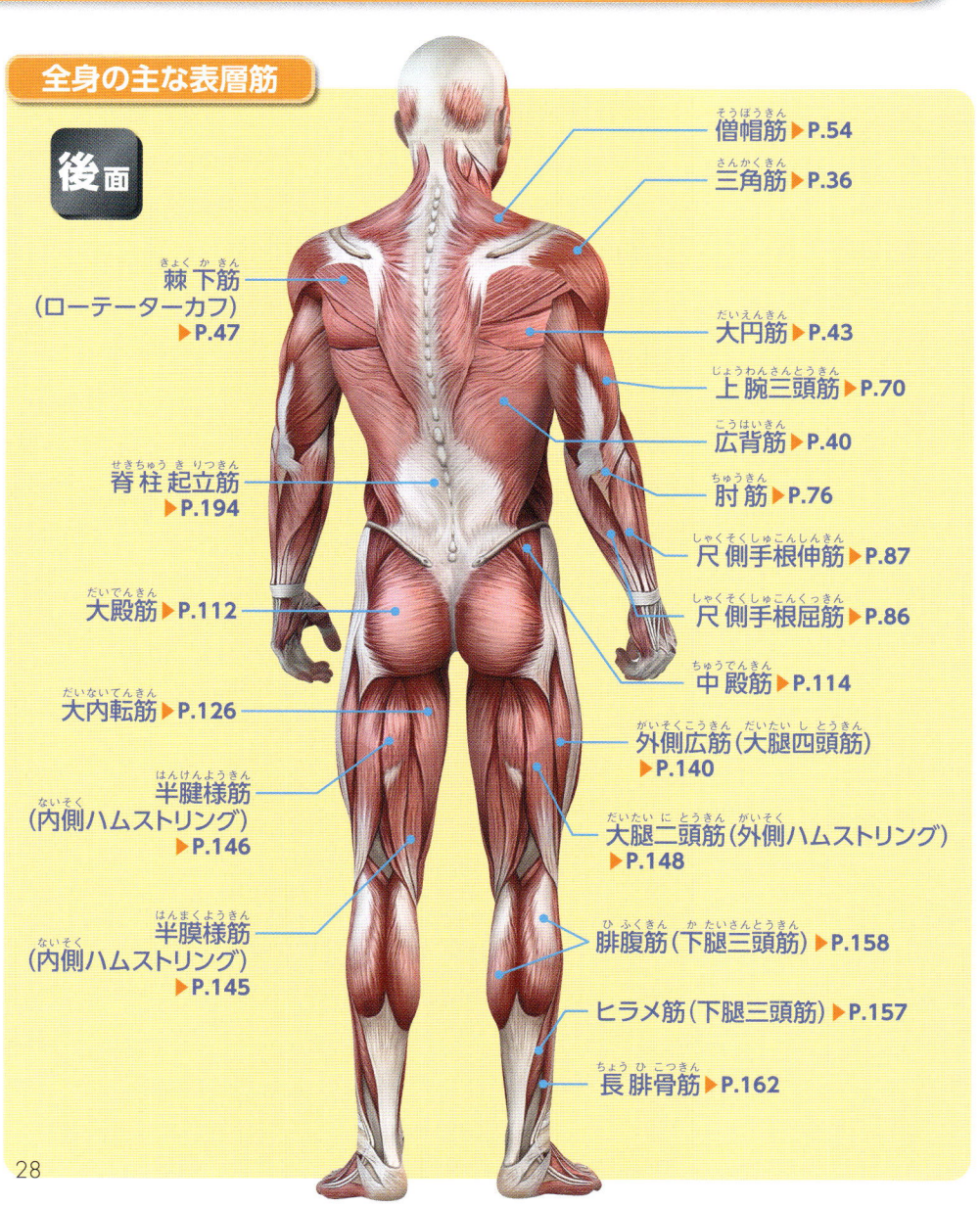

後面

- 棘下筋（きょくかきん）（ローテーターカフ）▶P.47
- 脊柱起立筋（せきちゅうきりつきん）▶P.194
- 大殿筋（だいでんきん）▶P.112
- 大内転筋（だいないてんきん）▶P.126
- 半腱様筋（はんけんようきん）（内側ハムストリング）▶P.146
- 半膜様筋（はんまくようきん）（内側ハムストリング）▶P.145
- 僧帽筋（そうぼうきん）▶P.54
- 三角筋（さんかくきん）▶P.36
- 大円筋（だいえんきん）▶P.43
- 上腕三頭筋（じょうわんさんとうきん）▶P.70
- 広背筋（こうはいきん）▶P.40
- 肘筋（ちゅうきん）▶P.76
- 尺側手根伸筋（しゃくそくしゅこんしんきん）▶P.87
- 尺側手根屈筋（しゃくそくしゅこんくっきん）▶P.86
- 中殿筋（ちゅうでんきん）▶P.114
- 外側広筋（がいそくこうきん）（大腿四頭筋）▶P.140
- 大腿二頭筋（だいたいにとうきん）（外側ハムストリング）▶P.148
- 腓腹筋（ひふくきん）（下腿三頭筋）▶P.158
- ヒラメ筋（下腿三頭筋）▶P.157
- 長腓骨筋（ちょうひこつきん）▶P.162

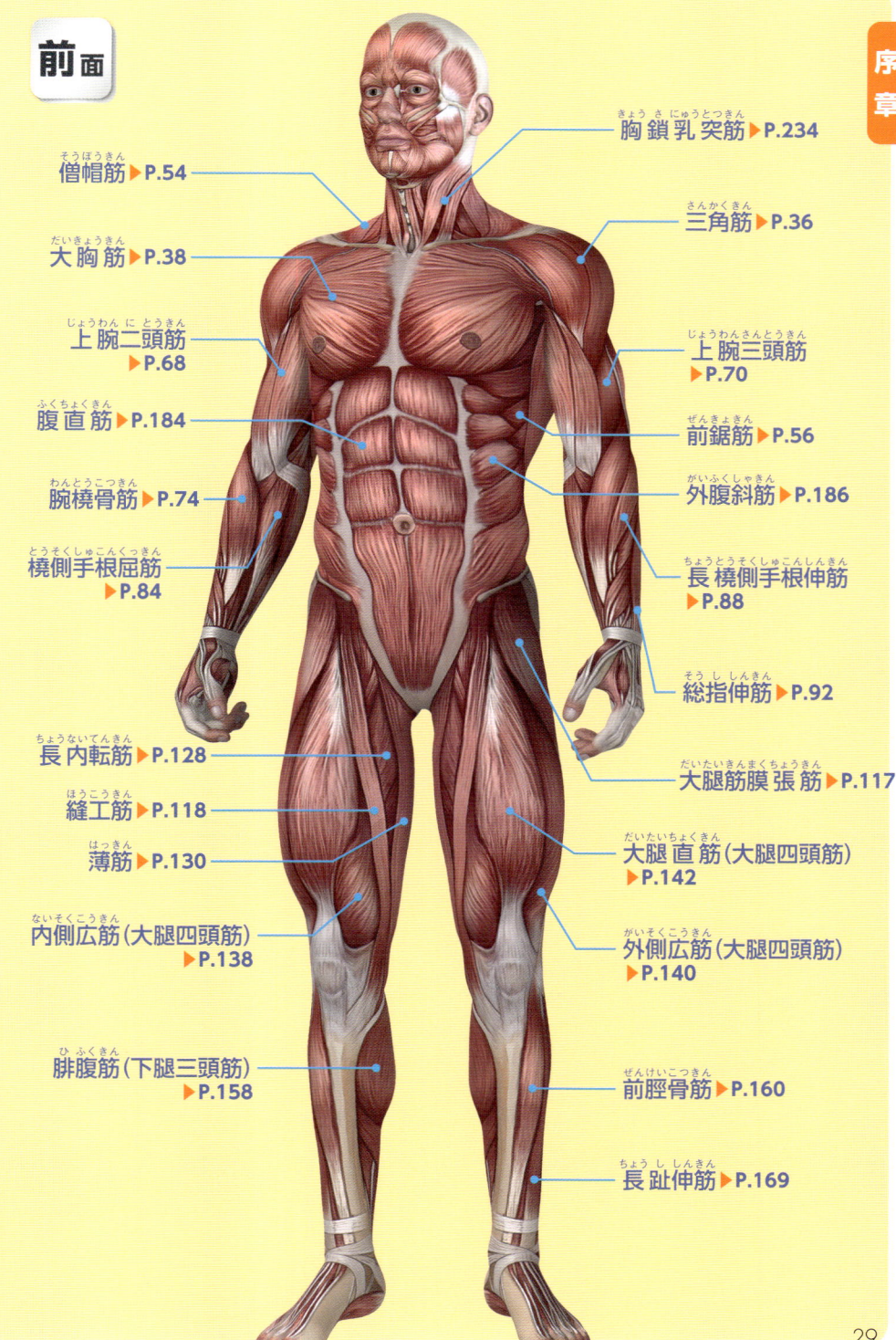

COLUMN

インナーマッスルと
アウターマッスル

身体の深部に位置する
インナーマッスル

インナーマッスル（深層筋） とは、身体の深層に位置する筋肉のこと。それに対し、身体の表層にある筋肉を**アウターマッスル（表層筋）** という。一般的に、インナーマッスルは「身体を安定させる役割（**スタビリティ**）」があると考えられている。反対に、アウターマッスルは「関節を動かす役割（**モビリティ**）」をもつという認識が一般的である。

ただし、必ずしもすべてのインナーマッスルがスタビリティに、すべてのアウターマッスルがモビリティに働くというわけではない。身体の深層にありながらモビリティが主な役割となっている筋や、その逆の筋も多く存在することは、あまり知られていない。

筋の付着位置がスタビリティと
モビリティを決める

そもそも、筋によってスタビリティとモビリティの役割が分かれるのはなぜなのか。その違いは関節におけるテコのレバーの長さ（筋のモーメントアーム）にある。

関節の支点近くに付着している筋は、関節動作に対するテコのレバーが短いため、関節を動かす力は弱くなるが、支点を固定して関節を安定させるという要素が大きくなる。一方で、関節の支点から遠いところに付着する筋は、テコのレバーが長いため、関節を動かす力が大きくなる。

インナー、アウターより重要な
スタビリティとモビリティ

インナーマッスルが「身体を安定させる筋肉」というイメージをもたれるのは、インナーマッスルが関節の支点近くに付着しているためである。逆にアウターマッスルは支点から遠いところに付着する傾向にあるため、「関節を動かす筋肉」というイメージが強い。しかし、これらはあくまで全体的な傾向であり、例外の筋も多数存在する。

例えば、下腹深部の大腰筋（→P.108）はインナーマッスルであるが、股関節に対するテコのレバーが長く、機能的にはモビリティの要素が大きい。反対に、ローテーターカフの一部である棘下筋（→P.47）は機能的にスタビリティの要素が大きいが、表層から見えるアウターマッスルである。このようにインナーマッスルとアウターマッスルは、その働きで分類することはできない。

「インナー」「アウター」という呼称は、その筋の付着している「位置」を表す言葉であり、機能的な分類ではない。役割から考えると、関節を安定させる「スタビリティ・マッスル」、関節を動かす「モビリティ・マッスル」というように、筋の機能から分類するほうが、分かりやすいといえるだろう。

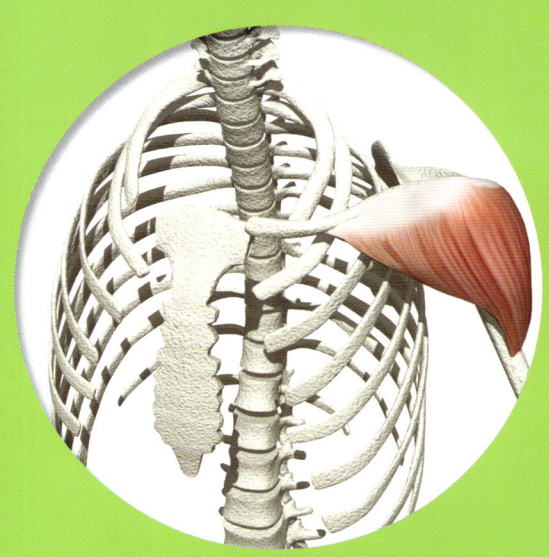

第1章
肩関節の筋

一般的に肩関節とは、肩甲骨と上腕骨によって構成される球関節構造の肩甲上腕関節(第一肩関節)を指す。本書では肩甲骨、鎖骨または胸郭から起始し、肩甲上腕関節をまたいで上腕骨に停止する筋を、肩関節の筋として紹介する。

● 「筋体積」「PCSA」「筋線維長」のデータの出典
・P.37・39・40・42・43・45・46・47・48…Garner BA and Pandy MG, Musculoskeletal model of the upper limb based on the visible human male dataset. Comput Methods Biomech Biomed Engin, (2001), 4 (2), 93-126. (成人男性3名:平均年齢25歳・平均身長185cm・平均体重86kgを想定した筋-骨格モデル ※トルクの実測値に合うように、パラメータを最適化して調整した文献)
※P.35の「筋体積TOP5」は各筋の筋体積データをもとに算出
● 「速筋:遅筋(%)」のデータの出典
・Johnson MA, Polgar J, Weightman D and Appleton D, (1973)をもとに算出
※三角筋のように、左右に対で存在する筋の場合、筋体積およびPCSAは、片側の筋だけの数値(以下同)

肩関節の動きと役割

肩関節は「球関節」であるため、三次元のあらゆる方向に動かすことができる。関節の結合が緩く、可動域が大きい代わりに、脱臼などが起こりやすい。

肩関節の屈曲・伸展

動き	屈曲	脇に下ろした腕をまっすぐ前方に上げる（前方挙上）
	伸展	前方に上げた腕をまっすぐ後ろに引く。脇に下ろした腕をまっすぐ後方に上げる（後方挙上）
主働筋（貢献度ランキング）	屈曲	❶三角筋（前部）▶P.36　❸上腕二頭筋▶P.68　❷大胸筋（上部）▶P.38　❹前鋸筋▶P.56
	伸展	❶広背筋▶P.40　❷大円筋▶P.43　❸三角筋（後部）▶P.36　❹上腕三頭筋（長頭）▶P.70
日常生活動作	屈曲	物を前方に持ち上げる。物を前方に押す
	伸展	物を下方に引き下げる。物を手前に引き寄せる
スポーツ動作	屈曲	バレーボールのアンダーハンドパス。ランニングの腕振り。ボクシングのアッパー
	伸展	クロールの水かき。サッカーのフリースロー。スキーのクロスカントリーでストックを突いて進む

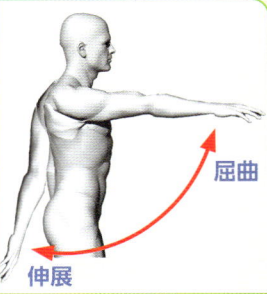

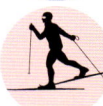

屈曲
ボクシングのアッパー

伸展
スキーのクロスカントリーでストックを突いて進む動作

肩関節の外転・内転

動き	外転	腕を横（体の側方）に開く（側方挙上）
	内転	横に上げた腕を下方に下げる。脇に下ろした腕を体前面の内側まで振る
主働筋（貢献度ランキング）	外転	❶三角筋（中部）▶P.36　❸前鋸筋▶P.56　❷棘上筋▶P.46　❹僧帽筋▶P.54
	内転	❶広背筋▶P.40　❷大胸筋（下部）▶P.38　❸大円筋▶P.43　❹上腕三頭筋（長頭）▶P.70
日常生活動作	外転	物を側方に持ち上げる
	内転	物を脇に挟んで抱きかかえる。気をつけをする
スポーツ動作	外転	クロールの水かき。相撲やレスリングのかいなを返す動き（相手の脇に腕を差し入れ相手の腕を持ち上げる動き）。柔道の内股で投げる際の釣り手
	内転	ゴルフスイングの後ろの腕。体操のつり輪

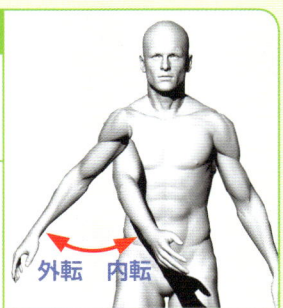

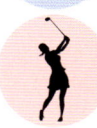

外転
相撲やレスリングのかいなを返す動き

内転
ゴルフスイングの後ろの腕

あらゆる方向に動く肩関節

　球関節である肩関節は、前後・左右・捻りと3次元のあらゆる方向に動かすことができる。関節構造や靭帯による結合が緩いためローテーターカフ筋群が関節の安定に寄与していることが特徴。また、肩関節の動きには土台部分である肩甲骨自体の動きが伴うことを覚えておこう。

1章　肩関節の筋

肩関節の外旋・内旋

動き	外旋	上腕を回転軸にして、肩を外向きに捻る
	内旋	上腕を回転軸にして、肩を内向きに捻る
主働筋（貢献度ランキング）	外旋	❶棘下筋 ▶P.47 ❷小円筋 ▶P.45 ❸三角筋（後部）▶P.36
	内旋	❶肩甲下筋 ▶P.48 ❷大胸筋 ▶P.38 ❸広背筋 ▶P.40 ❹大円筋 ▶P.43
日常生活動作	外旋	裁縫で針を引く。話し相手の胸を手の甲で叩いてツッコミを入れる
	内旋	雑巾やクロスで窓を拭く
スポーツ動作	外旋	テニス・バドミントンのバックハンド
	内旋	野球のピッチング。やり投げの投てき

外旋　テニスのバックハンド

内旋　野球のピッチング

肩関節の水平内転（水平屈曲）・水平外転（水平伸展）

動き	水平内転	水平面で腕を後方から前方へ振る
	水平外転	水平面で腕を前方から後方へ振る
主働筋（貢献度ランキング）	水平内転	❶大胸筋 ▶P.38 ❷三角筋（前部）▶P.36 ❸上腕二頭筋 ▶P.68
	水平外転	❶広背筋 ▶P.40 ❷三角筋（後部）▶P.36 ❸大円筋 ▶P.43
日常生活動作	水平内転	胸の前で物を抱える。ふすまを引いて開ける
	水平外転	ふきんやクロスでダイニングテーブルの天板を拭く
スポーツ動作	水平内転	ボクシングのフック。円盤投げの投てき
	水平外転	アーチェリーの弓を引く動作。フリスビーを投げる動作

水平内転　ボクシングのフック

水平外転　アーチェリーの弓を引く動作

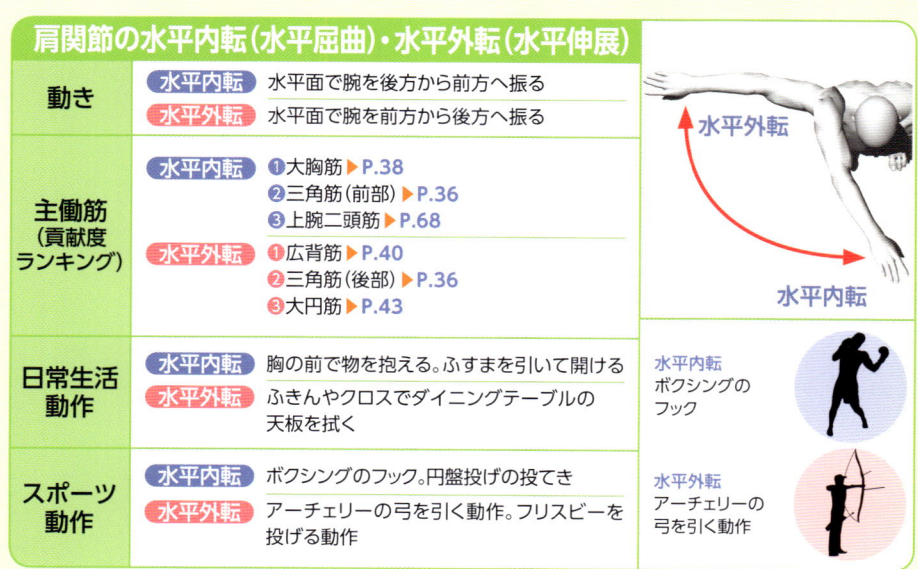

33

肩関節を動かす筋一覧

肩まわりの表層には、三角筋、大胸筋、僧帽筋、広背筋といった大きな筋だけではなく、大円筋や棘下筋がある。その深層には肩甲挙筋や菱形筋群などが存在する。

※カッコ（　）内は肩関節以外の筋

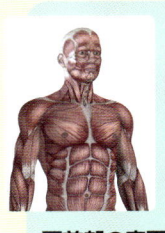

右肩 前面 浅層

肩前部の表面には、肩を覆う三角筋と胸部を覆う大胸筋があり、体表からその形状が確認できる。

左肩 前面 深層

僧帽筋の深層に肩甲挙筋が、三角筋と大胸筋の深層に鎖骨下筋、小胸筋があり、肩甲骨を動かす。肋骨上部の前鋸筋は一部が表層に出ている。

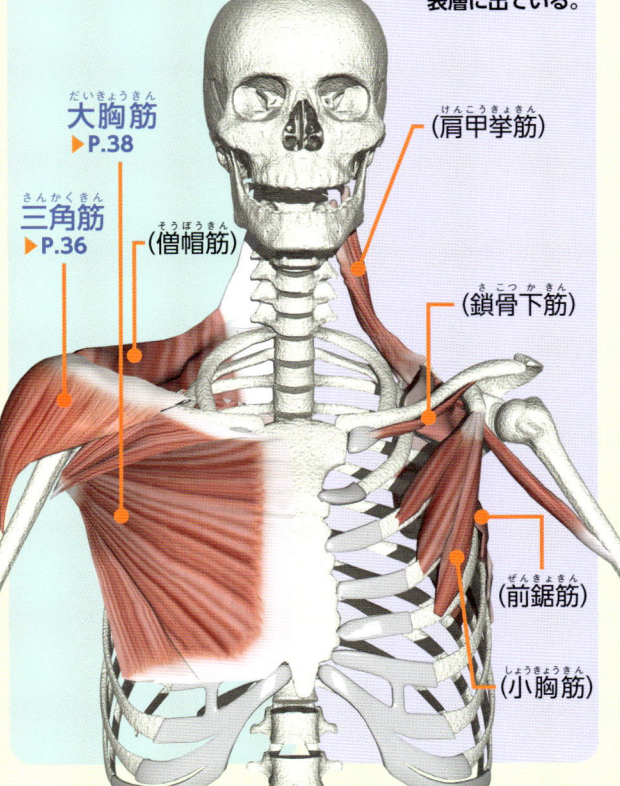

- 大胸筋 ▶P.38
- 三角筋 ▶P.36
- （肩甲挙筋）
- （僧帽筋）
- （鎖骨下筋）
- （前鋸筋）
- （小胸筋）

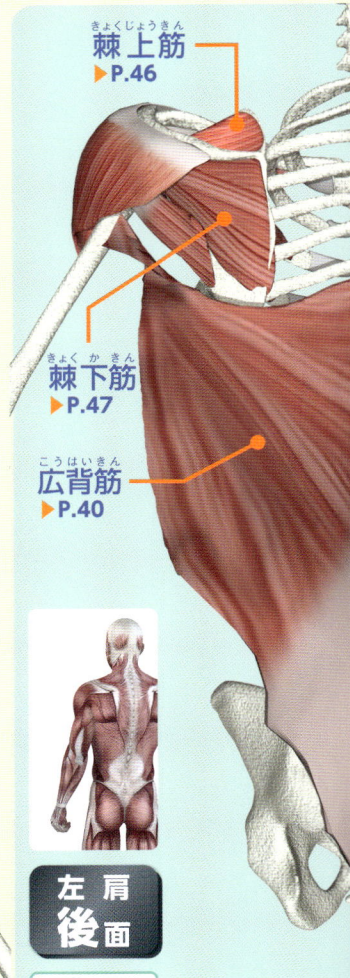

- 棘上筋 ▶P.46
- 棘下筋 ▶P.47
- 広背筋 ▶P.40

左肩 後面 浅層

肩後部の表層には棘下筋と、僧帽筋の下部に一部覆われた広背筋がある。棘上筋は僧帽筋上部の深層に位置する。

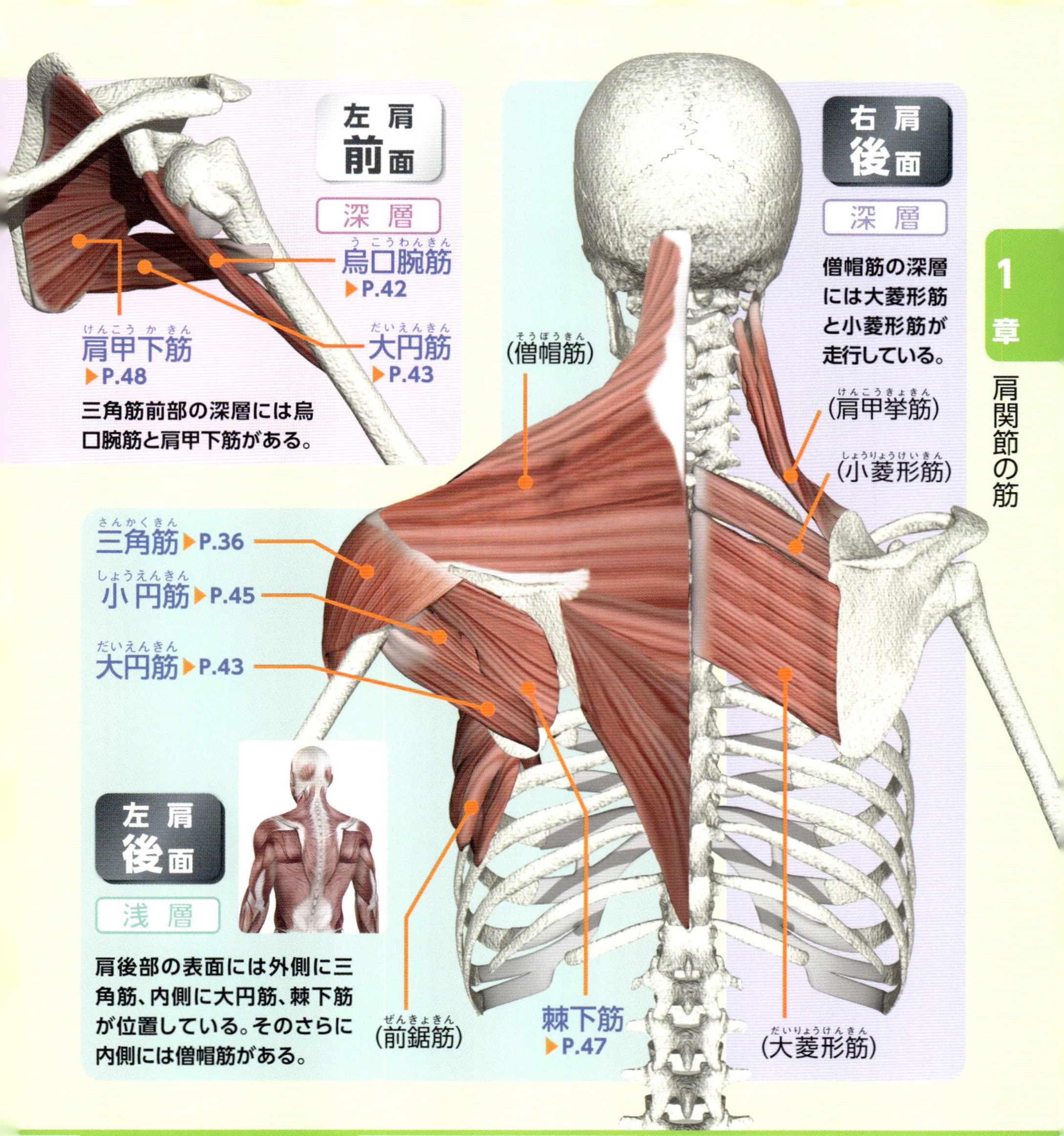

左肩 前面 【深層】

- 烏口腕筋（うこうわんきん）▶P.42
- 肩甲下筋（けんこうかきん）▶P.48
- 大円筋（だいえんきん）▶P.43

三角筋前部の深層には烏口腕筋と肩甲下筋がある。

右肩 後面 【深層】

僧帽筋の深層には大菱形筋と小菱形筋が走行している。

- （僧帽筋）（そうぼうきん）
- （肩甲挙筋）（けんこうきょきん）
- （小菱形筋）（しょうりょうけいきん）
- （大菱形筋）（だいりょうけんきん）
- （前鋸筋）（ぜんきょきん）
- 棘下筋（きょっかきん）▶P.47

1章　肩関節の筋

左肩 後面 【浅層】

- 三角筋（さんかくきん）▶P.36
- 小円筋（しょうえんきん）▶P.45
- 大円筋（だいえんきん）▶P.43

肩後部の表面には外側に三角筋、内側に大円筋、棘下筋が位置している。そのさらに内側には僧帽筋がある。

肩関節を動かす筋 筋体積TOP5

肩関節を覆う三角筋は上肢で最大の筋。ローテーターカフも肩甲下筋を筆頭に意外に大きく、4筋の総体積は大胸筋に匹敵する体積となる。広背筋は面積が広いものの、筋腹が薄いため、体積はそれほど大きくない。

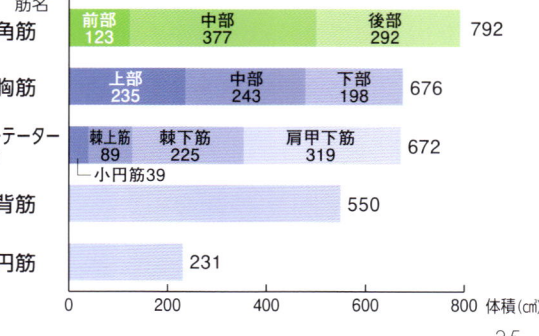

順位	筋名	部位別体積	合計
1位	三角筋	前部 123 / 中部 377 / 後部 292	792
2位	大胸筋	上部 235 / 中部 243 / 下部 198	676
3位	ローテーターカフ	棘上筋 89 / 棘下筋 225 / 肩甲下筋 319 / 小円筋 39	672
4位	広背筋		550
5位	大円筋		231

体積（cm³）

※肩関節の動き別の「主働筋」はP.32を参照

三角筋

deltoid muscle (デルトィド・マッスル)

肩全体表層

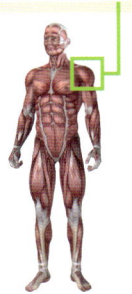

肩を覆う大きな筋。上肢の筋で最も体積が大きい。肩関節のほぼすべての動きに関与する。筋全体を鎖骨部(前部)・肩峰部(中部)・肩甲棘部(後部)に分けることができ、それぞれ働きが異なる。

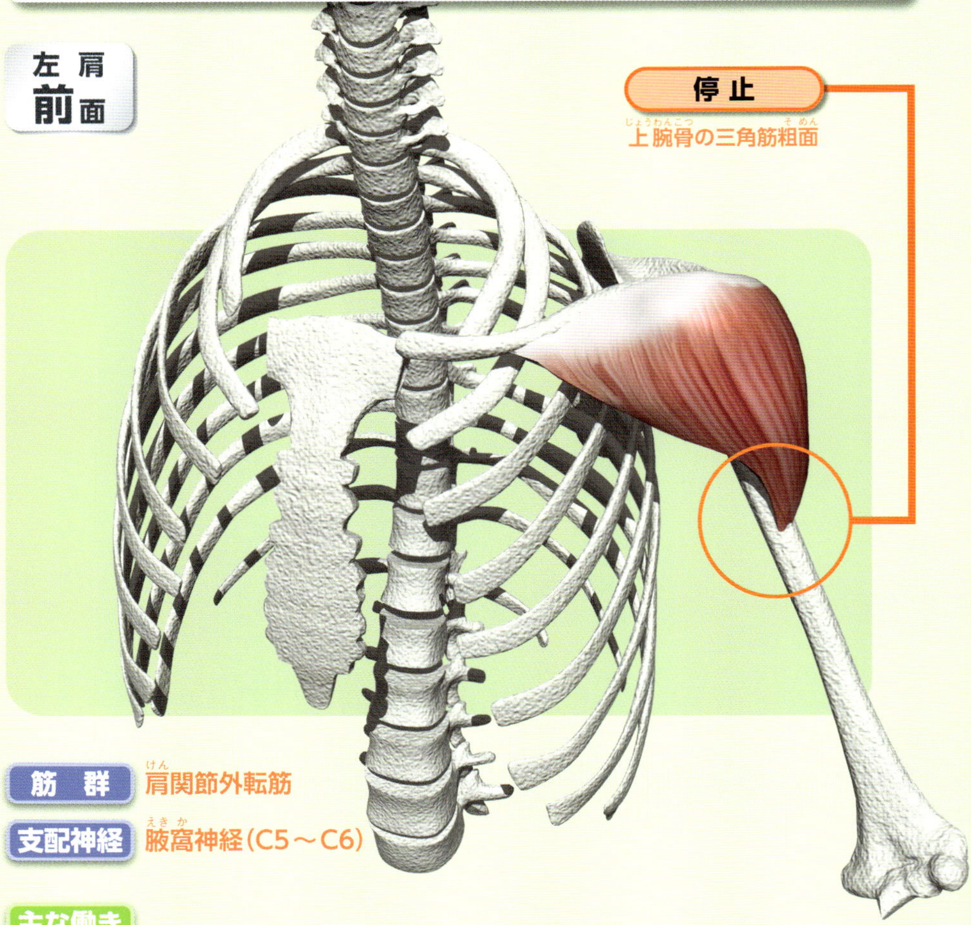

左肩 前面

停止
上腕骨の三角筋粗面

筋群 肩関節外転筋

支配神経 腋窩神経(C5〜C6)

主な働き
1. 鎖骨部(前部): 2 肩関節の屈曲・3 水平内転・4 内旋
2. 肩峰部(中部): 1 肩関節の外転
3. 肩甲棘部(後部): 2 肩関節の伸展・3 水平外転・4 外旋

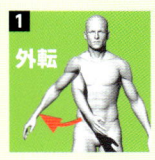

1 外転

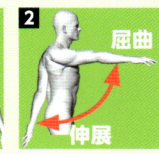

2 屈曲 / 伸展

日常生活動作

肩のほぼすべての動きに働く。肩峰部は腕を横（側方）に持ち上げる肩関節外転の主力筋。鎖骨部は大胸筋（だいきょうきん）などとともに押す動きに働く。肩甲棘部（こうはいきん）は広背筋などとともに引く動きに働く。

スポーツ動作

腕でバーベルを頭上に持ち上げる動作（外転）。やり投げの投てき（主に外転・内旋）。投てきのリリースで腕振りにブレーキをかける動作（主に外旋）。ランニングの腕振り（屈曲・伸展）など。

※主力筋とは主働筋の中でも特に中心となって働く筋

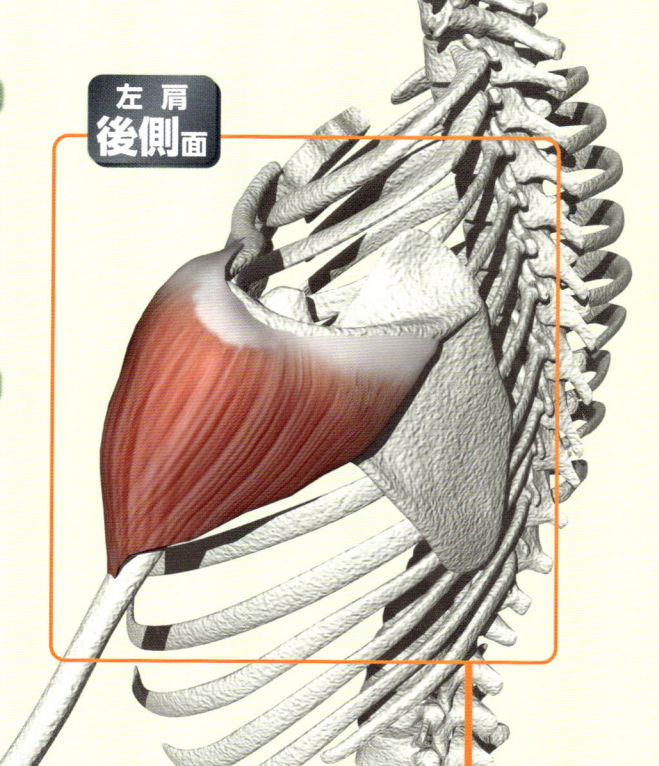

左肩 後側面

起始

① 鎖骨部：鎖骨の外側1/3の前縁（ぜんえん）
② 肩峰部：肩甲骨の肩峰
③ 肩甲棘部：肩甲骨の肩甲棘の下縁（かえん）

筋DATA（参考値）

筋体積	792cm³
PCSA	82.0cm²
筋線維長	9.7cm
速筋：遅筋(%)	42.9：57.1

MEMO
筋全体を広げると二等辺三角形になることが三角筋の筋名の由来となっている。

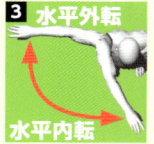

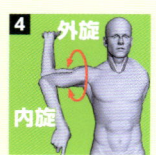

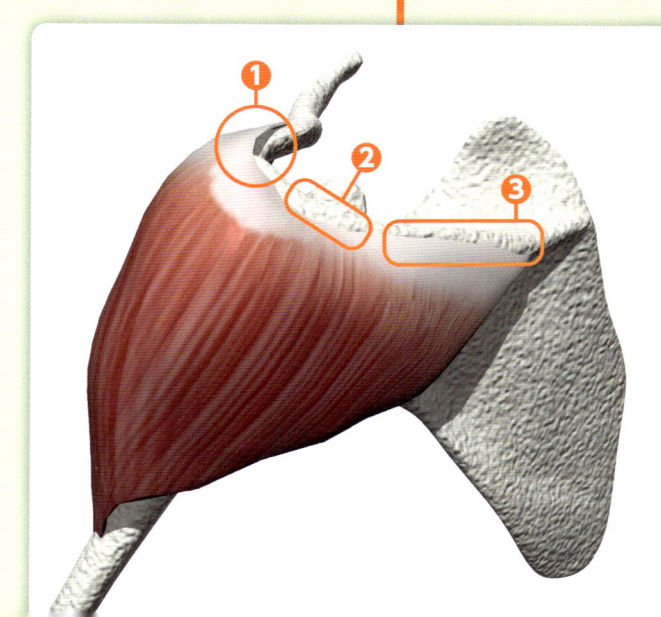

3 水平外転／水平内転
4 外旋／内旋

1章 肩関節の筋

pectoralis major muscle（ペクトレイリス・メジャー・マッスル）

胸部全体表層

大胸筋
だいきょうきん

胸板を形成する強力な筋。腕を水平面で内側に振る肩関節水平内転の主力筋。上腕を内向きに捻る内旋の働きもある。鎖骨部（上部）、胸肋部（中部）、腹部（下部）で作用する方向が異なる。

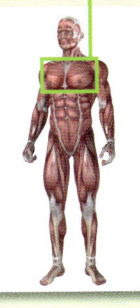

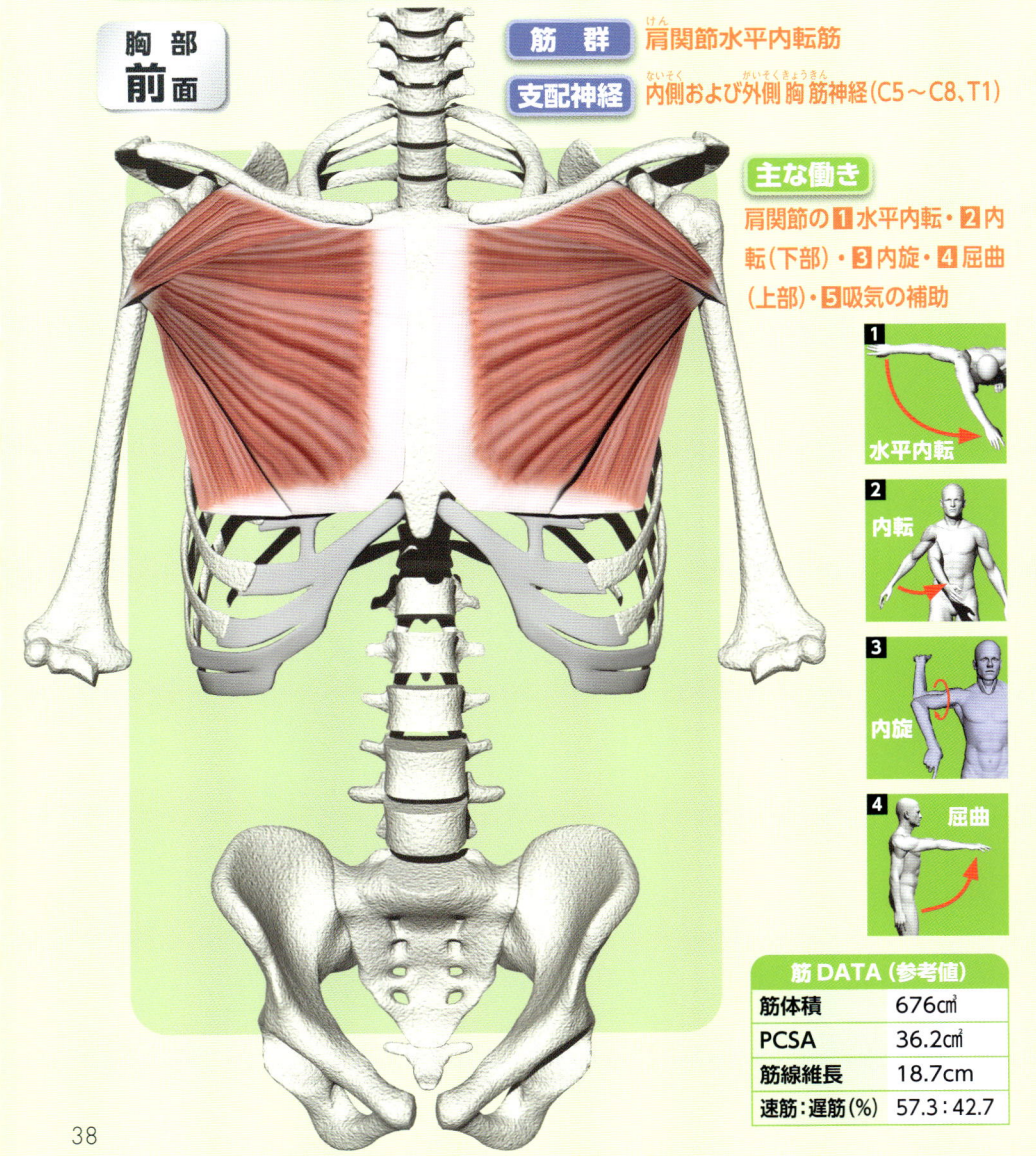

胸部 前面

筋群 肩関節水平内転筋

支配神経 内側および外側胸筋神経（C5〜C8、T1）

主な働き
肩関節の 1 水平内転・2 内転（下部）・3 内旋・4 屈曲（上部）・5 吸気の補助

1 水平内転
2 内転
3 内旋
4 屈曲

筋DATA（参考値）

筋体積	676㎤
PCSA	36.2㎠
筋線維長	18.7cm
速筋：遅筋(%)	57.3：42.7

左胸部 前側面

起始

❶ 鎖骨部：鎖骨の内側半分
❷ 胸肋部：胸骨前面、第2〜6肋軟骨
❸ 腹部：腹直筋鞘の前葉

MEMO
大胸筋の表層にある乳房は、男女とも大胸筋の筋腹の下側にあるため、大胸筋が発達しても、筋の盛り上がりの頂点より下方に乳首がくる。

左胸部 前側面

停止
上腕骨の大結節稜

1章 肩関節の筋

日常生活動作
大きな物を胸の前で抱える動作などに働く。うつ伏せの状態から床に手を突いて起き上がる動作など、腕を押し出す動きにも使われる。

スポーツ動作
野球のバッティングやピッチング。テニスのスイング。砲丸投げ・やり投げの投てき。体操のつり輪など。

latissimus dorsi muscle （ラティスィムス・ドースィ・マッスル）

広背筋
こうはいきん

背中下部表層

背中の下部から脇の下にかけて広がる人体で最も面積の大きい筋。主に腕を前方や上方から引く働き（肩関節伸展・内転）がある。この筋が発達すると、いわゆる逆三角形ボディが形成される。

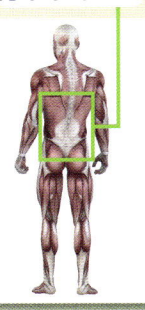

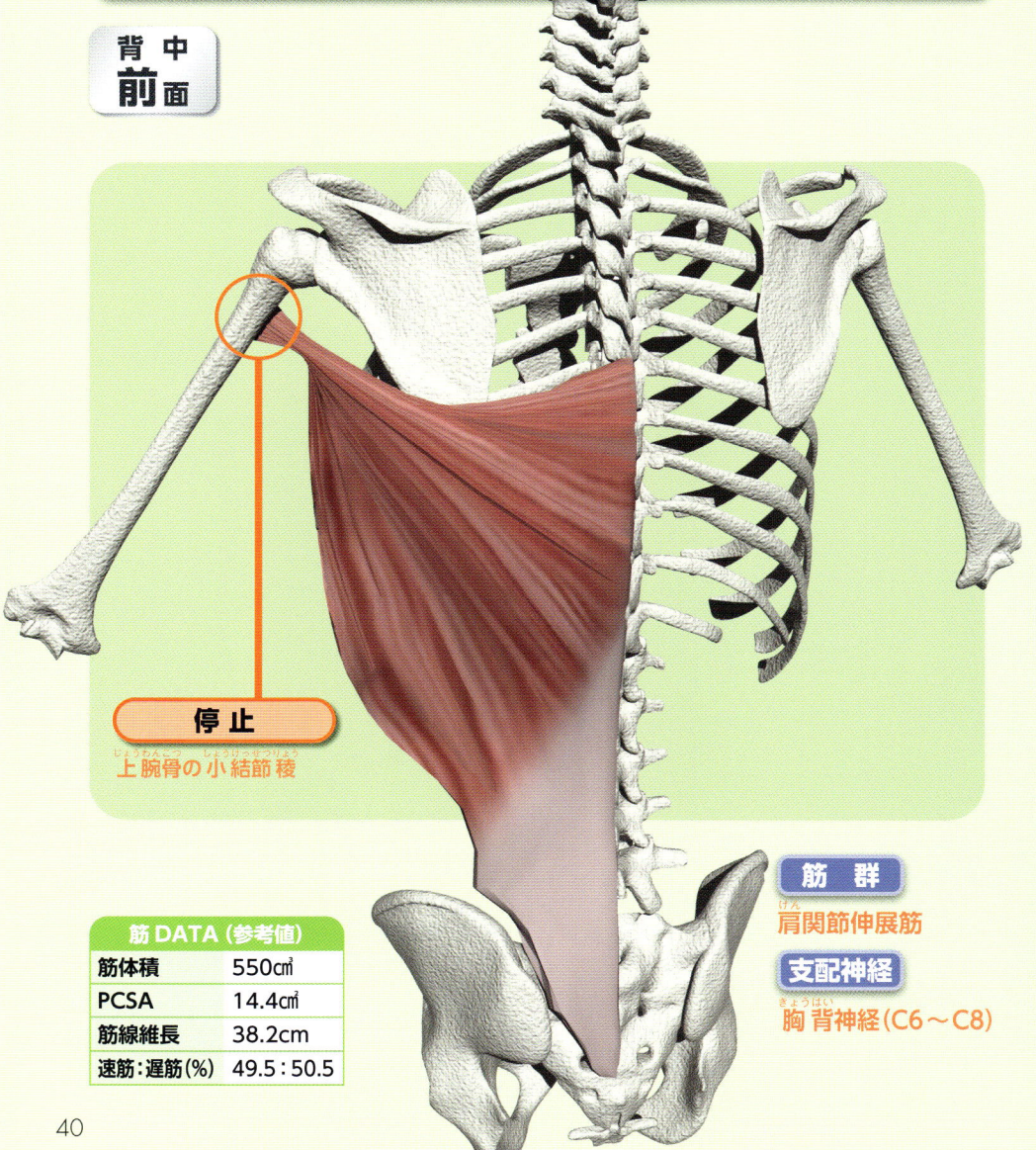

背中 前面

停止
上腕骨の小結節稜

筋DATA（参考値）

筋体積	550㎤
PCSA	14.4㎠
筋線維長	38.2cm
速筋：遅筋(%)	49.5：50.5

筋群
肩関節伸展筋

支配神経
胸背神経(C6〜C8)

背中 左側面

日常生活動作
手で引っ張る動きや、上方の物を下方に引く動きに使われる。物を脇の下に挟んで抱える動きにも使われる。

スポーツ動作
水泳の水かき。柔道やレスリングで相手を引き付ける動き。体操のつり輪。ボートのオール漕ぎ。綱引きなど。

MEMO
広背筋は同じ背中の筋である脊柱起立筋（→P.194）と混同されがちなので注意。脊柱起立筋は体幹を動かすのに対し、広背筋は主に腕を動かす筋である。

1章 肩関節の筋

起始
1. 第6（または7）胸椎から第5腰椎にかけての棘突起（胸腰筋膜を介して）
2. 正中仙骨稜
3. 腸骨稜の後方
4. 第9（または10）〜12肋骨、肩甲骨の下角

主な働き
肩関節の 1 伸展・2 内転・3 水平外転・4 内旋

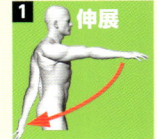

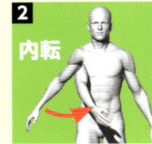

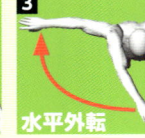

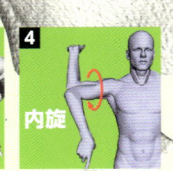

1 伸展　2 内転　3 水平外転　4 内旋

41

coracobrachialis muscle （コラコブレイキアリス・マッスル）

上腕内側深層

烏口腕筋
うこうわんきん

肩甲骨の烏口突起から起始する小さな筋。主に腕を前方に上げる働き（肩関節屈曲）や、水平面で横から前方に振る働き（肩関節水平内転）があるが、いずれも貢献度としては小さい。

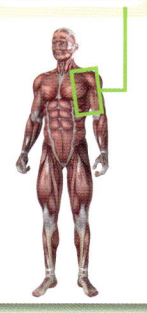

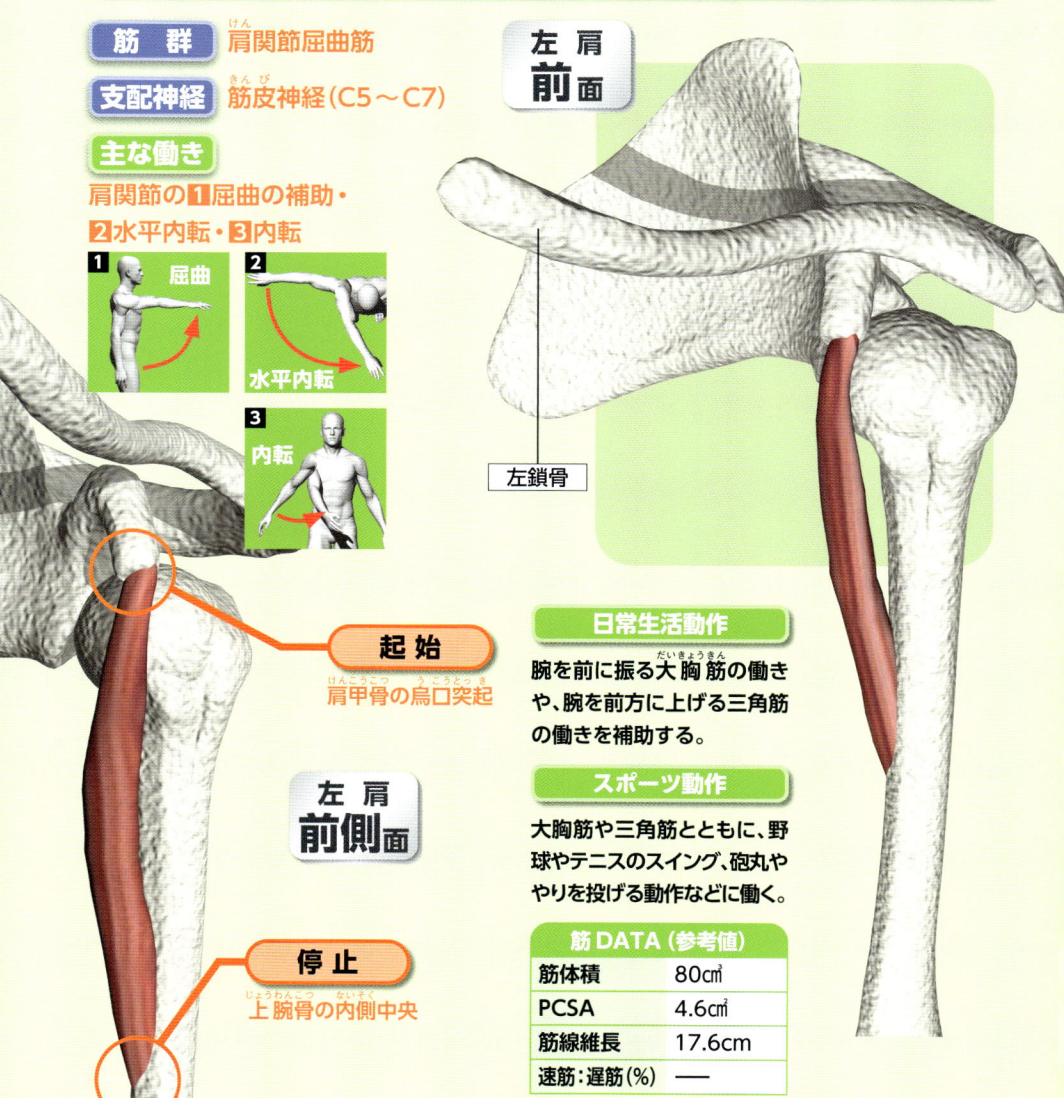

筋 群 肩関節屈曲筋
支配神経 筋皮神経（C5～C7）
主な働き 肩関節の❶屈曲の補助・❷水平内転・❸内転

❶ 屈曲
❷ 水平内転
❸ 内転

左肩前面
左鎖骨

起始 肩甲骨の烏口突起

左肩前側面

停止 上腕骨の内側中央

日常生活動作
腕を前に振る大胸筋の働きや、腕を前方に上げる三角筋の働きを補助する。

スポーツ動作
大胸筋や三角筋とともに、野球やテニスのスイング、砲丸ややりを投げる動作などに働く。

筋DATA（参考値）

筋体積	80㎤
PCSA	4.6㎠
筋線維長	17.6cm
速筋：遅筋(%)	―

大円筋

teres major muscle (テレス・メジャー・マッスル)

脇下表層

脇の下に位置し、肩甲骨から上腕骨へつながる筋。広背筋などとともに脇の下の後腋窩ヒダを形成する。停止部が広背筋と近く、似た作用をもつ。主に広背筋の腕を引く働きを補助する。

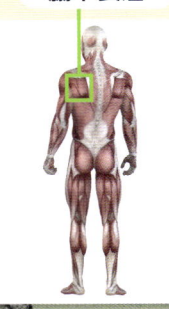

1章 肩関節の筋

| 筋群 | 肩関節伸展筋 |
| 支配神経 | 肩甲下神経（C6〜C7） |

日常生活動作
広背筋を補助する筋として、手で引っ張る動きや、上方の物を下方に引く動きに働く。

スポーツ動作
広背筋とともに、水泳の水かきやボートのオール漕ぎなどの動きに働く。

筋DATA（参考値）

筋体積	231cm³
PCSA	15.6cm²
筋線維長	14.8cm
速筋:遅筋(%)	—

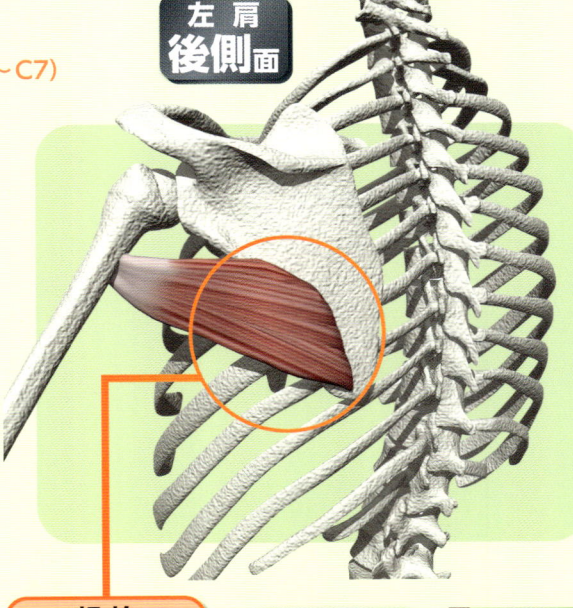

左肩 後側面

左肩 前面

起始 肩甲骨の外側縁・下角

停止 上腕骨の小結節稜

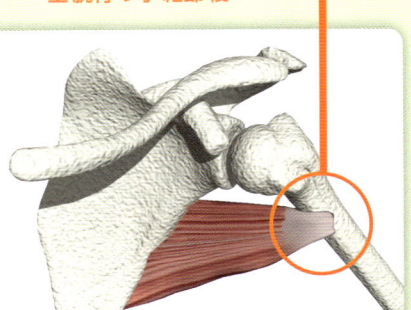

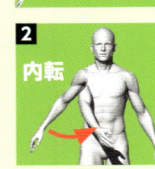

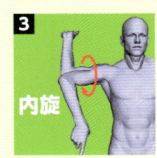

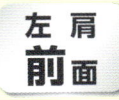

主な働き 肩関節の 1 伸展・2 内転・3 内旋

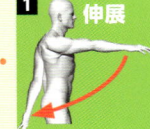

1 伸展
2 内転
3 内旋

43

複合筋 rotator cuff（ローテーター・カフ）

ローテーターカフ（回旋筋腱板）

小円筋・棘上筋・棘下筋・肩甲下筋

肩関節を安定させる4つの筋

ローテーターカフは、肩甲骨に起始し、上腕骨に停止する肩甲下筋・棘上筋・棘下筋・小円筋の総称。腕を捻る働き（肩関節の内旋・外旋）をもつことが語源（rotator：回転するもの）。薄い腱が上腕骨頭を覆うように停止していることから「回旋筋腱板」とも呼ばれ、棘下筋を除く3つの筋は深層に隠れている。

これらの筋には、腕を捻るだけではなく、肩関節を引き付けて安定させるという重要な役割もある。肩関節はほかの関節と異なり、強い靭帯をもたない。したがって可動域が大きい代わりに、安定性が低いという問題がある。ローテーターカフは上腕骨頭が肩甲骨から外れないように引き付け、ほかの関節における靭帯のように振るまう。肩関節は「筋によって保護された関節」といえる。

3筋の停止部にあたる上腕骨頭の大結節は、三角筋に覆われている。筋腹や起始部も僧帽筋に覆われているが、棘下筋の筋腹のみ表層にある

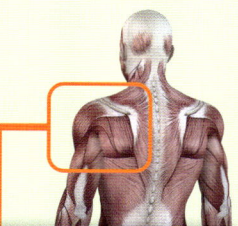

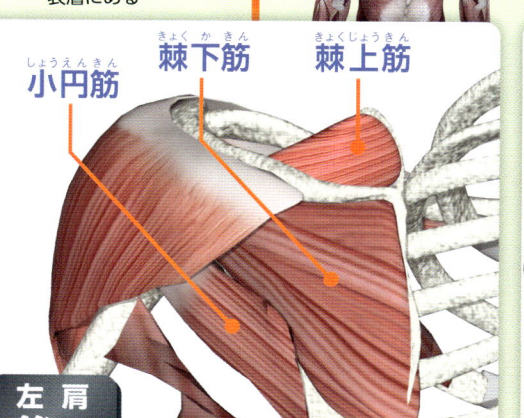

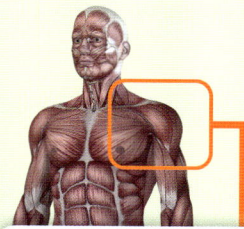

ローテーターカフの4つの筋のうち、肩甲下筋のみ、肩甲骨の前面（背中から見ると裏側）から起始し、上腕骨を引き付けている

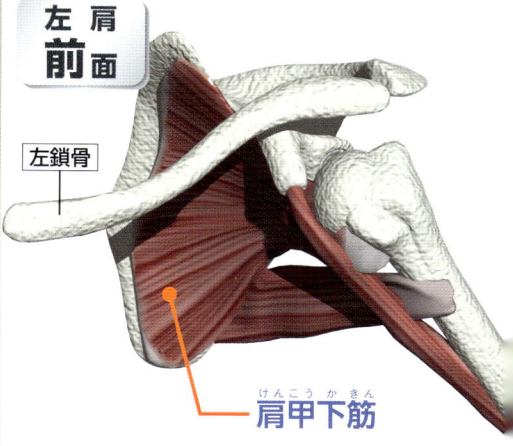

左肩後面
小円筋／棘下筋／棘上筋

左肩前面
左鎖骨／肩甲下筋

小円筋

teres minor muscle (テレス・マイナー・マッスル)

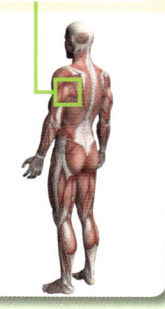

ローテーターカフ①

肩後面下部深層

棘下筋の下、大円筋の上に位置する。上腕を外向きに捻る肩関節外旋の働きや、肩関節の骨同士を引き付けて安定させる働きをもつ。大円筋と名前は似ているが、支配神経や作用は異なる。

1章 肩関節の筋

左肩 後側面

停止
上腕骨の大結節下部、肩関節包

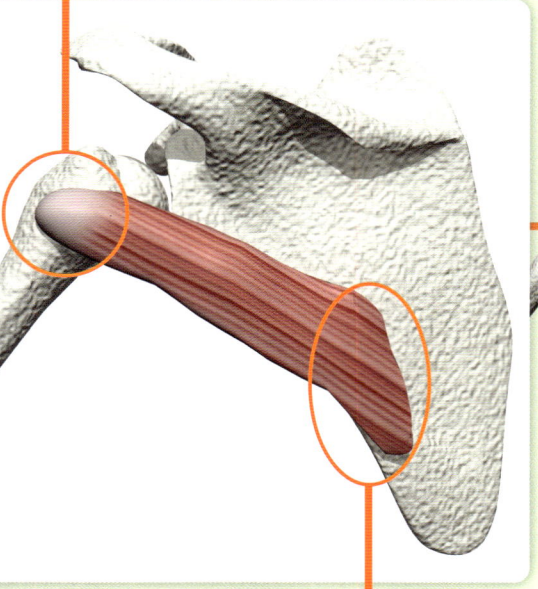

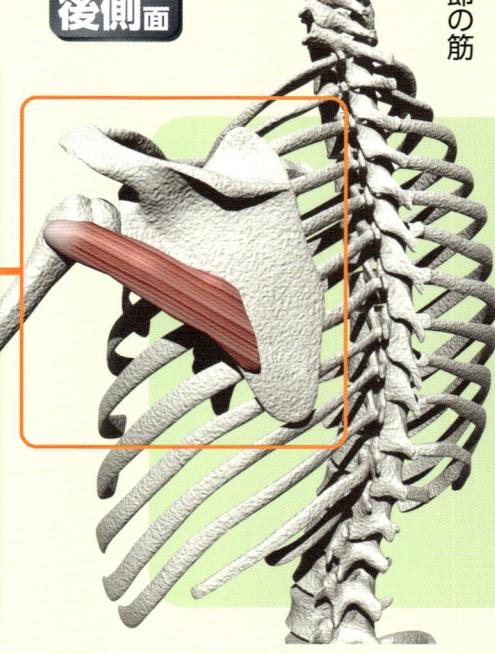

起始
肩甲骨後面の外側縁

- **筋群** 肩関節外旋筋
- **支配神経** 腋窩神経(C5〜C6)
- **主な働き** 肩関節の❶外旋・❷安定

外旋

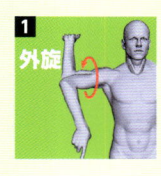

日常生活動作
腕を外側に振ってカーテンを開ける動きや、物を投げる動きなどに働く。

スポーツ動作
テニスのバックハンド。投げきのリリースで腕振りにブレーキをかける動作など。

筋DATA (参考値)

筋体積	39cm²
PCSA	6.8cm²
筋線維長	5.7cm
速筋:遅筋(%)	—

MEMO
ルーズショルダーの原因のひとつに、小円筋を含むローテーターカフの機能低下がある。

棘上筋

supraspinatus muscle (スープラスパィネイタス・マッスル)

肩後面上部深層

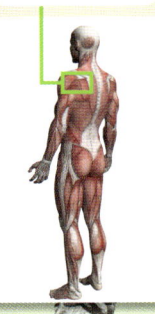

ローテーターカフ②

三角筋とともに肩関節外転に働く。肩甲骨と上腕骨を引き付けて、肩関節を安定させる働きももつ。肩甲骨の肩峰と上腕骨頭に挟まれる"インピンジメント"によって損傷しやすい筋でもある。

左肩 後側面

起始
肩甲骨の棘上窩

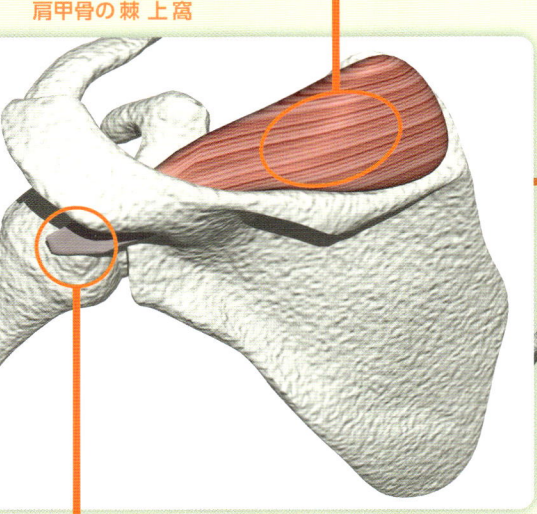

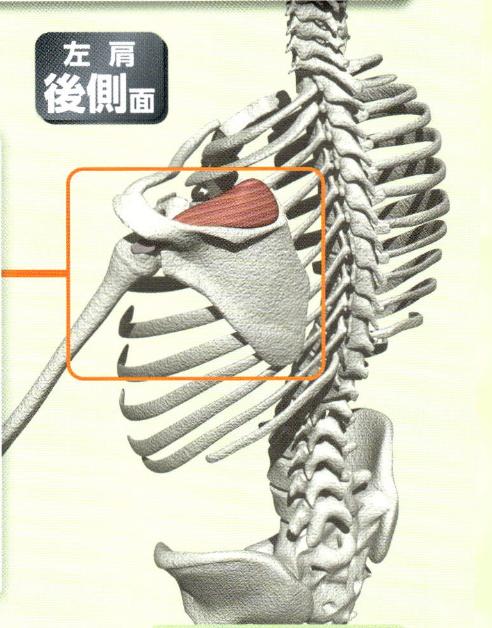

停止
上腕骨の大結節上部、肩関節包

左肩 前面
左鎖骨

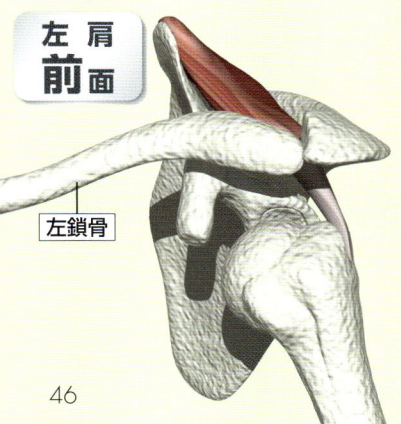

筋群
肩関節外転筋

支配神経
肩甲上神経(C5〜C6)

主な働き
肩関節の❶外転・❷安定・❸外旋

❶ 外転
❸ 外旋

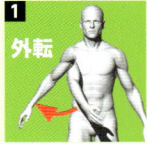

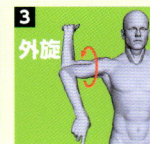

日常生活動作
三角筋の協力筋として、物を側方に持ち上げる動きや、両腕を広げる動きに働く。

スポーツ動作
投てき動作。投てきのリリースで腕振りにブレーキをかける動作など。

筋DATA(参考値)

筋体積	89㎤
PCSA	20.8㎠
筋線維長	4.3cm
速筋:遅筋(%)	40.7:59.3

棘下筋 (きょくかきん)

infraspinatus muscle (インフラスパイネイタス・マッスル)

ローテーターカフ③

肩後面中部表層

ローテーターカフの中で筋腹が唯一表層にある。上腕を外向きに捻る肩関節外旋の主力筋。肩関節を安定させる働きをもつ。過使用による肩甲上神経障害で筋萎縮が起こる場合がある。

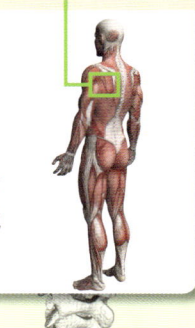

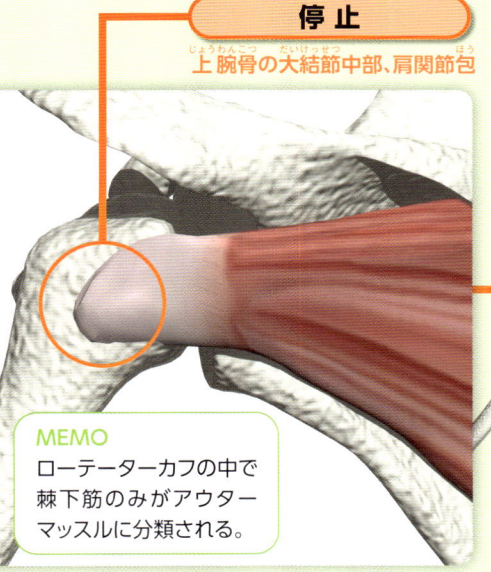

1章 肩関節の筋

停止
上腕骨の大結節中部、肩関節包

左肩 後側面

MEMO
ローテーターカフの中で棘下筋のみがアウターマッスルに分類される。

起始
肩甲骨の棘下窩

筋群
肩関節外旋筋

支配神経
肩甲上神経 (C5～C6)

主な働き
肩関節の ①外旋・②安定・③水平外転

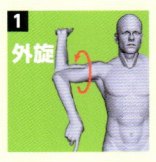

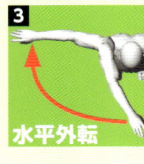

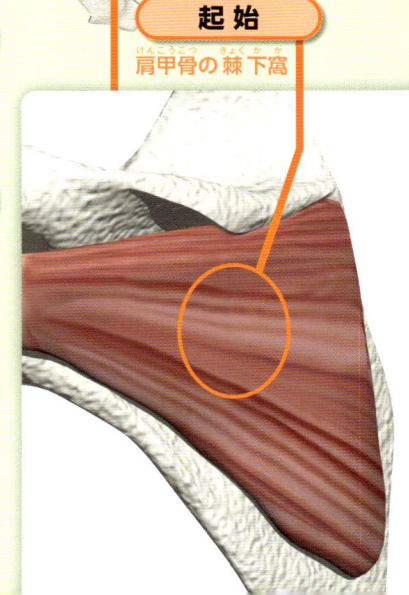

1 外旋
3 水平外転

日常生活動作
腕を外側に振ってカーテンを開ける動きや、物を投げる動きなどに働く。

スポーツ動作
テニスのバックハンド。投げきのリリースで腕振りにブレーキをかける動作など。

筋DATA (参考値)
筋体積	225㎤
PCSA	33.3㎠
筋線維長	6.8cm
速筋：遅筋(%)	54.7：45.3

subscapularis muscle（サブスキャピュラリス・マッスル）

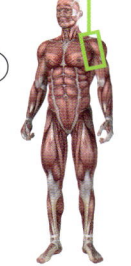

肩甲下筋

ローテーターカフ ④

肩前面深層

ローテーターカフの筋群では唯一、肩甲骨の前面（背中から見ると裏側）から起始し、上腕骨を引き付けて肩関節の安定に貢献する。主に腕を内向きに捻る働きをもつ肩関節内旋の主力筋。

筋 群 肩関節内旋筋
支配神経 肩甲下神経（C5～C6）
主な働き 肩関節の ①内旋・②安定・③水平内転

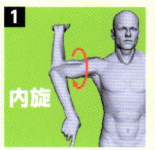

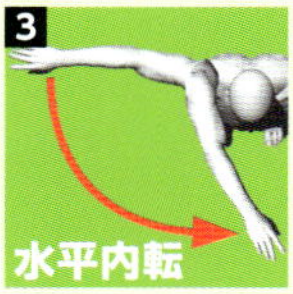

1 内旋
3 水平内転

左肩 前側面

日常生活動作

腕を振る動作や投げる動作で肩関節が動くときに、ローテーターカフの筋として肩の骨同士を引き付けて外れないように安定させる働きに貢献する。腕を内側に振ってカーテンを閉める動きなどにも働く。

スポーツ動作

野球のピッチング。やり投げの投てき。テニス・バドミントンのスイングなど。

筋DATA（参考値）

筋体積	319㎤
PCSA	35.7㎠
筋線維長	8.9cm
速筋:遅筋(%)	—

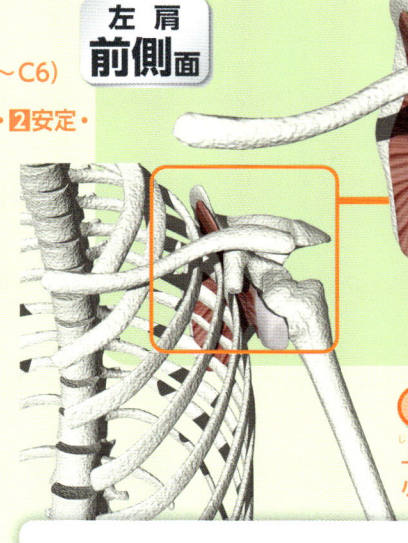

停止
上腕骨の小結節・小結節稜の上部

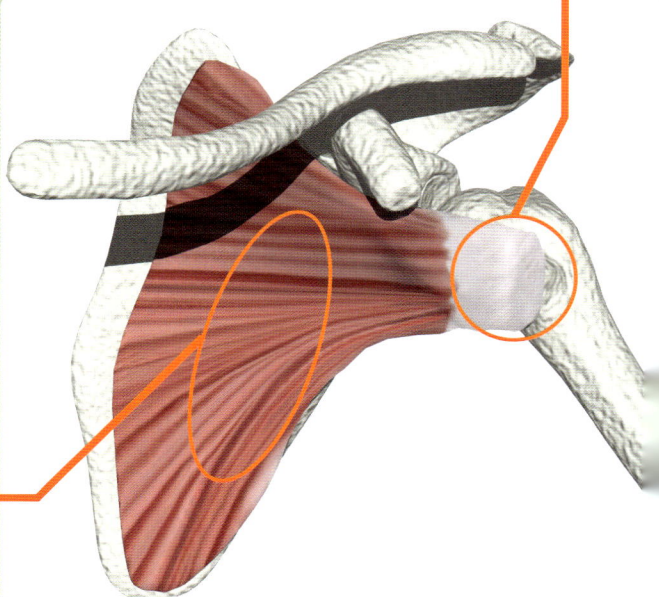

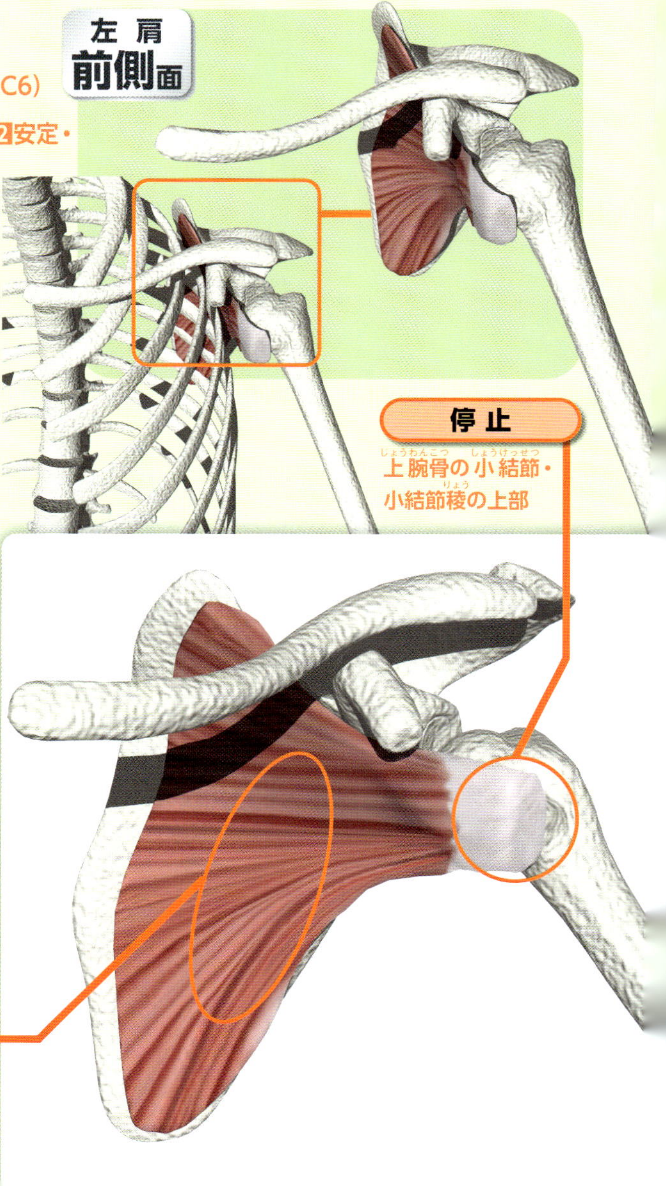

起始
肩甲骨の前面、肩甲下窩

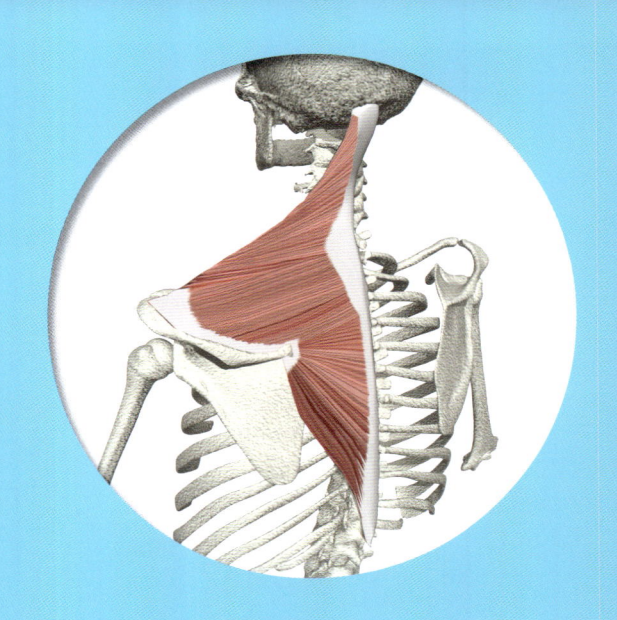

第2章
肩甲骨の筋

肩甲骨は腕の動きの土台となる部分であり、胸郭に対してスライドして動くことができる。肩甲骨が胸郭の表面を移動したり、回転することで、ひとつの関節のように振るまう。

- ●「筋体積」「PCSA」「筋線維長」のデータの出典
- ・P.54・57・58・59・60・61・62…Garner BA and Pandy MG, Musculoskeletal model of the upper limb based on the visible human male dataset. Comput Methods Biomech Biomed Engin, (2001), 4 (2), 93-126. (成人男性3名:平均年齢25歳・平均身長185cm・平均体重86kgを想定した筋-骨格モデル ※トルクの実測値に合うように、パラメータを最適化して調整した文献)
- ※P.53の「筋体積TOP5」は各筋の筋体積データをもとに算出
- ●「速筋:遅筋(%)」のデータの出典
- ・P.54・60・61…Johnson MA, Polgar J, Weightman D and Appleton D, (1973)をもとに算出

肩甲骨の動きと役割

肩甲骨まわり（肩甲帯）は、脊柱や胸郭から起始し、上肢帯（肩甲骨・鎖骨）に停止する筋によって動かされる。その結果、腕や肩は土台から大きく動くことができる。

腕の動きの土台である肩甲骨

肩関節の土台である肩甲骨は、胸郭の表面に沿ってスライドするように動く。肩甲骨と胸郭の間には仮想的に関節が存在するとみなすことができ、これを肩甲胸郭関節とよぶ場合もある。腕は肩関節（肩甲上腕関節）から先だけが動くのではなく、肩甲骨が動きの土台。

本章では、肩甲胸郭関節を動かす筋を、肩甲骨の筋として紹介する。

肩甲骨の挙上・下制

動き		
	挙上	肩、肩甲骨を上方に上げる
	下制	肩、肩甲骨を下方に下げる
主働筋（貢献度ランキング）	挙上	❶僧帽筋（上部）▶P.54 ❷肩甲挙筋 ▶P.59 ❸大菱形筋 ▶P.60 ❹小菱形筋 ▶P.61
	下制	❶僧帽筋（下部）▶P.54 ❷小胸筋 ▶P.58
日常生活動作	挙上	重い物を持つときに、肩をすくめて肩甲骨が下がるのを防ぐ
	下制	下方（足もと）に手を伸ばして物を拾う
スポーツ動作	挙上	重量挙げでバーベルを腰よりも高く引き上げる。バレーボールのブロックで両手を高く上げる
	下制	ゴルフスイングのアドレスで肩を下げてリラックスする動作

挙上

下制

挙上
重量挙げでバーベルを腰よりも高く引き上げる

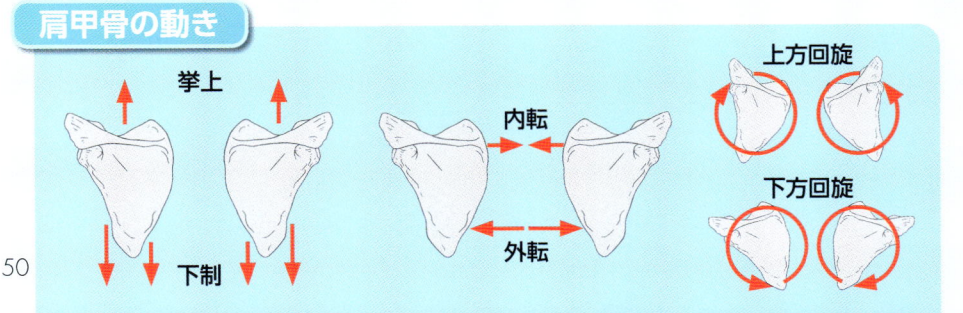

下制
ゴルフのアドレスで肩を下げてリラックスする動作

肩甲骨の動き

挙上

下制

内転

外転

上方回旋

下方回旋

肩甲骨の外転(前進)・内転(後退)

動き	外転	肩甲骨を外に開く。肩を前に出す
	内転	肩甲骨を内に寄せる。肩を後ろに引く
主働筋 (貢献度 ランキング)	外転	①前鋸筋 ▶P.56 ②小胸筋 ▶P.58
	内転	①僧帽筋(中部) ▶P.54 ②大菱形筋 ▶P.60 ③小菱形筋 ▶P.61
日常生活 動作	外転	かろうじて届く物に手を伸ばす
	内転	物を自分の方へ引き寄せる。タンスの引き出しを手前に引く
スポーツ 動作	外転	砲丸投げの投てき。ボクシングのストレートパンチ
	内転	アーチェリーで弓を引く動作。柔道・レスリングで相手を引き付ける動作

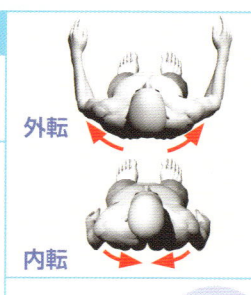

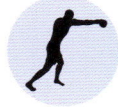

外転
内転

外転
ボクシングの
ストレートパンチ

内転
アーチェリーの
弓を引く動作

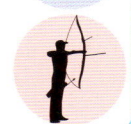

肩甲骨の上方回旋・下方回旋

動き	上方回旋	肩甲骨を内回りに回転させる。通常、肩関節を外転する動きにともなう
	下方回旋	肩甲骨を外回りに回転させる。通常、肩関節を内転する動きにともなう
主働筋 (貢献度 ランキング)	上方回旋	①僧帽筋 ▶P.54 ②前鋸筋 ▶P.56
	下方回旋	①大菱形筋 ▶P.60 ②小菱形筋 ▶P.61 ③小胸筋 ▶P.58
日常生活 動作	上方回旋	高いところに手を伸ばす
	下方回旋	気をつけをする
スポーツ 動作	上方回旋	クロールの水かき。バタフライの水かき
	下方回旋	つり輪で体を上方へ持ち上げる動作

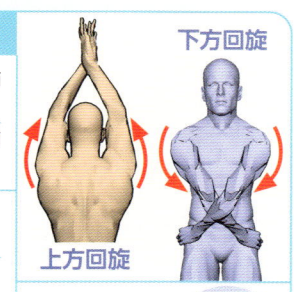

下方回旋
上方回旋

上方回旋
クロールの水かき

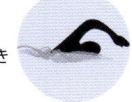

下方回旋
体操のつり輪で
体を持ち上げる
動作

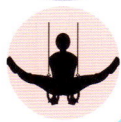

肩甲骨の前傾・後傾

動き	前傾	肩甲骨を前回りに回転させる。通常、肩関節を伸展して腕を後方に引く動きにともなう
	後傾	肩甲骨を後回りに回転させる。通常、肩関節を屈曲して腕を前方に上げる動きにともなう
主働筋 (貢献度 ランキング)	前傾	①前鋸筋(上部) ▶P.56　④小菱形筋 ▶P.61 ②小胸筋 ▶P.58　　　⑤肩甲挙筋 ▶P.59 ③大菱形筋 ▶P.60
	後傾	①僧帽筋 ▶P.54 ②前鋸筋(下部) ▶P.56

前傾
後傾

第2章 肩甲骨の筋

51

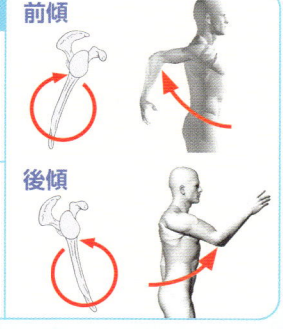

肩甲骨を動かす筋一覧
けんこうこつ

胸郭上部の後面に位置する肩甲骨は、肩関節の土台にあたる部分。腕の動きは、肩関節だけではなく、肩甲骨が連動して働くことで広い範囲の動きが可能になる。

※カッコ( )内は肩甲骨の筋以外の筋

左肩 後面
深層

右肩 後面
浅層

肩後部の深層には、僧帽筋の奥に、肩甲挙筋、小菱形筋、大菱形筋があり、3つの筋とも肩甲骨に停止している。

肩まわりの浅層筋の中では、僧帽筋と前鋸筋（肋骨前側の起始部は深層にある）が肩甲骨に停止する。

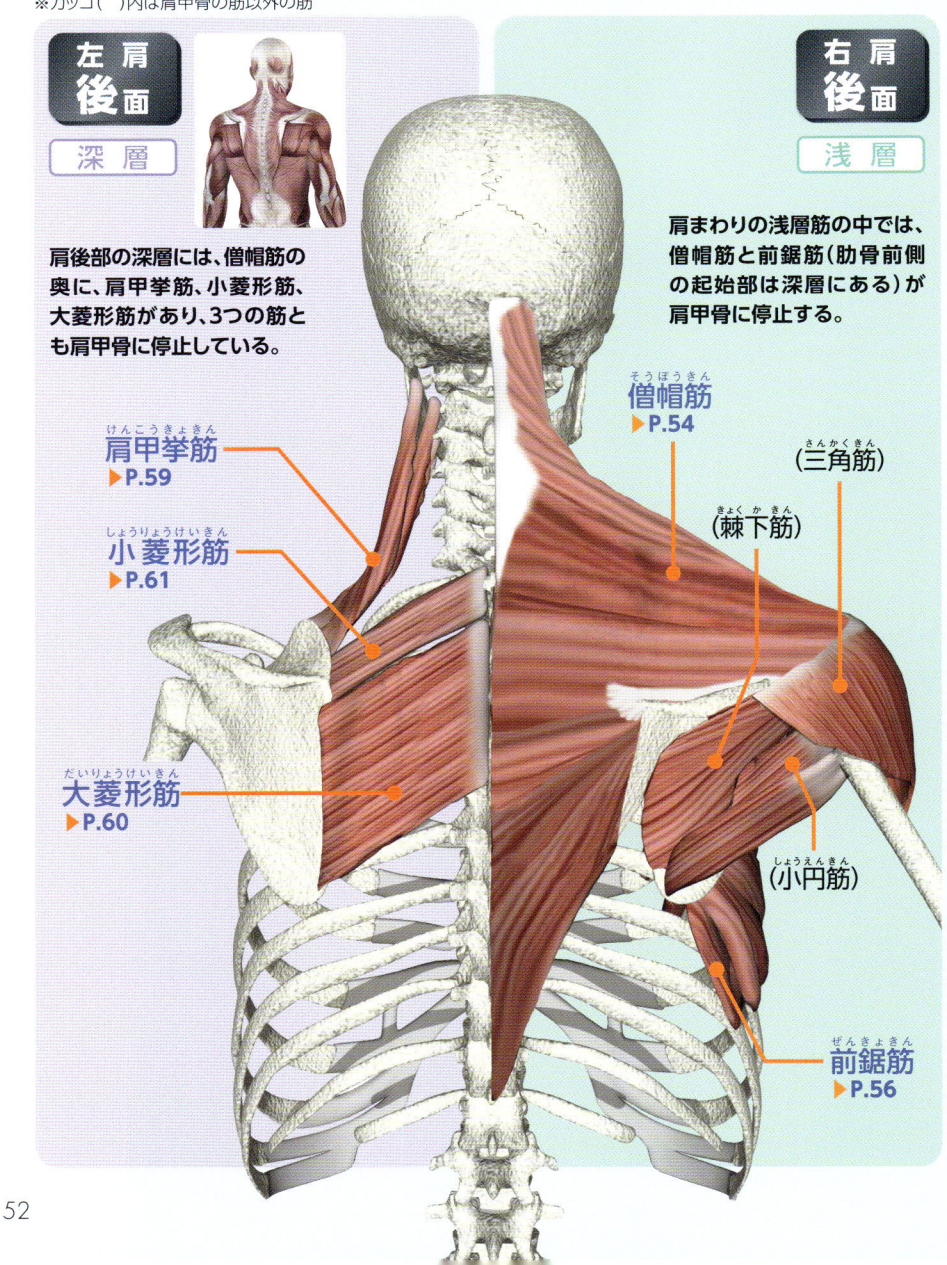

肩甲挙筋（けんこうきょきん）
▶P.59

小菱形筋（しょうりょうけいきん）
▶P.61

大菱形筋（だいりょうけいきん）
▶P.60

僧帽筋（そうぼうきん）
▶P.54

(三角筋（さんかくきん）)

(棘下筋（きょくかきん）)

(小円筋（しょうえんきん）)

前鋸筋（ぜんきょきん）
▶P.56

右肩 前面 [深層]

肩前部の深層には、三角筋、大胸筋の奥に、鎖骨に停止する鎖骨下筋、肩甲骨に停止する前鋸筋、小胸筋がある。

- 肩甲挙筋（けんこうきょきん）▶P.59
- 鎖骨下筋（さこつかきん）▶P.62
- 前鋸筋（ぜんきょきん）▶P.56
- 小胸筋（しょうきょうきん）▶P.58

左肩 前面 [浅層]

肩前部の浅層では、肩甲骨に停止する僧帽筋だけが、肩甲骨の動きに作用する。

- 僧帽筋（そうぼうきん）▶P.54
- （三角筋／さんかくきん）
- （大胸筋／だいきょうきん）

2章 肩甲骨の筋

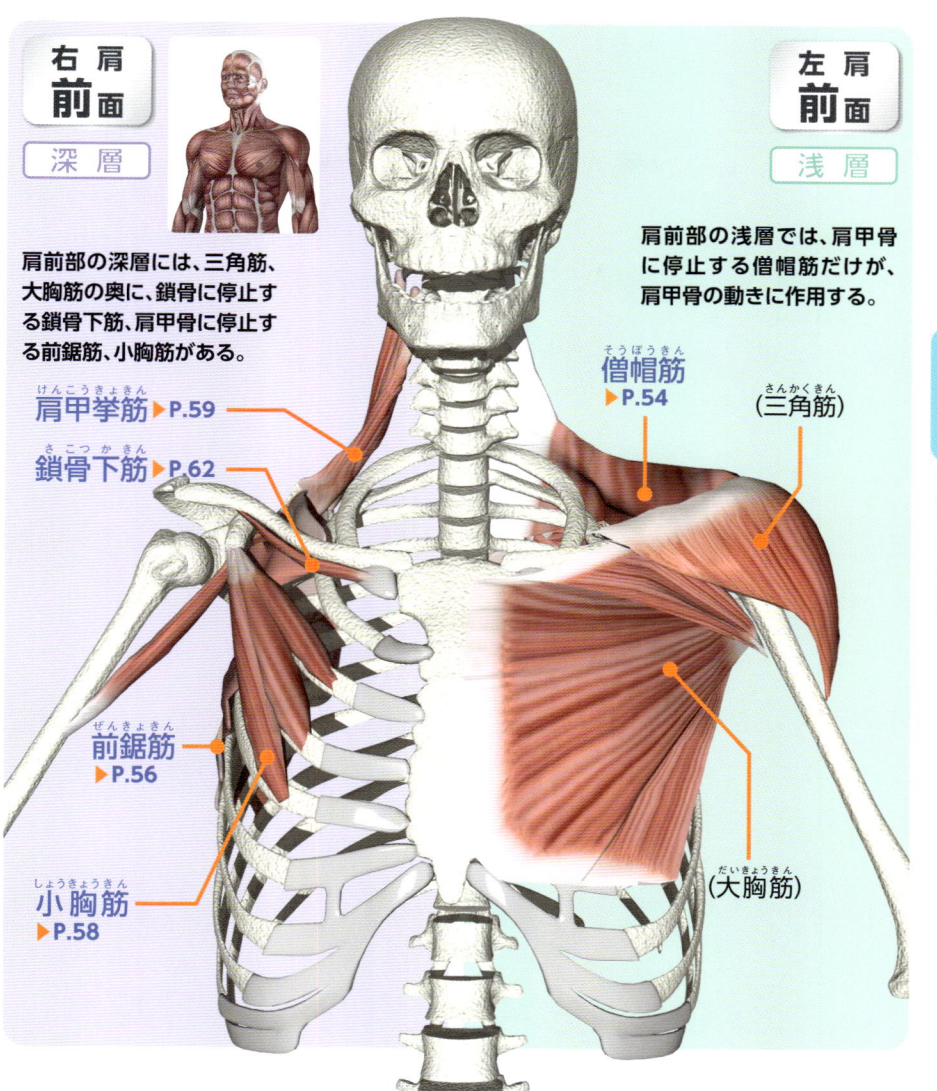

肩甲骨を動かす筋 筋体積 TOP 5

僧帽筋はとても大きな筋であり、前面から見える上部線維だけではなく、背中の中央まで広がっている。前鋸筋や菱形筋もかなりの大きさがあり、上肢の運動において肩甲骨の動きがいかに重要かを物語っている。

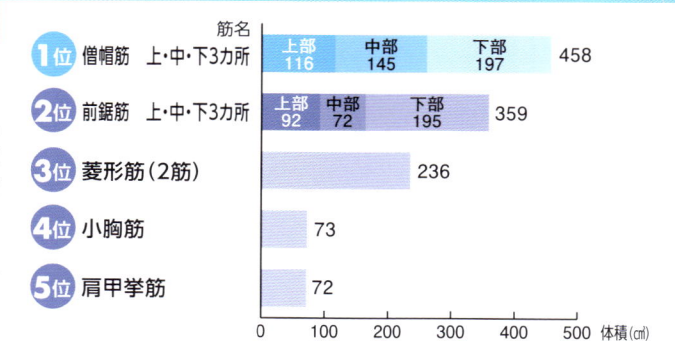

順位	筋名	上部	中部	下部	計
1位	僧帽筋 上・中・下3カ所	116	145	197	458
2位	前鋸筋 上・中・下3カ所	92	72	195	359
3位	菱形筋（2筋）				236
4位	小胸筋				73
5位	肩甲挙筋				72

体積（cm³）

※肩甲骨の動き別の「主働筋」はP.50を参照

僧帽筋

trapezius muscle（トラピーズィアス・マッスル）

背中上部表層

背中の中央〜上部の表層に広がる大きな筋。上部線維、中部線維、下部線維に分かれ、それぞれ働きは異なる。筋全体では肩甲骨上方回旋作用があり、腕を上げる三角筋の働きを補助する。

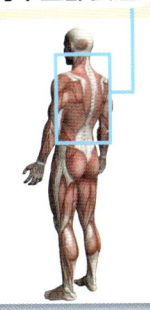

左肩 後側面

筋群
肩甲骨上方回旋筋

支配神経
副神経の外枝、
頸神経叢の筋枝（C2〜C4）

筋DATA（参考値）

筋体積	458㎤
PCSA	25.7㎠
筋線維長	17.8cm
速筋：遅筋(%)	46.3：53.7

起始

❶ 上部線維（下行部）：後頭骨上項線、外後頭隆起、項靭帯を介して頸椎の棘突起

❷ 中部線維（横行部）：C7〜T3の棘突起、棘上靭帯

❸ 下部線維（上行部）：T4〜T12の棘突起、棘上靭帯

MEMO
僧帽筋は首の付け根の上部線維のイメージが強いが、背中の中央まで広がる大きな筋であり、カトリックの僧侶の帽子に形が似ていることが筋名の由来。

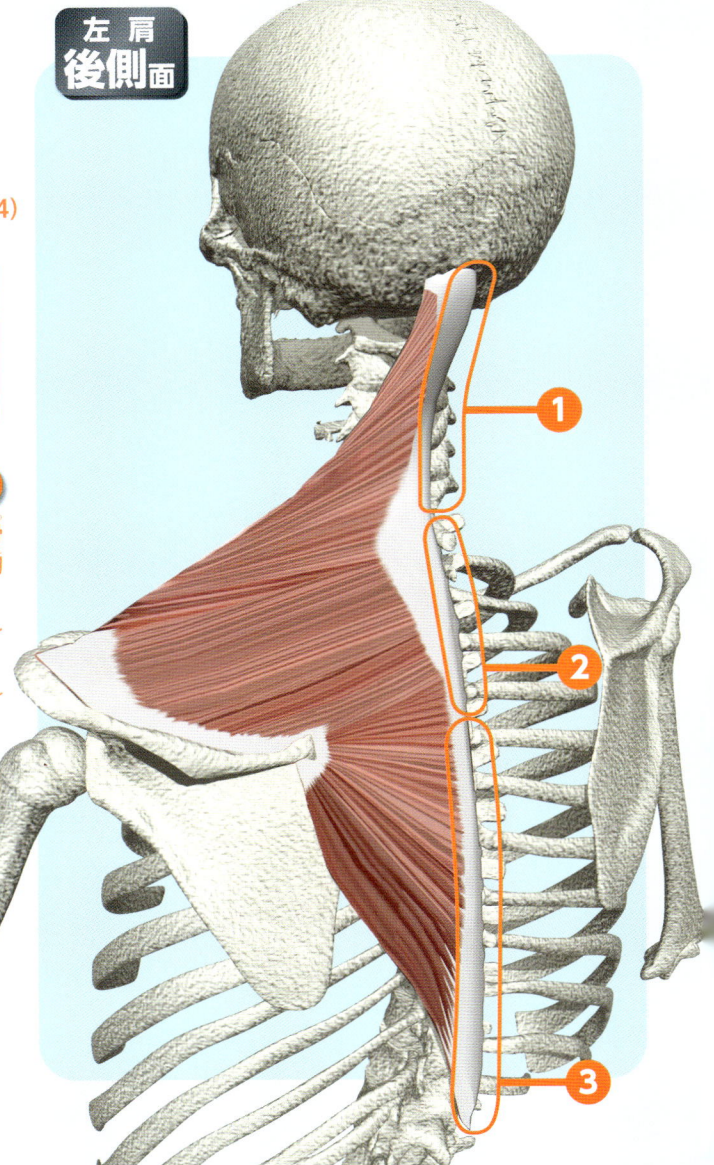

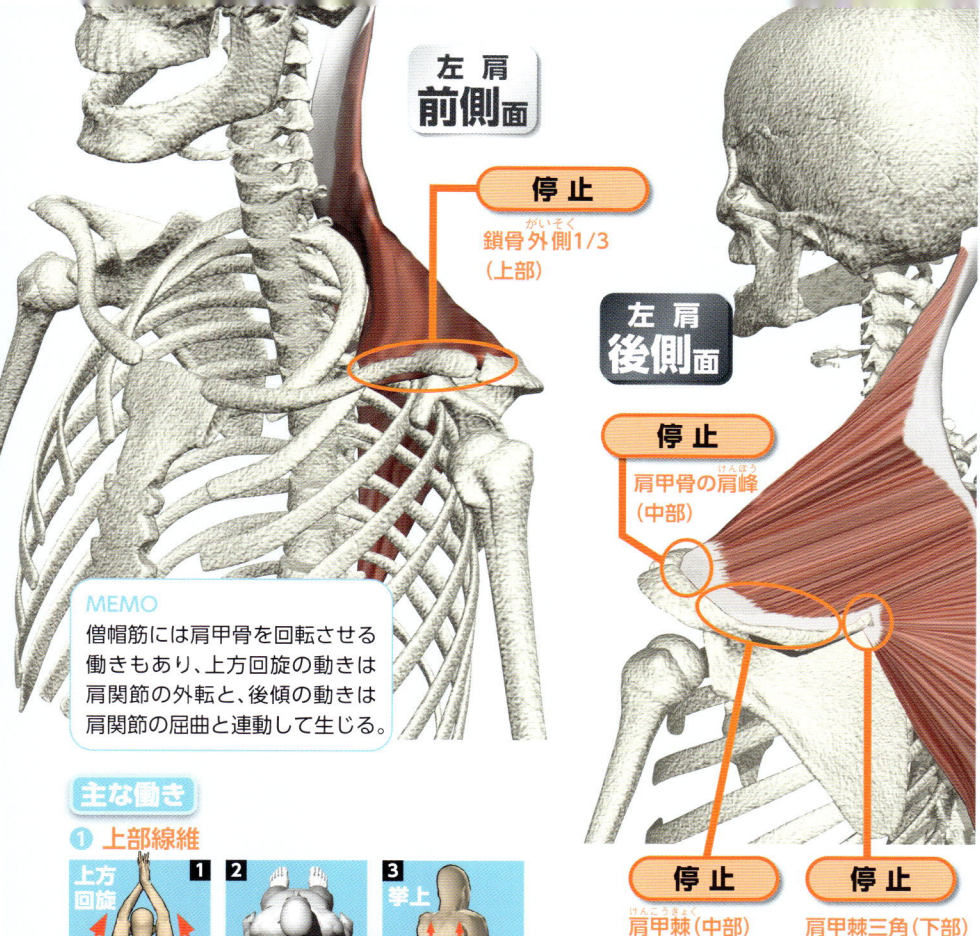

左肩 前側面

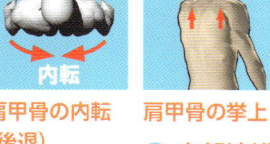

停止
鎖骨外側1/3（上部）

左肩 後側面

停止
肩甲骨の肩峰（中部）

停止
肩甲棘（中部）

停止
肩甲棘三角（下部）

> **MEMO**
> 僧帽筋には肩甲骨を回転させる働きもあり、上方回旋の動きは肩関節の外転と、後傾の動きは肩関節の屈曲と連動して生じる。

2章　肩甲骨の筋

主な働き

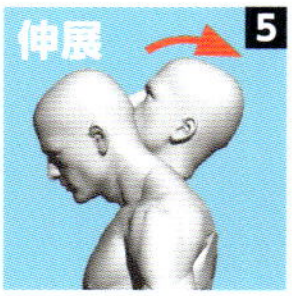

① 上部線維

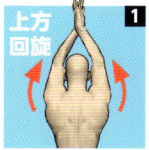

1. 肩甲骨の上方回旋（上方回旋）
2. 肩甲骨の内転（後退）（内転）
3. 肩甲骨の挙上（挙上）
5. 頭頸部の伸展（伸展）

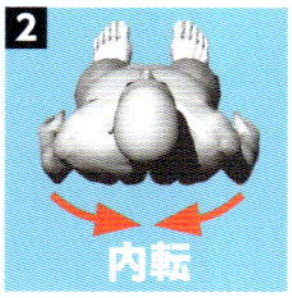

② 中部線維

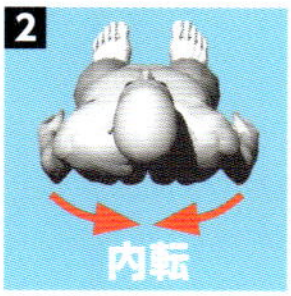

2. 肩甲骨の内転（後退）（内転）

③ 下部線維

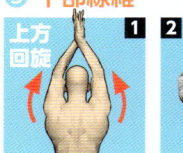

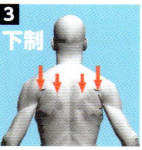

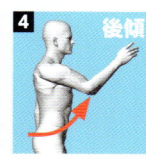

1. 肩甲骨の上方回旋（上方回旋）
2. 肩甲骨の内転（後退）（内転）
3. 肩甲骨の下制（下制）
4. 肩甲骨の後傾（後傾）

日常生活動作

日常では上部線維の使用頻度が高く、物を持ち上げるときに肩をすくめる動きなどに働く。腕を持ち上げる動きに対しては、筋全体が働いて三角筋を補助する。

スポーツ動作

柔道やレスリングで相手を引き付ける動作。ボートのオールを引く動作。重量挙げでバーベルを引き上げる動作。アメリカンフットボールでタックルをする際の頭部の固定など。

serratus anterior muscle (セレタス・アンテリア・マッスル)

前鋸筋
ぜんきょきん

脇下深層

肋骨の外側面から起始し、肩甲骨の前面（背中から見て裏側）に停止する筋。肩甲骨を前方に押し出す働き（肩甲骨外転）と、回転させる働き（主に下部の上方回旋と後傾）がある。

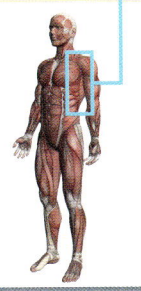

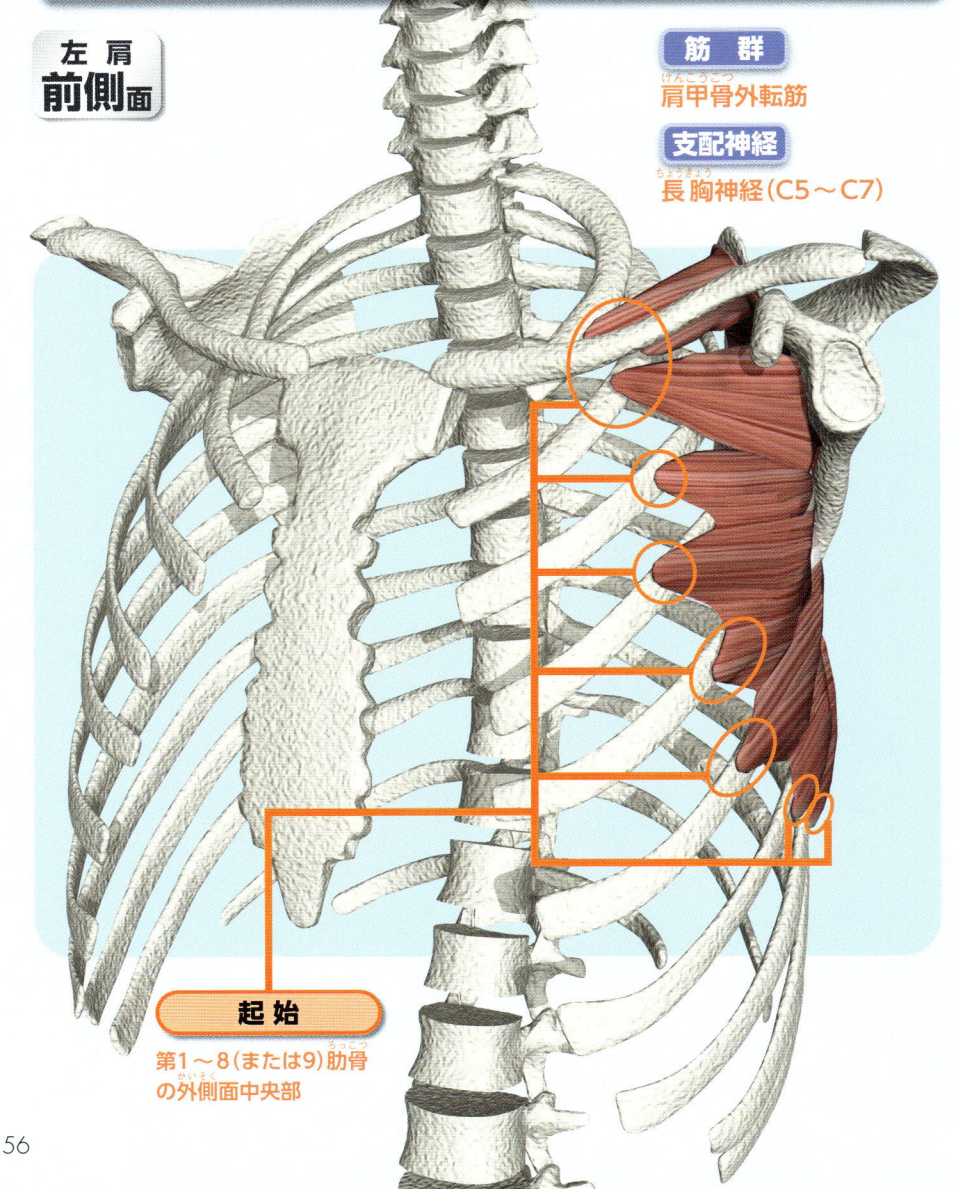

左肩 前側面

筋群
肩甲骨外転筋

支配神経
長胸神経（C5～C7）

起始
第1～8（または9）肋骨の外側面中央部

胸部 右側面

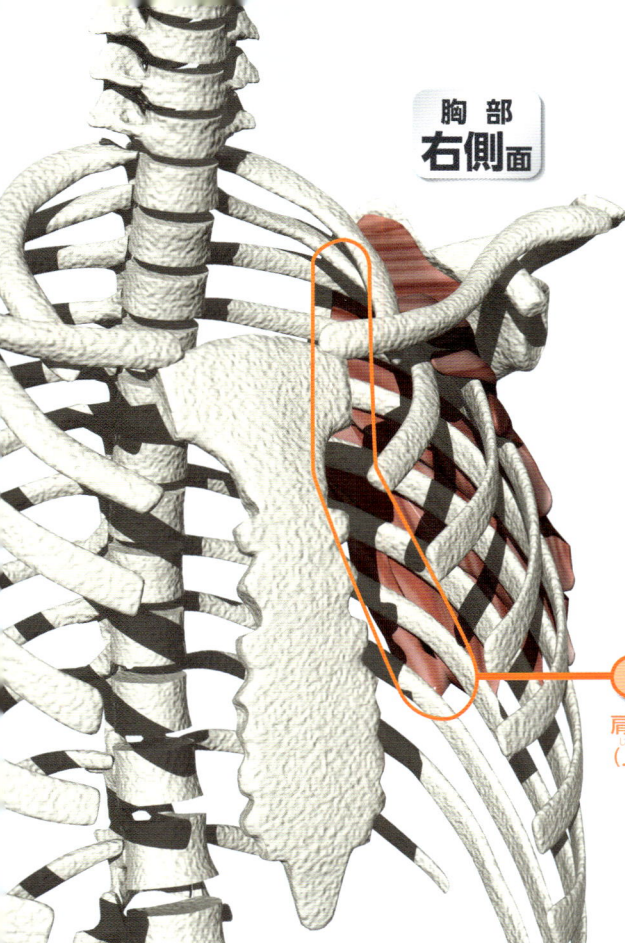

日常生活動作
肩甲骨外転の作用により、腕を前に押し出す動きを補助。深く息を吸うときに肋骨を持ち上げる。

スポーツ動作
砲丸投げの投てき。ボクシングのパンチなど。素早いパンチを打つ際に肩甲骨を送り出す働きをするため「ボクサー筋」ともよばれる。

筋 DATA（参考値）

筋体積	359㎤
PCSA	20.5㎠
筋線維長	17.5cm
速筋：遅筋(%)	—

停止
肩甲骨の内側縁
（上角・下角を含む）

MEMO
前鋸筋は下部の起始部付近が表面にあり、鋸の歯のようにギザギザに見えるのが名称の由来。

2章 肩甲骨の筋

左肩 後側面

主な働き

全体：
1 肩甲骨の外転（前進）

上部：
2 肩甲骨の下方回旋・
3 前傾

下部：
2 肩甲骨の上方回旋・
3 後傾、4 肩甲骨が固定されている場合には肋骨を挙上

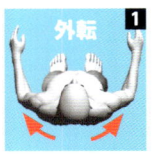

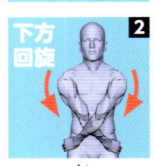

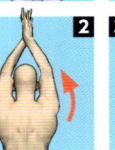

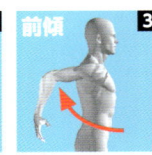

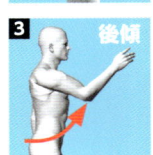

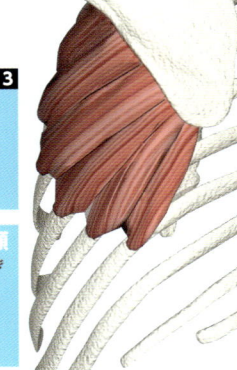

1 外転
2 下方回旋
3 前傾
2 上方回旋
3 後傾

小胸筋
pectoralis minor muscle（ペクトレィリス・マイナー・マッスル）

胸部外側面深層

大胸筋の深部にある小さな筋。肋骨から起始し、肩甲骨の烏口突起に停止する。肋骨を支点に肩甲骨を引き下げる働き（肩甲骨下制）や、胸郭（肋骨）を引き上げて呼吸を補助する働きがある。

筋群 肩甲骨下制筋

支配神経 内側および外側胸筋神経（C7〜T1）

主な働き
肩甲骨の ①下制・②下方回旋・③前傾、
④肩甲骨が固定されている場合には肋骨を挙上

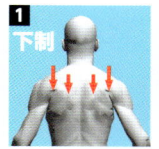

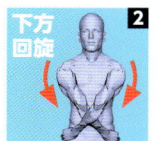

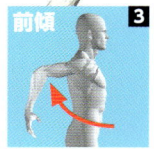

1 下制
2 下方回旋
3 前傾

左肩前面

停止 肩甲骨の烏口突起

胸部前面

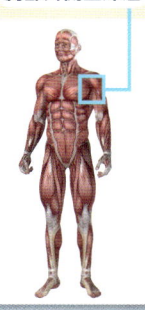

筋DATA（参考値）	
筋体積	73㎤
PCSA	4.9㎠
筋線維長	15.0cm
速筋：遅筋(%)	—

MEMO
ささみ肉が小胸筋であり、むね肉は大胸筋にあたる。

起始 第2または3〜5肋骨

日常生活動作
下方（足もと）に手を伸ばして物を拾う。呼吸で使われるのは激しい運動をして呼吸が乱れたときのみ。

スポーツ動作
野球のピッチング。やり投げの投てき。バレーボールのスパイクなど。主に腕を前に振る動きを補助する。

levator scapulae muscle （レヴェーター・スキャプュレイ・マッスル）　頸部後側面深層

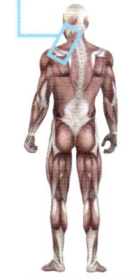

肩甲挙筋
けんこうきょきん

頸部の後部側面に位置する深層筋で、肩甲骨に停止する。僧帽筋とともに作用し、主に肩甲骨を引き上げる働き（肩甲骨挙上）がある。肩コリの原因となることが多い筋肉でもある。

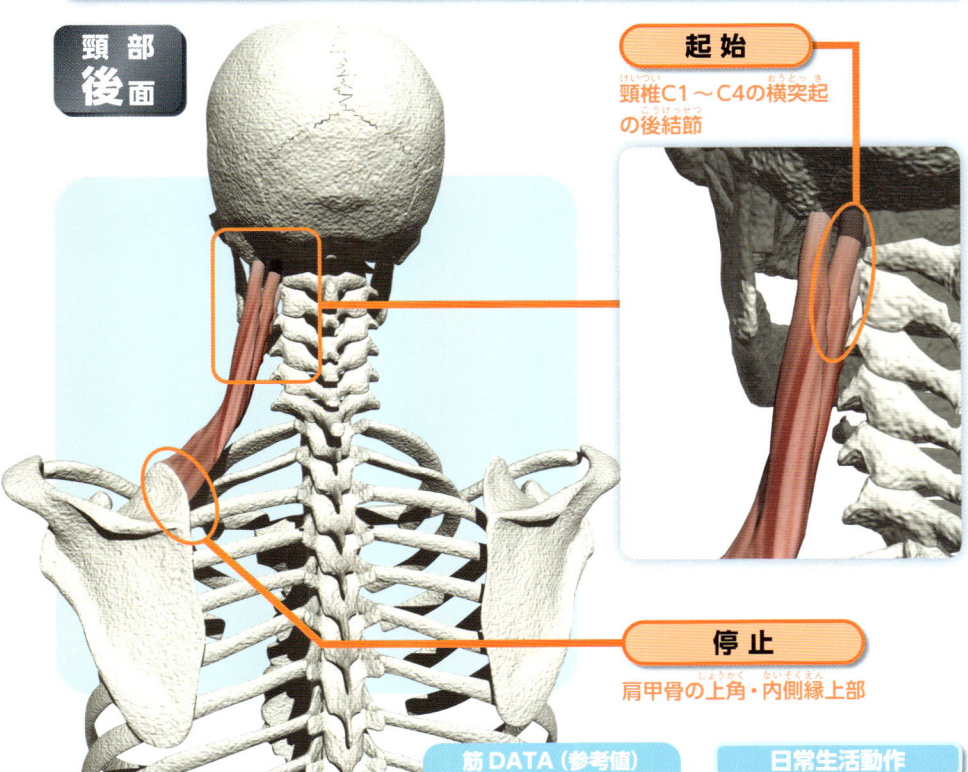

頸部 後面

起始
頸椎C1〜C4の横突起の後結節

停止
肩甲骨の上角・内側縁上部

2章　肩甲骨の筋

筋DATA（参考値）

筋体積	72㎤
PCSA	3.8㎠
筋線維長	19.0cm
速筋：遅筋(%)	―

筋群　肩甲骨挙上筋
支配神経　肩甲背神経（C2〜C5）

主な働き
肩甲骨の
1 挙上・2 下方回旋・3 前傾

1 挙上　2 下方回旋　3 前傾

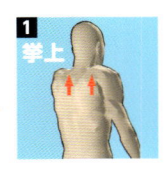

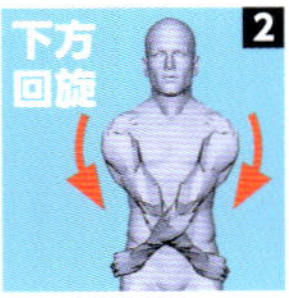

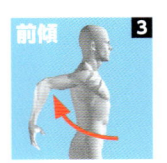

日常生活動作
僧帽筋とともに、物を持ち上げる際に肩をすくめる動きに働く。

スポーツ動作
重量挙げでバーベルを低い位置から挙げる動作など。

rhomboid major muscle (ロンボイド・メジャー・マッスル)

背中上部深層

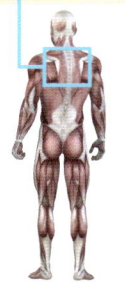

大菱形筋
だいりょうけいきん

僧帽筋の奥にある薄い菱形の筋。胸椎から起始し、肩甲骨に停止する。主に左右の肩甲骨を寄せる働き（肩甲骨内転）がある。菱形筋の特徴として、肩甲骨を下方回旋させる働きも併せもつ。

筋群 肩甲骨内転筋

支配神経 肩甲背神経（C4〜C5）

背中上部

主な働き
肩甲骨の①内転（後退）・②挙上・③下方回旋・④前傾

1 内転
2 挙上
3 下方回旋
4 前傾

停止 肩甲骨の内側縁下部

背中左側面

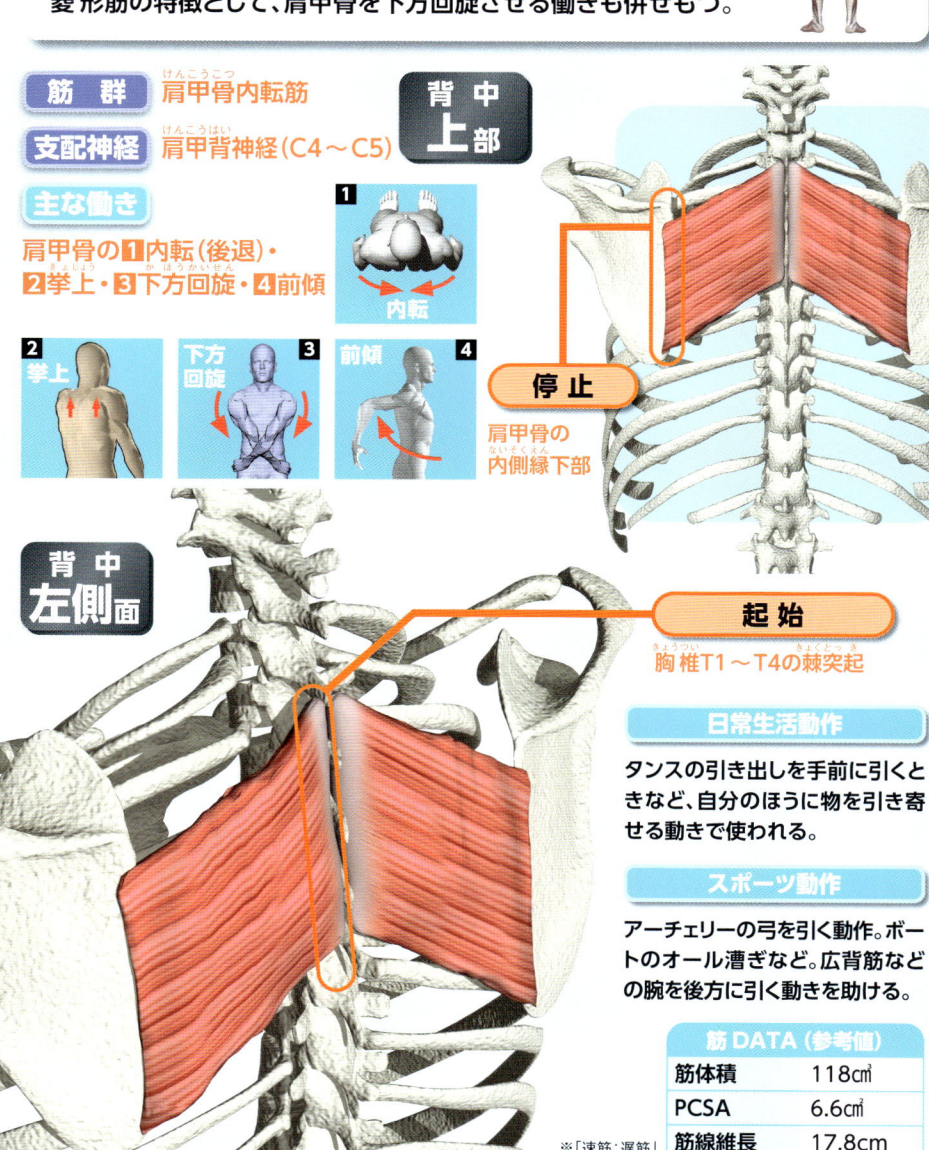

起始 胸椎T1〜T4の棘突起

日常生活動作
タンスの引き出しを手前に引くときなど、自分のほうに物を引き寄せる動きで使われる。

スポーツ動作
アーチェリーの弓を引く動作。ボートのオール漕ぎなど。広背筋などの腕を後方に引く動きを助ける。

筋DATA（参考値）

筋体積	118㎤
PCSA	6.6㎠
筋線維長	17.8cm
速筋：遅筋(%)	55.4：44.6

※「速筋：遅筋」の数値は菱形筋群のデータ

小菱形筋
rhomboid minor muscle（ロンボイド・マイナー・マッスル）

背中上部深層

大菱形筋の上を走行する筋で、頸椎から起始する。大菱形筋とは形状だけでなく、働きもほぼ同じ。主に肩甲骨を寄せる動き（肩甲骨内転）に作用し、肩甲骨を下方回旋させる働きもある。

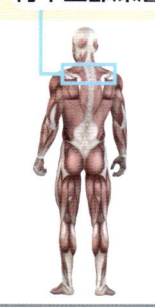

筋群 肩甲骨内転筋
支配神経 肩甲背神経（C4〜C5）
主な働き 肩甲骨の①内転（後退）・②挙上・③下方回旋・④前傾

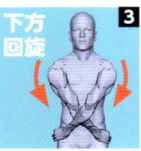

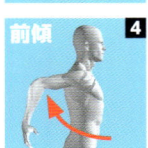

①内転 ②挙上 ③下方回旋 ④前傾

背中上部

2章 肩甲骨の筋

起始 頸椎C6〜C7の棘突起もしくは頸椎C7〜胸椎T1

停止 肩甲骨の内側縁上部

背中左側面

日常生活動作
大菱形筋と同様に、タンスの引き出しを手前に引くときなど、物を引き寄せる動きで使われる。

スポーツ動作
アーチェリーの弓を引く動作。ボートのオール漕ぎなど。大菱形筋と同様に腕を引く動きを助ける。

筋DATA（参考値）

筋体積	118㎤
PCSA	6.7㎠
筋線維長	17.6cm
速筋：遅筋(%)	55.4：44.6

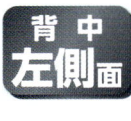

※「速筋：遅筋」の数値は菱形筋群のデータ

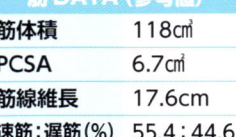

subclavius muscle (サブクレイヴィアス・マッスル)

鎖骨下筋
さ こつ か きん

鎖骨下面深層

胸骨から起始し、鎖骨の下面に停止する深層筋で、大胸筋に覆われている。胸鎖関節（鎖骨と胸骨をつないでいる関節）が外れないように、鎖骨と胸骨を引き付けて安定させている。

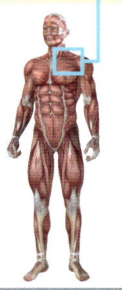

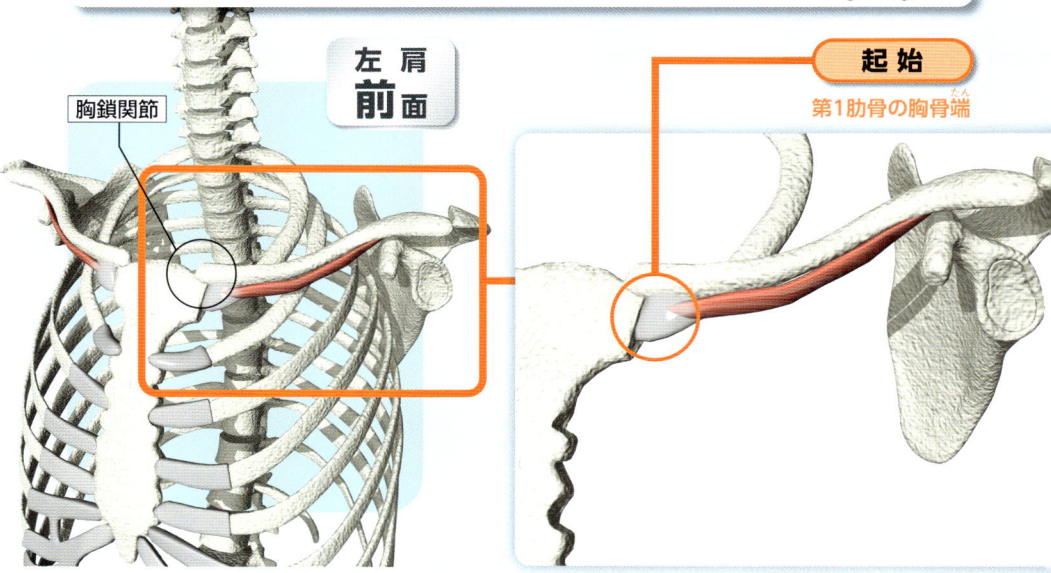

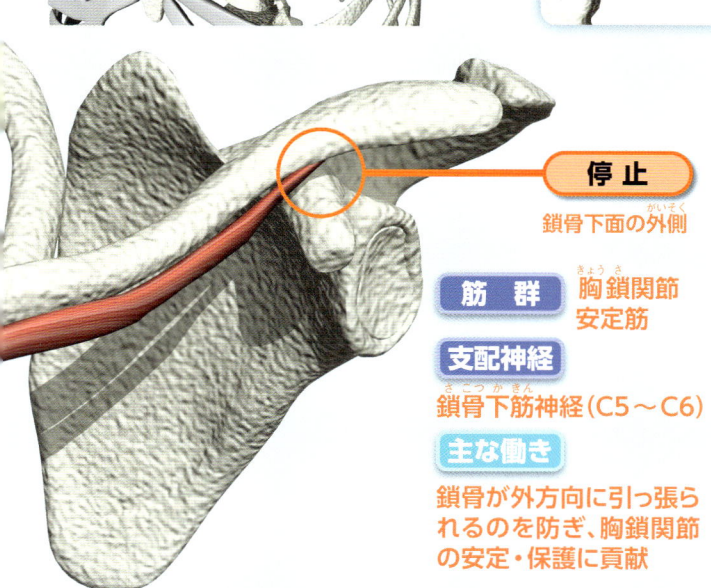

左肩 前面

胸鎖関節

起始
第1肋骨の胸骨端

停止
鎖骨下面の外側

筋群
胸鎖関節安定筋

支配神経
鎖骨下筋神経（C5～C6）

主な働き
鎖骨が外方向に引っ張られるのを防ぎ、胸鎖関節の安定・保護に貢献

日常生活動作
胸鎖関節の安定に貢献することで、スムーズな腕の動きを補助している。

スポーツ動作
腕を大きく動かすとき、胸鎖関節が外れないように引き付けて安定させる役割を果たす。

筋DATA（参考値）

筋体積	9cm³
PCSA	4.4cm²
筋線維長	2.0cm
速筋：遅筋(%)	—

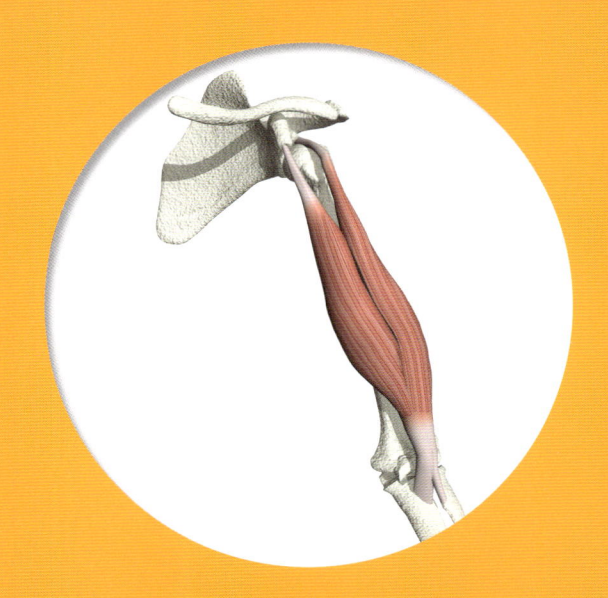

第 3 章

肘関節の筋

一般的に肘関節とは、肘を曲げ伸ばしする関節を指すが、本書では、橈骨と尺骨の両端を滑らせて前腕を回内・回外させる橈尺関節についても肘関節の一部としてあつかう。

● 「筋体積」「PCSA」「筋線維長」のデータの出典
・P.69・71・73・74・75・77…Garner BA and Pandy MG, Musculoskeletal model of the upper limb based on the visible human male dataset. Comput Methods Biomech Biomed Engin, (2001), 4(2), 93-126.(成人男性3名：平均年齢25歳・平均身長185cm・平均体重86kgを想定した筋-骨格モデル ※トルクの実測値に合うように、パラメータを最適化して調整した文献)
・P.76・78…Holzbaur KR, Murray WM, and Delp SL, A model of the upper extremity for simulating musculoskeletal surgery and analyzing neuromuscular control. Ann Biomed Eng, (2005), 33(6), 829-40.(骨格筋モデル＝男性5名、女性5名：平均年齢28.6±4.5歳・平均身長172cm・平均体重69.2kg)
※P.67の「筋体積TOP5」は各筋の筋体積データをもとに算出
● 「速筋：遅筋(%)」のデータの出典
・P.69・71・74…Johnson MA, Polgar J, Weightman D and Appleton D, (1973)をもとに算出

肘関節の動きと役割

蝶番関節である肘関節は、屈曲・伸展方向に動く。また、前腕部を形成する尺骨と橈骨による「橈尺関節」についても便宜上、本書では肘関節の一部として扱う。

肘関節の屈曲・伸展

動き		
	屈曲	肘を曲げる
	伸展	肘を伸ばす

主働筋 (貢献度 ランキング)		
	屈曲	❶上腕二頭筋 ▶P.68 ❷上腕筋 ▶P.72 ❸腕橈骨筋 ▶P.74 ❹長橈側手根伸筋 ▶P.88 ❺円回内筋 ▶P.75 ❻橈側手根屈筋 ▶P.84 ❼短橈側手根伸筋 ▶P.89
	伸展	❶上腕三頭筋 ▶P.70 ❷肘筋 ▶P.76

日常生活 動作		
	屈曲	肘を曲げて物を持ち上げる。箸やスプーンを口に運ぶ摂食動作
	伸展	腹ばいの状態から起き上がるときに手で床面を押す。物を投げる。ドアを手で押して開ける

スポーツ 動作		
	屈曲	テニスでトップスピンをかけるスイング。クライミングでロープを登る動作。ボートのオール漕ぎ
	伸展	やり投げ・砲丸投げの投てき。アメリカンフットボールや相撲で相手を手で押す動作。バレーボールのスパイク

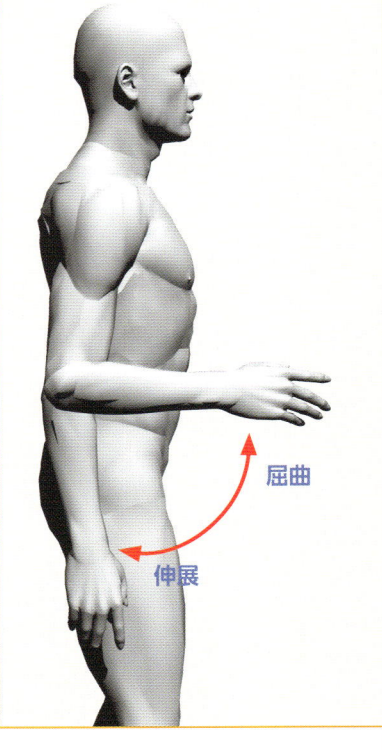

屈曲
伸展

屈曲
テニスでトップスピンをかけるスイング

屈曲
クライミングでロープを登る動作

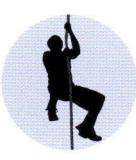

屈曲
棒高跳びの踏み切りでバーを引き寄せる動作

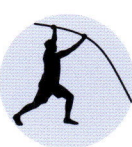

伸展
砲丸投げの投てき

伸展
アメリカンフットボールで相手を手で押す動作

伸展
バレーボールのスパイク

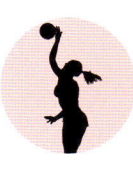

肘関節と前腕部を捻る橈尺関節

肘関節はトビラの蝶番（ヒンジ）のように動く関節であり、伸展と屈曲の動きが可能である。関節構造や靭帯による結合が硬く、関節として比較的安定している。

本書で肘関節の一部として扱う橈尺関節は、前腕にある2本の骨（尺骨と橈骨）が捻られるように動く車軸関節である。橈尺関節が動いて回外・回内の動きが起こると、肘先が捻られて手の平の向きが変わる。回外・回内は手の動きと間違われたり、肩関節の外旋・内旋と混同されたりしがちなので注意したい。

前腕（橈尺関節）の回外・回内

動き	回外	手の平を下に向けた状態から、前腕部を捻って上に向ける
	回内	手の平を上に向けた状態から、前腕部を捻って下に向ける
主働筋（貢献度ランキング）	回外	❶上腕二頭筋 ▶P.68 ❷回外筋 ▶P.77 ❸長母指外転筋 ▶P.95 ❹長母指伸筋 ▶P.94
	回内	❶円回内筋 ▶P.75 ❷方形回内筋 ▶P.78 ❸橈側手根屈筋 ▶P.84
日常生活動作	回外	ネジや容器のフタを回して閉める（右手）。キーを回して車のエンジンをかける（右手）。トランプをめくる
	回内	ネジや容器のフタを回して開ける（右手）。布団たたきで干した布団をたたく
スポーツ動作	回外	バドミントンのバックハンド。野球のバッティング（引き手）。ゴルフのスイング（引き手）
	回内	野球のバッティング（押し込む後ろの手）。テニスのスマッシュ

回外 バドミントンのバックハンド

回外&回内 野球のバッティング（引き手が回外、押し込む後ろの手が回内）

回内 テニスのスマッシュ

3章 肘関節の筋

肘関節を動かす筋一覧

肘関節の屈曲・伸展に作用する筋の筋腹は、主に上腕部にある。前腕の橈尺関節の回外・回内に作用する筋の筋腹は、主に前腕から手首にかけて位置している。

左上腕 前面

上腕の前面には、力こぶをつくる上腕二頭筋があり、同様に肘関節をまたぐ上腕筋がその奥に位置している。

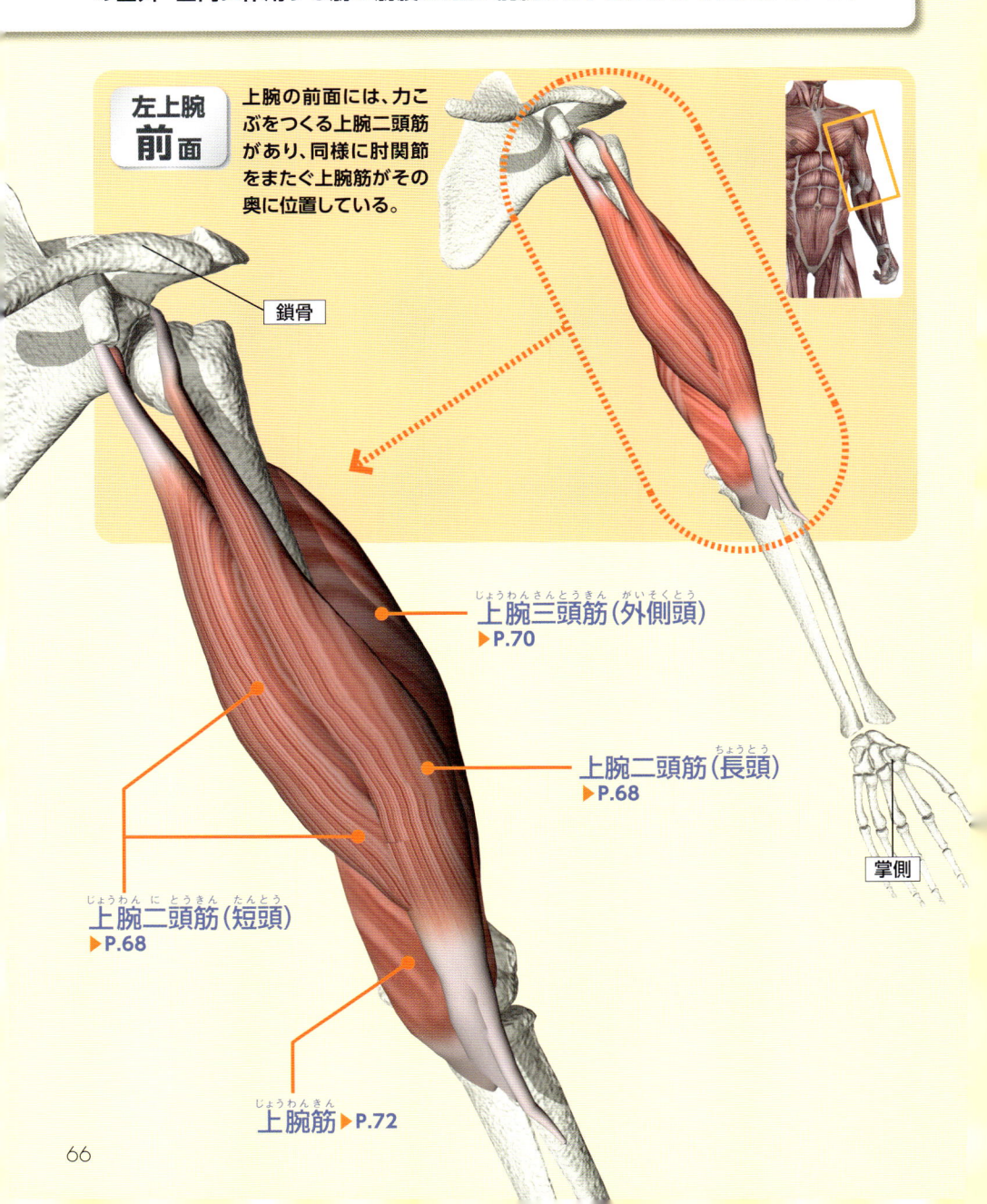

- 鎖骨
- 上腕三頭筋（外側頭） ▶P.70
- 上腕二頭筋（長頭） ▶P.68
- 上腕二頭筋（短頭） ▶P.68
- 上腕筋 ▶P.72
- 掌側

左前腕 前面

腕橈骨筋は前腕の外側を走る長い筋。肘まわりの前面には円回内筋、後面には回外筋があり、手首付近に方形回内筋がある。

- 腕橈骨筋（わんとうこつきん）▶P.74
- 回外筋（かいがいきん）▶P.77
- 円回内筋（えんかいないきん）▶P.75
- 方形回内筋（ほうけいかいないきん）▶P.78
- 肘筋（ちゅうきん）▶P.76

掌側

左上腕 後面

上腕の後面には上腕三頭筋があり、停止部である尺骨の肘頭には、その働きを補助する肘筋がある。

- 上腕三頭筋（外側頭）▶P.70
- 上腕三頭筋（長頭）▶P.70
- 上腕三頭筋（内側頭）▶P.70

3章 肘関節の筋

肘関節を動かす筋 筋体積TOP5

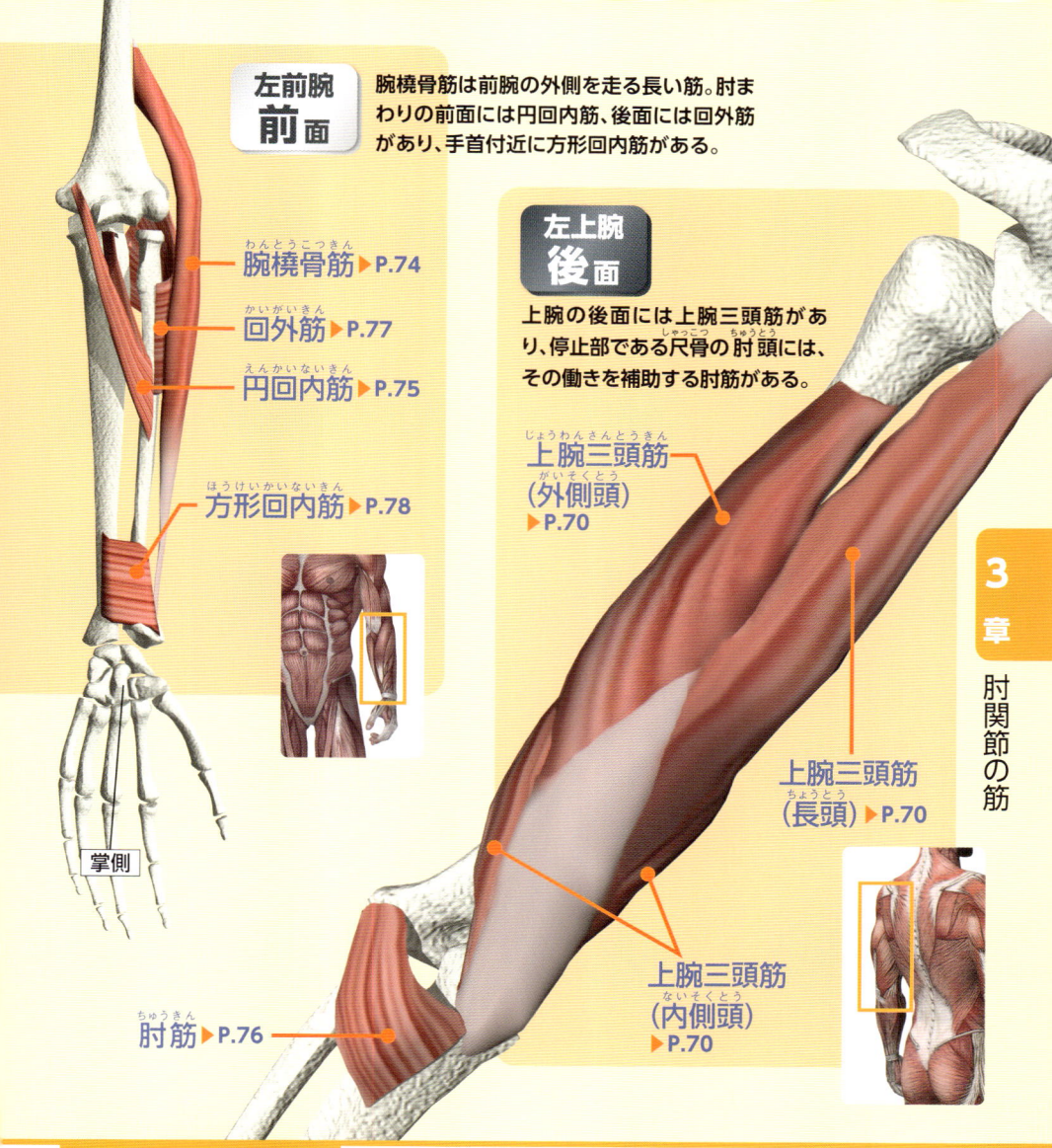

肘関節を動かす筋の中では、腕の裏側にある上腕三頭筋が圧倒的に大きい。上腕二頭筋の深層に位置する上腕筋は、あまり目立たない筋であるが、体積は比較的大きく、肘関節屈曲に対する貢献度も意外と高い。

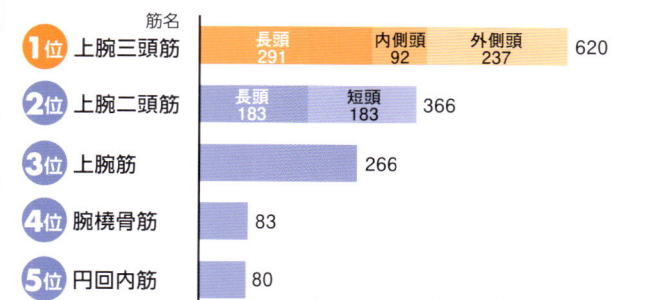

順位	筋名	内訳	体積(cm³)
1位	上腕三頭筋	長頭 291 / 内側頭 92 / 外側頭 237	620
2位	上腕二頭筋	長頭 183 / 短頭 183	366
3位	上腕筋		266
4位	腕橈骨筋		83
5位	円回内筋		80

※肘関節の動き別の「主動筋」はP.64を参照

上腕二頭筋

biceps brachii muscle（バイセプス・ブレイキー・マッスル）

上腕前面

「力こぶ」をつくる肘関節屈曲の主力筋。肘関節と肩関節をまたいで肩甲骨から起始する二関節筋であり、腕を前方に振る働き（肩関節屈曲）もある。さらに、前腕の強力な回外筋でもある。

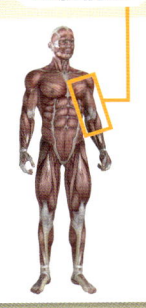

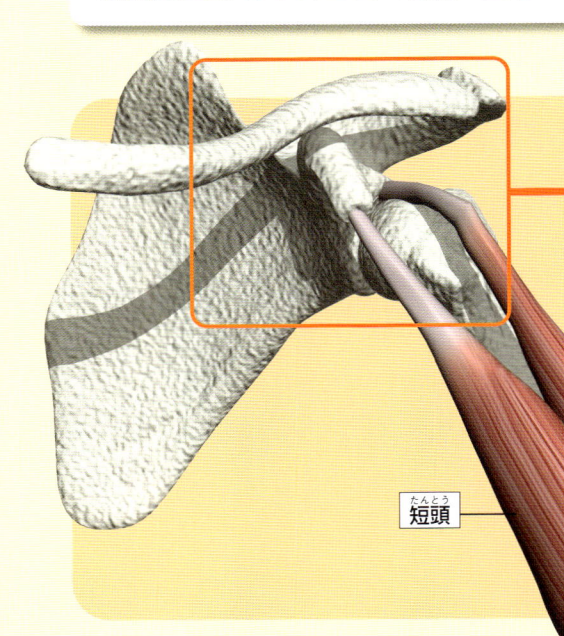

左上腕 前面

MEMO
野球の投球などで肩の前側を傷める「関節唇損傷」は、上腕二頭筋の長頭の起始部付近の損傷である。

長頭
短頭

筋群 肘関節屈曲筋
支配神経 筋皮神経（C5～C6）

主な働き
1. 肘関節の屈曲（全体）
2. 前腕（橈尺関節）の回外（全体）
3. 肩関節の屈曲（主に長頭）
4. 肩関節の水平内転（主に短頭）

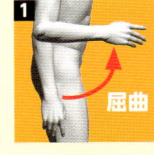

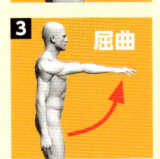

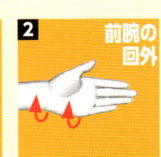

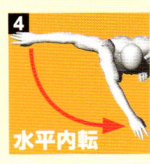

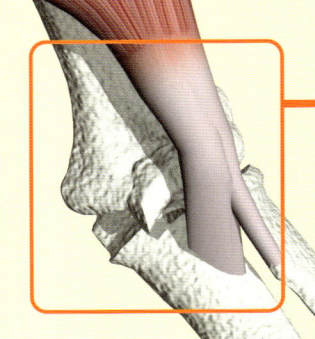

1 屈曲
2 前腕の回外
3 屈曲
4 水平内転

68

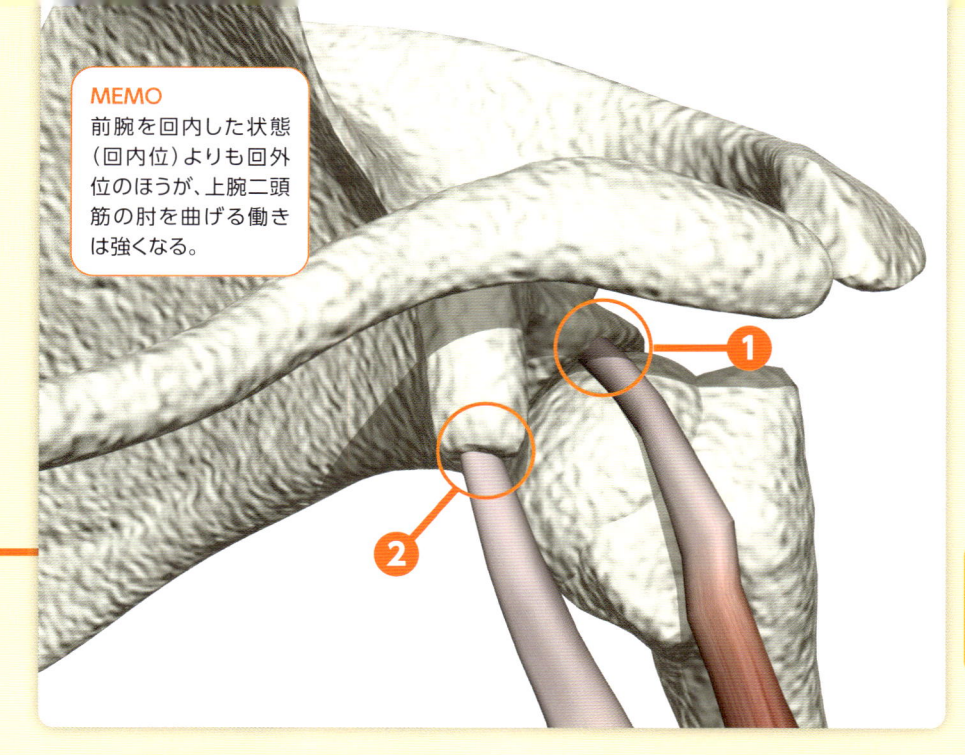

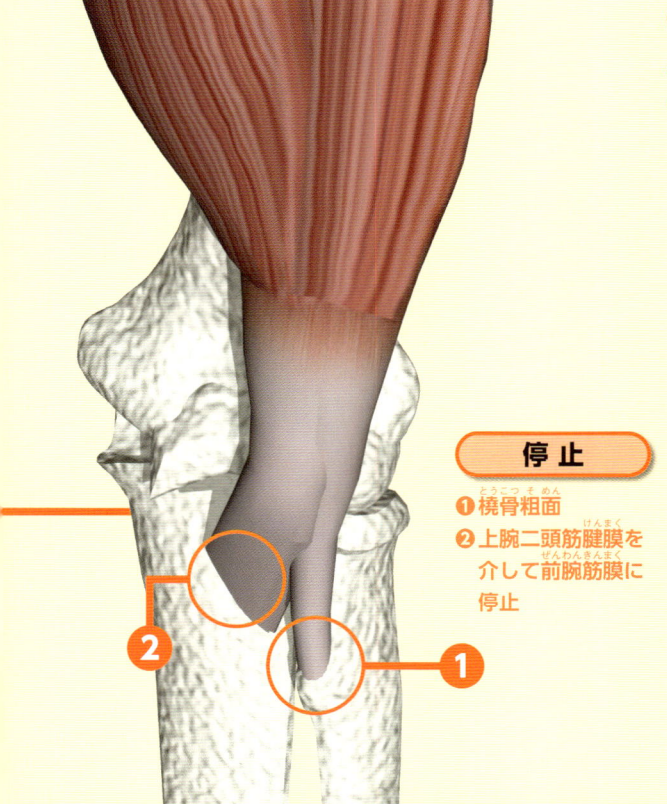

MEMO
前腕を回内した状態（回内位）よりも回外位のほうが、上腕二頭筋の肘を曲げる働きは強くなる。

3章 肘関節の筋

起始
❶ 長頭：肩甲骨の関節上結節
❷ 短頭：肩甲骨の烏口突起先端

日常生活動作
肘を曲げて物を持ち上げる。箸やスプーンを口に運ぶ摂食動作。ネジや容器のフタを回して閉める（右手）回外の働きも重要な役割。

スポーツ動作
クライミングでロープを登る。野球のバッティング（引き手が回外）。ランニングで腕を前に振る動きなど。

停止
❶ 橈骨粗面
❷ 上腕二頭筋腱膜を介して前腕筋膜に停止

筋DATA（参考値）

筋体積	366㎤
PCSA	25.9㎠
筋線維長	14.1cm
速筋：遅筋(%)	53.6：46.4

69

triceps brachii muscle (トライセプス・ブレイキー・マッスル)

上腕三頭筋
じょうわんさんとうきん

上腕後面

上腕筋群の中で最も体積の大きい肘関節伸展の主力筋。三頭のうち長頭だけが肩甲骨から起始し、肘関節と肩関節をまたぐ二関節筋であり、肩関節の内転および伸展の働きもある。

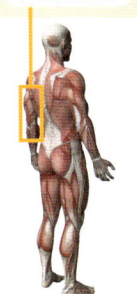

筋群 肘関節伸展筋

左上腕 後側面

支配神経
長頭：腋窩神経
内側頭および外側頭：橈骨神経（C6〜C8）

主な働き
1. 肘関節の伸展（全体）
2. 腕を高く上げた状態からの肩関節の内転（長頭）
3. 肩関節の伸展（長頭）

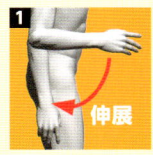

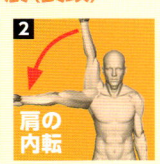

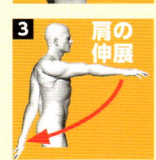

1 伸展
2 肩の内転
3 肩の伸展

長頭
外側頭
内側頭

MEMO
たくましい太い腕を形成するためには、「力こぶ」を作る上腕二頭筋以上に、上腕で最も大きい筋である上腕三頭筋を肥大させる必要がある。

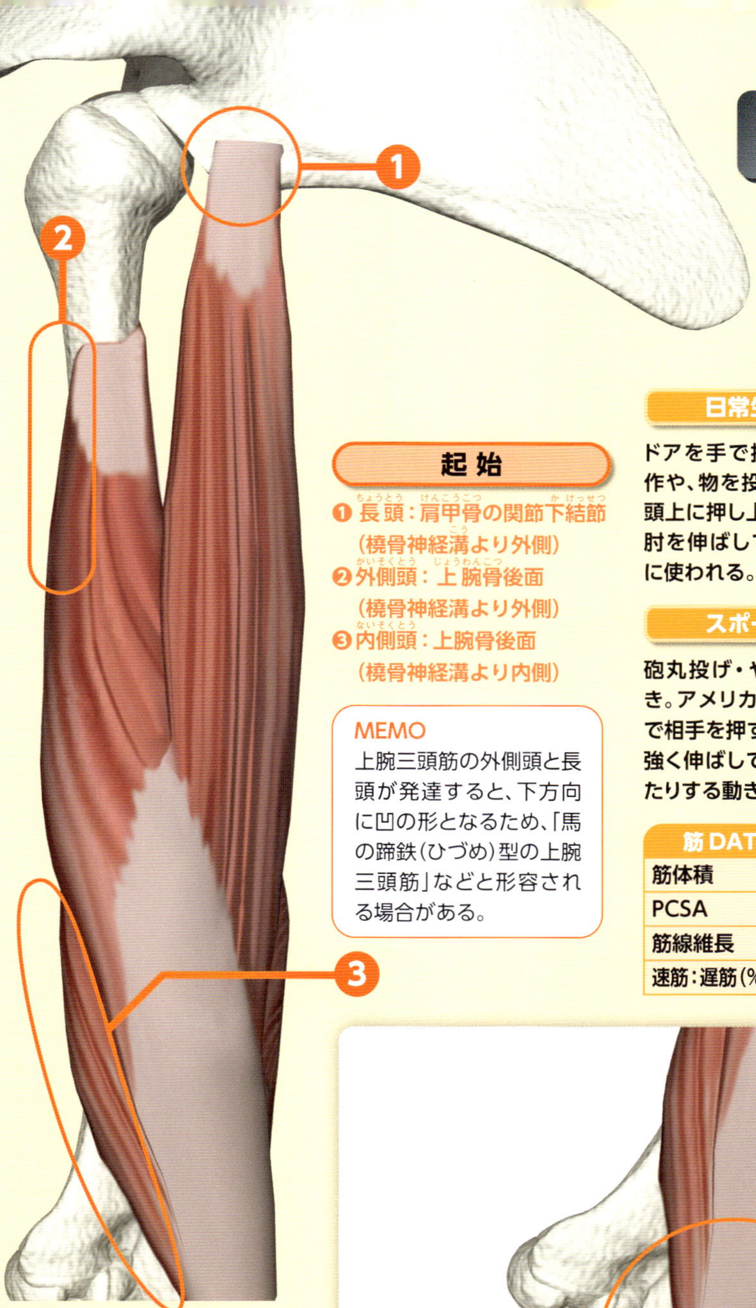

左上腕 後面

起始
① 長頭：肩甲骨の関節下結節
（橈骨神経溝より外側）
② 外側頭：上腕骨後面
（橈骨神経溝より外側）
③ 内側頭：上腕骨後面
（橈骨神経溝より内側）

MEMO
上腕三頭筋の外側頭と長頭が発達すると、下方向に凹の形となるため、「馬の蹄鉄（ひづめ）型の上腕三頭筋」などと形容される場合がある。

日常生活動作
ドアを手で押して開ける動作や、物を投げる動き、物を頭上に押し上げる動作など、肘を伸ばして押し出す動きに使われる。

スポーツ動作
砲丸投げ・やり投げの投てき。アメリカンフットボールで相手を押す動作など。肘を強く伸ばして投げたり、押したりする動きに働く。

筋DATA（参考値）

筋体積	620c㎥
PCSA	76.3c㎡
筋線維長	8.1cm
速筋：遅筋(%)	67.5：32.5

3章 肘関節の筋

停止
尺骨の肘頭

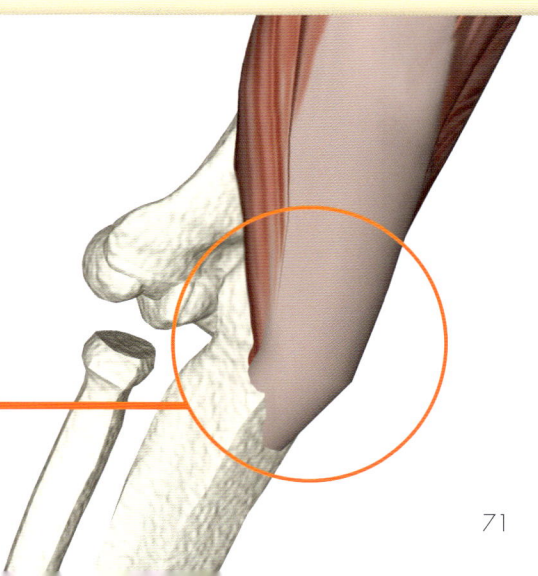

上腕筋 (じょうわんきん)

brachialis muscle (ブレイキアリス・マッスル)

上腕前面やや深層

上腕二頭筋の深層にある扁平な筋。上腕骨を覆うように付着している。上腕二頭筋が主に橈骨に停止するのに対して、上腕筋は尺骨に停止する。肘を曲げる働き(肘関節屈曲)のみに作用する。

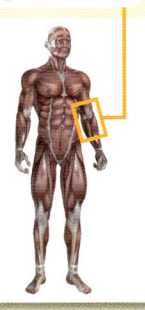

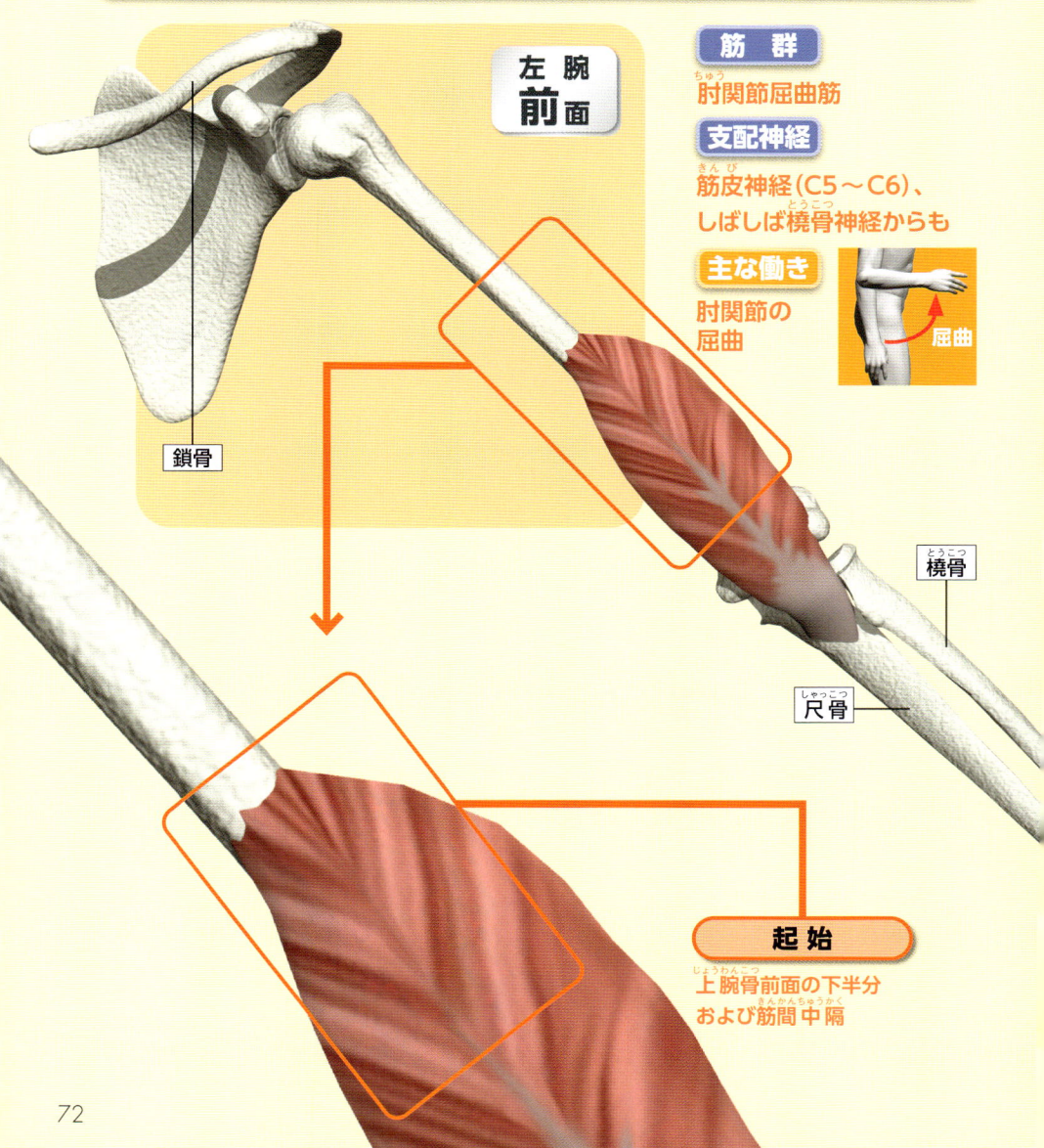

左腕 前面

筋群
肘関節屈曲筋

支配神経
筋皮神経(C5～C6)、しばしば橈骨神経からも

主な働き
肘関節の屈曲

屈曲

鎖骨

橈骨

尺骨

起始
上腕骨前面の下半分および筋間中隔

左腕 右前面

一口MEMO
上腕筋は同じ肘関節屈曲筋である上腕二頭筋より筋体積は小さいが、羽状筋であるため、PCSA（生理学的筋横断面積）が大きく、体積の割に強い力を発揮する。

停止
尺骨粗面

掌側

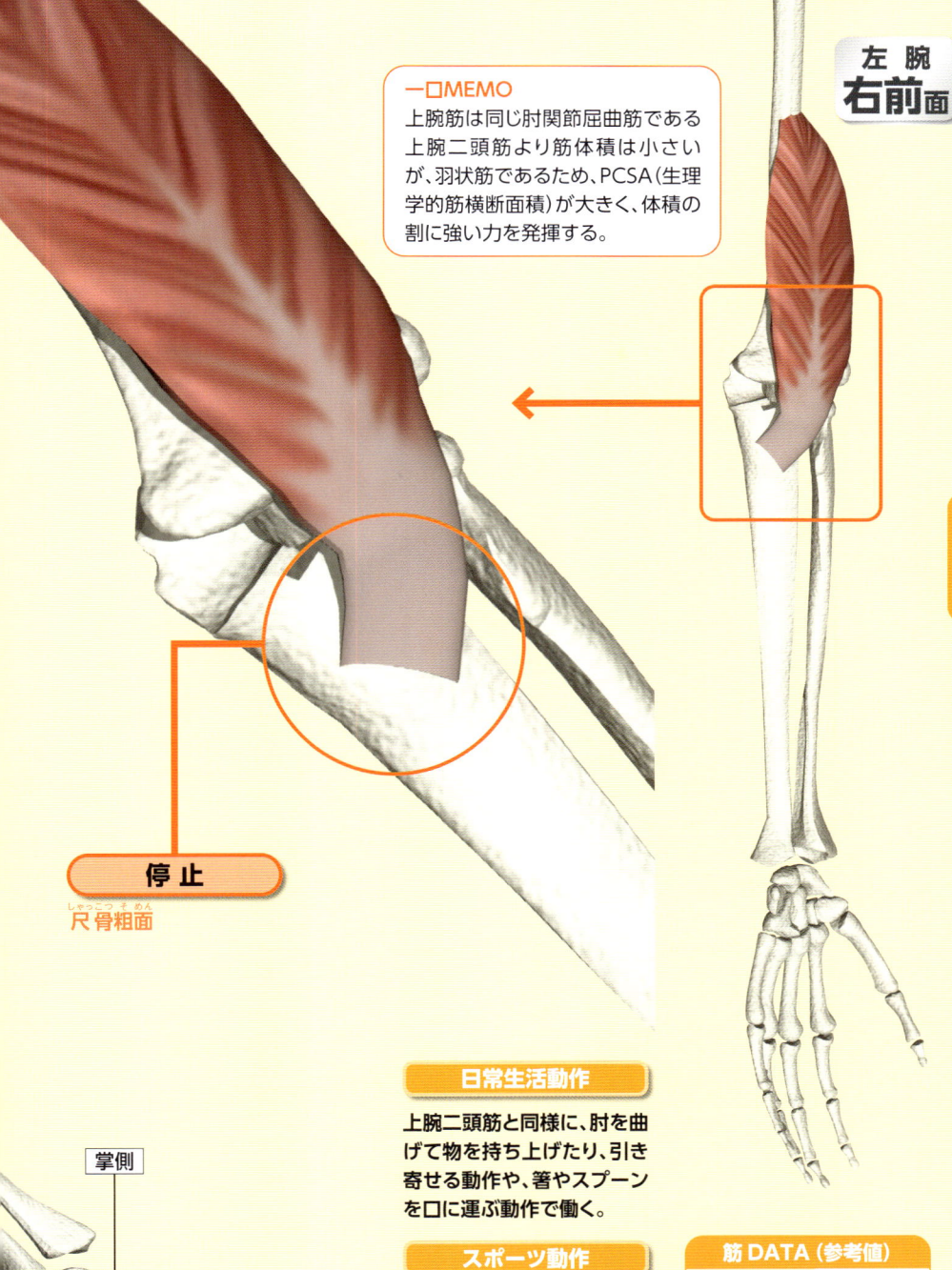

3章 肘関節の筋

日常生活動作
上腕二頭筋と同様に、肘を曲げて物を持ち上げたり、引き寄せる動作や、箸やスプーンを口に運ぶ動作で働く。

スポーツ動作
クライミングのロープ登り。柔道・レスリングで相手を引き付ける動作など。上腕二頭筋とともに働く。

筋DATA（参考値）

筋体積	266cm³
PCSA	25.9cm²
筋線維長	10.3cm
速筋：遅筋(%)	—

brachioradialis muscle（ブレイキオレイディアリス・マッスル）

腕橈骨筋
わんとうこつきん

前腕前面外側

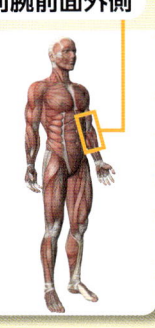

前腕前面の外側（親指側）に位置する筋。橈骨神経に支配される唯一の屈曲筋として肘関節屈曲に貢献する。前腕を走行するほかの筋とは異なり、手首（手関節）の動きには関与しない。

左前腕 前面

筋群
肘関節屈曲筋

支配神経
橈骨神経（C5〜C6）

主な働き
1. 肘関節の屈曲（回内位）、2. 前腕（橈尺関節）の回内（回外位〜中間位に回旋）・3. 回外（回内位〜中間位に回旋）

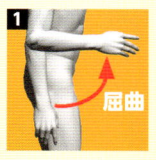

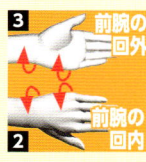

1. 屈曲
2. 前腕の回内
3. 前腕の回外

日常生活動作
ビアジョッキでビールを飲むなど、回内位で肘を曲げる動き

スポーツ動作
アームレスリングで相手の腕を引き付ける動きなど。

橈骨
尺骨

停止
橈骨の茎状突起の橈側面

起始
上腕骨の外側顆上稜、外側筋間中隔

掌側

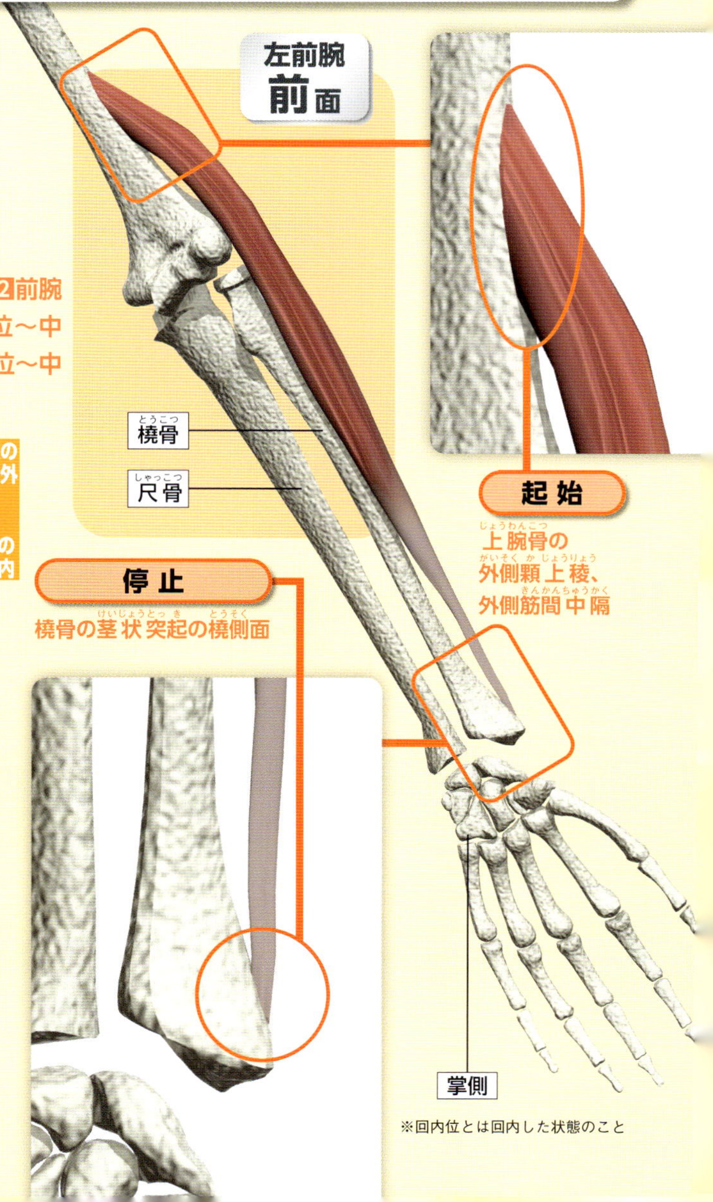

※回内位とは回内した状態のこと

筋DATA（参考値）

筋体積	83cm³
PCSA	3.1cm²
筋線維長	27.0cm
速筋：遅筋(%)	60.2：39.8

円回内筋

pronator teres muscle（プロネイター・テレス・マッスル）

前腕前面

肘の内側（小指側）から前腕の外側へ斜めに走行する筋。主に前腕を回内させる働きがあり、肘関節屈曲にも作用する。ゴルフ肘の症状など過使用による損傷が起こりやすい筋でもある。

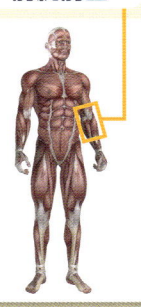

左前腕 前面

起始
1. 上腕頭：内側上顆・内側上腕筋間中隔
2. 尺骨頭：鈎状突起内側

日常生活動作
缶やビンなどの容器からグラスに飲料を注ぐ。容器のフタを回して開ける（右手）など。

スポーツ動作
ゴルフや野球のスイング（押し込む後ろの手）。テニス・バドミントンのスマッシュなど。

筋群
前腕回内筋

支配神経
正中神経（C6〜C7）

主な働き
1. 前腕（橈尺関節）の回内
2. 肘関節の屈曲

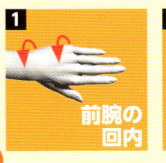

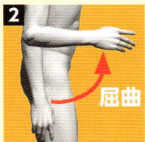

1 前腕の回内
2 屈曲

筋DATA（参考値）

筋体積	80㎤
PCSA	18.0㎠
筋線維長	4.5cm
速筋：遅筋(%)	—

尺骨
橈骨
掌側

停止
橈骨外側面の中央部

第3章 肘関節の筋

肘筋

anconeus muscle（アンコウニィアス・マッスル）

前腕後面

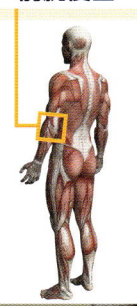

肘関節のやや下側にある小さな筋。主に上腕三頭筋の働きを補助して肘関節の伸展に貢献する。肘関節が屈曲するときには、関節包が肘関節に対してずれないように保つ働きもある。

起始
上腕骨の外側上顆のやや後面、外側側副靭帯

左前腕 後面

尺骨
橈骨

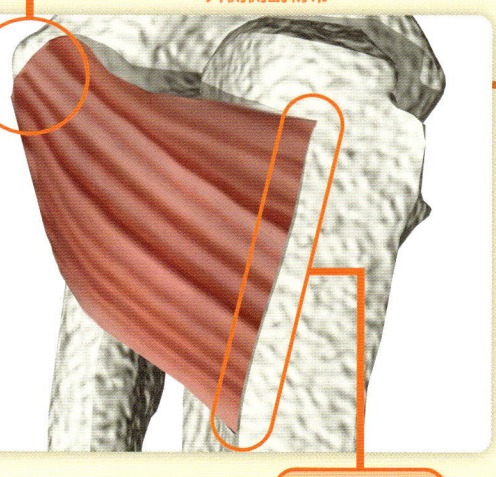

停止
尺骨の肘頭外側面

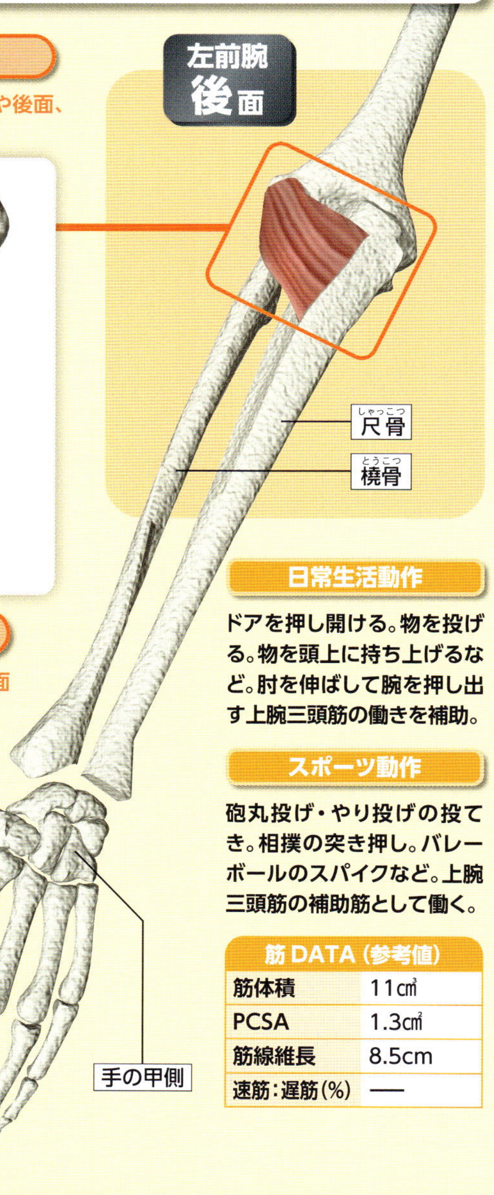

筋　群	肘関節伸展筋
支配神経	橈骨神経（C7〜C8）

主な働き
1. 肘関節の伸展（上腕三頭筋の補助）、
2. 肘関節包を張る

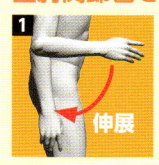

1 伸展

日常生活動作
ドアを押し開ける。物を投げる。物を頭上に持ち上げるなど。肘を伸ばして腕を押し出す上腕三頭筋の働きを補助。

スポーツ動作
砲丸投げ・やり投げの投てき。相撲の突き押し。バレーボールのスパイクなど。上腕三頭筋の補助筋として働く。

手の甲側

筋DATA（参考値）

筋体積	11㎤
PCSA	1.3㎠
筋線維長	8.5cm
速筋:遅筋(%)	―

supinator muscle (スピネイター・マッスル)

回外筋
かいがいきん

前腕後面

前腕後面の外側（親指側）に位置する筋。橈骨頭を回り込むように覆っている。筋名の通り肘先を外側に捻る働きをもつ前腕回外の主力筋。円回内筋、方形回内筋の拮抗筋として逆の動きをする。

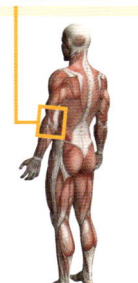

筋群
前腕回外筋

支配神経
橈骨神経（C5～C6）

主な働き
前腕の回外

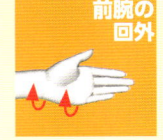

前腕の回外

日常生活動作
ネジや容器のフタを回して閉める（右手）。トランプをめくる。

スポーツ動作
野球のバッティング（引き手）・バドミントンのバックハンドなど。

筋DATA（参考値）
筋体積	34㎤
PCSA	5.7㎠
筋線維長	6.0cm
速筋:遅筋(%)	—

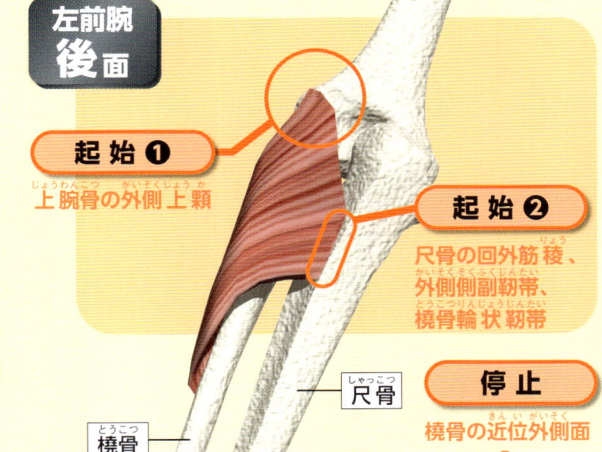

左前腕 後面

起始❶
上腕骨の外側上顆

起始❷
尺骨の回外筋稜、外側側副靱帯、橈骨輪状靱帯

尺骨

橈骨

停止
橈骨の近位外側面

左前腕 前面

手の甲側

3章 肘関節の筋

77

pronator quadratus muscle (プロネイター・クアドラタス・マッスル)

方形回内筋
ほうけいかいないきん

手首前面

前腕の手首側に位置する平らな筋。主に肘先(前腕部)を内側に捻る働き(前腕の回内)がある。前腕回内の主力筋である円回内筋とともに作用する。手首(手関節)の動きには作用しない。

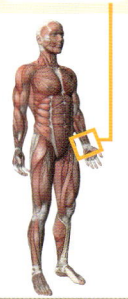

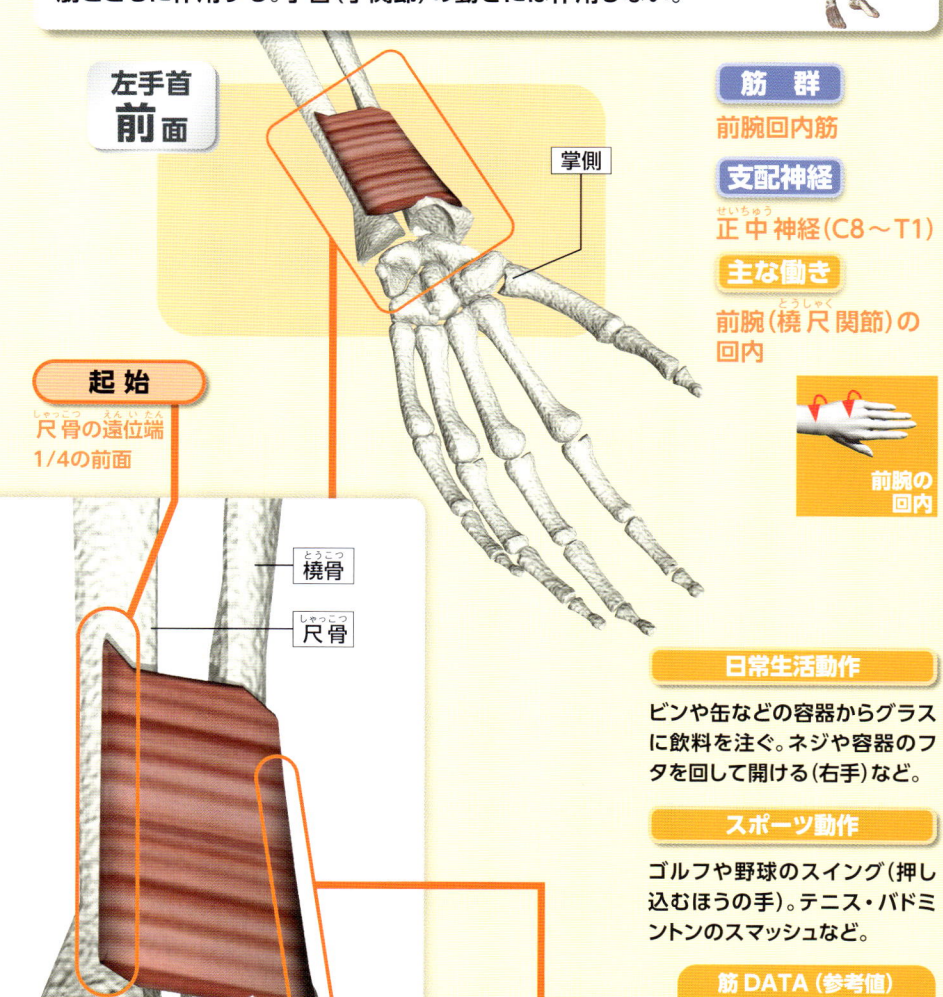

左手首 前面

掌側

起始
尺骨の遠位端 1/4の前面

橈骨
尺骨

停止
橈骨の遠位端 1/4の前面

筋群
前腕回内筋

支配神経
正中神経(C8〜T1)

主な働き
前腕(橈尺関節)の回内

前腕の回内

日常生活動作
ビンや缶などの容器からグラスに飲料を注ぐ。ネジや容器のフタを回して開ける(右手)など。

スポーツ動作
ゴルフや野球のスイング(押し込むほうの手)。テニス・バドミントンのスマッシュなど。

筋DATA (参考値)

筋体積	11cm³
PCSA	3.7cm²
筋線維長	3.0cm
速筋:遅筋(%)	—

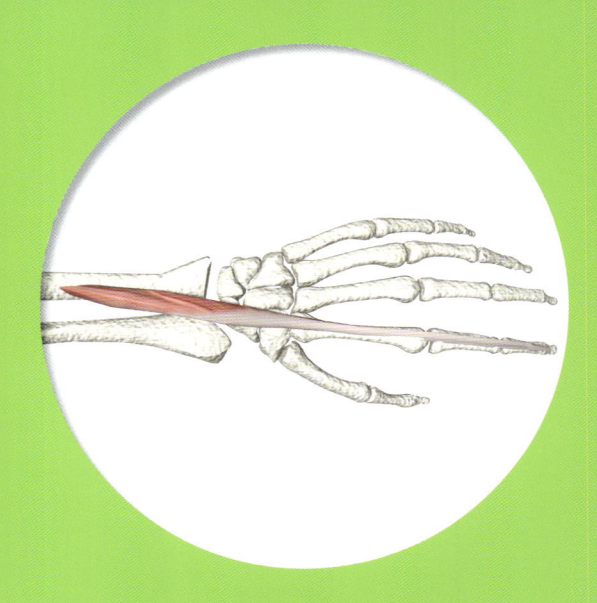

第4章

手関節・
手指の筋

手関節とは、いわゆる「手首」を指す。手指には指先に近い
ほうからDIP（第1）関節、PIP（第2）関節、MP（付け根）関節
など、複数の関節があり、無数の筋が走行している。

- 「筋体積」「PCSA」「筋線維長」のデータの出典
・P.84・85・86・87・88・89・90・91・92…Holzbaur KR, Murray WM, and Delp SL, A model of the upper extremity for simulating musculoskeletal surgery and analyzing neuromuscular control. Ann Biomed Eng, (2005), 33(6), 829-40.
（MRIによる生体の実測値＝男性5名,・女性5名： 平均年齢28.6±4.5歳・平均身長172cm・平均体重69.2kg）
※P.82の「筋体積TOP5」は各筋の筋体積データをもとに算出
- 「速筋：遅筋(%)」のデータの出典
・P.86・91・92…Johnson MA, Polgar J, Weightman D and Appleton D,(1973)をもとに算出

手関節・手指の動きと役割

手首にあたる手関節は、主に掌屈・背屈（前後）、橈屈・尺屈（左右）の動きが可能。
多方向に可動する手指の動きは、親指とそれ以外の4本指に大別できる。

手関節の掌屈（屈曲）・背屈（伸展）

動き		
	掌屈	手首を手の平側に曲げる
	背屈	手首を手の甲側に曲げる

主働筋（貢献度ランキング）		
	掌屈	❶浅指屈筋 ▶P.90　❹橈側手根屈筋 ▶P.84 ❷深指屈筋 ▶P.91　❺長掌筋 ▶P.85 ❸尺側手根屈筋 ▶P.86　❻長母指屈筋 ▶P.93
	背屈	❶総指伸筋 ▶P.92　❺示指伸筋 ▶P.96 ❷長橈側手根伸筋 ▶P.88　❻小指伸筋 ▶P.96 ❸短橈側手根伸筋 ▶P.89 ❹尺側手根伸筋 ▶P.87

背屈　掌屈

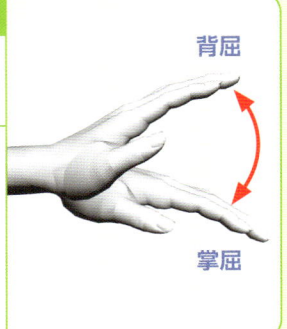

手関節の橈屈（外転）・尺屈（内転）

動き		
	橈屈	手首を親指側に曲げる
	尺屈	手首を小指側に曲げる

主働筋（貢献度ランキング）		
	橈屈	❶長橈側手根伸筋 ▶P.88　❹橈側手根屈筋 ▶P.84 ❷長母指外転筋 ▶P.95　❺長母指屈筋 ▶P.93 ❸長母指伸筋 ▶P.94
	尺屈	❶尺側手根屈筋 ▶P.86 ❷尺側手根伸筋 ▶P.87 ❸小指伸筋 ▶P.96

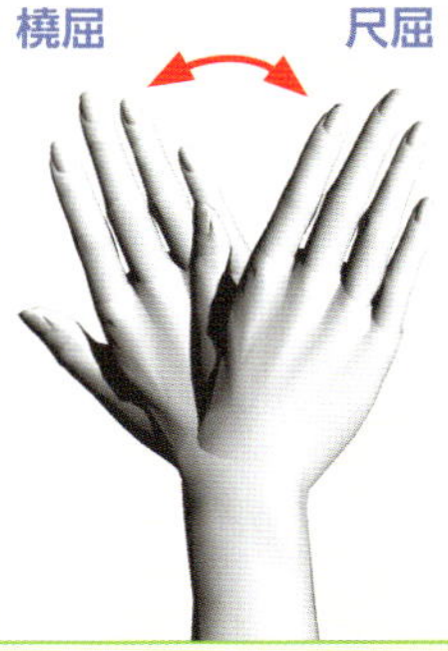

橈屈　尺屈

指（親指を除く）の屈曲・伸展

動き		
	屈曲	指を曲げる
	伸展	指を伸ばす

主働筋（貢献度ランキング）		
	屈曲	❶浅指屈筋 ▶P.90 ❷深指屈筋 ▶P.91 ❸虫様筋 ▶P.97
	伸展	❶総指伸筋 ▶P.92 ❷示指伸筋 ▶P.96 ❸小指伸筋 ▶P.96

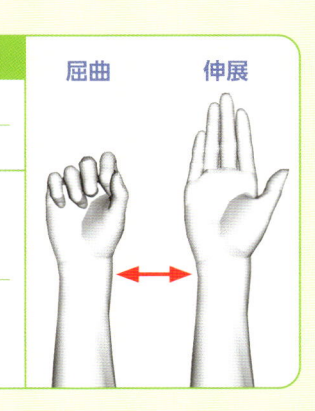

屈曲　伸展

手から指にかけては多数の関節が連なる

　手関節は手首を上下に曲げる掌屈・背屈の動きだけでなく、左右方向にも動く（橈屈・尺屈）。手から指にかけては、骨および関節が多数あり、動きも前後左右と複雑。手の指を動かす筋肉は、手自体に位置する内在筋と、筋腹が前腕にあって腱が長く伸びる外在筋に分けられる。

指（親指を除く）の外転・内転

動き		
	外転	中指を中心に指を外に開く
	内転	中指を中心に指を内に寄せて閉じる

主働筋（貢献度ランキング）		
	外転	①小指外転筋 ▶P.98 ②背側骨間筋 ▶P.100
	内転	①掌側骨間筋 ▶P.100

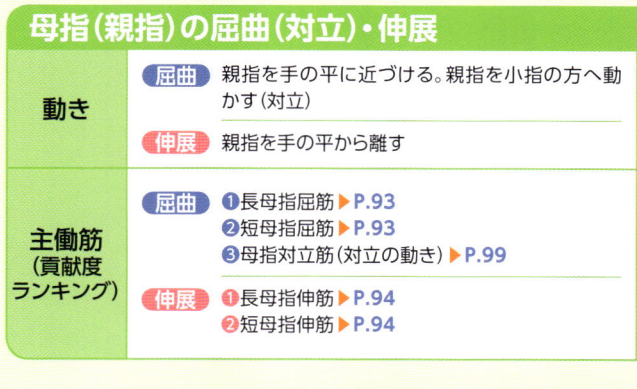

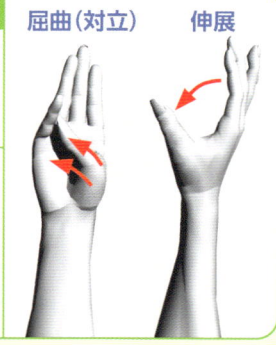

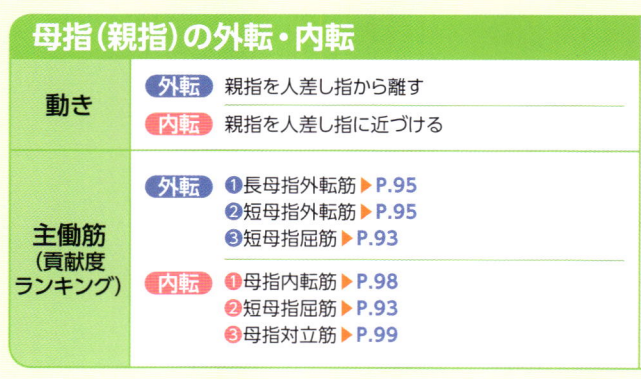

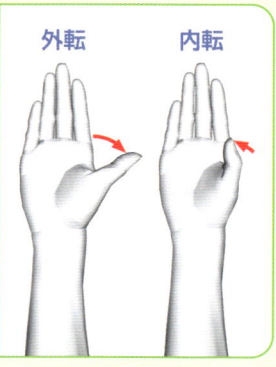

外転　内転

母指（親指）の屈曲（対立）・伸展

動き		
	屈曲	親指を手の平に近づける。親指を小指の方へ動かす（対立）
	伸展	親指を手の平から離す

主働筋（貢献度ランキング）		
	屈曲	①長母指屈筋 ▶P.93 ②短母指屈筋 ▶P.93 ③母指対立筋（対立の動き）▶P.99
	伸展	①長母指伸筋 ▶P.94 ②短母指伸筋 ▶P.94

屈曲（対立）　伸展

母指（親指）の外転・内転

動き		
	外転	親指を人差し指から離す
	内転	親指を人差し指に近づける

主働筋（貢献度ランキング）		
	外転	①長母指外転筋 ▶P.95 ②短母指外転筋 ▶P.95 ③短母指屈筋 ▶P.93
	内転	①母指内転筋 ▶P.98 ②短母指屈筋 ▶P.93 ③母指対立筋 ▶P.99

外転　内転

4章　手関節・手指の筋

手関節・手指を動かす筋一覧

手関節を動かす筋は、筋腹が前腕にあり、腱が手首をまたいでいる。さらに、腱が指まで達する筋は手指の動きにも働く。また、手には小さい内在筋が密集している。

※カッコ（ ）内は手関節・手指の筋以外の筋

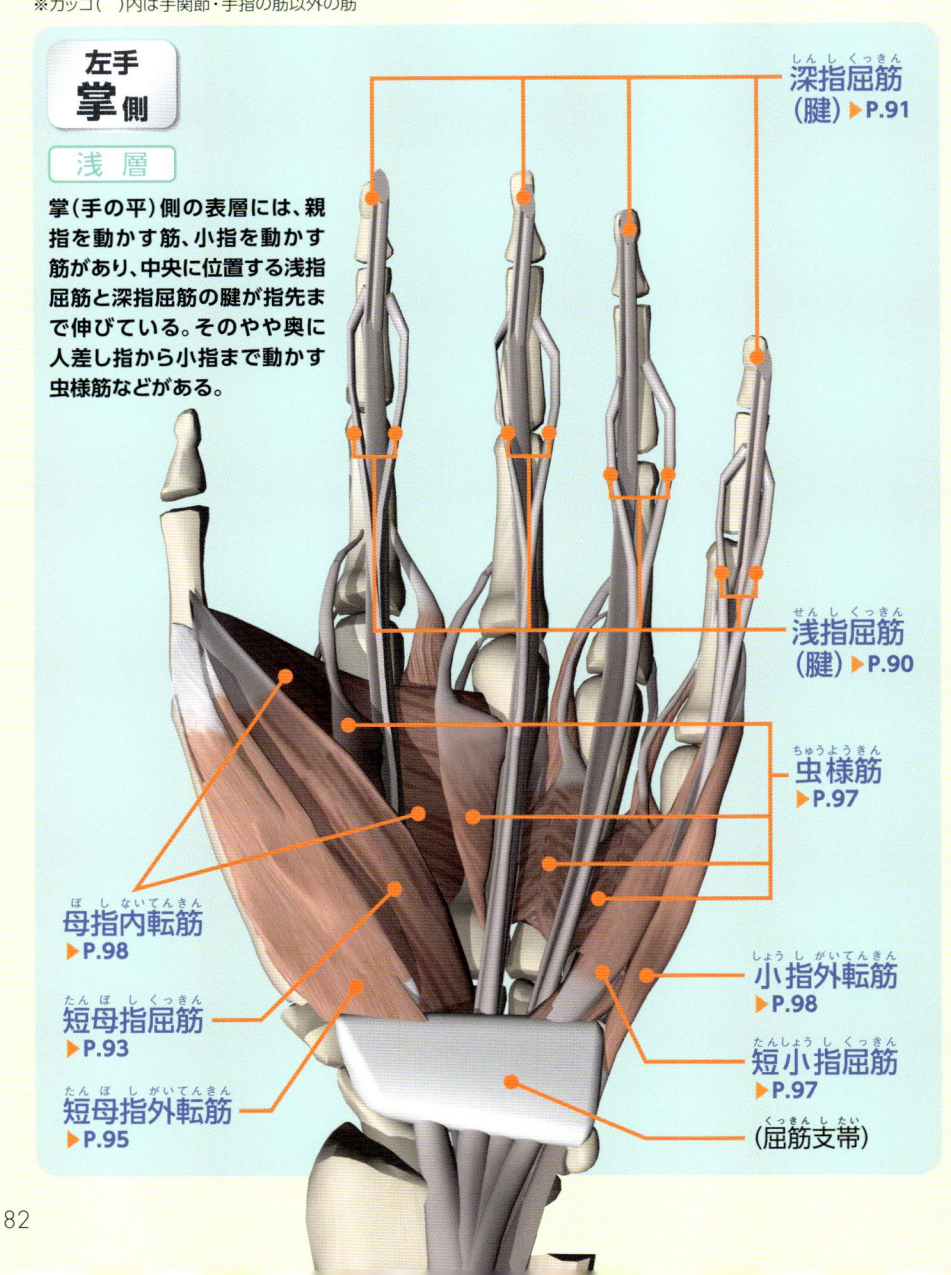

左手 掌側

浅層

掌（手の平）側の表層には、親指を動かす筋、小指を動かす筋があり、中央に位置する浅指屈筋と深指屈筋の腱が指先まで伸びている。そのやや奥に人差し指から小指まで動かす虫様筋などがある。

- 深指屈筋（腱）▶P.91
- 浅指屈筋（腱）▶P.90
- 虫様筋 ▶P.97
- 母指内転筋 ▶P.98
- 短母指屈筋 ▶P.93
- 短母指外転筋 ▶P.95
- 小指外転筋 ▶P.98
- 短小指屈筋 ▶P.97
- （屈筋支帯）

左手 掌側（やや深層）

掌側の前腕部分は、手関節の筋の中でも比較的に大きい筋肉が連なっている。長掌筋や橈側手根屈筋の奥に浅指屈筋があり、奥には深指屈筋、そのさらに深層には長母指屈筋が通っている。また、内側（小指側）を尺側手根屈筋が走る。

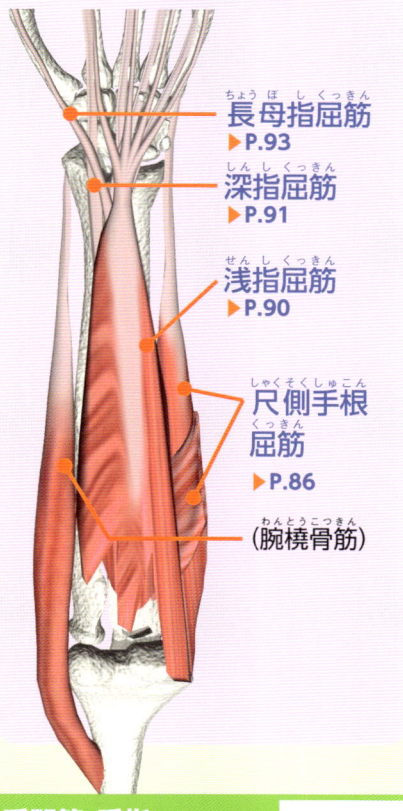

- 長母指屈筋 ▶P.93
- 深指屈筋 ▶P.91
- 浅指屈筋 ▶P.90
- 尺側手根屈筋 ▶P.86
- （腕橈骨筋）

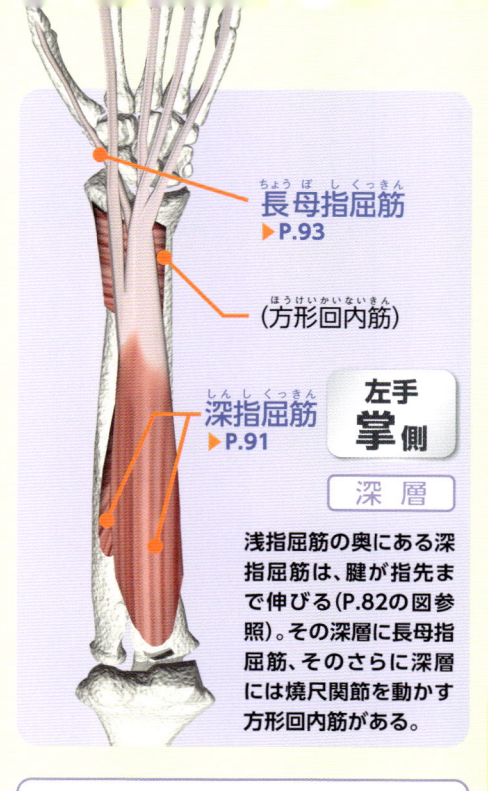

左手 掌側（深層）

- 長母指屈筋 ▶P.93
- （方形回内筋）
- 深指屈筋 ▶P.91

浅指屈筋の奥にある深指屈筋は、腱が指先まで伸びる（P.82の図参照）。その深層に長母指屈筋、そのさらに深層には橈尺関節を動かす方形回内筋がある。

その他の手関節・手指の筋

- 橈側手根屈筋 ▶P.84
- 長掌筋 ▶P.85
- 長橈側手根伸筋 ▶P.88
- 短橈側手根伸筋 ▶P.89
- 尺側手根伸筋 ▶P.87
- 総指伸筋 ▶P.92
- 長母指伸筋 ▶P.94
- 短母指伸筋 ▶P.94
- 長母指外転筋 ▶P.95
- 示指伸筋 ▶P.96
- 小指伸筋 ▶P.96
- 母指対立筋 ▶P.99
- 小指対立筋 ▶P.99
- 掌側骨間筋 ▶P.100
- 背側骨間筋 ▶P.100

4章 手関節・手指の筋

手関節・手指を動かす筋 筋体積TOP5

手指の屈曲（握る動き）と手関節の掌屈に関与する深指屈筋と浅指屈筋の2筋が圧倒的に大きい体積をもつ。屈筋群に比べ、全体的に伸筋群は体積が小さい傾向にある。腕橈骨筋は肘関節の筋であるためランク外。

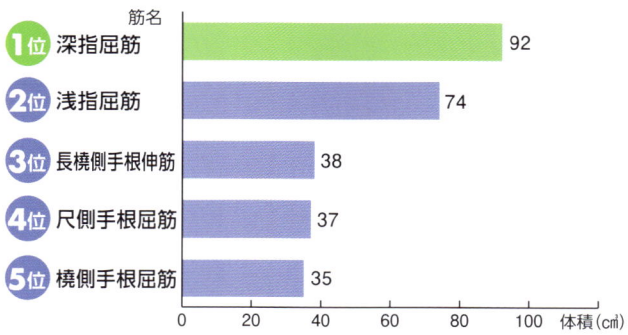

順位	筋名	体積(cm³)
1位	深指屈筋	92
2位	浅指屈筋	74
3位	長橈側手根伸筋	38
4位	尺側手根屈筋	37
5位	橈側手根屈筋	35

※手関節・手指の動き別の「主働筋」はP.80を参照

flexor carpi radialis muscle
（フレクサー・カーパイ・レィディアリス・マッスル）

前腕前面浅層

橈側手根屈筋
（とうそくしゅこんくっきん）

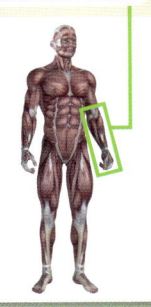

前腕の表層にある手関節屈曲（掌屈）筋。手首を親指側に曲げる働き（手関節橈屈）もある。肘関節もまたぐ二関節筋であるため、肘関節の屈曲および前腕の回内にも作用する。

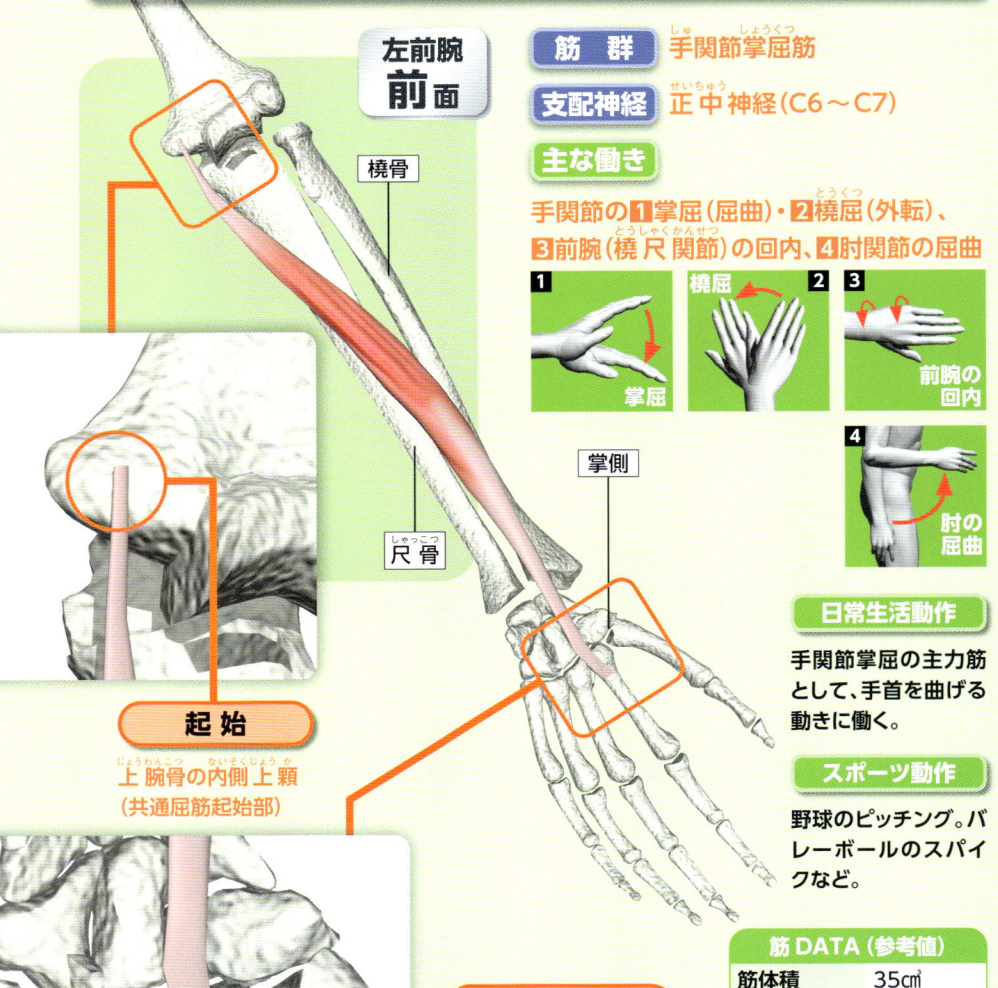

左前腕 前面

筋 群 手関節掌屈筋
支配神経 正中神経（C6〜C7）
主な働き 手関節の ①掌屈（屈曲）・②橈屈（外転）、③前腕（橈尺関節）の回内、④肘関節の屈曲

1 掌屈
2 橈屈
3 前腕の回内
4 肘の屈曲

橈骨
尺骨
掌側

起始
上腕骨の内側上顆
（共通屈筋起始部）

停止
第2中手骨底の掌側面

日常生活動作
手関節掌屈の主力筋として、手首を曲げる動きに働く。

スポーツ動作
野球のピッチング。バレーボールのスパイクなど。

筋DATA（参考値）

筋体積	35㎤
PCSA	3.9㎠
筋線維長	9.0cm
速筋：遅筋（%）	—

長掌筋

palmaris longus muscle（パルメィリス・ロンガス・マッスル）

前腕前面浅層

前腕前面の中央を走る手関節屈曲筋。上腕骨から起始し、手の平の付け根に広がる手掌腱膜に停止する二関節筋。長掌筋の腱は、拳を握りながら手首を曲げたとき、手首中央に浮き出る。

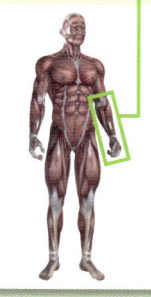

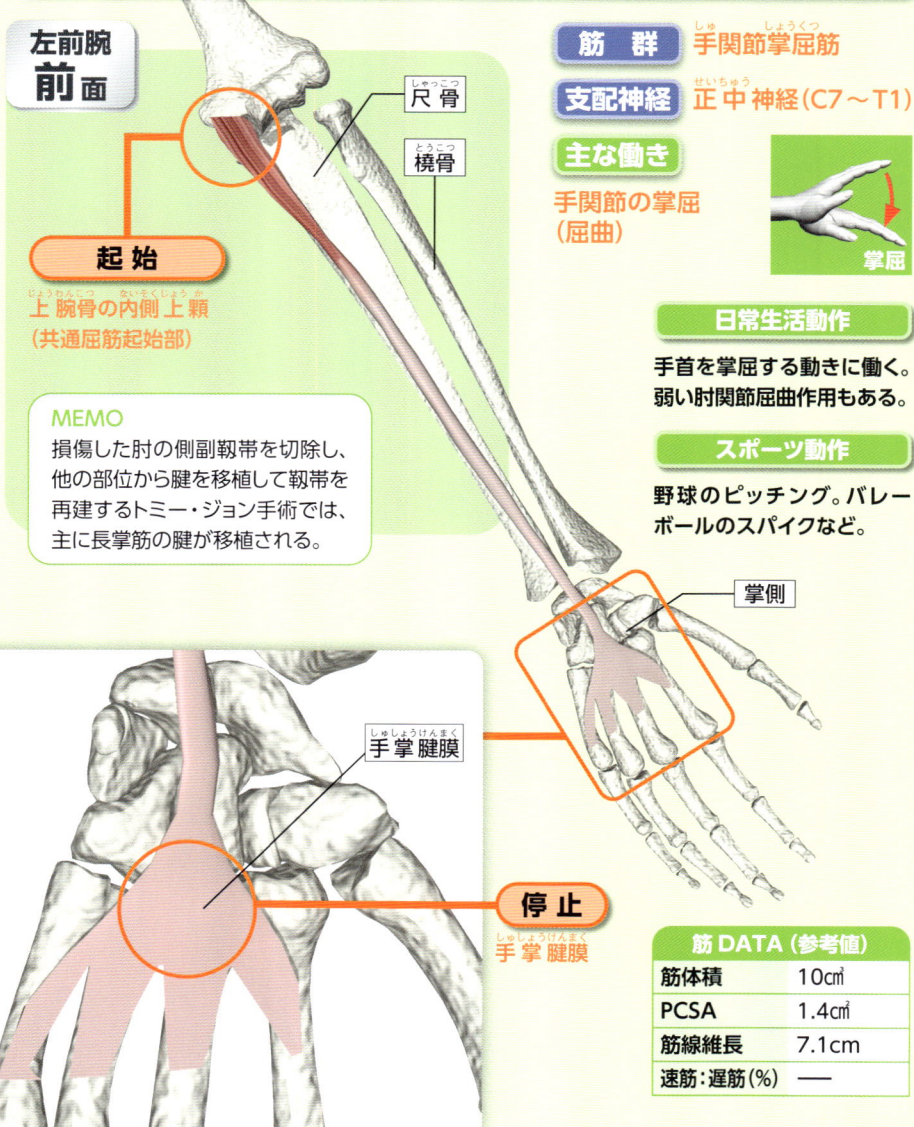

左前腕 前面

- 尺骨
- 橈骨
- 起始：上腕骨の内側上顆（共通屈筋起始部）
- 停止：手掌腱膜
- 掌側

筋群　手関節掌屈筋

支配神経　正中神経（C7～T1）

主な働き　手関節の掌屈（屈曲）

掌屈

日常生活動作
手首を掌屈する動きに働く。弱い肘関節屈曲作用もある。

スポーツ動作
野球のピッチング。バレーボールのスパイクなど。

MEMO
損傷した肘の側副靱帯を切除し、他の部位から腱を移植して靱帯を再建するトミー・ジョン手術では、主に長掌筋の腱が移植される。

筋DATA（参考値）

筋体積	10cm³
PCSA	1.4cm²
筋線維長	7.1cm
速筋：遅筋(%)	―

4章　手関節・手指の筋

flexor carpi ulnaris muscle
(フレクサー・カーパイ・アルネィリス・マッスル)

尺側手根屈筋

前腕前面浅層

手関節屈曲筋の中で表層の最も内側（小指側）を走る二関節筋。起始部が上腕頭と尺骨頭に分かれ、手首を小指側に曲げる動き（手関節尺屈）をともないながら掌屈する斜めの動作に働く。

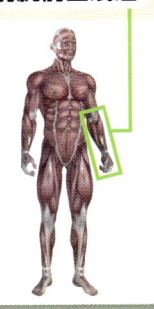

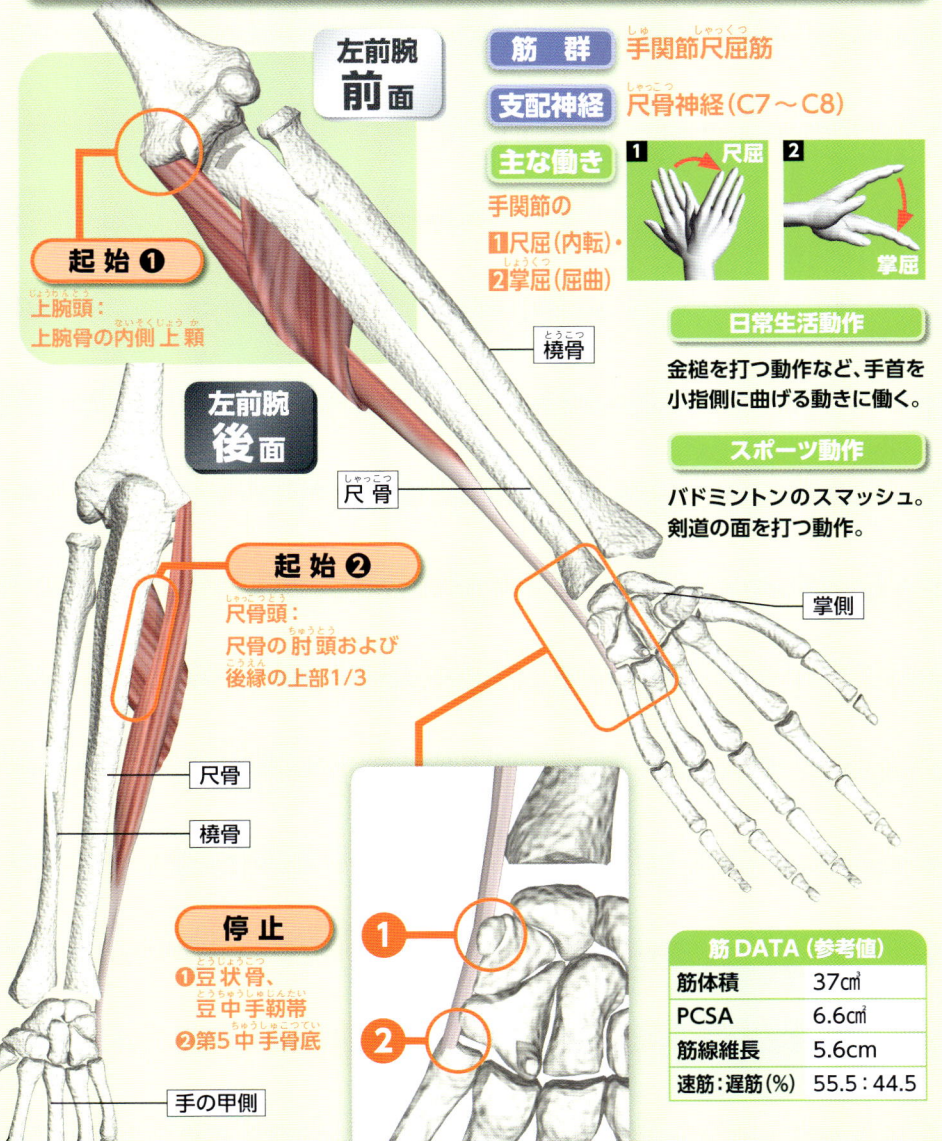

左前腕 前面

起始❶
上腕頭：
上腕骨の内側上顆

左前腕 後面

起始❷
尺骨頭：
尺骨の肘頭および後縁の上部1/3

尺骨
橈骨

停止
❶豆状骨、豆中手靱帯
❷第5中手骨底

手の甲側

橈骨
尺骨
掌側

筋群	手関節尺屈筋
支配神経	尺骨神経（C7〜C8）

主な働き
手関節の
❶尺屈（内転）・
❷掌屈（屈曲）

❶尺屈　❷掌屈

日常生活動作
金槌を打つ動作など、手首を小指側に曲げる動きに働く。

スポーツ動作
バドミントンのスマッシュ。剣道の面を打つ動作。

筋DATA（参考値）
筋体積	37cm³
PCSA	6.6cm²
筋線維長	5.6cm
速筋:遅筋(%)	55.5:44.5

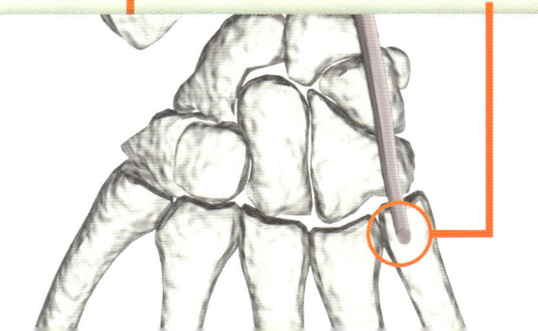

extensor carpi ulnaris muscle
（イクステンサー・カーパイ・アルネイリス・マッスル）

尺側手根伸筋
しゃくそくしゅこんしんきん

前腕後面浅層

前腕後面の内側（小指側）を走る二関節筋。手首を手の甲側に曲げる手関節伸展（背屈）の働きに加え、尺側手根屈筋と同様に、小指側に曲げる手関節尺屈の動きにも作用する。

筋群	手関節尺屈筋
支配神経	橈骨神経（C7〜C8）

主な働き
手関節の
1 尺屈（内転）・
2 背屈（伸展）

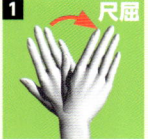

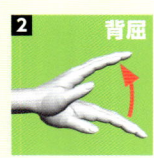

1 尺屈　2 背屈

日常生活動作
ドアをノックするなど、手首を後方に曲げる動きに働く。

スポーツ動作
空手チョップを打つ動き。卓球のカットを打つ動きなど。

手の甲側
橈骨
尺骨

左前腕 後面

起始
❶ 上腕頭：上腕骨の外側上顆
❷ 尺骨頭：尺骨の斜線と後縁

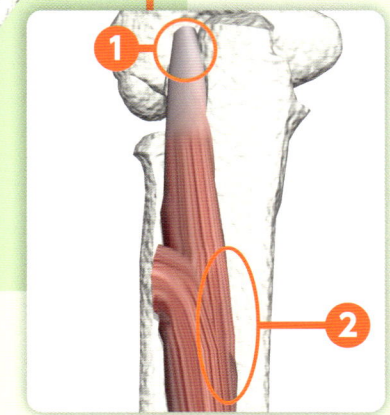

停止
第5中手骨底の背側面

4章　手関節・手指の筋

筋DATA（参考値）

筋体積	17㎤
PCSA	2.3㎠
筋線維長	7.4cm
速筋：遅筋(%)	—

87

長橈側手根伸筋

extensor carpi radialis longus muscle
（イクステンサー・カーパイ・レイディアリス・ロンガス・マッスル）

前腕後面浅層

前腕後面の最も外側にある筋。腱は手の甲の付け根にある伸筋支帯の第2管を通過して人差し指で停止。手首を親指側に曲げる動き（手関節橈屈）をともないながら背屈する動きに作用する。

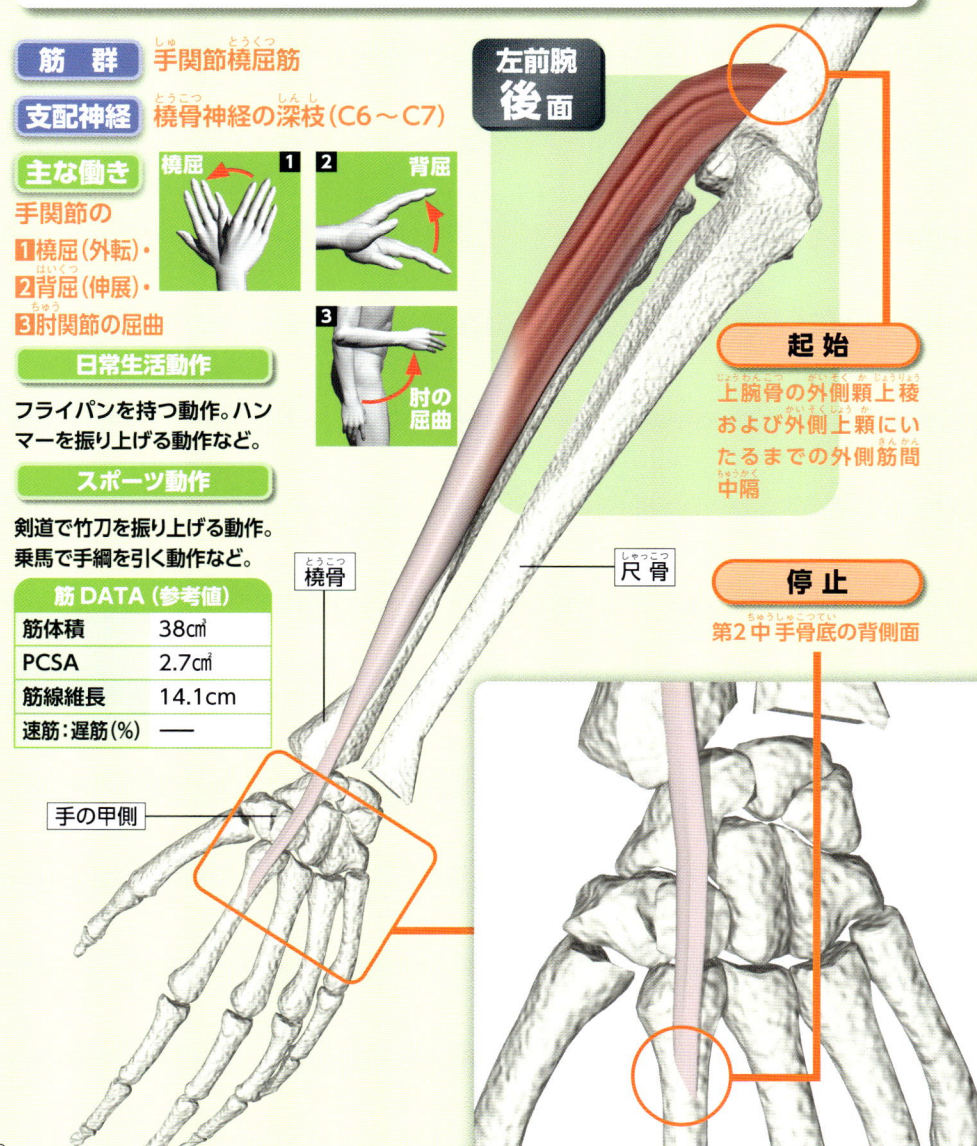

左前腕 後面

筋群	手関節橈屈筋
支配神経	橈骨神経の深枝（C6〜C7）

主な働き

手関節の
1. 橈屈（外転）・
2. 背屈（伸展）・
3. 肘関節の屈曲

日常生活動作

フライパンを持つ動作。ハンマーを振り上げる動作など。

スポーツ動作

剣道で竹刀を振り上げる動作。乗馬で手綱を引く動作など。

筋DATA（参考値）

筋体積	38cm³
PCSA	2.7cm²
筋線維長	14.1cm
速筋:遅筋(%)	—

起始
上腕骨の外側顆上稜および外側上顆にいたるまでの外側筋間中隔

停止
第2中手骨底の背側面

橈骨 / 尺骨 / 手の甲側

extensor carpi radialis brevis muscle
（イクステンサー・カーパイ・レイディアリス・ブレヴィス・マッスル）

前腕後面浅層

短橈側手根伸筋

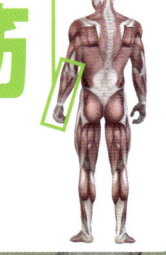

前腕後面で長橈側手根伸筋と並走している。長橈側手根伸筋とほぼ同じ働きをもち、手首（手関節）の橈屈をともないながら、背屈する動きに働く。過使用でテニス肘の原因になることも。

筋　群 手関節背屈筋
支配神経 橈骨神経の深枝（C7）

主な働き
手関節の
1 背屈（伸展）・
2 橈屈（外転）・
3 肘関節の屈曲

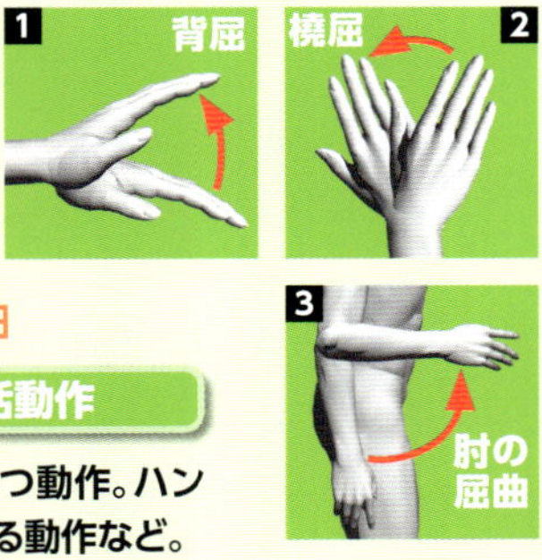

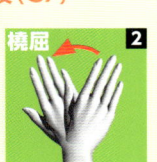

1 背屈
2 橈屈
3 肘の屈曲

日常生活動作
フライパンを持つ動作。ハンマーを振り上げる動作など。

スポーツ動作
剣道で竹刀を振り上げる動作。乗馬で手綱を引く動作など。

筋 DATA（参考値）	
筋体積	22cm³
PCSA	2.5cm²
筋線維長	8.8cm
速筋：遅筋（%）	―

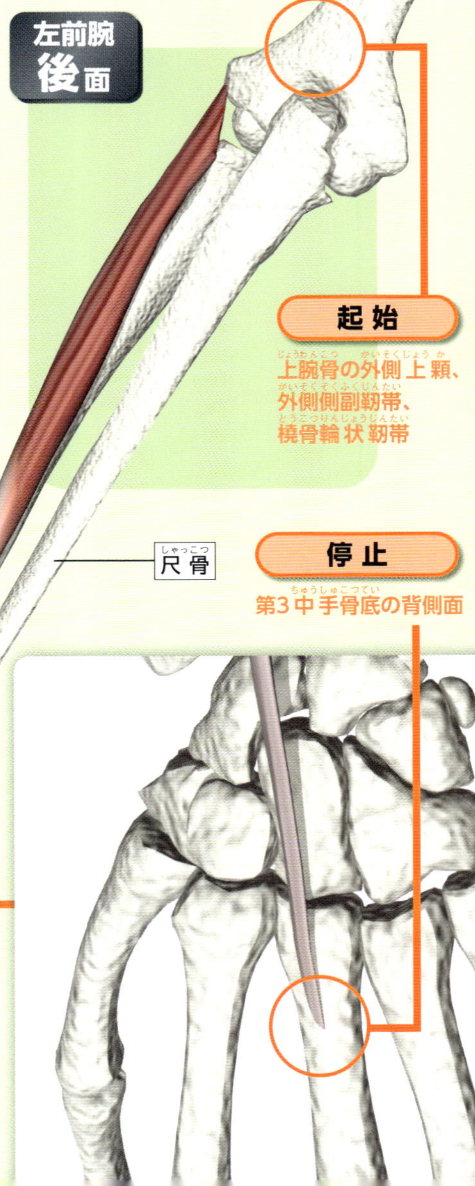

左前腕 後面

起始
上腕骨の外側上顆、外側側副靱帯、橈骨輪状靱帯

停止
第3中手骨底の背側面

橈骨
尺骨
手の甲側

4章 手関節・手指の筋

flexor digitorum superficialis muscle
(フレクサー・ディジトーラム・スーパーフィシアリス・マッスル)

浅指屈筋
せんしくっきん

前腕前面やや深層

前腕屈筋の中で最大の筋。長掌筋、橈側手根屈筋、尺側手根屈筋の奥に位置する。深指屈筋とともに親指を除く手指屈曲の主力筋として働く。手首を曲げる働き（手関節掌屈）もある。

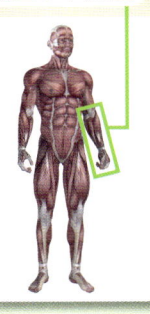

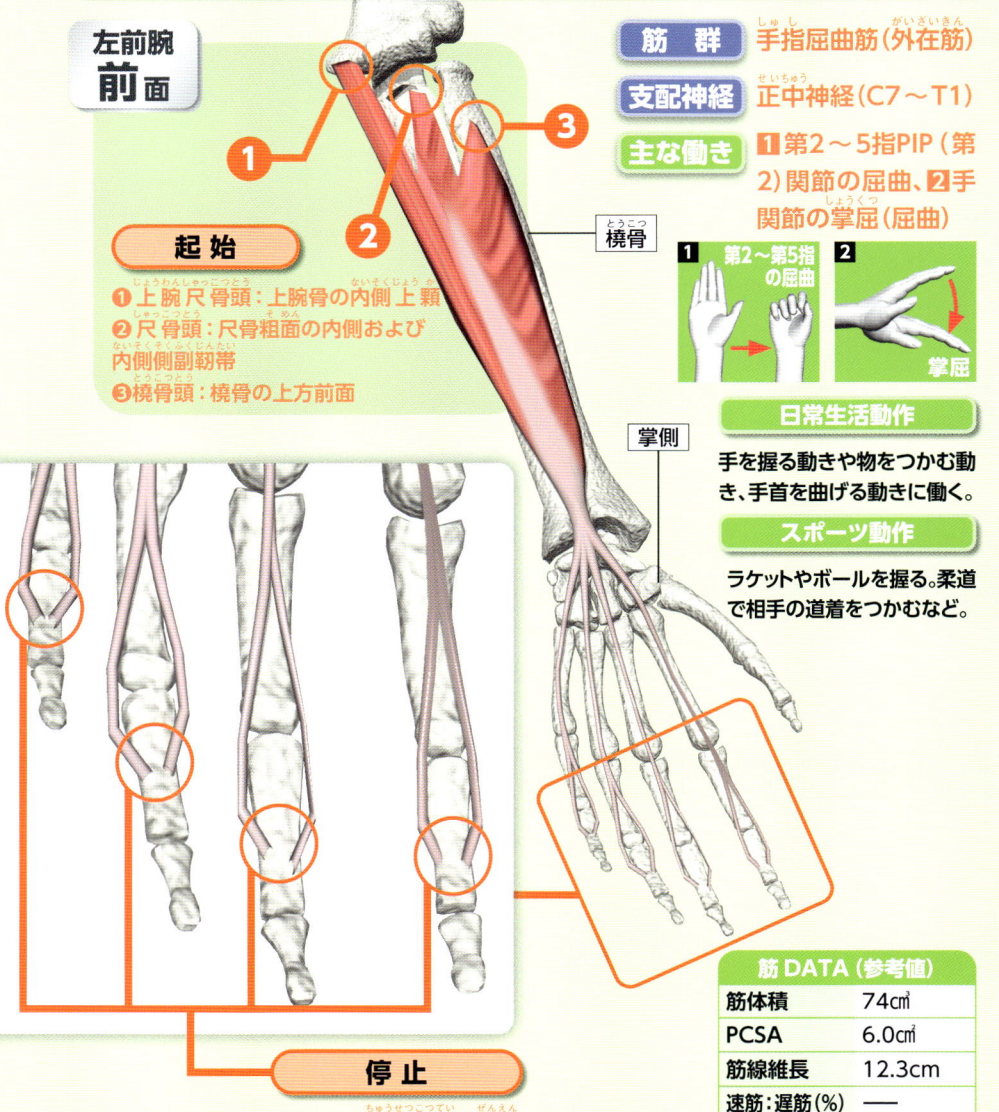

左前腕 前面

起始
1. 上腕尺骨頭：上腕骨の内側上顆
2. 尺骨頭：尺骨粗面の内側および内側側副靱帯
3. 橈骨頭：橈骨の上方前面

橈骨
掌側

停止
第2～5指 中節骨底の前縁

筋群 手指屈曲筋（外在筋）
支配神経 正中神経（C7～T1）
主な働き 1 第2～5指PIP（第2）関節の屈曲、2 手関節の掌屈（屈曲）

1 第2～第5指の屈曲
2 掌屈

日常生活動作
手を握る動きや物をつかむ動き、手首を曲げる動きに働く。

スポーツ動作
ラケットやボールを握る。柔道で相手の道着をつかむなど。

筋DATA（参考値）

筋体積	74㎤
PCSA	6.0㎠
筋線維長	12.3cm
速筋：遅筋(%)	—

90

flexor digitorum profundus muscle
（フレクサー・ディジトーラム・プロファンダス・マッスル）

深指屈筋

前腕前面深層

浅指屈筋の深層にあり、腱は浅指屈筋の腱の隙間を通って指先まで達する。浅指屈筋とともに人差し指〜小指までを曲げる手指屈曲の主力筋。手首（手関節）を屈曲させる働きもある。

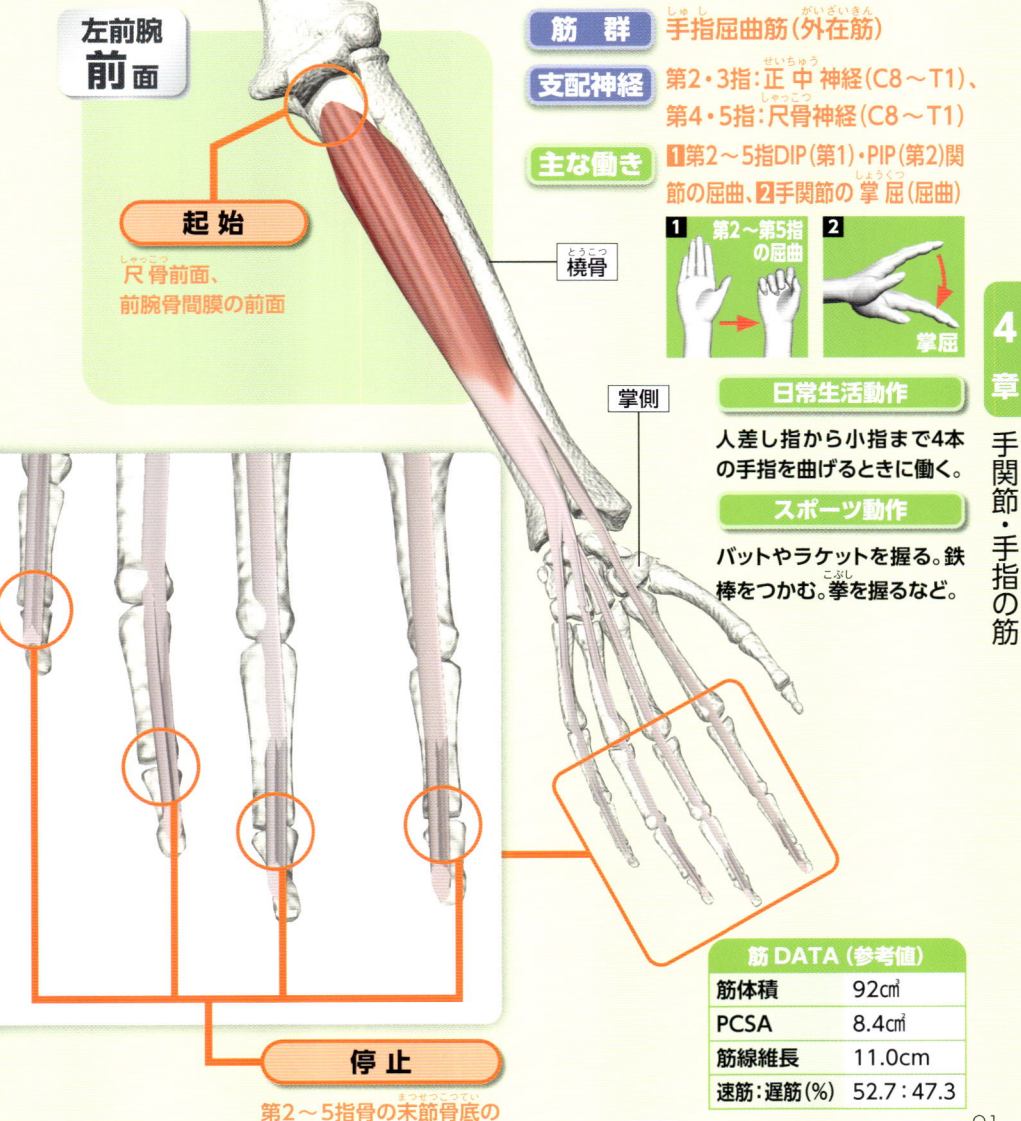

筋群	手指屈曲筋（外在筋）
支配神経	第2・3指：正中神経（C8〜T1）、第4・5指：尺骨神経（C8〜T1）
主な働き	❶第2〜5指DIP（第1）・PIP（第2）関節の屈曲、❷手関節の掌屈（屈曲）

❶第2〜第5指の屈曲　❷掌屈

起始　尺骨前面、前腕骨間膜の前面

橈骨

掌側

日常生活動作
人差し指から小指まで4本の手指を曲げるときに働く。

スポーツ動作
バットやラケットを握る。鉄棒をつかむ。拳を握るなど。

停止　第2〜5指骨の末節骨底の掌側

4章　手関節・手指の筋

筋 DATA（参考値）	
筋体積	92㎤
PCSA	8.4㎠
筋線維長	11.0cm
速筋：遅筋（%）	52.7：47.3

左前腕前面

91

extensor digitorum muscle
（イクステンサー・ディジトーラム・マッスル）

総指伸筋

前腕後面浅層

最も強力な手指の伸展筋で、親指を除く4本指を伸展させる唯一の筋。前腕後面の中央を走行し、腱は伸筋支帯の第4管を通って指先に達する。腱が広がる部分は途中でつながる（腱間結合）。

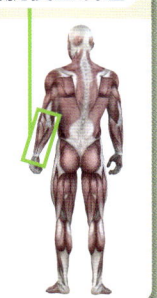

筋群 手指伸展筋（外在筋）

支配神経 橈骨神経の深枝（C6～C8）

主な働き
1. 第2～5指DIP（第1）・PIP（第2）・MP（付け根）関節の伸展、2. 手関節の背屈（伸展）

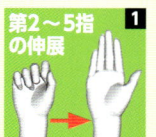

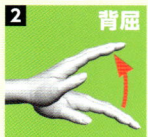

第2～5指の伸展 / 背屈

日常生活動作
人差し指から小指まで4本の手指を伸ばすときに働く。

スポーツ動作
バレーボールのサーブやスパイクで手首を反らす動きなど。

左前腕 後面

橈骨
手の甲側
腱間結合
尺骨

起始
上腕骨の外側上顆、外側側副靱帯、橈骨輪状靱帯、前腕筋膜

停止
中央は中節骨底、両側は合わさって末節骨底

MEMO
4本指のいずれかを伸ばすとつられて隣の指も動いてしまうのは、総指伸筋が複数の指をまとめて伸ばしているからである。

筋DATA（参考値）

筋体積	29㎤
PCSA	2.5㎠
筋線維長	11.6cm
速筋：遅筋(%)	52.7：47.3

長母指屈筋 flexor pollicis longus muscle
（フレクサー・ポリシィス・ロンガス・マッスル）

前腕から起始して母指（親指）の指先まで腱が伸びる母指屈曲筋。深指屈筋と並んで走行し、筋腹は浅指屈筋に覆われている。腱は長い腱を包む僧滑液鞘を通らず、固有の滑液鞘を通過する。

左前腕 前面

起始：橈骨前面、前腕骨間膜の前面

停止：母指末節骨底の掌側

筋群：母指屈曲筋（外在筋）

支配神経：正中神経の前骨間神経（C8〜T1）

主な働き：
1. 母指のIP（指節間）・MP（付け根）関節の屈曲（主にIP関節）
2. 手関節の橈屈

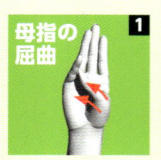

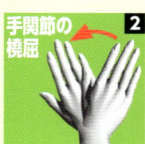

短母指屈筋 flexor pollicis brevis muscle
（フレクサー・ポリシィス・ブレヴィス・マッスル）

手の母指（親指）を屈曲させる手の平側の内在筋。短母指外転筋・母指対立筋とともに、母指球の膨らみを形成している。起始部が浅頭と深頭に枝分かれしていて、その2頭の間を長母指屈筋の腱が通っている。

左手掌

停止：橈側種子骨、母指の基節骨底

起始❷：第1中手骨の尺側（深頭）、屈筋支帯（浅頭）、第1背側骨間筋の内側頭（深頭）

起始❶：大菱形骨結節（深頭）

筋群：母指屈曲筋（内在筋）

支配神経：正中神経（C8〜T1）／尺骨神経（C8〜T1）

主な働き：母指MP（付け根）関節の屈曲

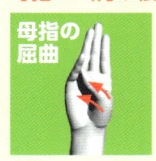

第4章 手関節・手指の筋

長母指伸筋 extensor pollicis longus muscle
(イクステンサー・ポリシィス・ロンガス・マッスル)

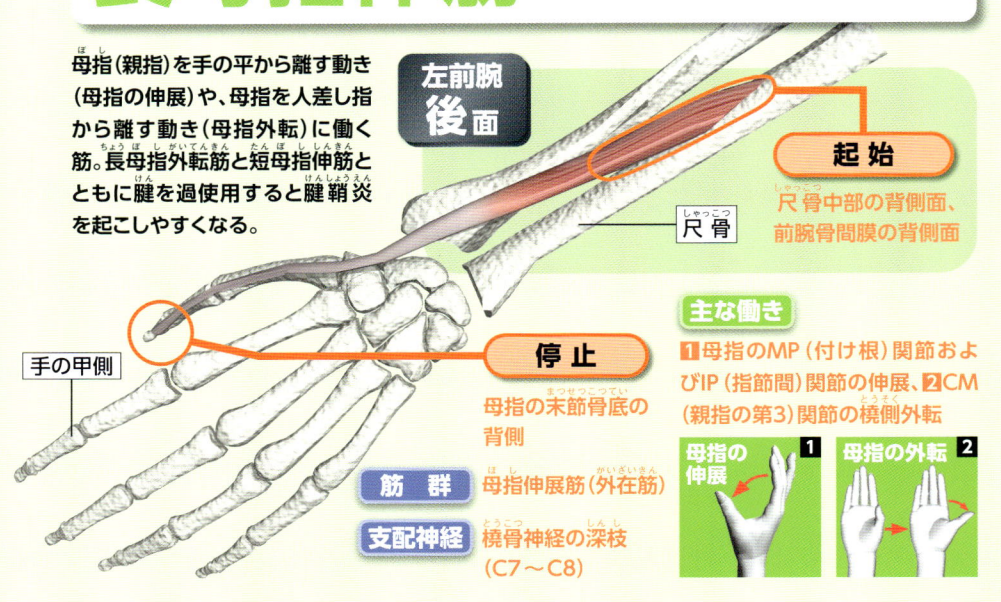

母指（親指）を手の平から離す動き（母指の伸展）や、母指を人差し指から離す動き（母指外転）に働く筋。長母指外転筋と短母指伸筋とともに腱を過使用すると腱鞘炎を起こしやすくなる。

左前腕 後面

起始　尺骨中部の背側面、前腕骨間膜の背側面

尺骨

停止　母指の末節骨底の背側

手の甲側

筋群　母指伸展筋（外在筋）

支配神経　橈骨神経の深枝（C7〜C8）

主な働き
1. 母指のMP（付け根）関節およびIP（指節間）関節の伸展、2. CM（親指の第3）関節の橈側外転

1. 母指の伸展
2. 母指の外転

短母指伸筋 extensor pollicis brevis muscle
(イクステンサー・ポリシィス・ブレヴィス・マッスル)

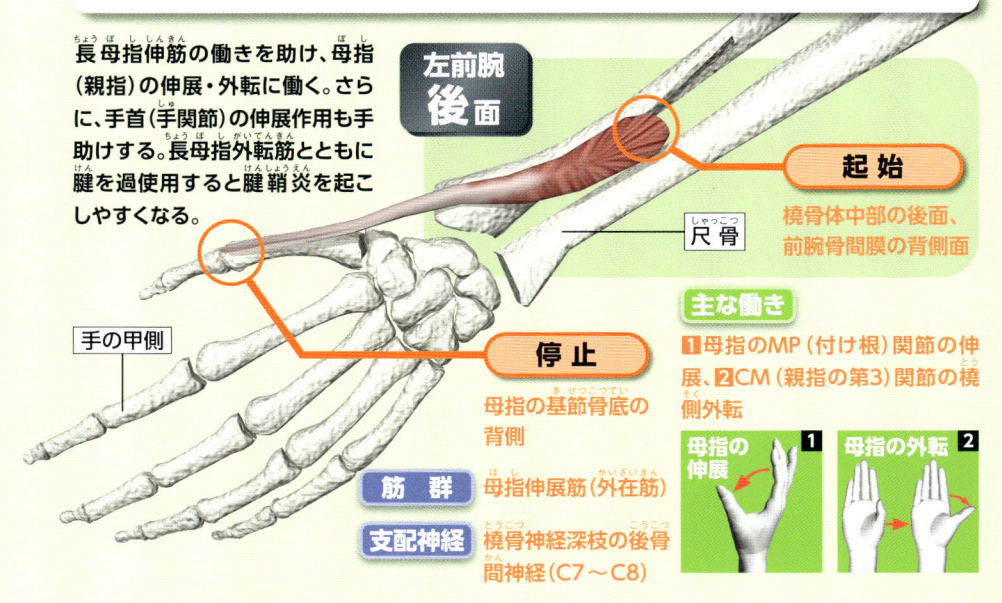

長母指伸筋の働きを助け、母指（親指）の伸展・外転に働く。さらに、手首（手関節）の伸展作用も手助けする。長母指外転筋とともに腱を過使用すると腱鞘炎を起こしやすくなる。

左前腕 後面

起始　橈骨体中部の後面、前腕骨間膜の背側面

尺骨

停止　母指の基節骨底の背側

手の甲側

筋群　母指伸展筋（外在筋）

支配神経　橈骨神経深枝の後骨間神経（C7〜C8）

主な働き
1. 母指のMP（付け根）関節の伸展、2. CM（親指の第3）関節の橈側外転

1. 母指の伸展
2. 母指の外転

長母指外転筋
abductor pollicis longus muscle
（アブダクター・ポリシィス・ロンガス・マッスル）

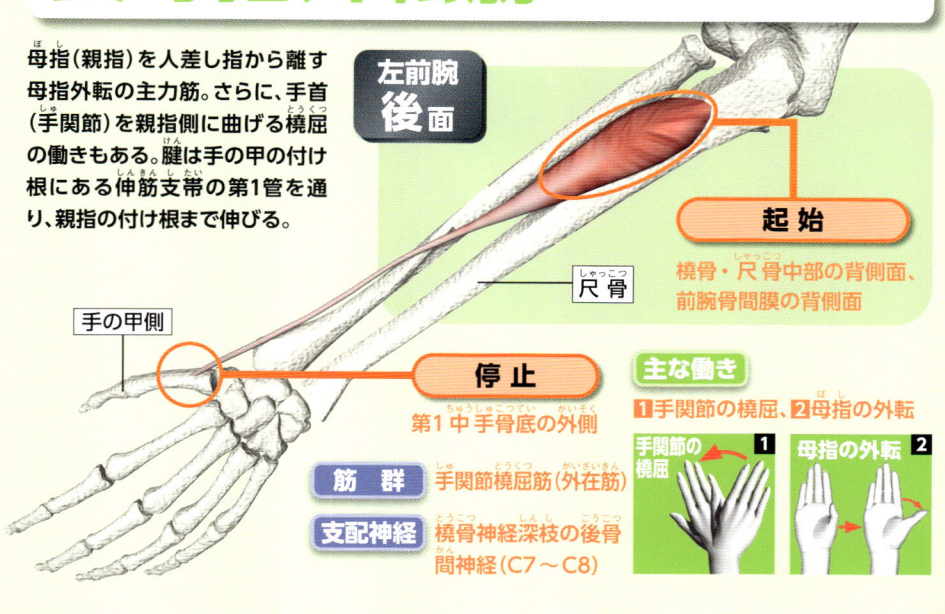

母指（親指）を人差し指から離す母指外転の主力筋。さらに、手首（手関節）を親指側に曲げる橈屈の働きもある。腱は手の甲の付け根にある伸筋支帯の第1管を通り、親指の付け根まで伸びる。

左前腕後面

起始　橈骨・尺骨中部の背側面、前腕骨間膜の背側面

尺骨

手の甲側

停止　第1中手骨底の外側

筋群　手関節橈屈筋（外在筋）

支配神経　橈骨神経深枝の後骨間神経（C7～C8）

主な働き　❶手関節の橈屈、❷母指の外転

❶手関節の橈屈
❷母指の外転

短母指外転筋
abductor pollicis brevis muscle
（アブダクター・ポリシィス・ブレヴィス・マッスル）

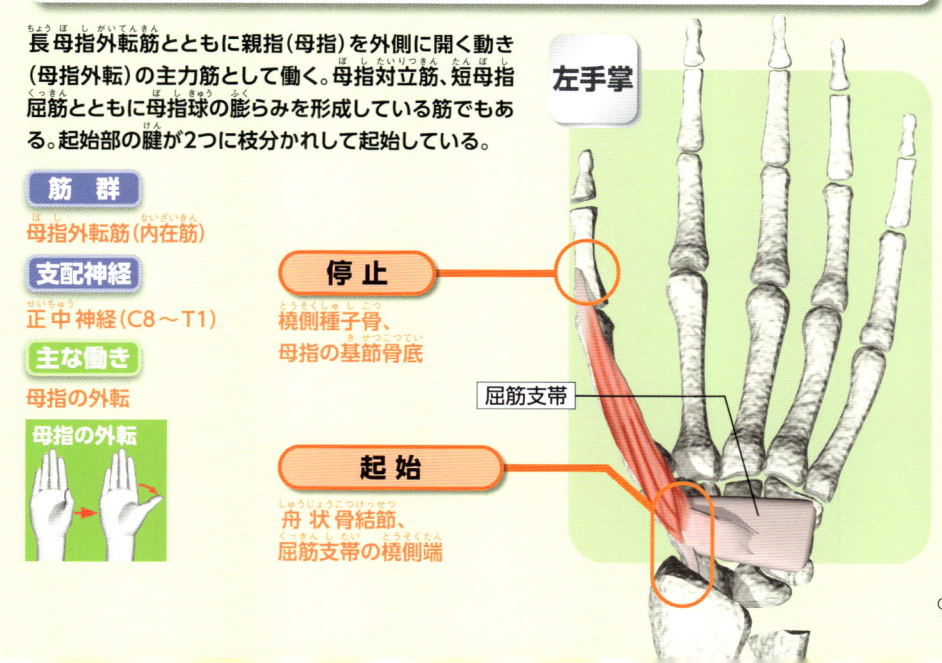

長母指外転筋とともに親指（母指）を外側に開く動き（母指外転）の主力筋として働く。母指対立筋、短母指屈筋とともに母指球の膨らみを形成している筋でもある。起始部の腱が2つに枝分かれして起始している。

左手掌

筋群　母指外転筋（内在筋）

支配神経　正中神経（C8～T1）

主な働き　母指の外転

母指の外転

停止　橈側種子骨、母指の基節骨底

屈筋支帯

起始　舟状骨結節、屈筋支帯の橈側端

第4章　手関節・手指の筋

示指伸筋

extensor indicis muscle
(イクステンサー・インディシィス・マッスル)

示指(人差し指)を伸展する細長い筋。人差し指のみを伸展させる唯一の筋でもある。腱は伸筋支帯の第4管を通過して、人差し指の先で停止する。

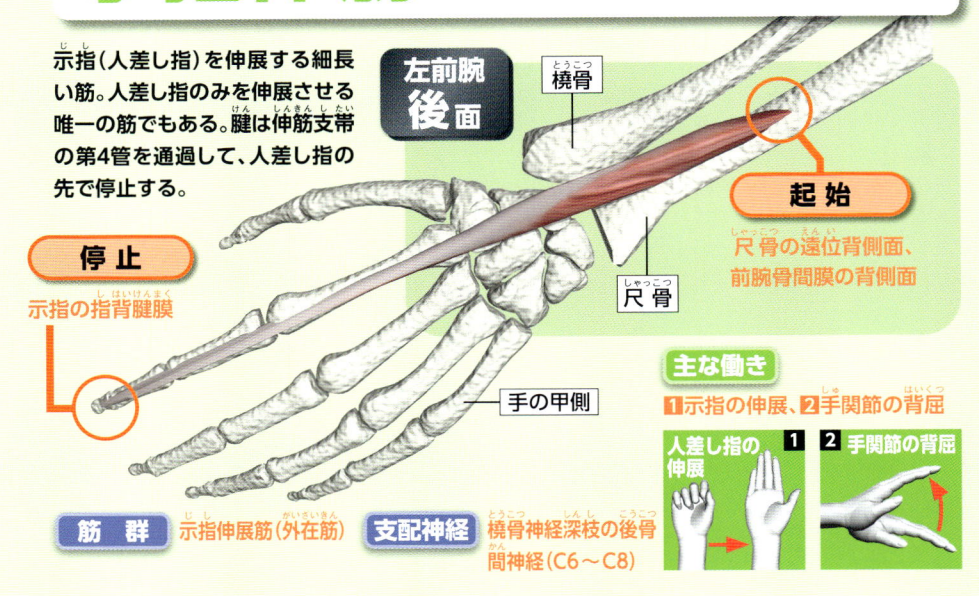

左前腕 後面

橈骨

起始 尺骨の遠位背側面、前腕骨間膜の背側面

尺骨

停止 示指の指背腱膜

手の甲側

主な働き ①示指の伸展、②手関節の背屈

① 人差し指の伸展
② 手関節の背屈

筋群 示指伸展筋(外在筋)
支配神経 橈骨神経深枝の後骨間神経(C6〜C8)

小指伸筋

extensor digiti minimi muscle
(イクステンサー・ディジタイ・ミニマイ・マッスル)

前腕後面の浅層にある小指の伸展筋。人差し指から小指まで4本の指を伸展する総指伸筋の働きを補助している。この筋は人によって欠如している場合もある。

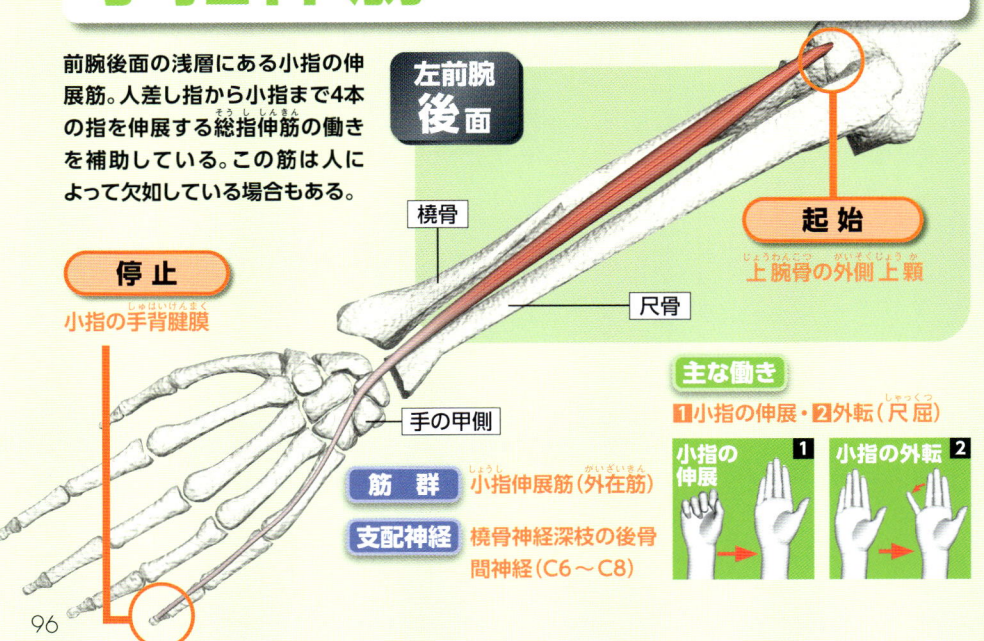

左前腕 後面

橈骨

起始 上腕骨の外側上顆

尺骨

停止 小指の手背腱膜

手の甲側

主な働き ①小指の伸展・②外転(尺屈)

① 小指の伸展
② 小指の外転

筋群 小指伸展筋(外在筋)
支配神経 橈骨神経深枝の後骨間神経(C6〜C8)

短小指屈筋 flexor digiti minimi brevis muscle
(フレクサー・ディジタイ・ミニマイ・ブレヴィス・マッスル)

手の平の外側（小指側）浅層にあり、小指を屈曲する小さな筋。小指に停止するほかの筋群とともに小指の動きに働く。並んで走行している小指外転筋、小指対立筋とともに小指球の膨らみを形成している。

筋 群
小指屈曲筋（内在筋）

支配神経
尺骨神経の深枝（C8〜T1）

主な働き
小指MP（付け根）関節の屈曲

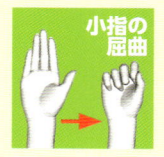

小指の屈曲

左手掌

停 止
小指の基節骨底の掌側面

起 始
有鈎骨鈎、屈筋支帯

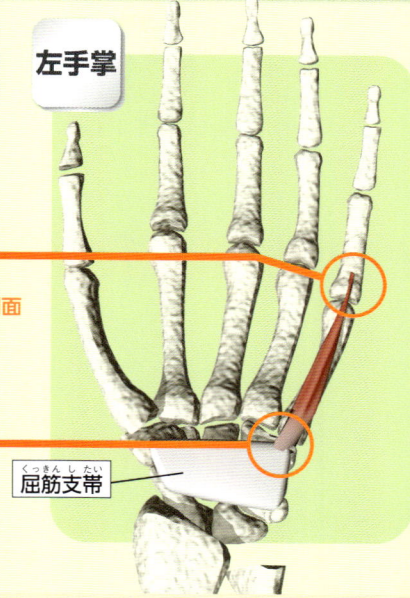

屈筋支帯

虫様筋 lumbrical muscle
(ランブリカル・マッスル)

手の平の浅層にある4個の筋。指先で細かい物を取ろうとしたり、つまんだりするときなど、指を伸ばしたまま付け根だけ曲げる動きで使われる。4本の深指屈筋腱の途中から起始し、総指伸筋の腱膜で停止する。

筋 群　手指屈曲筋（内在筋）

支配神経
橈側：正中神経（C8〜T1）
尺側：尺骨神経の深枝（C8〜T1）

主な働き
第2〜5指MP（付け根）関節の屈曲およびDIP（第1）・PIP（第2）関節の伸展

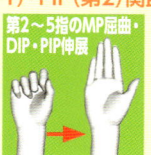

第2〜5指のMP屈曲・DIP・PIP伸展

左手掌

停 止
伸筋腱膜と中手指節関節の関節包

起 始
橈側2筋（人指し指・中指）：第2・3指にいたる深指屈筋腱の橈側
尺側2筋（薬指・小指）：第3〜5指にいたる深指屈筋腱の相対する面（それぞれ2頭をもつ）

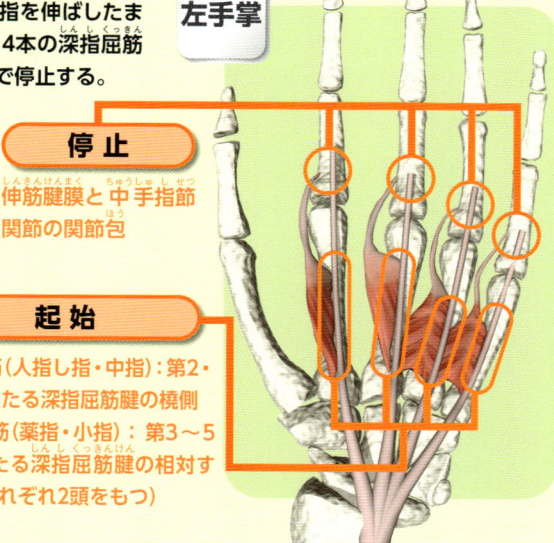

4章　手関節・手指の筋

母指内転筋

adductor pollicis muscle
(アダクター・ポリシィス・マッスル)

手の平にある屈筋の中で最も深層にある筋。起始が2頭に分かれている。母指(親指)を人差し指に付けたり、近づけたりする動き(母指内転)に働く。手の平では比較的大きい筋で、母指球の膨らみを形成する。

筋群
母指内転筋(内在筋)

支配神経
尺骨神経の深枝(C8〜T1)

主な働き
母指の内転

母指の内転

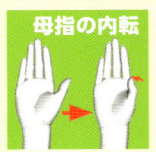

左手掌

停止
母指の基節骨底

起始
横頭:第3中手骨の掌側面
斜頭:屈筋支帯、有頭骨を中心とした手根骨、第2・3中手骨底の掌側

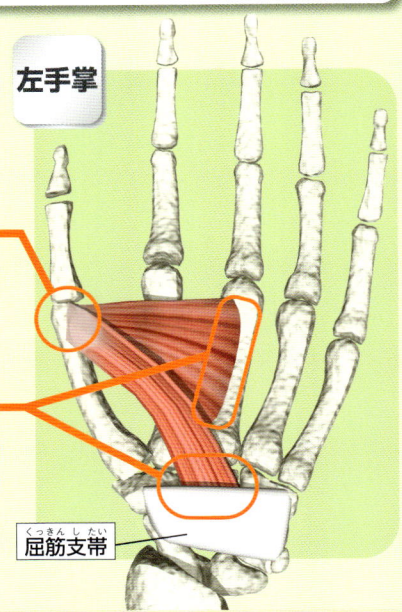

屈筋支帯

小指外転筋

abductor digiti minimi muscle
(アブダクター・ディジタイ・ミニマイ・マッスル)

小指の屈曲や、外側へ開く動き(小指外転)に働く筋。短小指屈筋、小指対立筋とともに手の平の外側にある小指球の膨らみを形成する。小指外転筋は3筋の中で最も表層にあり、小指球の外側に位置している。

筋群
小指外転筋(内在筋)

支配神経
尺骨神経の深枝(C8〜T1)

主な働き
①小指の外転および
②MP(付け根)関節の屈曲

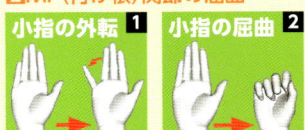

小指の外転 ①　小指の屈曲 ②

左手掌

停止
小指の基節骨底の尺側

起始
豆状骨・豆鈎靭帯、屈筋支帯

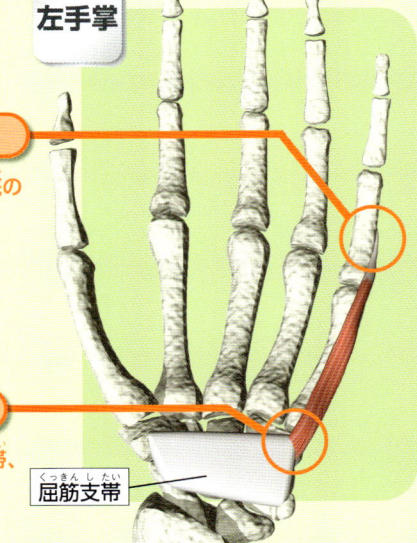

屈筋支帯

母指対立筋

opponens pollicis muscle
（オポゥネンス・ポリシィス・マッスル）

同じ部分を走行する短母指屈筋の深層に位置する。母指（親指）を小指のほうへ近付ける動き（母指対立）に働く筋であり、物をつかむ動作に大きく貢献する。手の平で母指球の膨らみを形成する筋のひとつ。

左手掌

筋群 母指対立筋（内在筋）

支配神経 正中神経（C6〜C7）

主な働き 母指の対立およびCM（親指第3）関節の屈曲

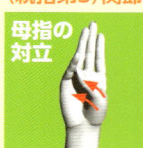

母指の対立

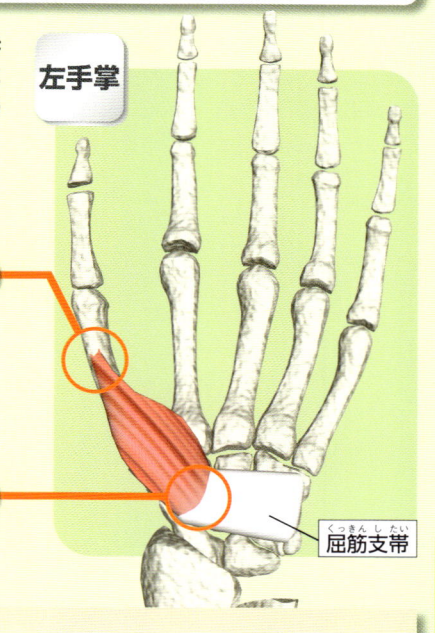

停止 第1中手骨の橈側縁

起始 大菱形骨結節、屈筋支帯

屈筋支帯

小指対立筋

opponens digiti minimi muscle
（オポゥネンス・ディジタイ・ミニマイ・マッスル）

小指を母指（親指）のほうへ近付ける動き（小指対立）に働く。母指対立筋とともに物をつかむ動きに貢献する。小指外転筋、短小指屈筋とともに手の平外側の小指球の膨らみを形成し、3筋の中で最も深層にある。

左手掌

筋群 小指対立筋（内在筋）

支配神経 尺骨神経の深枝（C8〜T1）

主な働き 小指の対立（屈曲※小指を親指側へ曲げる動き）

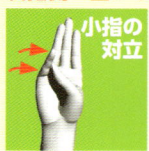

小指の対立

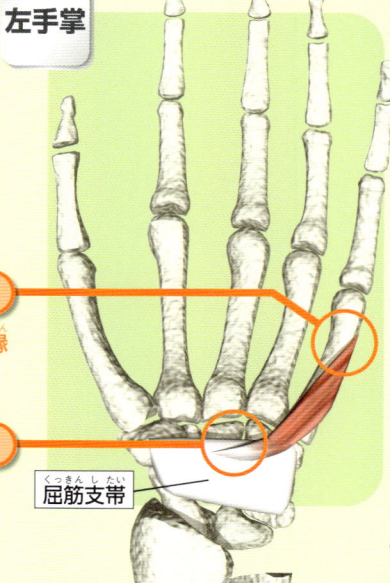

停止 第5中手骨の尺側縁

起始 有鉤骨鉤、屈筋支帯

屈筋支帯

4章 手関節・手指の筋

掌側骨間筋
palmar interossei muscle
（パルマー・インターロスィアイ・マッスル）

指をそろえてくっ付ける動き（手指内転）に働く筋。人指し指・薬指・小指にそれぞれ付着する3個の筋からなり、3つの筋腹が各指において起始・停止している。

左手掌

筋群
手指内転筋（内在筋）

支配神経
尺骨神経の深枝（C8〜T1）

主な働き
第2・4・5指MP（付け根）関節の ①内転、②屈曲、③DIP（第1）・PIP（第2）関節の伸展

停止
第2指基節骨底の尺側、
第4・5基節骨底の橈側、
指背腱膜

起始
第2中手骨の尺側、
第4・5中手骨の橈側

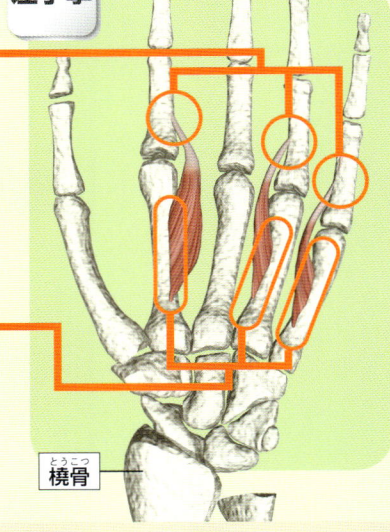

橈骨

背側骨間筋
dorsal interossei muscle
（ドーサル・インターロスィアイ・マッスル）

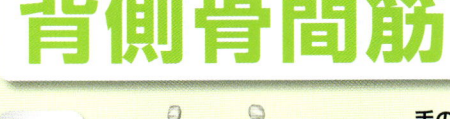

手の甲側の浅層に位置する唯一の筋。中指を中心に手の指を開く動き（手指外転）に働き、ジャンケンのパーを作るときにも使われる。独立した4個の筋からなり、それぞれで起始部が2頭に分かれている。

左手甲

停止
橈側：第2指基節骨底の橈側と指背腱膜
中央2箇所：第3指基節骨底の両側と指背腱膜
尺側：第4指尺側の基節骨底と指背腱膜

起始
第1〜5中手骨の相対する面

橈骨

筋群
手指外転筋（内在筋）

支配神経
尺骨神経の深枝（C8〜T1）

主な働き
第2・4指MP（付け根）関節の外転、第3指MP（付け根）関節の橈屈・尺側外転、第2・3・4指MP（付け根）関節の屈曲およびDIP（第1）・PIP（第2）関節の伸展

第5章
股関節の筋

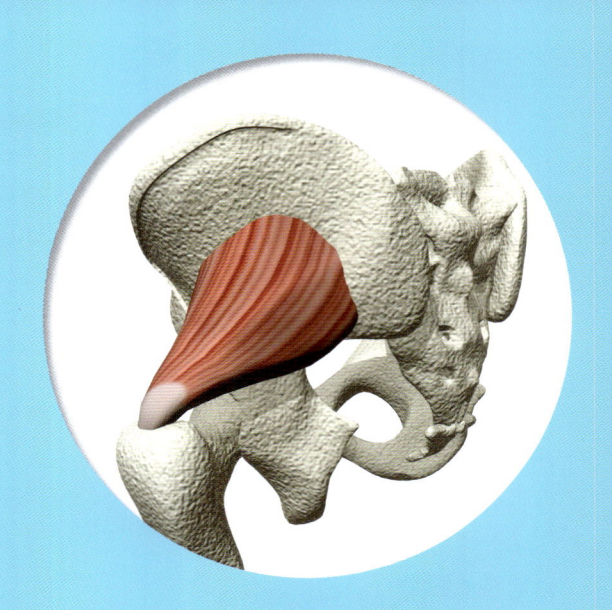

骨盤と大腿骨をつなぐ股関節は、脚の付け根にあたる部分であり、下半身の動きの起点として重要な役割を果たす。肩関節と同様に球関節構造であるため、3次元方向の動きが可能。その動きを大小さまざまな筋が支えている。

● 「筋体積」「PCSA」「筋線維長」のデータの出典
・P.109・111・113・115・116・117・118・119・120・121・122・123・124・125・127・128・129・130…Friederich JA and Brand RA, Muscle fiber architecture in the human lower limb. J Biomech, (1990), 23(1), 91-5.（死体解剖＝男性37歳・183cm・91kg）
※P.105の「筋体積TOP5」は各筋の筋体積データをもとに算出
● 「速筋：遅筋(%)」のデータの出典
・P.109・111・122・123…Pierrynowski MR and Morrison JB, (1985). A physiological model for the evaluation of muscular forces in human locomotion：Theoretical aspects.Math. Biosci.75:69-101
・P.113・118・127…Johnson MA, Polgar J, Weightman D and Appleton D, (1973)
・P.115・116・117・119・120・121・124・125・128・129・130…White SC, Yack HJ and Winter DA, (1989). A three-dimensional musculoskeletal model for gait analysis. Anatomical variability estimates. J.Biomech.22:885-893

股関節の動きと役割

股関節は太ももの付け根にあたる関節。骨盤の外側中央にある寛骨臼が半球状の大腿骨頭を包み込むように形成され、ほかの関節より体のやや深層に位置する。

関与する筋肉の総量が最も多い股関節

股関節は、肩関節と同じ球関節であるため、前後・左右・捻りの3次元方向に動かすことができる。ただし、関節構造や靭帯の結合が硬く、脱臼などを起こしにくいことが肩関節との大きな違いである。

脚の付け根にあたる関節でもあり、さまざまな運動における下半身動作の起点として重要な役割を担っている。特に、太ももを後方に振る股関節伸展の動作は、膝関節伸展動作と並んで極めて力の強い関節運動であり、立つ・歩くといった日常生活に欠かせないあらゆる動作で使われる。股関節の動きに関与する筋肉の総量は、人体の関節の中で最大となる。

股関節の屈曲・伸展

動き		
	屈曲	脚を付け根から前方に振る
	伸展	脚を付け根から後方に振る

主働筋 (貢献度 ランキング)		
	屈曲	①大腰筋 ▶P.108　⑤恥骨筋 ▶P.125 ②腸骨筋 ▶P.110　⑥長内転筋 ▶P.128 ③大腿直筋 ▶P.142 ④大腿筋膜張筋 ▶P.117
	伸展	①大殿筋 ▶P.112　⑥中殿筋(後部) ▶P.114 ②大腿二頭筋(長頭) ▶P.148　⑦梨状筋 ▶P.119 ③大内転筋 ▶P.126 ④半膜様筋 ▶P.145 ⑤半腱様筋 ▶P.146

日常生活 動作		
	屈曲	歩行時に太ももを前方に振る。上体を前に倒す
	伸展	歩く。階段を上る。座位から立ち上がる

スポーツ 動作		
	屈曲	ランニングで太ももを前方に振る動き。サッカーでボールを蹴る動作
	伸展	ランニングで太ももを後方に振る動き。ダッシュ。ジャンプで地面を蹴る動き。背泳のキック

屈曲
ランニングで太ももを前方に振る動き

伸展
ジャンプで地面を蹴る動き

股関節の外転・内転

動き		
	外転	脚を付け根から外側に開く
	内転	開いた脚を付け根から内側に閉じる。

主働筋 (貢献度 ランキング)		
	外転	❶中殿筋 ▶P.114 ❷大殿筋(上部) ▶P.112 ❸大腿筋膜張筋 ▶P.117 ❹小殿筋 ▶P.116
	内転	❶大内転筋 ▶P.126 ❷大殿筋(下部) ▶P.112 ❸長内転筋 ▶P.128 ❹短内転筋 ▶P.129 ❺薄筋 ▶P.130 ❻恥骨筋 ▶P.125

日常生活 動作		
	外転	歩行時に骨盤を水平に保つ
	内転	座った状態で脚が開かないように両膝を閉じる

スポーツ 動作		
	外転	ダンス系競技で脚を側方へ上げる動き。フィールド競技で方向転換をする際の蹴り脚
	内転	平泳ぎのキック。キックボクシングのローキック。柔道の出足払い

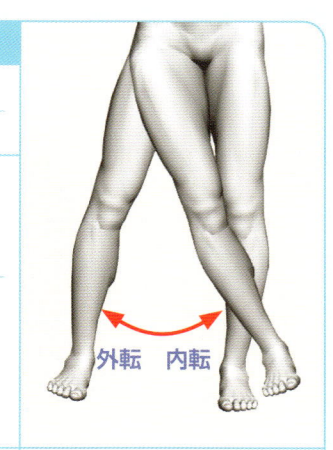

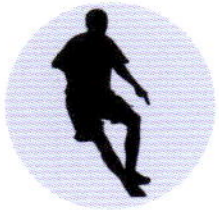

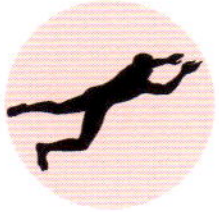

外転
フィールド競技で方向転換する際の蹴り脚

内転
平泳ぎのキック

股関節の外旋・内旋

動き		
	外旋	大腿を回転軸にして、脚を付け根から外向きに回旋する
	内旋	大腿を回転軸にして、脚を付け根から内向きに回旋する

主働筋 (貢献度 ランキング)		
	外旋	❶大殿筋 ▶P.112　❺小殿筋(後部) ▶P.116 ❷大腿方形筋 ▶P.124　❻腸腰筋 ▶P.106 ❸内閉鎖筋 ▶P.120　❼外閉鎖筋 ▶P.121 ❹中殿筋(後部) ▶P.114　❽梨状筋 ▶P.119
	内旋	❶中殿筋(前部) ▶P.114　❹恥骨筋 ▶P.125 ❷小殿筋(前部) ▶P.116　❺長内転筋 ▶P.128 ❸大内転筋 ▶P.126　❻大腿筋膜張筋 ▶P.117

日常生活 動作		
	外旋	立位や歩行時に軸足を外側に捻って方向を転換する
	内旋	歩行時にまっすぐ足を出す動きに貢献する。脚が開かないように膝を閉じる

スポーツ 動作		
	外旋	サッカーのインサイドキック。平泳ぎのキック。柔道の出足払い
	内旋	ゴルフスイングの前足。野球の盗塁でスタートする際の蹴り脚

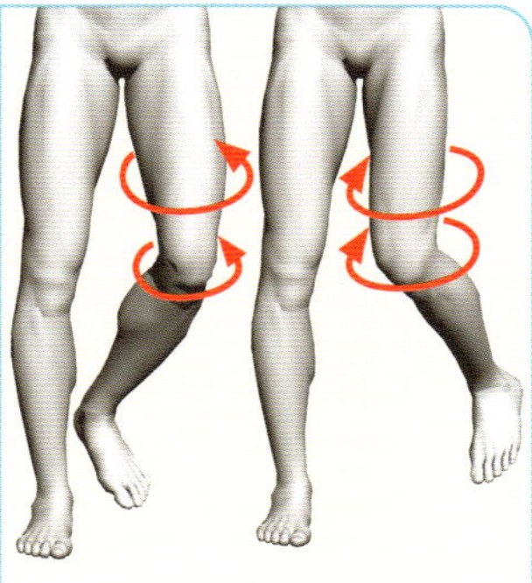

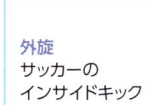

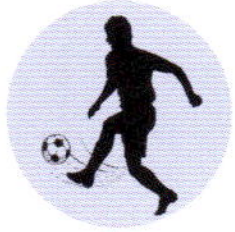

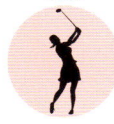

外旋
サッカーのインサイドキック

内旋
ゴルフスイングの前足

5章 股関節の筋

股関節を動かす筋一覧

股関節を動かす筋は、股関節前面の筋群、深部の外旋筋群、殿部の筋群によって構成されている。縫工筋や薄筋のように股関節と膝関節をまたぐ二関節筋もある。

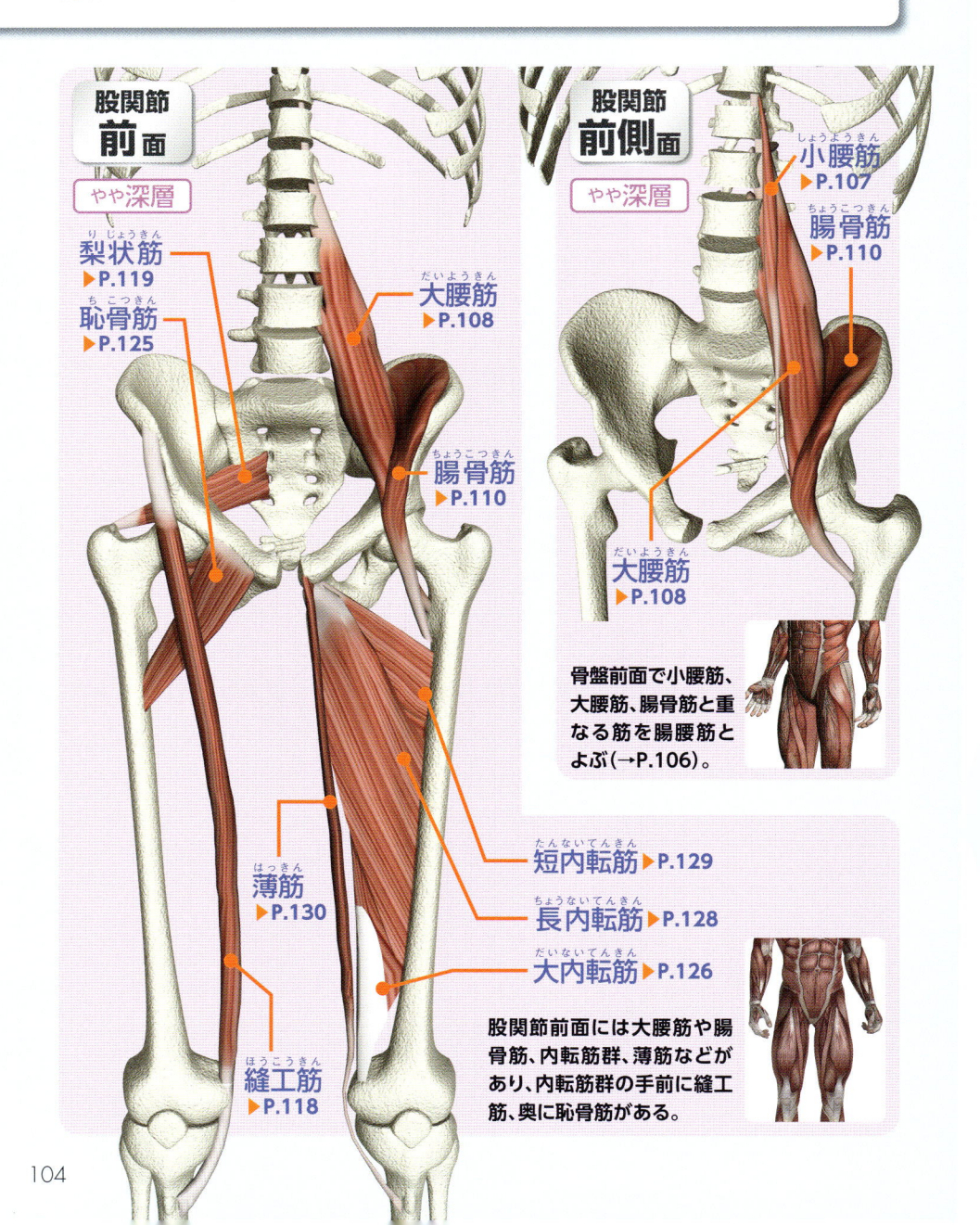

股関節 前面
やや深層

- 梨状筋 ▶P.119
- 恥骨筋 ▶P.125
- 大腰筋 ▶P.108
- 腸骨筋 ▶P.110
- 短内転筋 ▶P.129
- 長内転筋 ▶P.128
- 大内転筋 ▶P.126
- 薄筋 ▶P.130
- 縫工筋 ▶P.118

股関節 前側面
やや深層

- 小腰筋 ▶P.107
- 腸骨筋 ▶P.110
- 大腰筋 ▶P.108

骨盤前面で小腰筋、大腰筋、腸骨筋と重なる筋を腸腰筋とよぶ(→P.106)。

股関節前面には大腰筋や腸骨筋、内転筋群、薄筋などがあり、内転筋群の手前に縫工筋、奥に恥骨筋がある。

股関節 後面（やや深層）

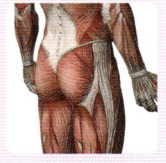

骨盤後面の深層に位置する外閉鎖筋は、下双子筋や大腿方形筋に覆われている。

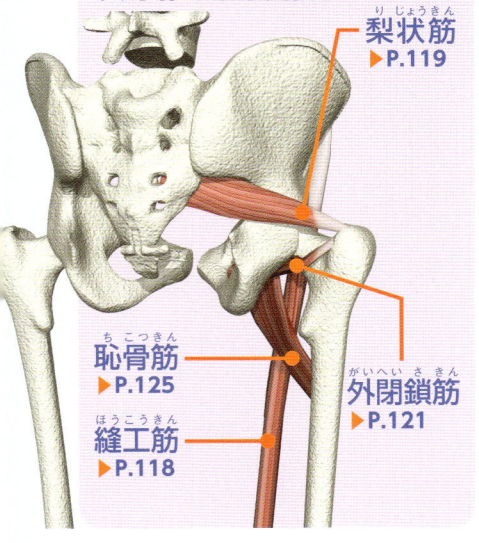

- 梨状筋 ▶P.119
- 恥骨筋 ▶P.125
- 縫工筋 ▶P.118
- 外閉鎖筋 ▶P.121

股関節 後側面（やや深層）

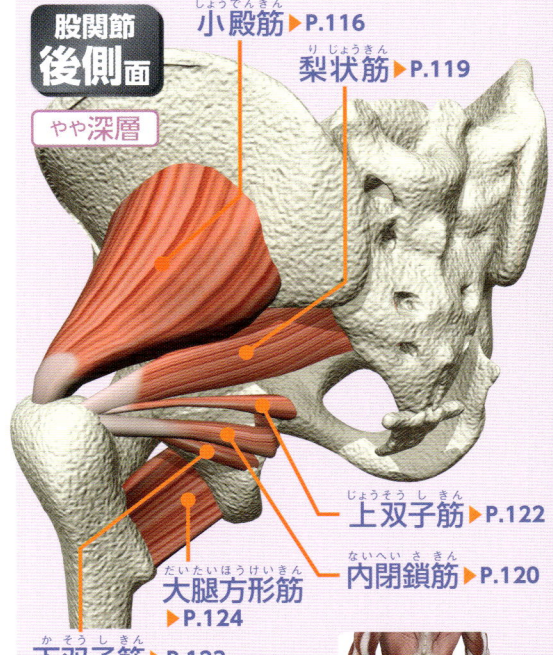

- 小殿筋 ▶P.116
- 梨状筋 ▶P.119
- 上双子筋 ▶P.122
- 内閉鎖筋 ▶P.120
- 大腿方形筋 ▶P.124
- 下双子筋 ▶P.123

小殿筋の奥に、外旋筋群の梨状筋、上双子筋、内閉鎖筋、下双子筋、大腿方形筋が集まっており、「深層外旋六筋」とよばれる。

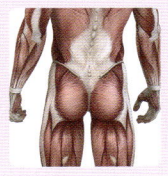

股関節 後側面（浅層）

大殿筋が中殿筋の一部を覆い、中殿筋は小殿筋を覆っている。大腿筋膜張筋の腱は太もも側面の腸脛靭帯につながる。

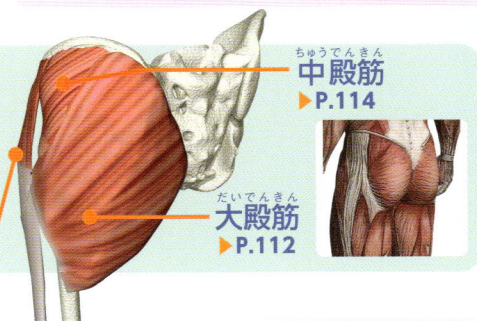

- 大腿筋膜張筋 ▶P.117
- 中殿筋 ▶P.114
- 大殿筋 ▶P.112

第5章 股関節の筋

股関節を動かす筋 筋体積TOP5

股関節を動かす筋群の体積を合計すると、すべての関節の中で最大であり、殿筋群をはじめ、内転筋群、腸腰筋と大きな筋群が集まっている。3位のハムストリングは膝関節も動かす二関節筋で構成される複合筋。

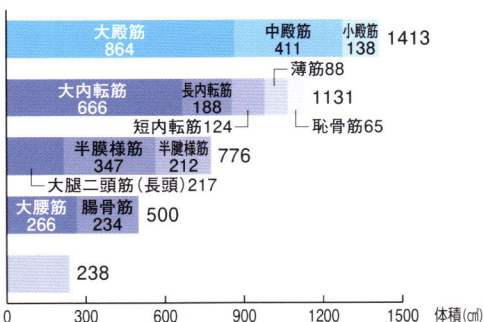

順位	筋名	内訳	合計
1位	殿筋群	大殿筋864／中殿筋411／小殿筋138	1413
2位	内転筋群	大内転筋666／長内転筋188／短内転筋124／薄筋88／恥骨筋65	1131
3位	ハムストリング	半膜様筋347／半腱様筋212／大腿二頭筋（長頭）217	776
4位	腸腰筋	大腰筋266／腸骨筋234	500
5位	大腿直筋		238

体積（cm³）

※股関節の動き別の「主働筋」はP.102を参照

複合筋　iliopsoas muscle（イリオソウァス・マッスル）

腸腰筋
ちょうようきん

小腰筋（半数以下の人にだけ存在）・大腰筋・腸骨筋
しょうようきん　　　　　　　　　　　　　　　　だいようきん　ちょうこつきん

太ももを前に振る複合筋

　腸腰筋とは、単独の筋ではなく、股関節および体幹の深部に位置する腸骨筋、大腰筋、小腰筋の総称。腸骨筋は骨盤から起始し、大腰筋と小腰筋は脊柱から起始する。3筋の筋腹は途中で重なり、骨盤前面の腸恥隆起上を通り、そこから後方に湾曲して太ももの付け根に停止する。

　脚を付け根から前に振る動作（股関節屈曲）が腸腰筋の働きの中で最も重要な働きであり、歩行や走行において、脚を前方に振り出す動きで使われる。特に高速の走行ではその重要性がより高まり、陸上の短距離選手の大腰筋は顕著に発達していることが知られている。

　ほかにも、脚を振る動きだけではなく、腹筋運動のように脚を固定した状態から上体を曲げる股関節屈曲動作でも腸腰筋は使われる。

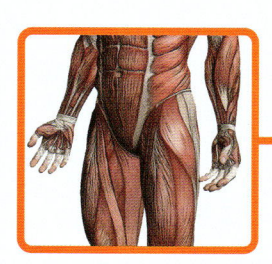

股関節前側面

小腰筋　しょうようきん
大腰筋　だいようきん
腸骨筋　ちょうこつきん
左大腿骨　だいたいこつ

腸腰筋の3筋がともに働くことで、太ももを前に振る股関節屈曲動作が行われる。骨盤の腸骨内面に付着する腸骨筋が一番奥にあり、中央に大腰筋が位置する。ただし、小腰筋が存在する人は少ない。

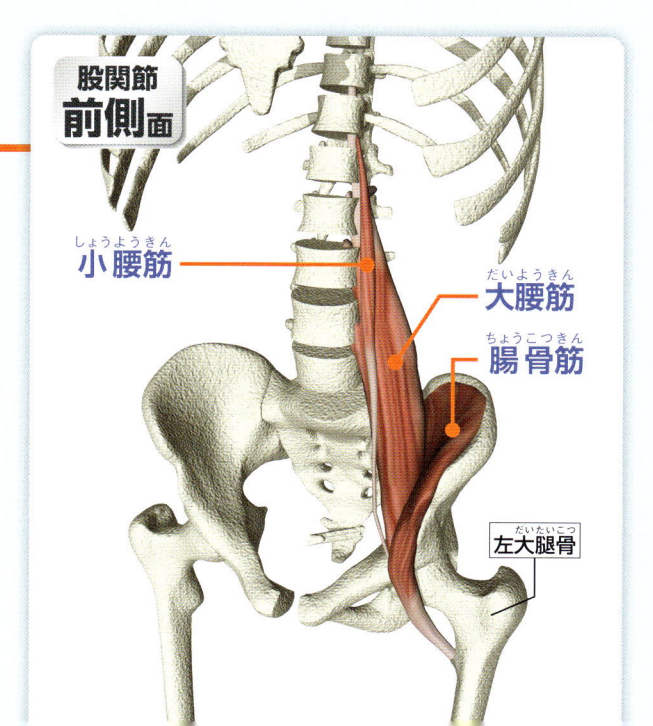

psoas minor muscle (ソウアス・マイナー・マッスル)

小腰筋

腸腰筋①

骨盤前面深層

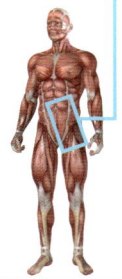

もともと大腰筋からの分束であり、半数以下の人にしか存在しない特殊な筋。腸腰筋膜に停止して、腸腰筋の腱を引っ張るため、股関節の屈曲に作用するが、補助的な働きで貢献度は小さい。

筋群 股関節屈曲筋

支配神経 腰神経叢の枝(L1)

主な働き 股関節の屈曲

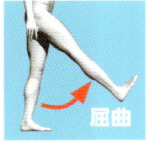

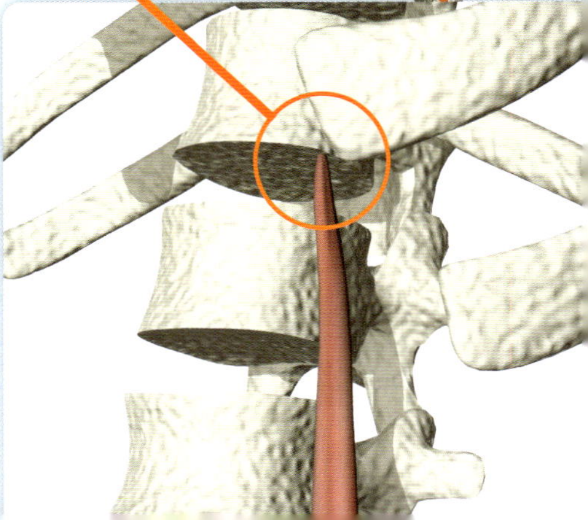

日常生活動作
大腰筋、腸骨筋の補助筋として、歩行をはじめ股関節を屈曲する動きに作用する。

スポーツ動作
ランニングやダッシュ、ジャンプなどにおいて、大腰筋、腸骨筋の働きを補助する。

筋DATA (参考値)

筋体積	―
PCSA	―
筋線維長	―
速筋：遅筋(%)	―

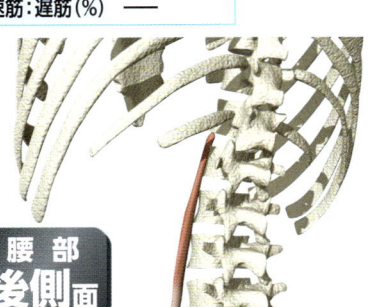

腰部前面

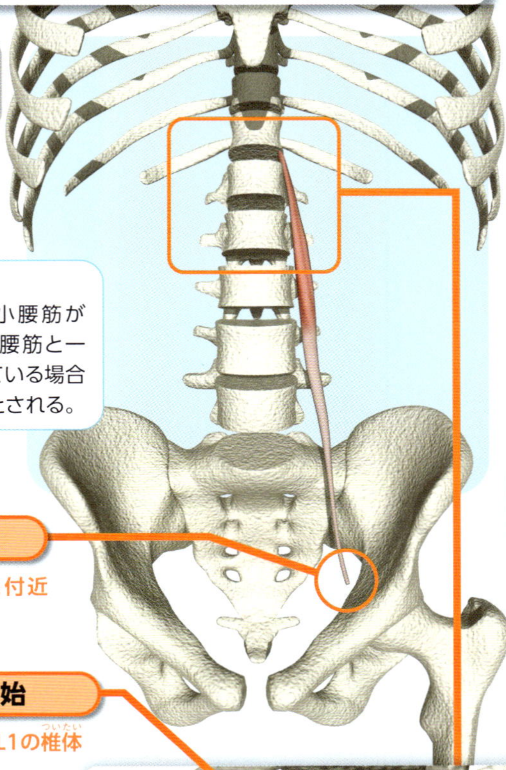

MEMO
黒人は小腰筋がなく、大腰筋と一体化している場合が多いとされる。

停止 腸恥隆起と付近の筋膜

起始 T12およびL1の椎体外側面

腰部後側面

5章 股関節の筋

psoas major muscle (ソウァス・メジャー・マッスル)

大腰筋　腸腰筋②

骨盤前面深層

腰椎の側面から太ももの付け根まで伸びる深層筋で、起始部が浅頭と深頭に分かれている。股関節の屈曲筋として最も強力であり、腸骨筋とともに歩行や姿勢の維持に重要な役割を果たす。

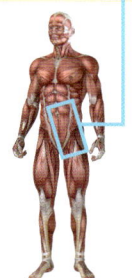

腰部前側面

筋群
股関節屈曲筋

支配神経
腰神経叢の前枝(L1〜L4)

主な働き
股関節の①屈曲・②わずかに外旋、③脊柱の安定に貢献

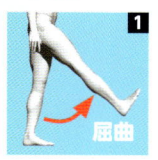

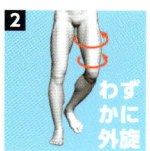

1 屈曲
2 わずかに外旋

MEMO
トップスプリンターなど大腰筋が非常に発達している人は下腹部が盛り上がってせり出す。

筋DATA (参考値)

筋体積	266cm³
PCSA	26.6cm²
筋線維長	10.0cm
速筋:遅筋(%)	50.0 : 50.0

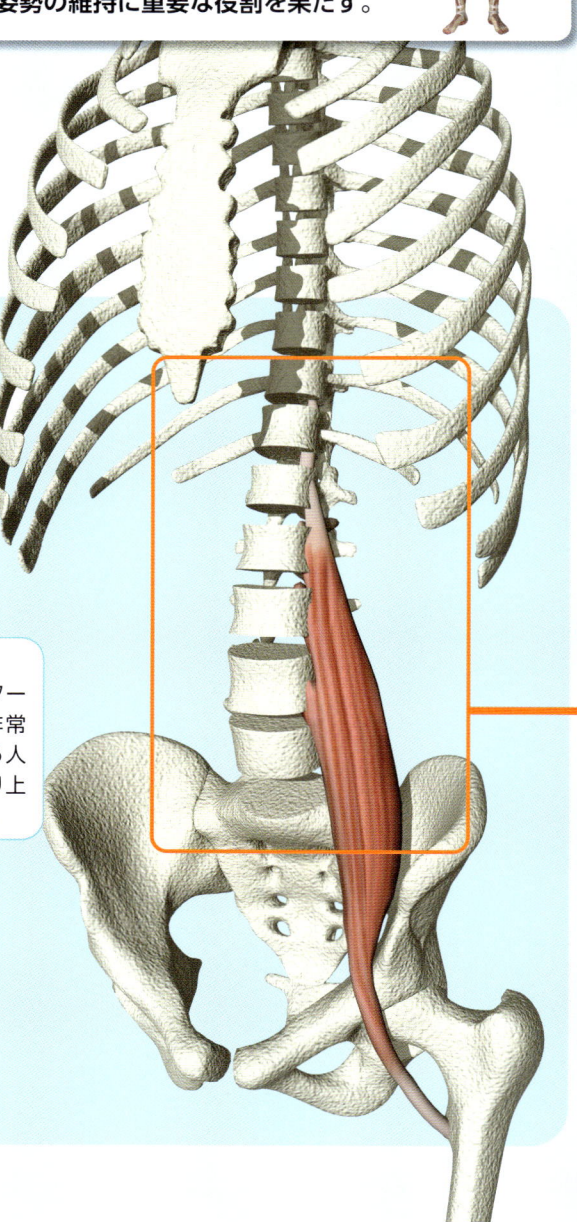

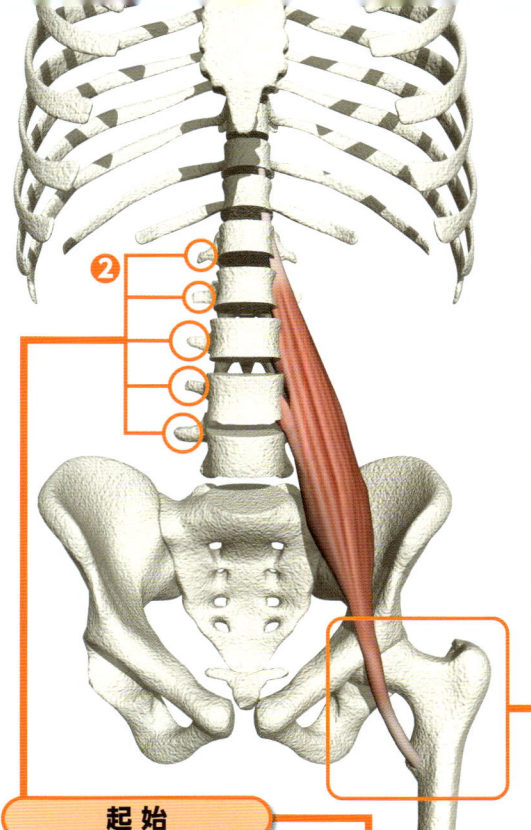

腰部 前面

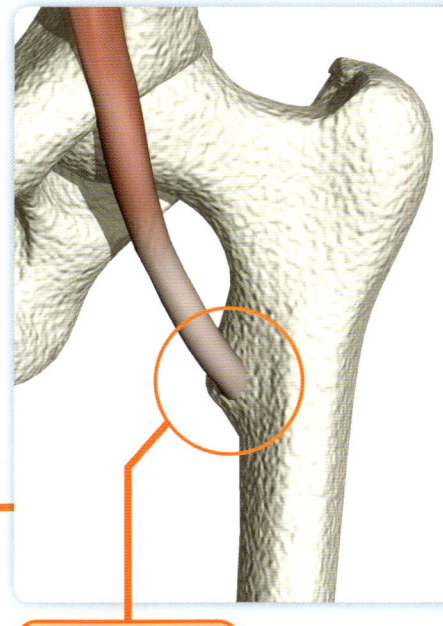

起始
① 浅頭：第12胸椎〜第4腰椎の椎体側面および椎間円板側面
② 深頭：全腰椎の肋骨突起

停止
大腿骨の小転子

MEMO
若い黒人男性の大腰筋は、同世代の白人男性の約3倍の断面積があるというデータが発表されている（Hanson et al. 1999）

日常生活動作
歩行や階段を上るときなど、腸骨筋とともに、太ももを上げたり、脚を前に振り出す動きで使われる。

スポーツ動作
ランニングやダッシュで太ももを前方に振り出す動作。サッカーでボールを蹴る動作など。

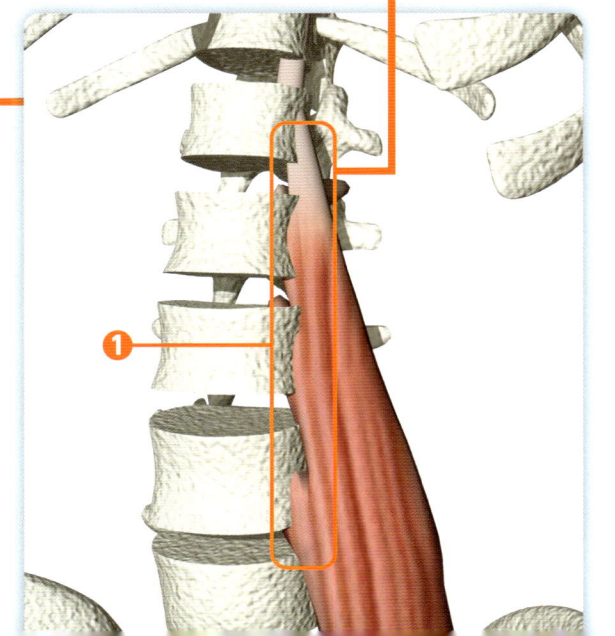

5章 股関節の筋

腸骨筋

iliacus muscle（イライアカス・マッスル）

骨盤前面深層

腸腰筋③

大腰筋と同様に、太ももを前方に振り出す股関節屈曲の主力筋として働く強力な筋。骨盤の腸骨内面に付着し、腸腰筋の中でも最も深層に位置する。股関節を外旋させる働きもある。

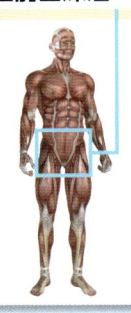

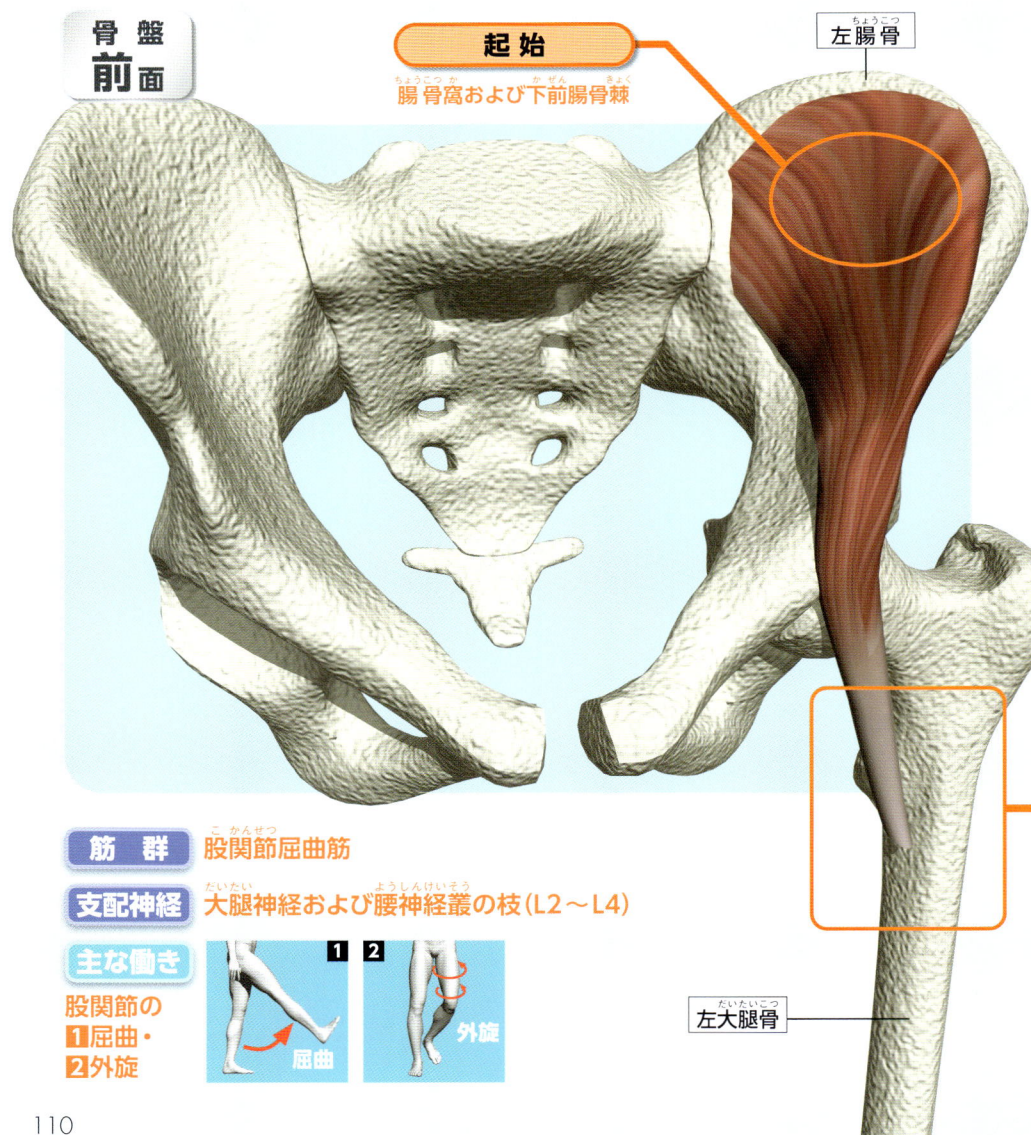

骨盤前面

起始
腸骨窩および下前腸骨棘

左腸骨

左大腿骨

筋群	股関節屈曲筋
支配神経	大腿神経および腰神経叢の枝（L2〜L4）
主な働き	股関節の ❶屈曲・❷外旋

❶屈曲
❷外旋

骨盤 前側面

左大腿骨

MEMO
腸骨筋と大腰筋は腸骨の前面にあたって筋肉が湾曲したまま、滑車のようにスライドして動く。

停止
大腿骨の小転子の下方

日常生活動作
歩行や階段を上るときなどに、太ももを上げたり、脚を前に振り出す動きで大腰筋とともに働く。

スポーツ動作
ランニングやダッシュで太ももを前方に振り出す動作。サッカーでボールを蹴る動作など。

筋DATA（参考値）

筋体積	234cm³
PCSA	23.4cm²
筋線維長	10.0cm
速筋:遅筋(%)	50.0:50.0

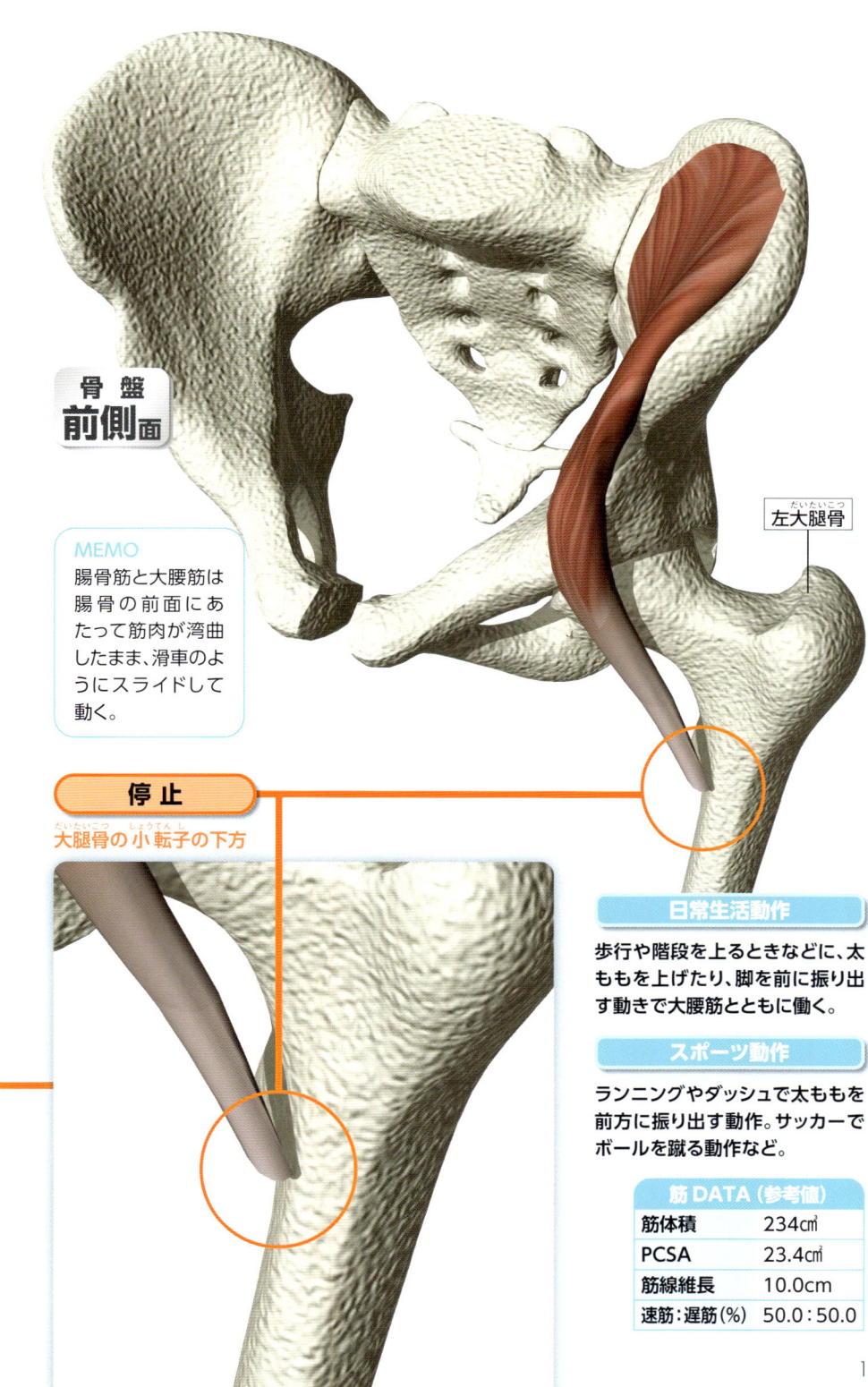

5章 股関節の筋

大殿筋

gluteus maximus muscle (グルティアス・マキシマス・マッスル)

殿部全体表層

お尻を形成する大きな筋。単一筋としては人体の中で最大。主に太ももを後方に振る股関節伸展の主力筋として作用し、股関節外旋の働きもある。停止部の大腿筋膜は腸脛靭帯に移行する。

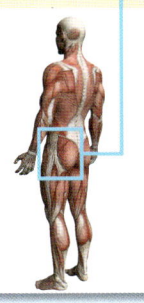

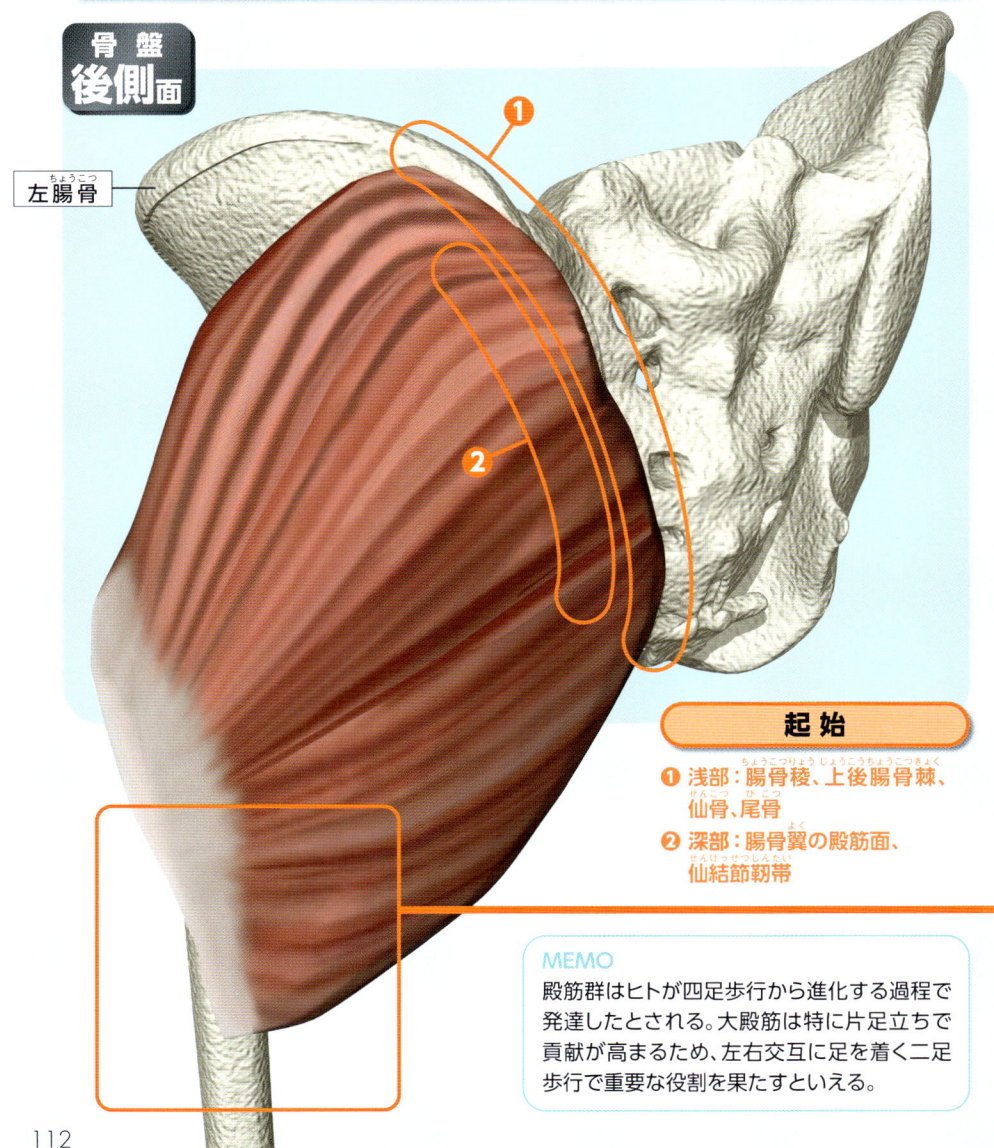

骨盤 後側面

左腸骨

起始

❶ 浅部：腸骨稜、上後腸骨棘、仙骨、尾骨
❷ 深部：腸骨翼の殿筋面、仙結節靭帯

MEMO

殿筋群はヒトが四足歩行から進化する過程で発達したとされる。大殿筋は特に片足立ちで貢献が高まるため、左右交互に足を着く二足歩行で重要な役割を果たすといえる。

骨盤 前側面

左腸骨

筋群
股関節伸展筋

支配神経
下殿神経(L5～S2)

主な働き
1. 股関節の伸展(全体)
2. 股関節の外旋(全体)
3. 股関節の外転(上側)
4. 股関節の内転(下側)

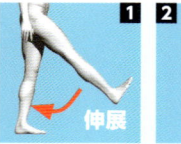

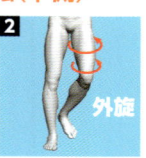

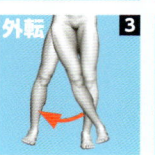

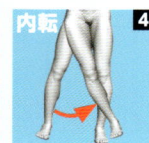

1 伸展　2 外旋　3 外転　4 内転

停止
1. 上側：大腿筋膜の外側部で腸脛靭帯に移行
2. 下側：大腿骨の殿筋粗面

日常生活動作
歩行や立ち上がる動作など、股関節の伸展をともなうあらゆる動きに使われる。特に片足立ちになったときに貢献度が高まる。

スポーツ動作
ランニングやダッシュ、ジャンプ動作など、股関節の伸展にともなうあらゆるスポーツの動作に働く。

左大腿骨

筋DATA（参考値）

筋体積	864㎤
PCSA	59.6㎠
筋線維長	14.5cm
速筋：遅筋(%)	47.6：52.4

第5章 股関節の筋

113

中殿筋
gluteus medius muscle (グルティアス・ミディアス・マッスル)

殿部浅層

大殿筋の上部に位置する筋で、一部は大殿筋に覆われている。主に太ももを外側に振る股関節外転の主力筋として働く。太ももを内外に回旋する働き(股関節外旋・内旋)も併せもっている。

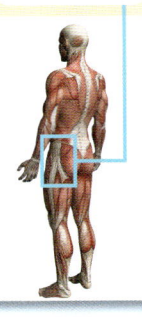

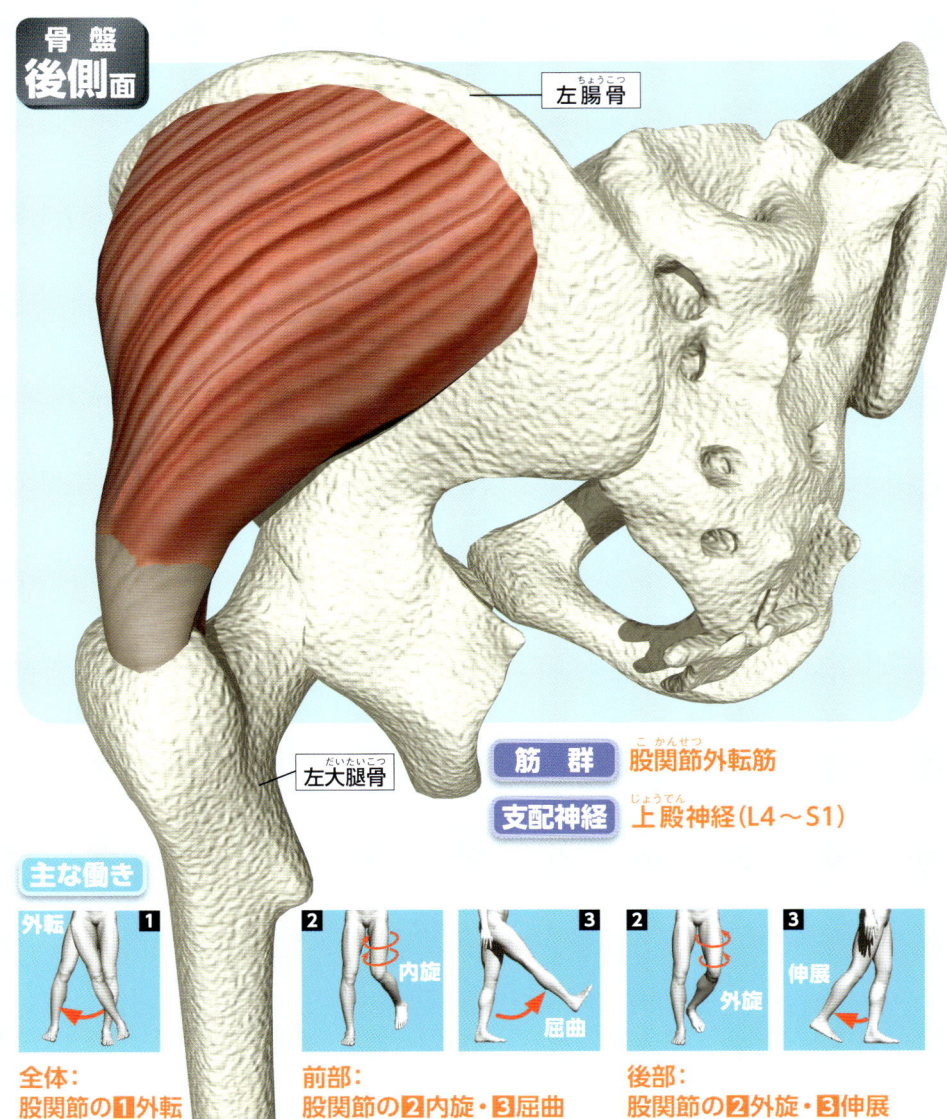

骨盤 後側面

左腸骨

左大腿骨

筋 群　股関節外転筋
支配神経　上殿神経(L4〜S1)

主な働き

1 外転
全体:
股関節の 1 外転

2 内旋　3 屈曲
前部:
股関節の 2 内旋・3 屈曲

2 外旋　3 伸展
後部:
股関節の 2 外旋・3 伸展

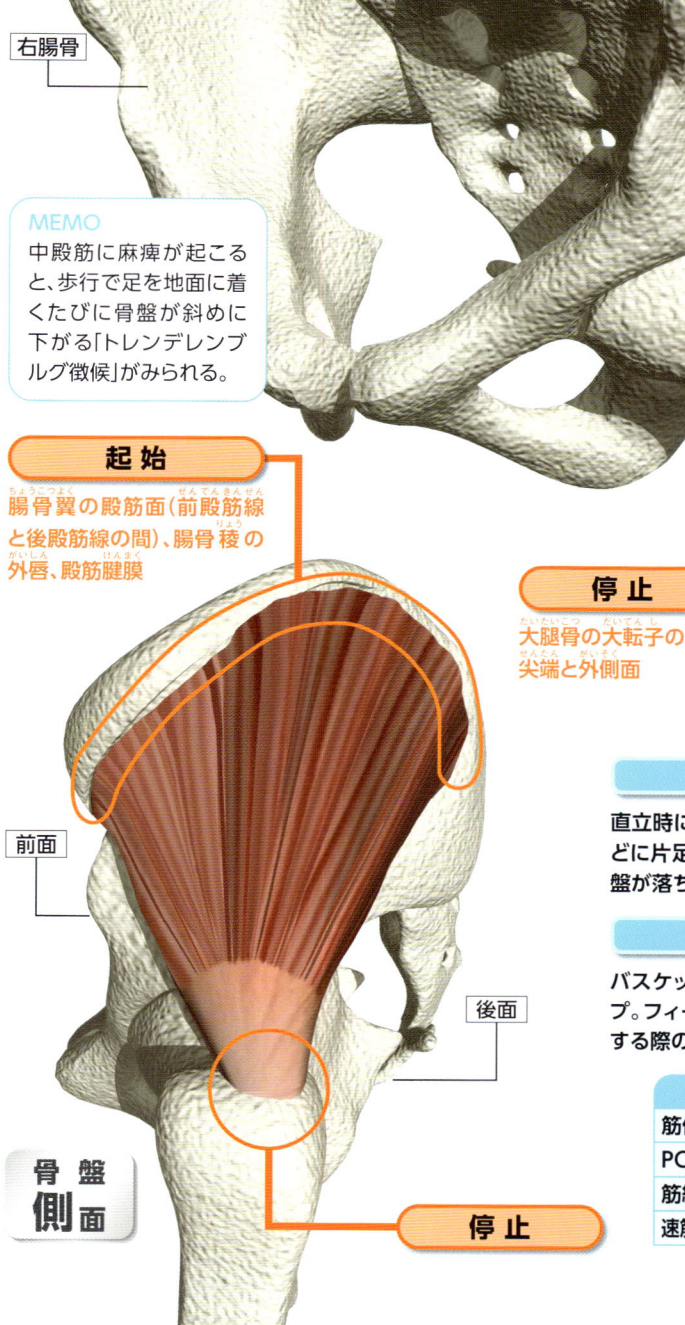

骨盤 前側面

右腸骨

MEMO
中殿筋に麻痺が起こると、歩行で足を地面に着くたびに骨盤が斜めに下がる「トレンデレンブルグ徴候」がみられる。

起始
腸骨翼の殿筋面（前殿筋線と後殿筋線の間）、腸骨稜の外唇、殿筋腱膜

停止
大腿骨の大転子の尖端と外側面

前面

後面

骨盤 側面

停止

日常生活動作
直立時に骨盤を支える。歩行中などに片足が浮いた状態のとき、骨盤が落ちないように維持する。

スポーツ動作
バスケットボールのサイドステップ。フィールド競技で方向転換をする際の蹴り脚など。

筋DATA（参考値）	
筋体積	411cm³
PCSA	60.4cm²
筋線維長	6.8cm
速筋：遅筋(%)	50.0：50.0

5章 股関節の筋

小殿筋

gluteus minimus muscle（グルティアス・ミニマス・マッスル）

殿部深層

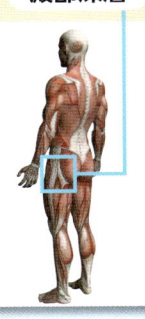

お尻の上部側面にあり、中殿筋の深層に位置する筋。中殿筋とほぼ同じ作用をもち、股関節外転の主力筋として働く。太ももを内向きに回旋する股関節内旋の動きにもわずかに作用する。

起始
腸骨翼の殿筋面
（前殿筋線と下殿筋線の間）

骨盤 後側面

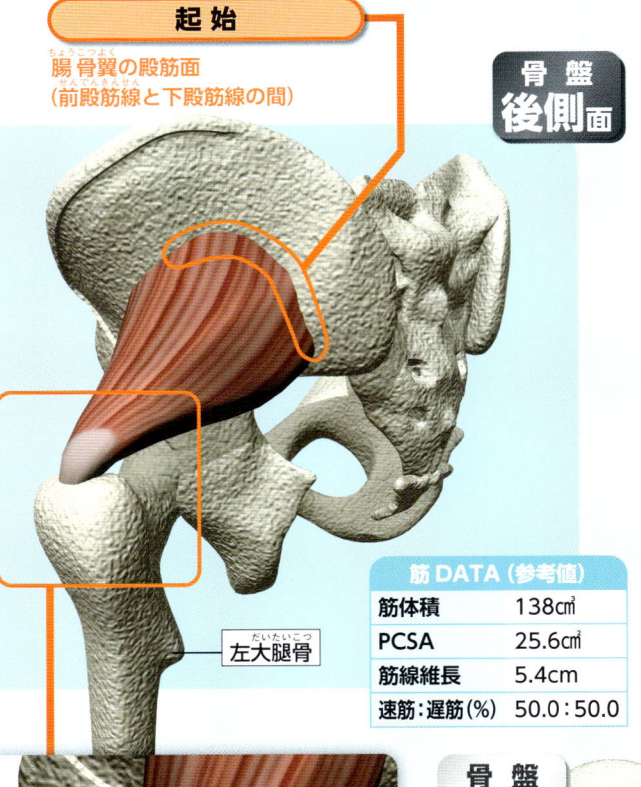

筋群 股関節外転筋

支配神経 上殿神経（L4〜S1）

主な働き 股関節の①外転・②わずかな内旋

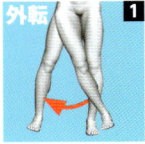

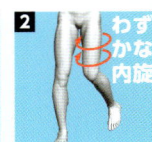

外転 ① ② わずかな内旋

日常生活動作
中殿筋とともに、横に踏み出す動きに強く働く。片足立ちのときに骨盤が落ちないように維持する。

スポーツ動作
バスケットボールのサイドステップ。フィールド競技で方向転換をする際の蹴り脚など。

筋DATA（参考値）
筋体積	138c㎥
PCSA	25.6c㎡
筋線維長	5.4cm
速筋：遅筋(%)	50.0：50.0

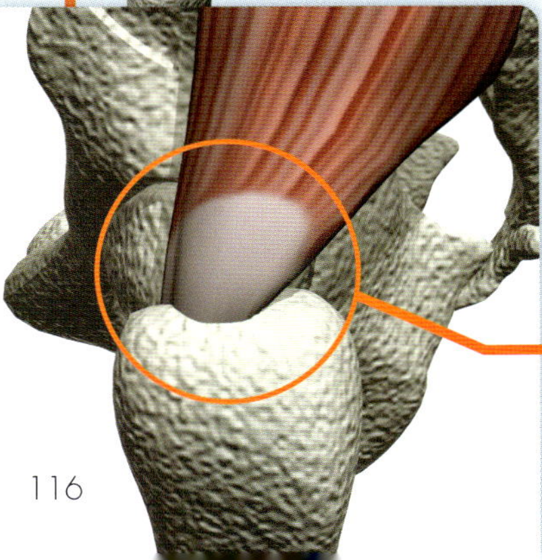

左大腿骨

骨盤 前側面

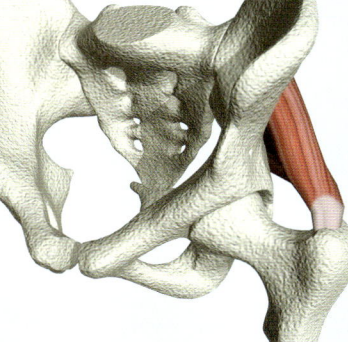

停止
大腿骨の大転子の前面

tensor fasciae latae muscle (テンサー・ファッシィ・ラティ・マッスル)

大腿外側

大腿筋膜張筋
だいたいきんまくちょうきん

太もも側面の腸脛靭帯につながる筋。股関節外転に働くとともに、歩行時や走行動作で脚を前方に振る(股関節屈曲)際、股関節が外旋するのを防ぎ、脚の向きを調整する重要な役割をもつ。

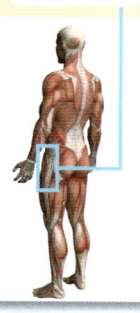

筋群 股関節外転筋

支配神経 上殿神経(L4〜L5)

主な働き
股関節の❶外転・❷屈曲・❸内旋、大腿筋膜の緊張

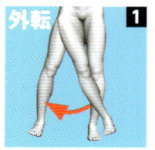

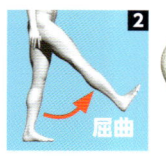

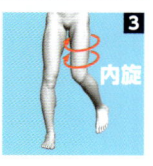

❶外転 ❷屈曲 ❸内旋

起始 腸骨稜外唇の前部、上前腸骨棘、大腿筋膜の深面

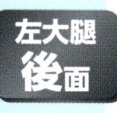

左大腿 後面

腸脛靭帯

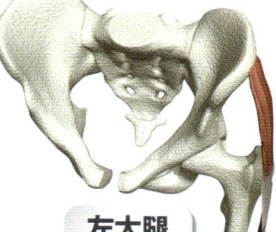

左大腿 前側面

停止 腸脛靭帯を介して脛骨外側顆の下方につく

左脛骨

日常生活動作
歩行時や走行時に脚をまっすぐ前方に振り出す動きに貢献する。

スポーツ動作
ランニングやダッシュ。ウォーキングなど。まっすぐ進行方向へ脚を振る動きに貢献する。

筋DATA (参考値)	
筋体積	76㎤
PCSA	8.0㎠
筋線維長	9.5cm
速筋:遅筋(%)	50.0:50.0

5章 股関節の筋

117

縫工筋

sartorius muscle (サートリアス・マッスル)

大腿前面内側浅層

太ももの表層にあり、骨盤の外側から膝の内側へ斜めに走行する人体で最長の筋。主に股関節の外旋および屈曲の動きに働くが、二関節筋として股関節に加え、膝関節の動きにも作用する。

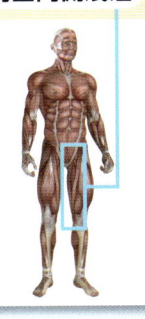

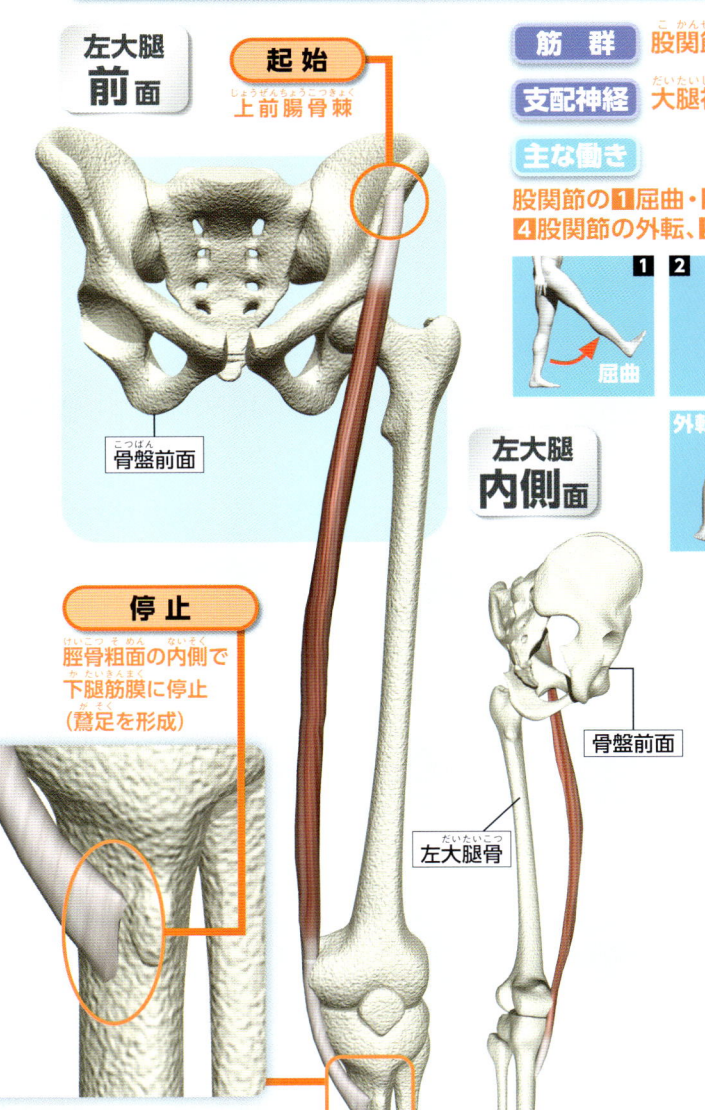

左大腿 前面

起始：上前腸骨棘

骨盤前面

左大腿 内側面

骨盤前面
左大腿骨

停止：脛骨粗面の内側で下腿筋膜に停止（鵞足を形成）

筋群：股関節屈曲筋

支配神経：大腿神経の前枝（L2〜L3）

主な働き：股関節の ① 屈曲・② 外旋、③ 膝関節の屈曲、④ 股関節の外転、⑤ わずかに膝の内旋

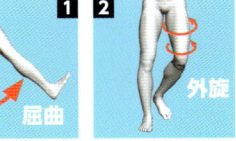

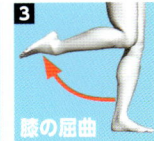

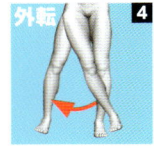

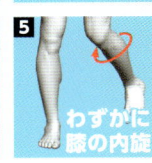

1. 屈曲
2. 外旋
3. 膝の屈曲
4. 外転
5. わずかに膝の内旋

日常生活動作

椅子に座って足を組んだり、あぐらをかくときに働く。
（※裁縫職人がよくあぐらをかきながら仕事をしていたのが筋名の由来）

スポーツ動作

サッカーのインサイドキック、平泳ぎのキックなど。

筋DATA（参考値）

筋体積	140㎤
PCSA	2.9㎠
筋線維長	48.4cm
速筋：遅筋(%)	50.4：49.6

piriformis muscle (ピリフォーミス・マッスル)
梨状筋

殿部深層

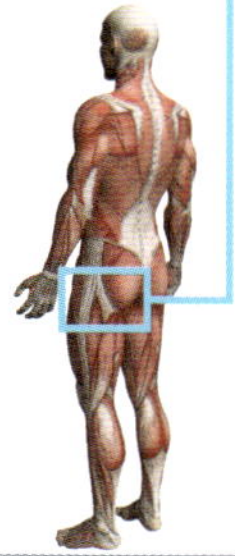

大殿筋の深部にある深層筋。洋梨の形に見えるのが筋名の由来。太ももを外向きに捻る股関節外旋の主力筋のひとつとして、ほかの股関節外旋筋群とともに働く。股関節の外転にも作用する。

筋群 股関節外旋筋

支配神経 仙骨神経叢（L5～S2）

主な働き 股関節の❶外旋・❷わずかに外転

外旋

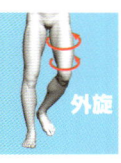

骨盤 左後面

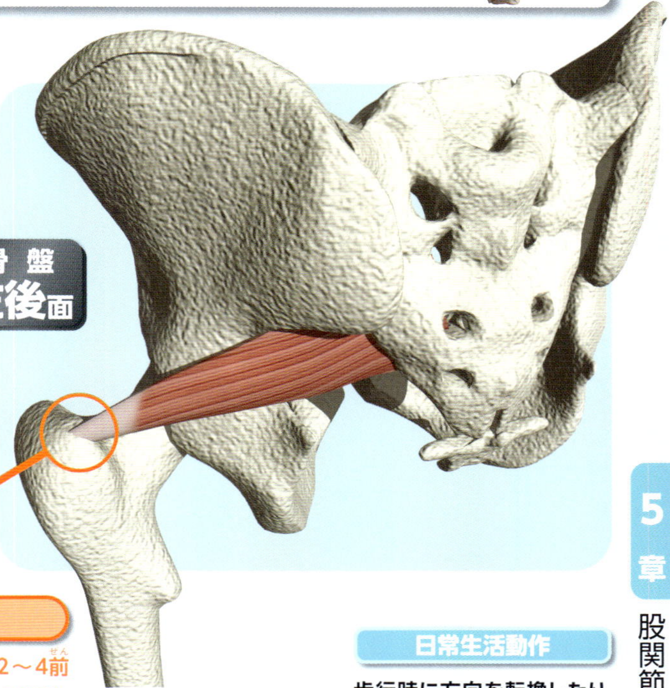

停止 大腿骨の大転子の尖端内側面

骨盤 前面

起始 仙骨の前面で第2～4前仙骨孔の間とその外側、大坐骨切痕の縁

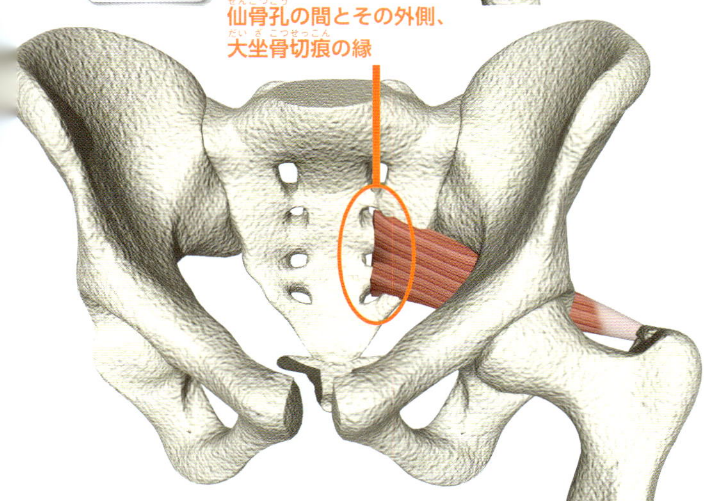

日常生活動作
歩行時に方向を転換したり、立位で体の向きを変える際の軸足の動きなど。

スポーツ動作
バスケットボールのターンなど、体の向きを変える際の軸足の動きに働く。

筋DATA（参考値）

筋体積	53㎤
PCSA	20.4㎠
筋線維長	2.6cm
速筋：遅筋(%)	50.0：50.0

5章 股関節の筋

obturator internus muscle (オブチュレイター・インターナス・マッスル)

内閉鎖筋

殿部下部深層

股関節の深層外旋六筋の中では、大腿方形筋と並んで最も強力な筋。上双子筋と下双子筋の間を走行する。靭帯と骨盤で形成された小坐骨孔を貫通し、骨盤の後面から大腿骨に停止する。

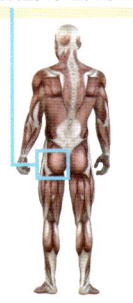

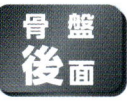

骨盤 後面

停止
大腿骨の大転子の転子窩

起始
閉鎖孔まわりの寛骨内面および閉鎖膜

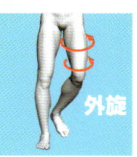

左大腿骨

筋群
股関節外旋筋

支配神経
仙骨神経叢の分枝
(L5〜S1)

主な働き
股関節の外旋

外旋

日常生活動作
歩行時に方向を転換したり、立位で体の向きを変える際の軸足の動きなど。

スポーツ動作
バスケットボールのターンなど、体の向きを変える際の軸足の動きに働く。

筋DATA（参考値）

筋体積	43㎤
PCSA	9.1㎠
筋線維長	4.7cm
速筋：遅筋(%)	50.0：50.0

obturator externus muscle （オブチュレイター・イクスターナス・マッスル）

股関節深層

外閉鎖筋

股関節外旋六筋の中で最も深層にある筋。下双子筋と大腿方形筋に覆われている。微弱ではあるが、股関節内転の作用もある。小坐骨孔を通過せず、骨盤の前面から大腿骨に停止する。

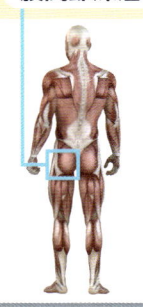

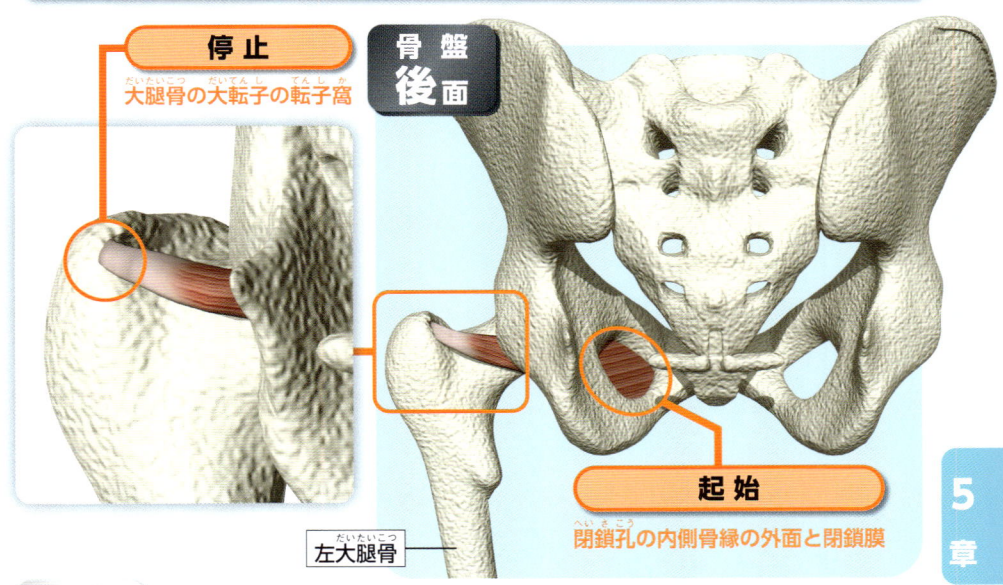

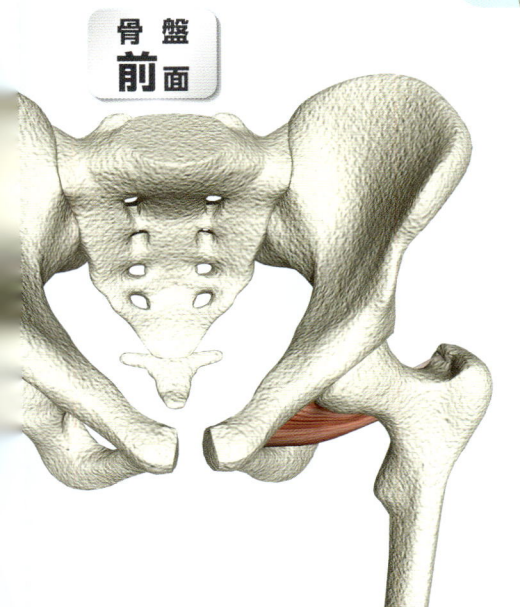

骨盤後面

停止：大腿骨の大転子の転子窩

起始：閉鎖孔の内側骨縁の外面と閉鎖膜

左大腿骨

骨盤前面

筋群
股関節外旋筋

支配神経
閉鎖神経（L3〜L4）

主な働き
股関節の ① 外旋・② わずかに内転

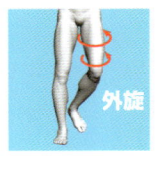

外旋

日常生活動作
歩行時に方向を転換したり、立位で体の向きを変える際の軸足の動きなど。

スポーツ動作
バスケットボールのターンなど、体の向きを変える際の軸足の動きに働く。

筋 DATA（参考値）	
筋体積	8㎤
PCSA	2.7㎠
筋線維長	3.0cm
速筋：遅筋(%)	50.0：50.0

第5章 股関節の筋

上双子筋

superior gemellus muscle（スーピアリア・ジェメラス・マッスル）

殿部層

股関節の深層外旋六筋のひとつであり、梨状筋と内閉鎖筋の間に存在する小さな筋。股関節外旋への働きとしては弱く、梨状筋や大腿方形筋、内閉鎖筋など、ほかの外旋筋群とともに作用する。

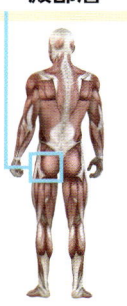

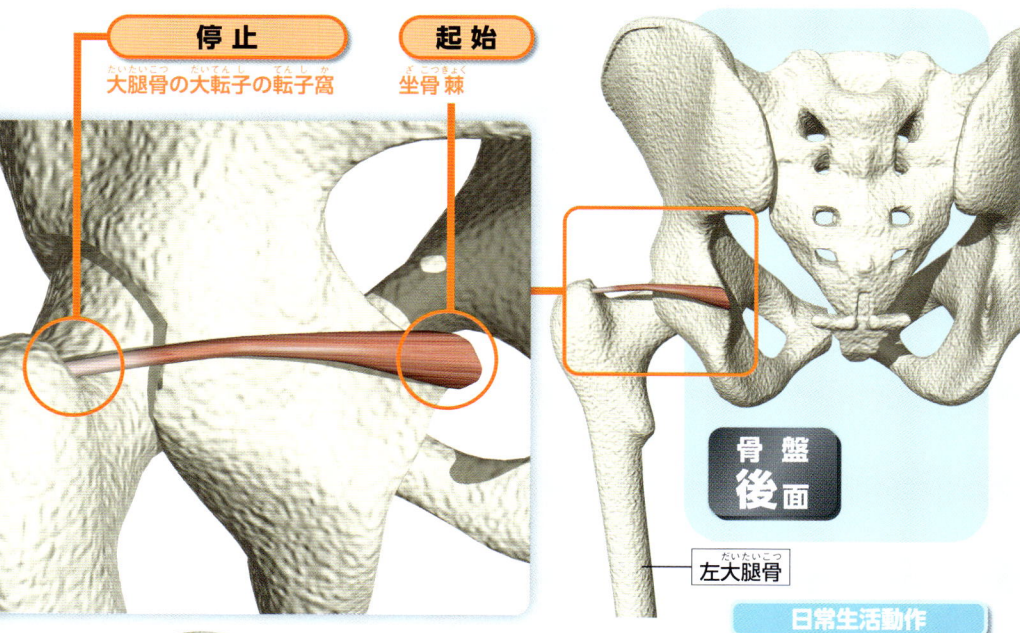

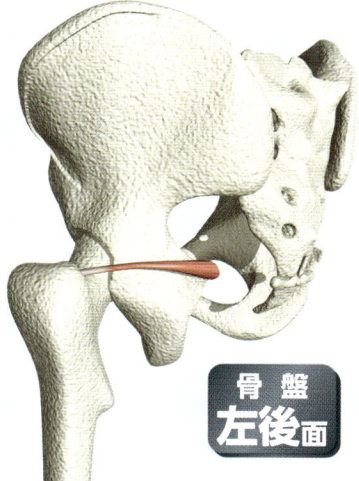

停止　大腿骨の大転子の転子窩

起始　坐骨棘

骨盤 後面

左大腿骨

骨盤 左後面

筋群　股関節外旋筋

支配神経　仙骨神経叢の分枝（S1〜S3）

主な働き　股関節の外旋

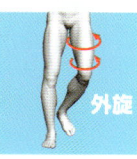

日常生活動作
歩行時に方向を転換したり、立位で体の向きを変える際の軸足の動きなど。

スポーツ動作
バスケットボールのターンなど、体の向きを変える際の軸足の動きに働く。

筋DATA（参考値）

筋体積	6㎤
PCSA	2.1㎠
筋線維長	2.8cm
速筋：遅筋(%)	50.0：50.0

inferior gemellus muscle（インフィアリア・ジェメラス・マッスル）殿部下部深層

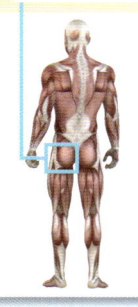

下双子筋

上双子筋と対をなす小さな股関節外旋筋。内閉鎖筋のすぐ下を走行し、内閉鎖筋の働きを補助する。上双子筋とともに股関節の外旋に作用するが、外旋動作への貢献度としては小さい。

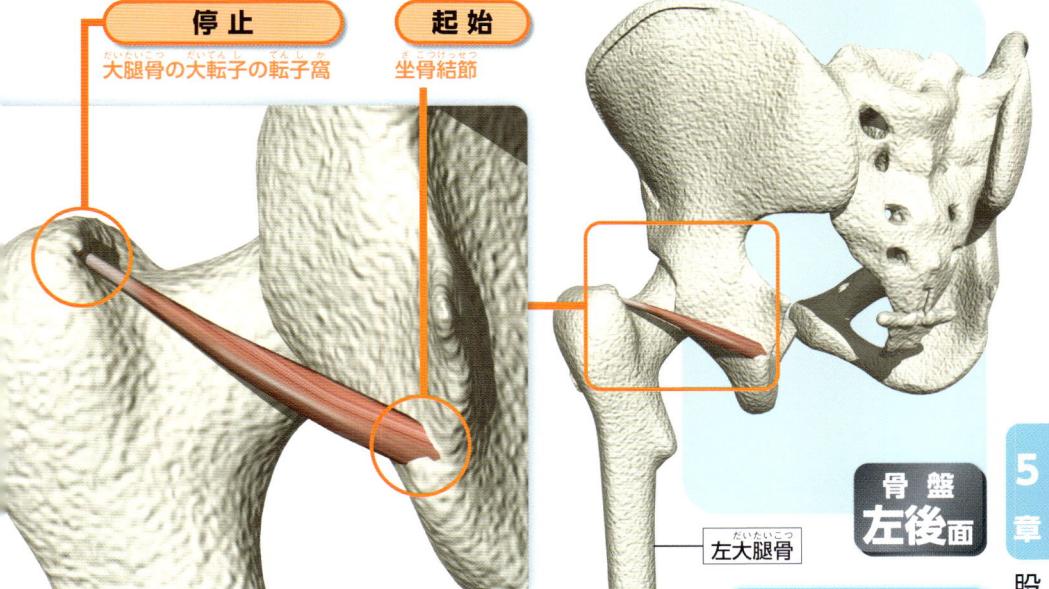

停止：大腿骨の大転子の転子窩
起始：坐骨結節

骨盤 左後面
左大腿骨

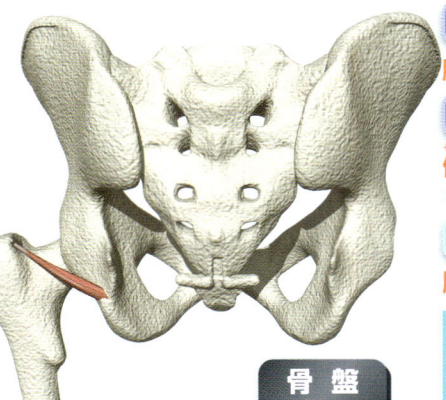

骨盤 後面

筋群：股関節外旋筋
支配神経：仙骨神経叢の分枝（L4〜S1）
主な働き：股関節の外旋

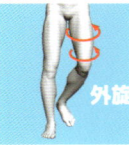

日常生活動作
歩行時に方向を転換したり、立位で体の向きを変える際の軸足の動きなど。

スポーツ動作
バスケットボールのターンなど、体の向きを変える際の軸足の動きに働く。

筋DATA（参考値）

筋体積	10㎤
PCSA	4.3㎠
筋線維長	2.3cm
速筋：遅筋(%)	50.0：50.0

5章 股関節の筋

大腿方形筋

quadratus femoris muscle (クワドラタス・フェモリス・マッスル)

股関節下部深層

内閉鎖筋とともに股関節の最も強力な外旋筋。四角い扁平な筋で、下双子筋の下に位置する。太ももを外向きに捻る股関節外旋に強く働くとともに、股関節の内転作用も併せもっている。

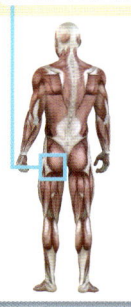

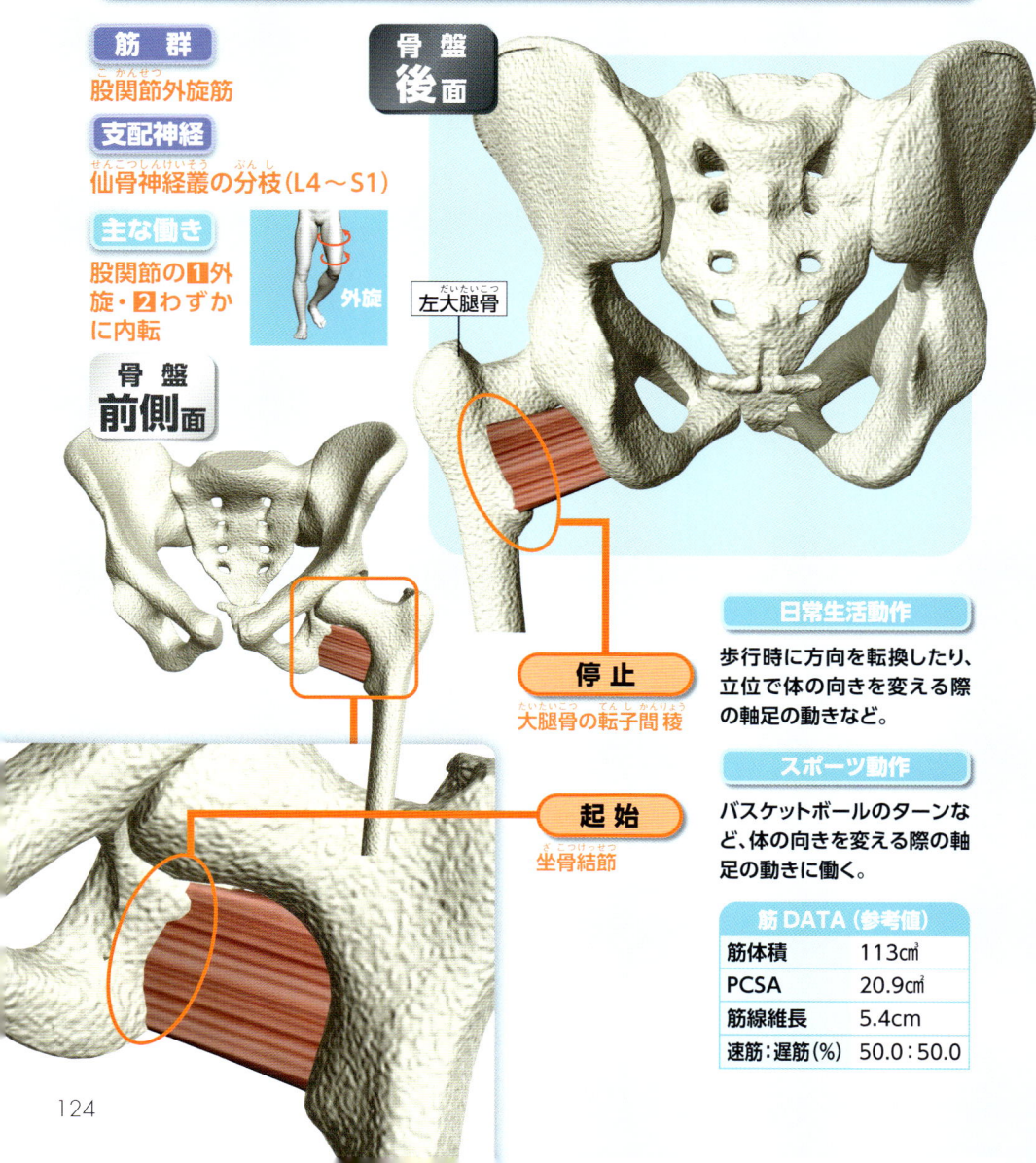

筋群
股関節外旋筋

支配神経
仙骨神経叢の分枝（L4〜S1）

主な働き
股関節の❶外旋・❷わずかに内転

骨盤 後面

左大腿骨

骨盤 前側面

停止
大腿骨の転子間稜

起始
坐骨結節

日常生活動作
歩行時に方向を転換したり、立位で体の向きを変える際の軸足の動きなど。

スポーツ動作
バスケットボールのターンなど、体の向きを変える際の軸足の動きに働く。

筋DATA（参考値）

筋体積	113㎤
PCSA	20.9㎠
筋線維長	5.4cm
速筋：遅筋(%)	50.0：50.0

恥骨筋

pectineus muscle (ペクティニアス・マッスル)

股関節前面

内転筋群の中で最も上部に位置する扁平な筋。大腰筋と長内転筋の間を走る。主に太ももを内向きに捻る股関節内旋に働くが、起始部が前寄りの恥骨櫛にあるため、股関節屈曲にも作用する。

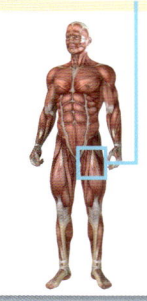

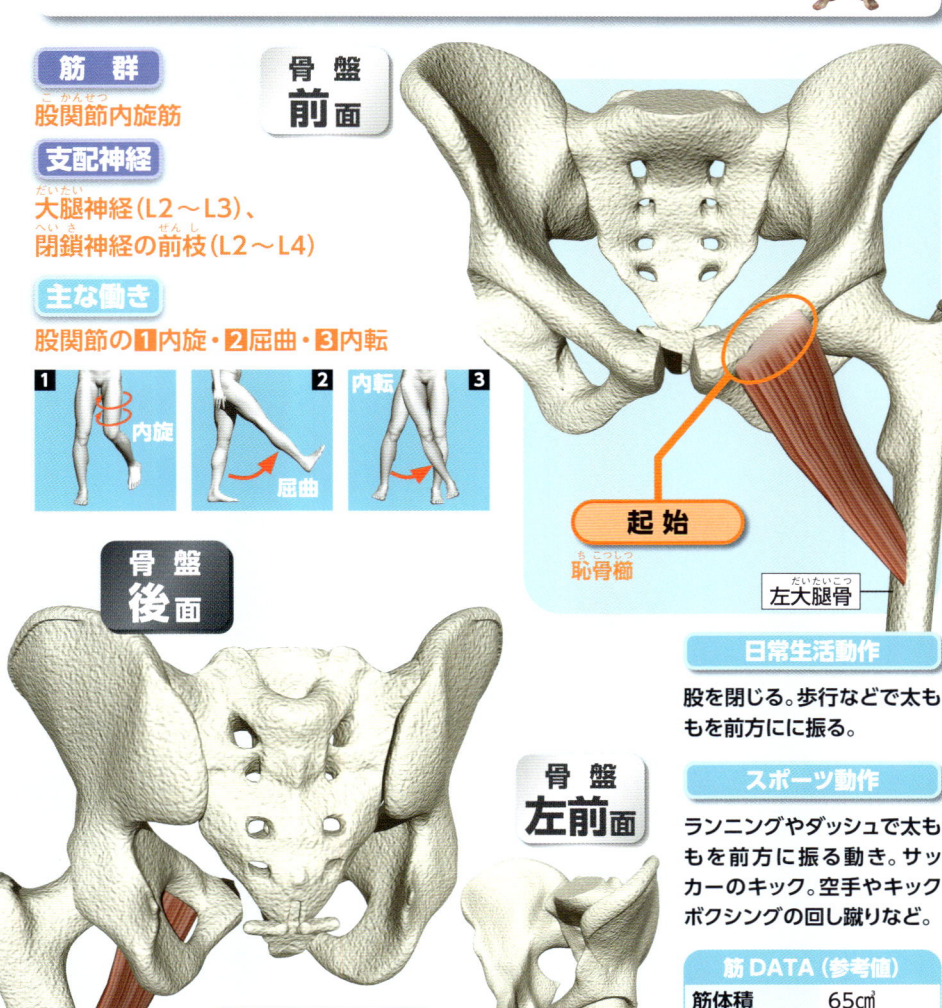

筋群
股関節内旋筋

支配神経
大腿神経(L2〜L3)、閉鎖神経の前枝(L2〜L4)

主な働き
股関節の ❶内旋・❷屈曲・❸内転

❶ 内旋　❷ 屈曲　❸ 内転

骨盤 前面

起始
恥骨櫛

左大腿骨

骨盤 後面

骨盤 左前面

停止
大腿骨粗線の近位部と恥骨筋線

日常生活動作
股を閉じる。歩行などで太ももを前方にに振る。

スポーツ動作
ランニングやダッシュで太ももを前方に振る動き。サッカーのキック。空手やキックボクシングの回し蹴りなど。

筋DATA (参考値)

筋体積	65㎤
PCSA	9.0㎠
筋線維長	7.2cm
速筋:遅筋(%)	50.0:50.0

5章 股関節の筋

大内転筋
adductor magnus muscle (アダクター・マグナス・マッスル)

大腿内側

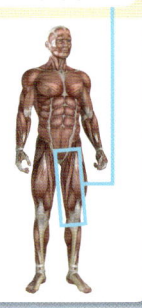

内転筋群の中でも最大の筋であり、最も強い力を発揮する。前側の内転筋部と、後ろ側のハムストリング部に分かれていて、それぞれ起始部・停止部が異なる。後部は股関節の伸展にも作用する。

筋群
股関節内転筋

支配神経
ハムストリング部：
坐骨神経(L4〜S3)
内転筋部：閉鎖神経(L2〜L4)

主な働き
全体：
股関節の **1** 内転・**3** 内旋

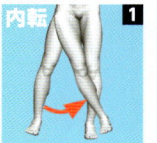

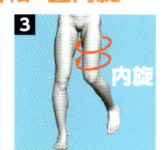

後部(後ろ側)：
2 伸展

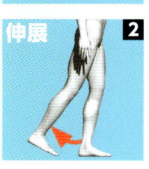

MEMO
股関節内転筋群の中でも大内転筋は、股関節伸展に働くハムストリングと同様に、骨盤の後側から起始するため、内転だけでなく、伸展にも作用する。

左大腿 前面

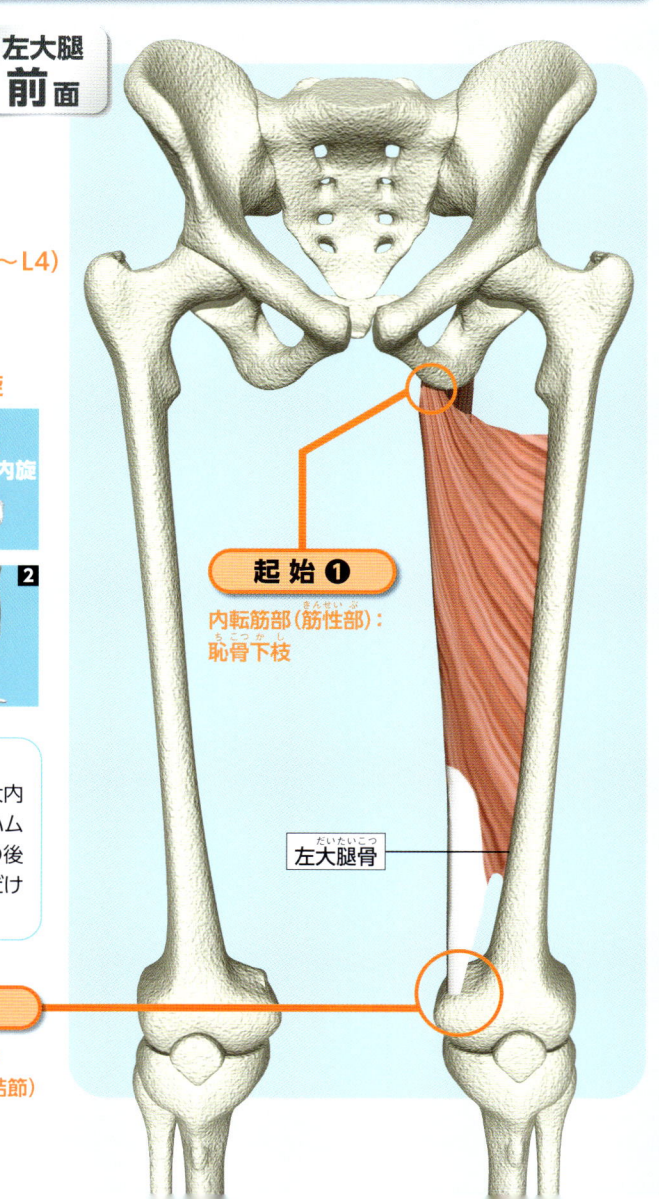

起始 ❶
内転筋部(筋性部)：
恥骨下枝

左大腿骨

停止 ❷
ハムストリング部(腱性部)：
大腿骨の内側上顆(内転筋結節)

起始 ❷
ハムストリング部（腱性部）：
坐骨枝の前面および坐骨結節

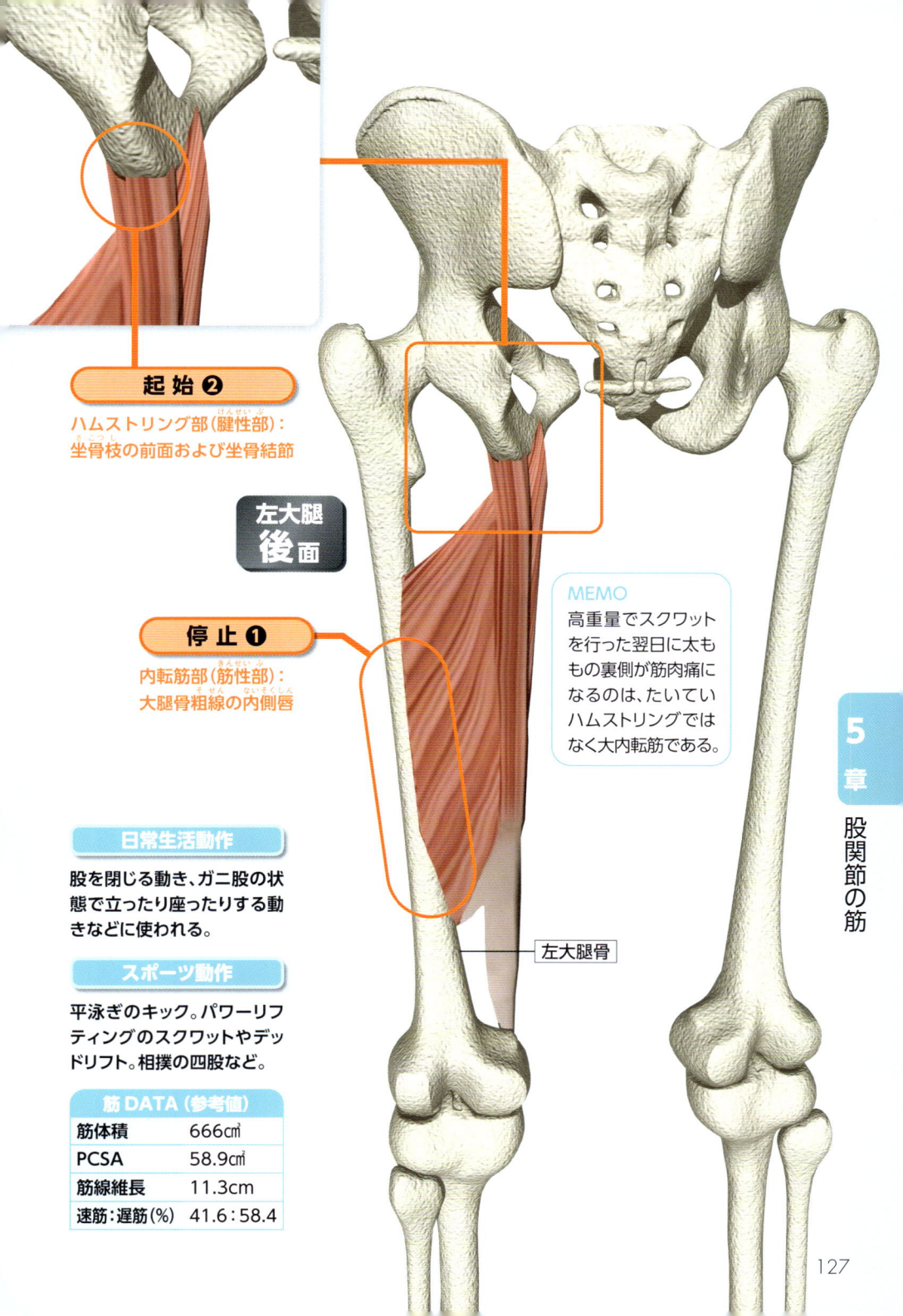

左大腿 後面

停止 ❶
内転筋部（筋性部）：
大腿骨粗線の内側唇

MEMO
高重量でスクワットを行った翌日に太ももの裏側が筋肉痛になるのは、たいていハムストリングではなく大内転筋である。

日常生活動作
股を閉じる動き、ガニ股の状態で立ったり座ったりする動きなどに使われる。

スポーツ動作
平泳ぎのキック。パワーリフティングのスクワットやデッドリフト。相撲の四股など。

筋DATA（参考値）	
筋体積	666cm³
PCSA	58.9cm²
筋線維長	11.3cm
速筋：遅筋(%)	41.6：58.4

左大腿骨

5章 股関節の筋

adductor longus muscle （アダクター・ロンガス・マッスル）

大腿内側

長内転筋
ちょうないてんきん

大内転筋の前側に位置し、恥骨筋の下部を並走している股関節内転筋。ほかの内転筋群とともに股関節の内転に働く。起始部が骨盤の前側にあるため、立位では股関節の屈曲にも作用する。

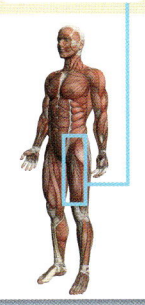

筋　群	股関節内転筋
支配神経	閉鎖神経の前枝（L2〜L4）

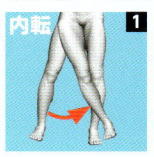

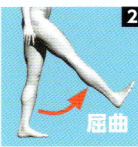

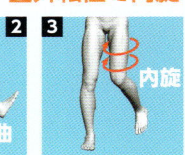

主な働き
股関節の❶内転・❷屈曲・❸外転位で内旋

❶内転　❷屈曲　❸内旋

左大腿 前側面

起始 恥骨上枝（恥骨結節の下方）

左大腿 後面

骨盤後面

日常生活動作
股を閉じる動きなど、主に太ももを閉じて引き付ける動作に働く。

スポーツ動作
平泳ぎのキック。ランニングやダッシュで太ももを前方に振る動き。サッカーのキック。空手の回し蹴りなど。

筋DATA（参考値）
筋体積	188cm³
PCSA	22.7cm²
筋線維長	8.3cm
速筋：遅筋(%)	50.0：50.0

停止 大腿骨粗線の内側唇中部1/3の範囲

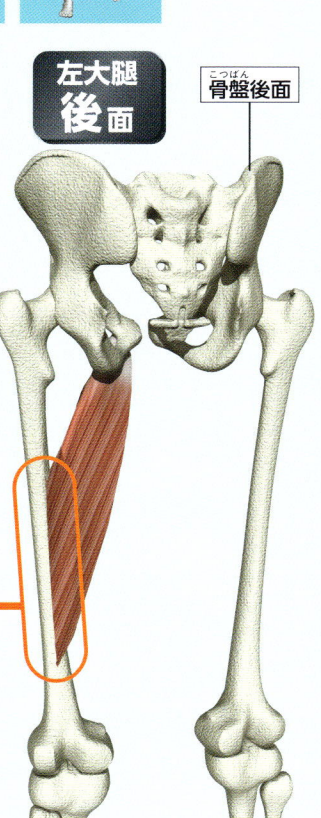

MEMO
内転筋群はすべて、股関節の屈曲位だと伸展作用が大きくなり、伸展位だと屈曲作用が大きくなる。

adductor brevis muscle (アダクター・ブレヴィス・マッスル)

大腿内側

短内転筋
たんないてんきん

恥骨筋と長内転筋に覆われ、大内転筋の前を走行する内転筋群のひとつ。通常は長内転筋とともに働き、股関節の内転に働く。わずかながら股関節の内旋および屈曲の動きにも作用する。

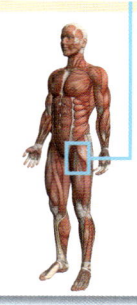

筋　群　股関節内転筋

支配神経　閉鎖神経の前枝・後枝(L2〜L4)

主な働き

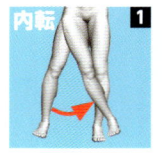

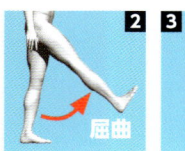

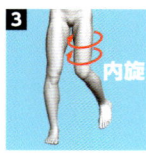

股関節の❶内転・❷屈曲・❸外転位で内旋

❶内転　❷屈曲　❸内旋

※長内転筋、短内転筋とも内転位では外旋作用があるが、作用としては小さいものなので「主な働き」からは除外

日常生活動作

股を閉じる動きなど、主に太ももを閉じて引き付ける動作に働く。

スポーツ動作

平泳ぎのキック。ランニングやダッシュで太ももを前方に振る動き。サッカーのキック。空手の回し蹴りなど。

筋DATA (参考値)	
筋体積	124cm³
PCSA	16.8cm²
筋線維長	7.4cm
速筋:遅筋(%)	50.0:50.0

左大腿 前側面

起始
恥骨下枝の下部

停止
大腿骨粗線の内側唇
上部1/3の範囲

骨盤後面

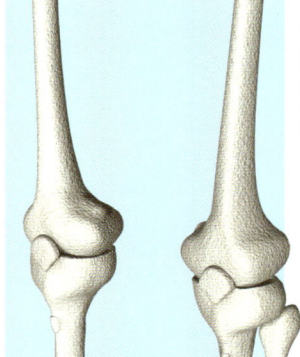

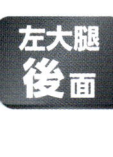

左大腿 後面

左大腿 前面

5章 股関節の筋

薄筋 (はっきん)

gracilis muscle（グラシィリス・マッスル）

大腿内側

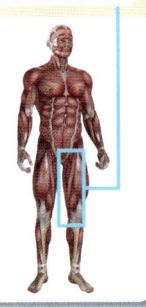

膝関節をまたいで脛骨の内側に停止する細長い筋。内転筋群で唯一の二関節筋。ほかの内転筋群とともに股関節の内転に働くほか、股関節屈曲や膝関節屈曲、下腿内旋にも作用する。

筋　群	股関節内転筋
支配神経	閉鎖神経の前枝（L2～L4）

主な働き
1. 股関節の内転、2. 膝関節の屈曲、3. 股関節の屈曲、4. 下腿の内旋

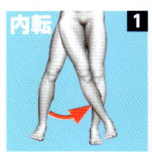

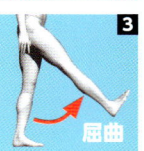

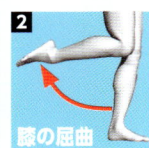

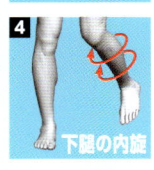

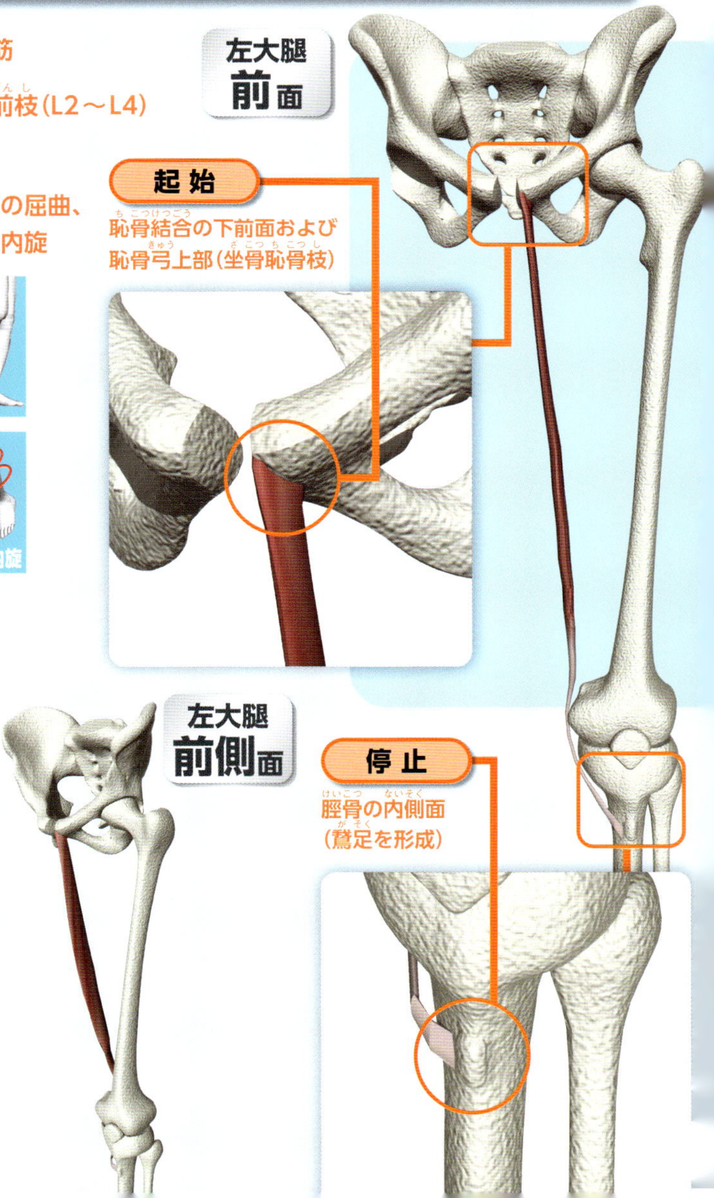

内転 / 膝の屈曲 / 屈曲 / 下腿の内旋

左大腿 前面

起始
恥骨結合の下面および恥骨弓上部（坐骨恥骨枝）

左大腿 前側面

停止
脛骨の内側面（鵞足を形成）

日常生活動作
両膝を曲げて正座するときなど、両脚を閉じて膝を深く曲げる動きに貢献度が高い。

スポーツ動作
平泳ぎのキック。ランニングやダッシュで太ももを前方に振る動き。サッカーのキック。空手の回し蹴りなど。

筋DATA（参考値）

筋体積	88㎤
PCSA	3.8㎠
筋線維長	23.4cm
速筋：遅筋(%)	50.0：50.0

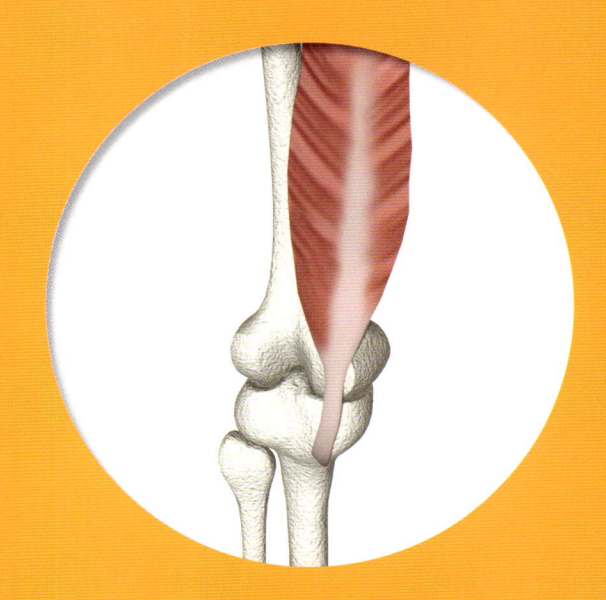

第6章

膝関節の筋

膝関節を動かす筋の多くは、太ももまわりに位置している。これらの筋には、膝関節だけでなく股関節の動きにも働く二関節筋が含まれるが、本章では、膝関節への作用が顕著な筋を、膝関節の筋として紹介する。

● 「筋体積」「PCSA」「筋線維長」のデータの出典
・P.137・138・140・142・145・147・148…Friederich JA and Brand RA, Muscle fiber architecture in the human lower limb. J Biomech,(1990), 23(1), 91-5.(死体解剖=男性37歳・183cm・91kg)
・P.150…Wickiewicz TL et al., Muscle architecture of the human lower limb. Clin Orthop Relat Res,(1983), 179, 275-83.(死体解剖=被験者番号Iの死体解剖データ:性別・身長・体重不明 ※筋体積は筋重量を密度(1.056)で除して算出 ※PCSAは羽状角を無視して算出)
※P.135の「筋体積TOP5」は各筋の筋体積データをもとに算出
● 「速筋:遅筋(%)」のデータの出典
・P.137・145・147…White SC, Yack HJ and Winter DA,(1989). A three-dimensional musculoskeletal model for gait analysis. Anatomical variability estimates. J.Biomech.22:885-893
・P.138・140・142・148…Johnson MA, Polgar J, Weightman D and Appleton D,(1973)
・P.150…Pierrynowski MR and Morrison JB,(1985). A physiological model for the evaluation of muscular forces in human locomotion: Theoretical aspects.Math.Biosci.75:69-101

膝関節の動きと役割

膝関節は、肘関節と同様にほぼ蝶番に近い動きをする関節であり、主に屈曲・伸展の動きが可能となる。わずかながら膝下を捻る内旋・外旋の動きも可能である。

膝の伸展は最も強力な関節動作のひとつ

膝関節の動きはドアの蝶番（ヒンジ）に近い。しかし、曲げる角度の変化にともなって関節の回転軸自体がわずかに動くのが特徴である。軸が動くのは、少し凹んだ形をしている脛骨の上面が、大腿骨の下端に沿って滑るように動くため。その形状から骨の構造による結合は弱く、それを補うために、数本の強固な靭帯によって関節がつなぎ止められている。

膝の伸展動作は、人体で最も筋力の強い関節動作のひとつである。歩く、立つといった日常動作から、走る、跳ぶなどのスポーツ動作にいたるまで、膝関節はあらゆる動きで体重を支える重要な役割を果たしている。

※膝が横に曲がる「内反・外反」の動きが起こるといわれることがある。これは、膝が内旋・外旋しながら屈曲した際に、仮想的に横に曲がったように見える現象であり、みずからの意志で膝を純粋に横に曲げることはできない

膝関節の屈曲・伸展

動き		
	屈曲	膝を曲げる
	伸展	膝を伸ばす

主働筋（貢献度ランキング）		
	屈曲	❶半膜様筋 ▶P.145　❺薄筋 ▶P.130 ❷半腱様筋 ▶P.146　❻縫工筋 ▶P.118 ❸大腿二頭筋 ▶P.148　❼膝窩筋 ▶P.150 ❹腓腹筋 ▶P.158
	伸展	❶中間広筋 ▶P.137　❸内側広筋 ▶P.138 ❷外側広筋 ▶P.140　❹大腿直筋 ▶P.142

日常生活動作		
	屈曲	歩行で太ももを前方に振り出した際、膝下が振られるのを止める。あらゆる膝を曲げる動き
	伸展	歩行時に膝を伸ばす。座位から立ち上がる。階段上り。あらゆる下肢動作

スポーツ動作		
	屈曲	ランニングやダッシュで太ももを前方に振り出した際、膝下が振られるのを止める。自転車のペダル漕ぎ（膝を曲げて後方へ漕ぐ局面）など。あらゆるスポーツの膝を曲げる動き
	伸展	ランニングやダッシュにおいて膝を伸ばす。膝を曲げて沈み込んだ体勢から跳び上がるジャンプ動作。蹴る動作など。あらゆるスポーツの膝を伸ばす動き

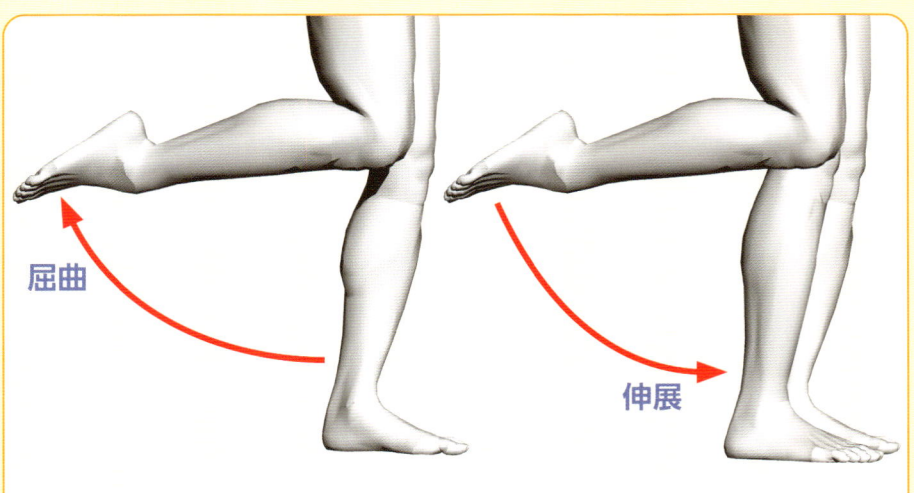

6章 膝関節の筋

屈曲

伸展

歩行やランニング、ダッシュにおいて太ももを前方に振り出した際、空中で膝下が前に振られるのを止めるときに膝関節屈曲の力が発揮される。

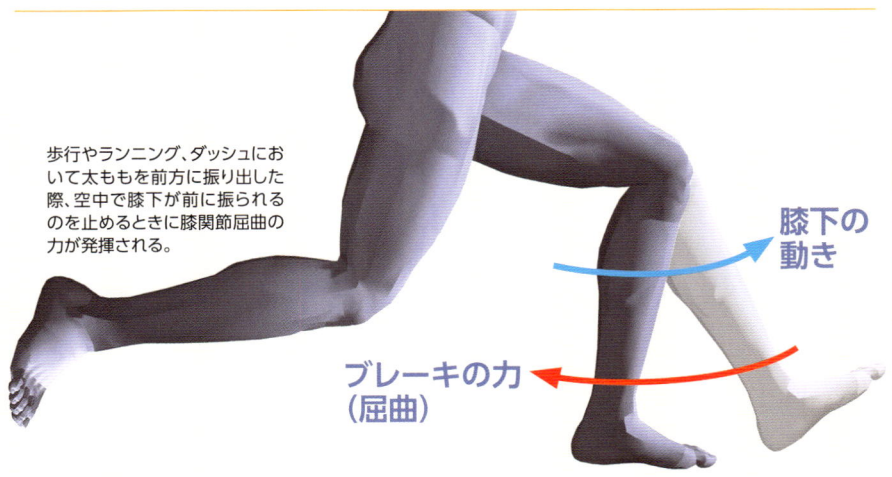

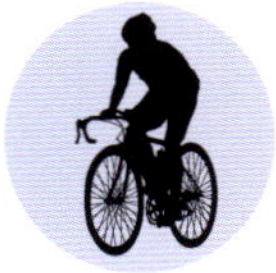

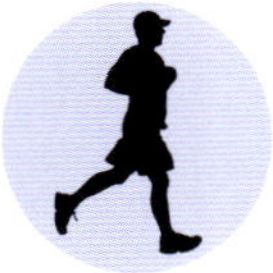

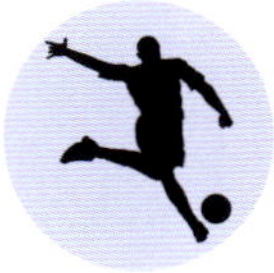

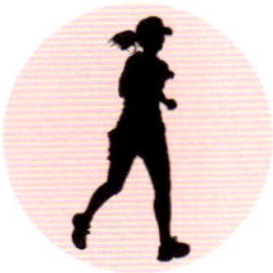

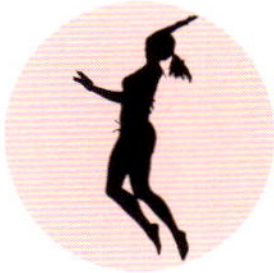

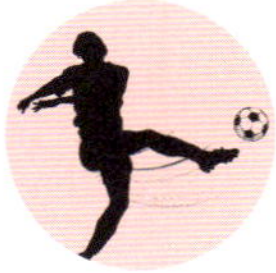

膝下の動き

ブレーキの力（屈曲）

屈曲
ランニングやダッシュで膝下の振りを止める

屈曲
サッカーでボールを蹴る直前に膝を曲げる

屈曲
自転車のペダル漕ぎ（膝を曲げて後方へ漕ぐ局面）

伸展
ランニングやダッシュで膝を伸ばす

伸展
沈み込んだ体勢から跳び上がるジャンプ動作

伸展
蹴る動作

膝関節を動かす筋一覧

膝関節の動きには、主に太もも前部の大腿四頭筋と、太もも裏のハムストリングが関与する。大腿骨から起始する単関節筋と、骨盤から起始する二関節筋がある。

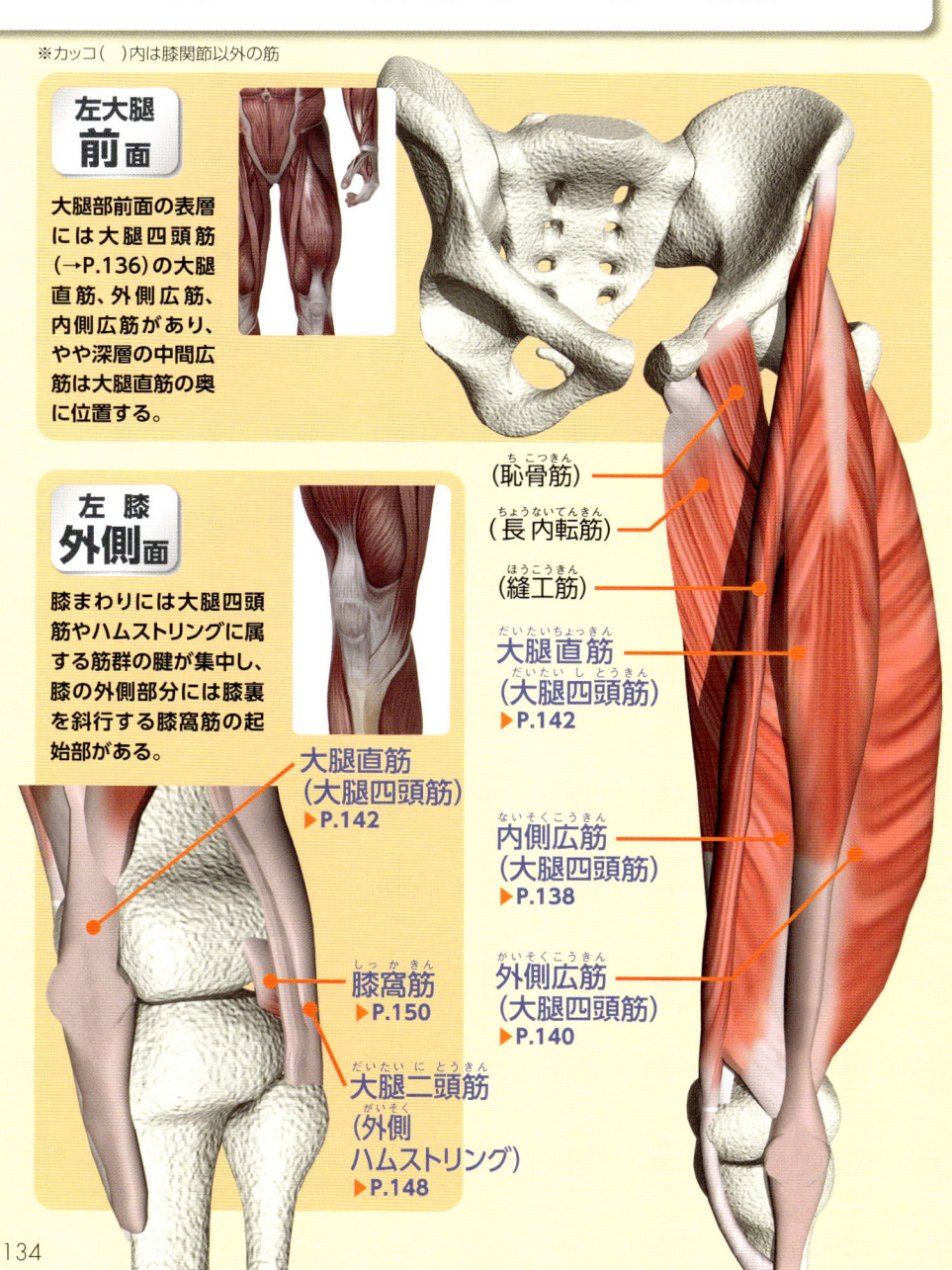

※カッコ（　）内は膝関節以外の筋

左大腿 前面

大腿部前面の表層には大腿四頭筋（→P.136）の大腿直筋、外側広筋、内側広筋があり、やや深層の中間広筋は大腿直筋の奥に位置する。

左膝 外側面

膝まわりには大腿四頭筋やハムストリングに属する筋群の腱が集中し、膝の外側部分には膝裏を斜行する膝窩筋の起始部がある。

- （恥骨筋）
- （長内転筋）
- （縫工筋）
- 大腿直筋（大腿四頭筋） ▶P.142
- 内側広筋（大腿四頭筋) ▶P.138
- 外側広筋（大腿四頭筋) ▶P.140
- 大腿直筋（大腿四頭筋) ▶P.142
- 膝窩筋 ▶P.150
- 大腿二頭筋（外側ハムストリング）▶P.148

6章 膝関節の筋

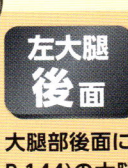

左大腿 後面

大腿部後面には、ハムストリング(→P.144)の大腿二頭筋、半腱様筋、半膜様筋があり、半膜様筋は細長い半腱様筋の奥で重なるように走行している。また、大腿二頭筋の短頭は、長頭の奥で大腿骨に付着している。

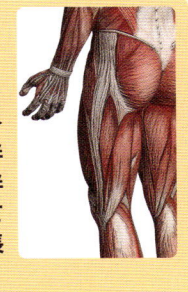

- 大腿二頭筋(長頭)(外側ハムストリング) ▶P.148
- 大腿二頭筋(短頭)(外側ハムストリング) ▶P.148
- 半腱様筋(内側ハムストリング) ▶P.146
- 半膜様筋(内側ハムストリング) ▶P.145

左大腿 後側面

- 半腱様筋(ハムストリング) ▶P.146
- 外側広筋(大腿四頭筋) ▶P.140
- 大腿二頭筋(長頭)(ハムストリング) ▶P.148

大腿部の後面を側方から見ると、ハムストリングの外側に外側広筋が位置している。

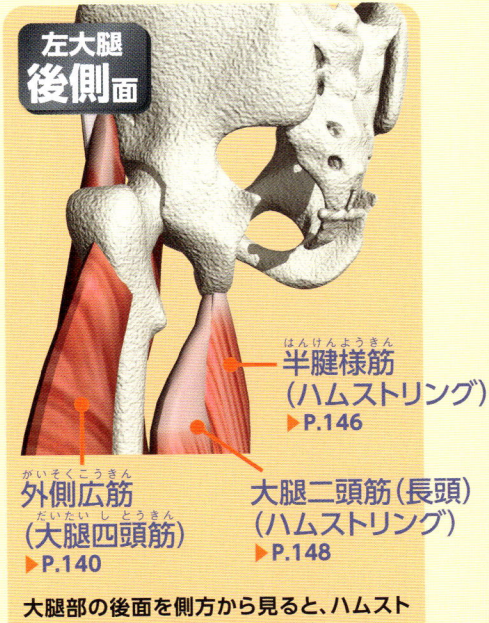

膝関節を動かす筋 筋体積 TOP 5

膝関節伸展の単関節筋である広筋群は、ひとつの筋群として人体で最大の体積をもつ。広筋群と5位の大腿直筋の複合筋が太ももを形成する大腿四頭筋である。太もも裏のハムストリングは外側より内側のほうが大きい。

順位	筋名	体積(ml)
1位	広筋群	中間広筋 606 / 内側広筋 555 / 外側広筋 514 / 計1675
2位	内側ハムストリング	半膜様筋 347 / 半腱様筋 212 / 計559
3位	腓腹筋	322
4位	外側ハムストリング	大腿二頭筋(長頭) 217 / 大腿二頭筋(短頭) 100 / 計317
5位	大腿直筋	238

※膝関節の動き別の「主働筋」はP.132を参照

複合筋 quadriceps femoris muscle（クアドリセプス・フェモリス・マッスル）

大腿四頭筋
中間広筋・内側広筋・外側広筋・大腿直筋

"太もも"を形成する4つの筋

大腿四頭筋とは、膝関節の伸展作用をもつ中間広筋、内側広筋、外側広筋、大腿直筋の総称。大腿直筋のみ股関節と膝関節をまたぐ二関節筋であり、脚を前に振る働き（股関節屈曲）も併せもっている。大腿直筋を除く、3つの広筋は単関節筋であり、広筋群ともよばれる。

中間広筋や外側広筋など、大きい筋が集まっているため、複合筋（ひとまとまりの筋群）としては、人体で最大の体積をもつ（筋単体としては大殿筋が最大）。

膝を伸ばす力によって上体を持ち上げる立ち上がり動作や歩行動作、ランニング、跳躍など、日常生活からスポーツまで、あらゆる動きで使われる重要な筋群である。

「太もも」のシルエットを形成する筋群である大腿四頭筋は、大腿骨にそって、中央に大腿直筋、外側面に外側広筋、内側面に内側広筋が走行する。中間広筋は大腿直筋の深層に位置する。

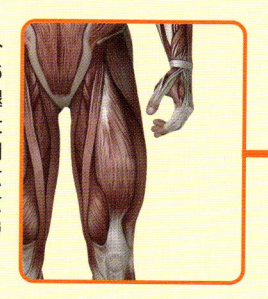

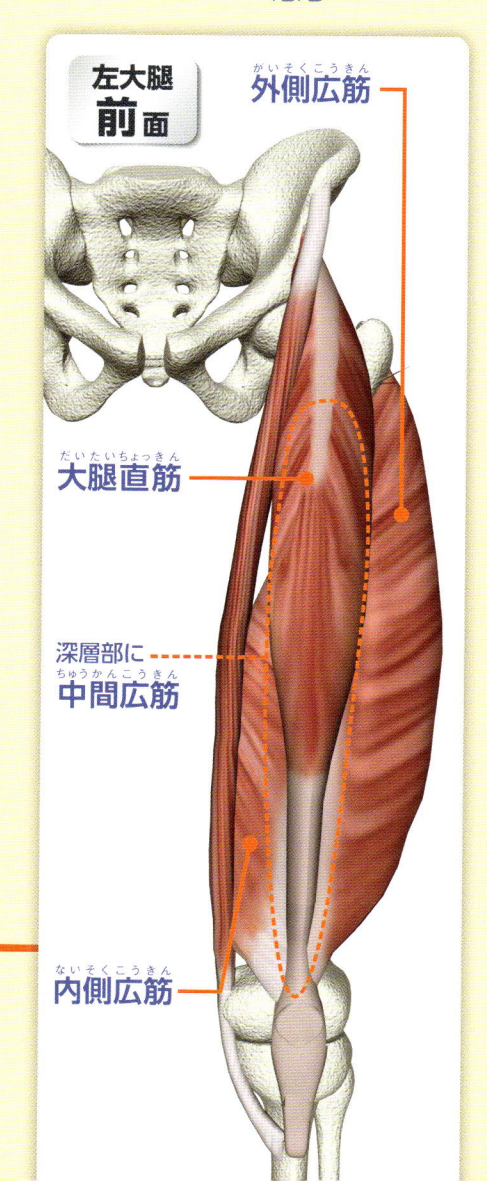

左大腿 前面
- 外側広筋
- 大腿直筋
- 深層部に 中間広筋
- 内側広筋

vastus intermedius muscle（ヴァスタス・インターミディアス・マッスル） 大腿前面やや深層

中間広筋

大腿四頭筋①

太もも前部の深層にある強力な筋。膝を伸ばす動き（膝関節伸展）に働く広筋群のひとつ。太ももの前面から起始し、膝蓋骨（膝の皿）を介して膝蓋腱（膝蓋靭帯）につながり、脛骨に停止する。

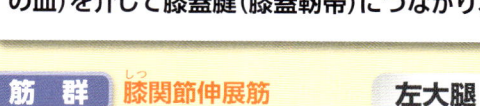

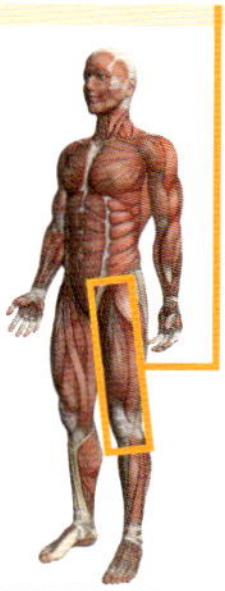

第6章 膝関節の筋

| 筋群 | 膝関節伸展筋 |
| 支配神経 | 大腿神経（L2〜L4） |

主な働き
膝関節の伸展 → 伸展

左大腿 前側面

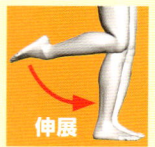

筋DATA（参考値）

筋体積	606㎤
PCSA	81.9㎠
筋線維長	7.4cm
速筋：遅筋(%)	50.0：50.0

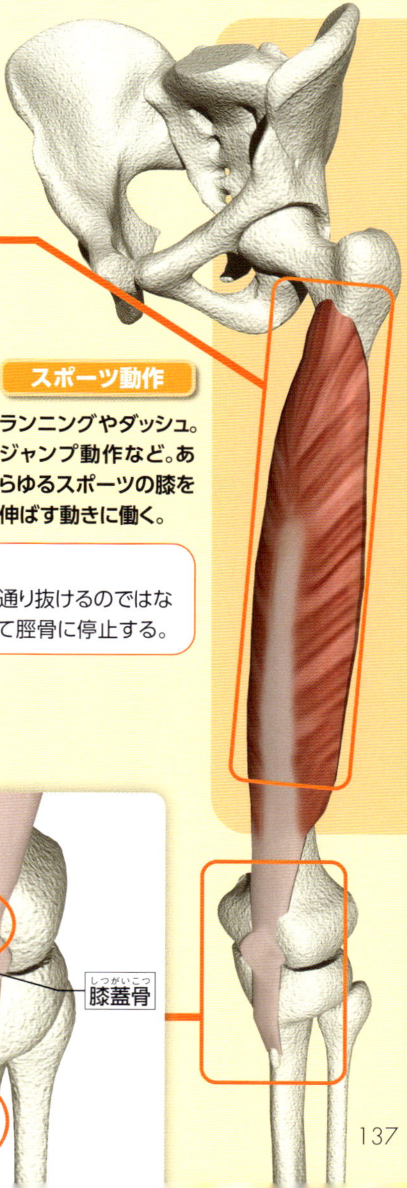

起始
大腿骨の前面および外側面

日常生活動作
立ち上がる動作、歩行動作など、膝を伸ばす力が必要な動きで使われる。

スポーツ動作
ランニングやダッシュ。ジャンプ動作など。あらゆるスポーツの膝を伸ばす動きに働く。

左大腿 前面

MEMO
膝蓋腱は、膝蓋骨の裏を通り抜けるのではなく、膝蓋骨を直列に介して脛骨に停止する。

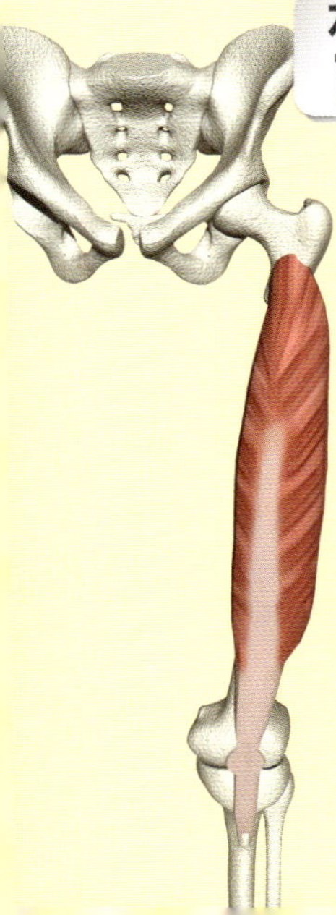

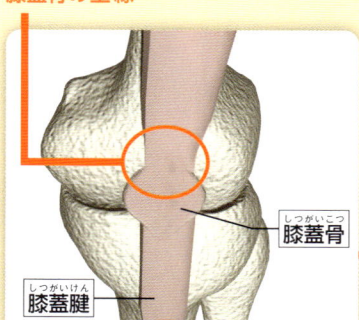

停止❶
膝蓋骨の上縁

停止❷
膝蓋腱を介して脛骨粗面に付着

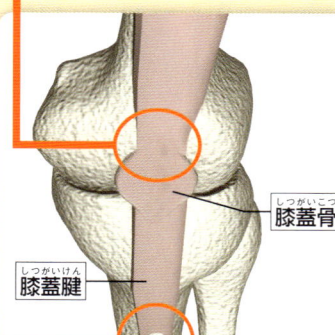

膝蓋骨
膝蓋腱

vastus medialis muscle (ヴァスタス・ミディアリス・マッスル)

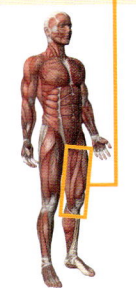

大腿内側

内側広筋
大腿四頭筋②

太もも前部の内側にある筋。同じ広筋群の外側広筋や中間広筋と同様に、膝を伸ばす働き(膝関節伸展)があり、特に膝下やつま先を外側に捻った状態(膝関節外旋位)では貢献度が高くなる。

筋群	膝関節伸展筋
支配神経	大腿神経(L2〜L4)
主な働き	膝関節の伸展(特に外旋位)

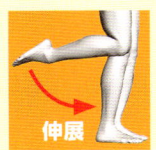

伸展

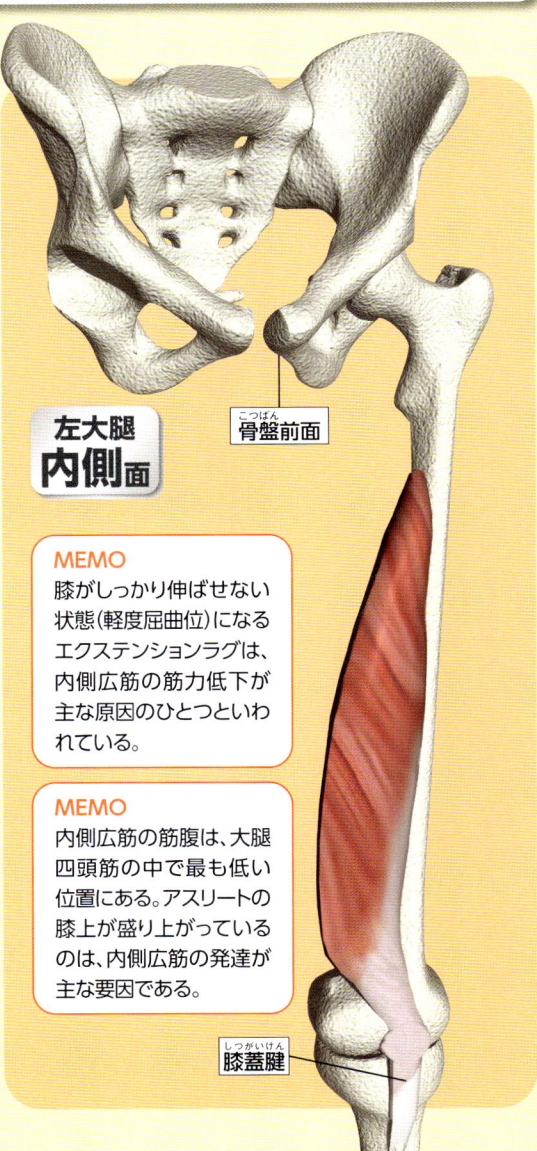

骨盤前面

左大腿 内側面

日常生活動作
ほかの広筋群と同様に、立ち上がる動作、歩行動作など、膝を伸ばす動きにおいて働く。

スポーツ動作
ランニングやダッシュ、ジャンプ動作など。あらゆるスポーツの膝を伸ばす動きに働く。スキーの回転競技などにように、膝を内側に向けた状態(結果的に膝関節は外旋位になる)で伸展を行う競技では、より重要な役割を果たす。

MEMO
膝がしっかり伸ばせない状態(軽度屈曲位)になるエクステンションラグは、内側広筋の筋力低下が主な原因のひとつといわれている。

MEMO
内側広筋の筋腹は、大腿四頭筋の中で最も低い位置にある。アスリートの膝上が盛り上がっているのは、内側広筋の発達が主な要因である。

膝蓋腱

筋DATA (参考値)
筋体積	555㎤
PCSA	72.1㎠
筋線維長	7.7cm
速筋:遅筋(%)	47.4:52.6

左大腿 後面

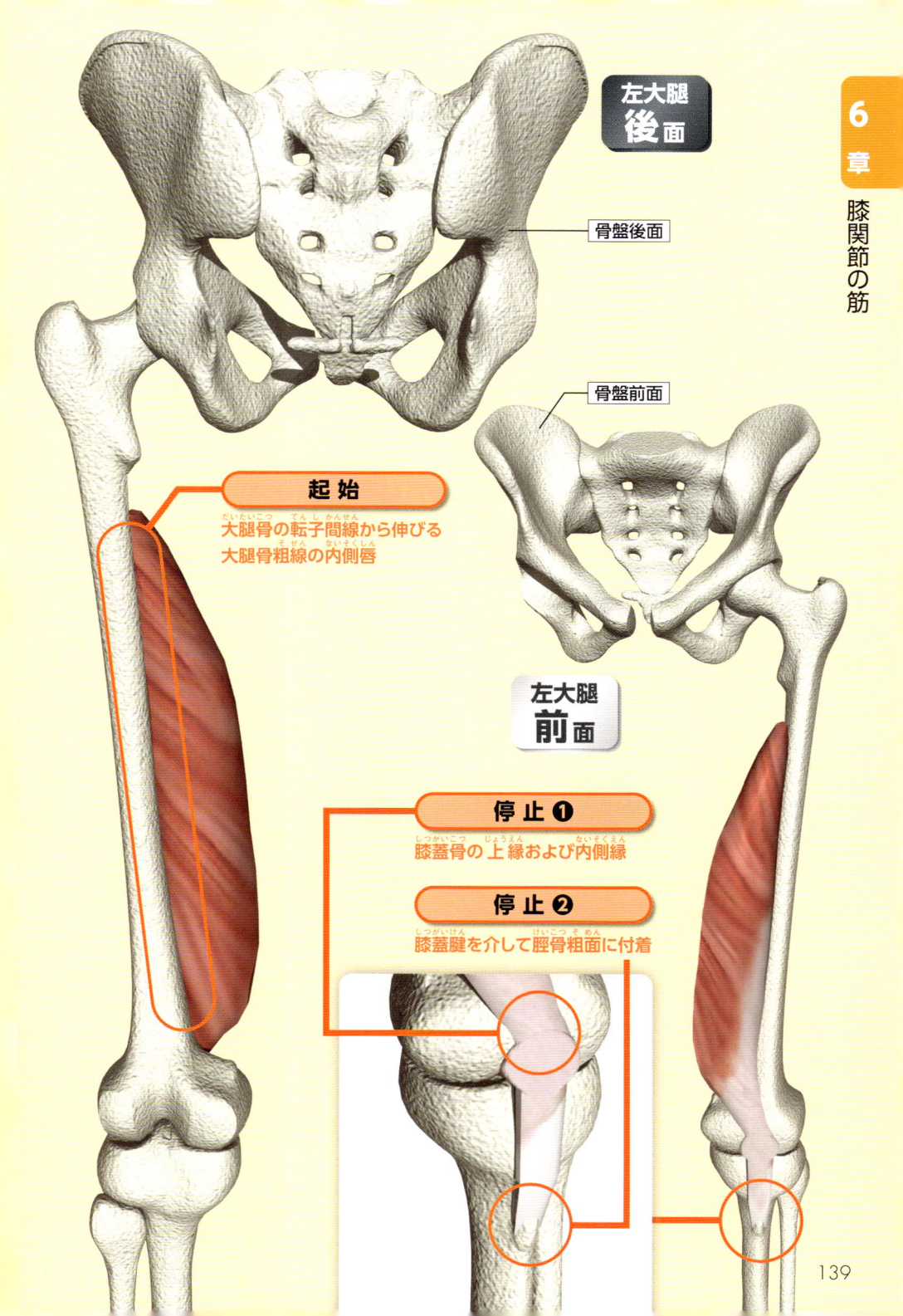

骨盤後面

骨盤前面

6章 膝関節の筋

起始
大腿骨の転子間線から伸びる大腿骨粗線の内側唇

左大腿 前面

停止❶
膝蓋骨の上縁および内側縁

停止❷
膝蓋腱を介して脛骨粗面に付着

vastus lateralis muscle (ヴァスタス・ラテラリス・マッスル)

大腿前面外側

外側広筋 （がいそくこうきん）

大腿四頭筋③

太もも前部の外側にある大腿四頭筋最大の筋。ほかの広筋群と同様に、膝を伸ばす働き（膝関節伸展）があり、特に膝下やつま先を内側に捻った状態（膝関節内旋位）では貢献度が高くなる。

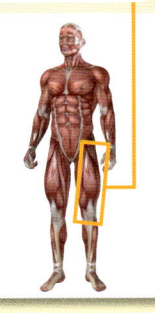

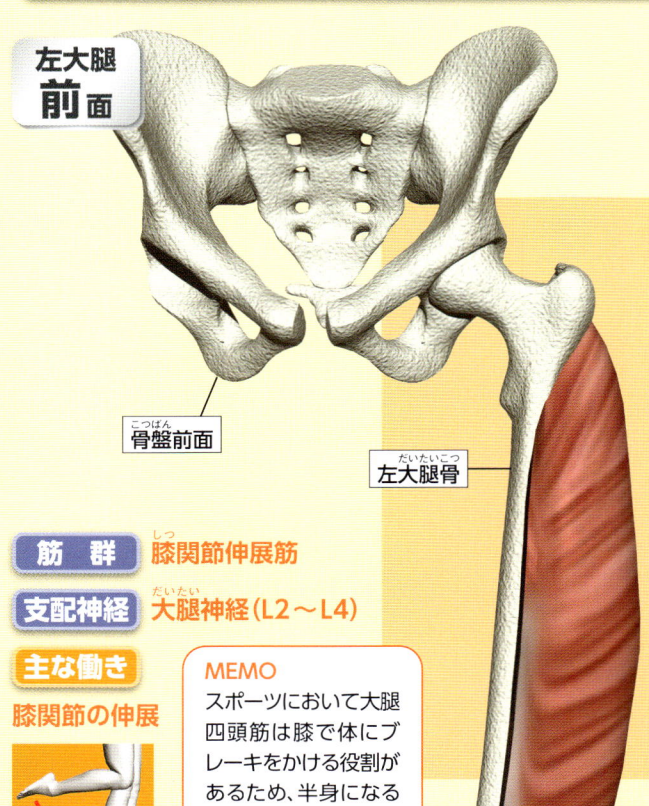

左大腿 前面

- 骨盤前面
- 左大腿骨
- 膝蓋腱

日常生活動作
ほかの広筋群と同様に、立ち上がる動作、歩行動作など、膝を伸ばす動きにおいて働く。

MEMO
外側広筋をはじめとする大腿四頭筋は、膝でブレーキをかける働きにも使われる。ジャンプの着地や走行のストップ、坂道を下るといった局面において、膝を強く伸ばしてブレーキをかけることにより、体全体の勢いを止める役割がある。

筋群	膝関節伸展筋
支配神経	大腿神経（L2〜L4）

主な働き
膝関節の伸展
伸展

MEMO
スポーツにおいて大腿四頭筋は膝で体にブレーキをかける役割があるため、半身になる種目の選手は前脚側の大腿四頭筋が発達しやすい。

スポーツ動作
ランニングやダッシュ。ジャンプ動作など。あらゆるスポーツの膝を伸ばす動きに働く。ラグビーのスクラムなどのように、膝を外側に向けた状態（結果的に膝関節は内旋位になる）で伸展を行う競技では、より重要な役割を果たす。

筋DATA（参考値）

筋体積	514㎤
PCSA	64.3㎠
筋線維長	8.0cm
速筋：遅筋(%)	58.5：41.5

6章 膝関節の筋

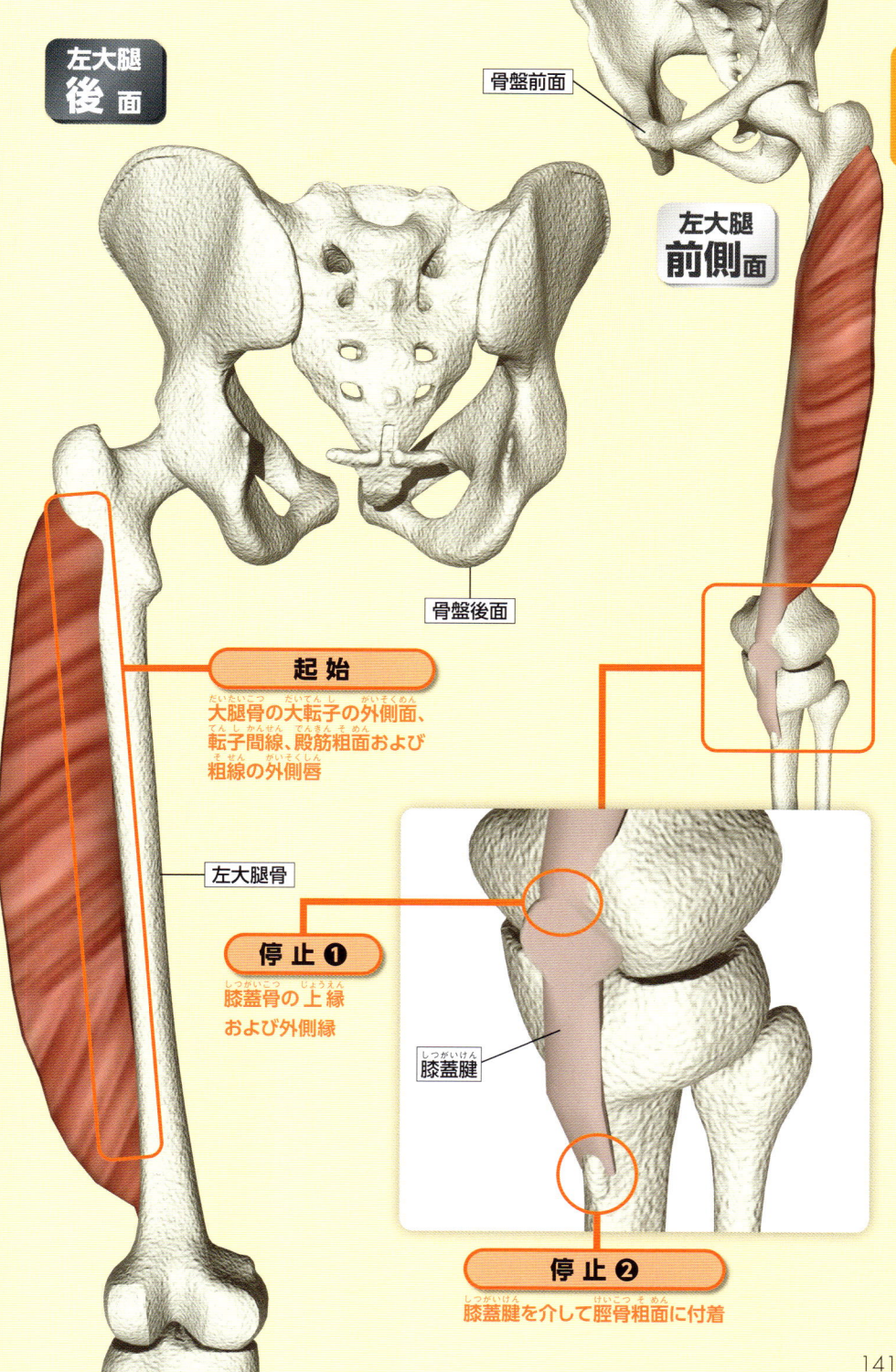

左大腿 後面

左大腿 前側面

骨盤前面

骨盤後面

左大腿骨

起始
大腿骨の大転子の外側面、転子間線、殿筋粗面および粗線の外側唇

停止❶
膝蓋骨の上縁および外側縁

膝蓋腱

停止❷
膝蓋腱を介して脛骨粗面に付着

rectus femoris muscle (レクタス・フェモリス・マッスル)

大腿直筋

大腿四頭筋④

大腿前面浅層

大腿四頭筋の中心にある筋で、唯一の二関節筋。起始部が大腿骨ではなく、骨盤にあるため、膝関節伸展とともに股関節屈曲の動きにも働く。広筋群よりも瞬発的な動きへの貢献度が高い。

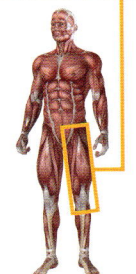

筋群	膝関節伸展筋
支配神経	大腿神経（L2〜L4）

主な働き
1. 膝関節の伸展
2. 股関節の屈曲

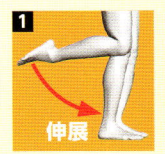

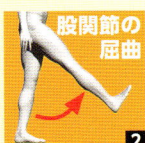

日常生活動作

広筋群と同様に、立ち上がる動作、歩行動作などに働く。二関節筋として股関節屈曲の作用もあるため、歩行時に太ももを前方に振る動きなどにも使われる。

スポーツ動作

ランニングやダッシュ。ジャンプ動作など。あらゆるスポーツの膝を伸ばす動きに働く。

筋DATA（参考値）

筋体積	238㎤
PCSA	43.3㎠
筋線維長	5.5cm
速筋：遅筋(%)	61.9：38.1

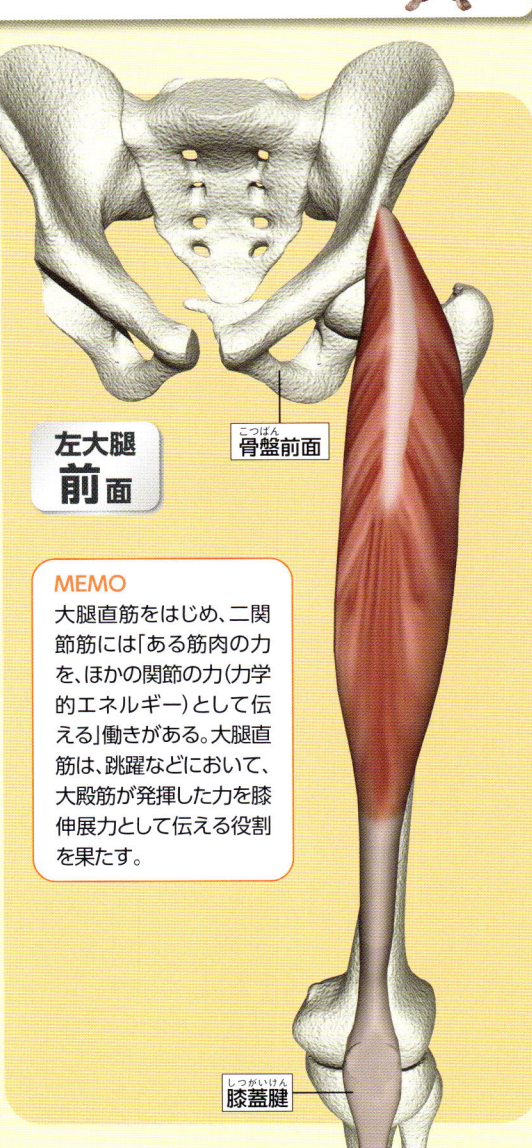

左大腿前面

骨盤前面

膝蓋腱

MEMO

大腿直筋をはじめ、二関節筋には「ある筋肉の力を、ほかの関節の力（力学的エネルギー）として伝える」働きがある。大腿直筋は、跳躍などにおいて、大殿筋が発揮した力を膝伸展力として伝える役割を果たす。

左大腿前側面

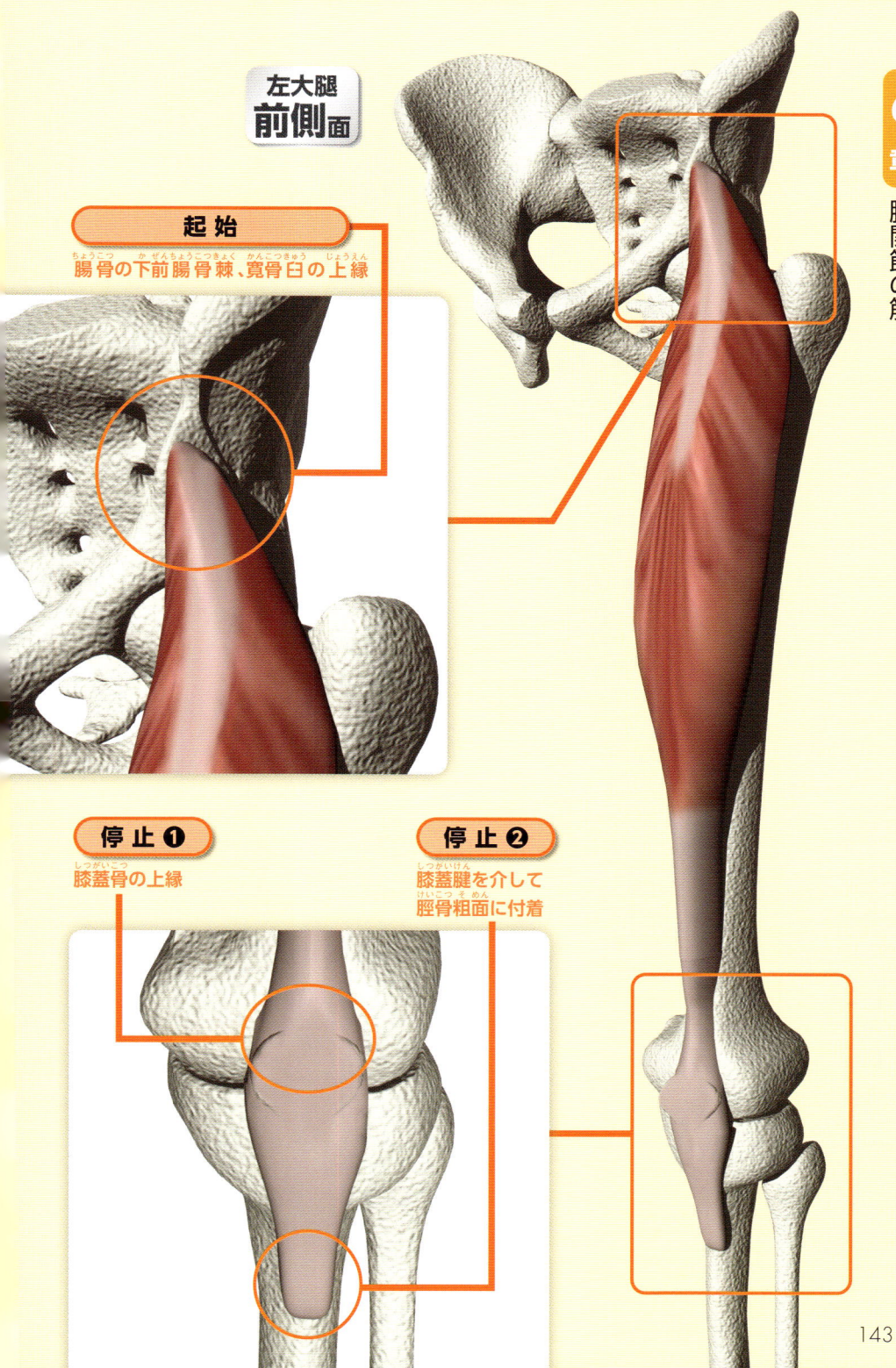

6章 膝関節の筋

起始
腸骨の下前腸骨棘、寛骨臼の上縁

停止❶
膝蓋骨の上縁

停止❷
膝蓋腱を介して脛骨粗面に付着

複合筋 hamstring muscles（ハムストリング・マッスルズ）

ハムストリング

半膜様筋・半腱様筋・大腿二頭筋
はんまくようきん・はんけんようきん・だいたいにとうきん

走りに不可欠な太もも裏の筋群

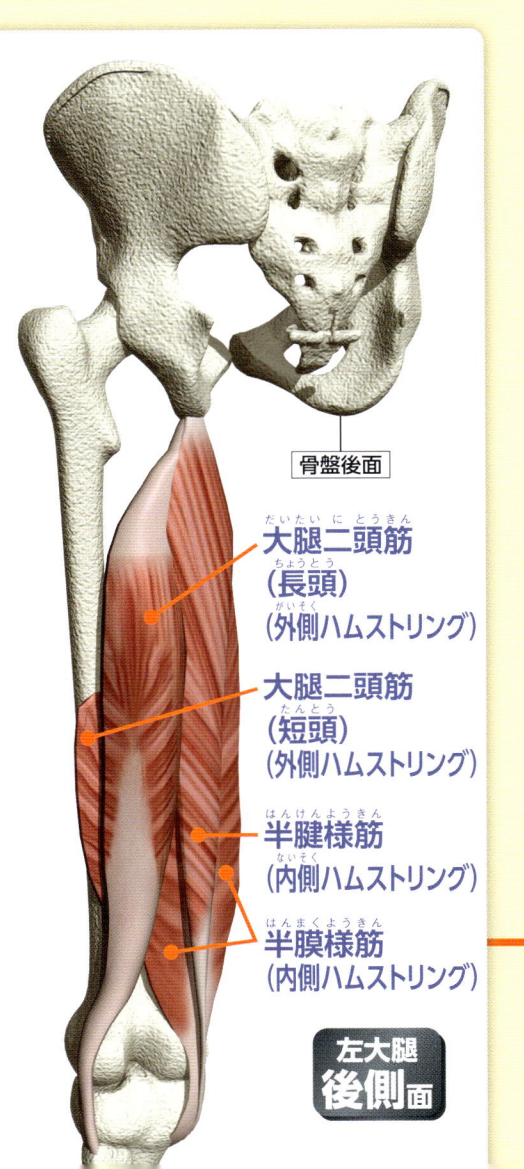

ハムストリングとは、太ももの裏側にある半膜様筋、半腱様筋、大腿二頭筋の総称。太もも（ハム）の裏側にある膝近くの腱（ヒモ＝ストリング）を形成していることが筋名の由来となっている。

膝を曲げる働き（膝関節屈曲）に加え、脚を後方に振る働き（股関節伸展）もある二関節筋。むしろ膝より股関節に強く作用する。

日常生活では、上体を前傾した状態から起き上がる動作などで使われる。歩行や走行において、前方に脚を振り出す際の膝下にブレーキをかける重要な働きもある。これは高速で走るスプリント走において、特に強く使われる働きとなる。

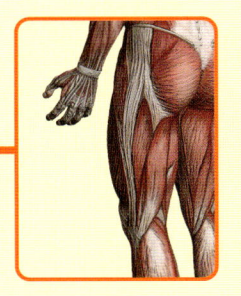

骨盤後面

大腿二頭筋（長頭）（外側ハムストリング）
大腿二頭筋（短頭）（外側ハムストリング）
半腱様筋（内側ハムストリング）
半膜様筋（内側ハムストリング）

左大腿後側面

大腿二頭筋の短頭を除いた残りすべての筋が二関節筋であり、骨盤下部から起始し、股関節と膝関節をまたいで脛骨および腓骨に停止する。外側に大腿二頭筋が、内側に半腱様筋とそのやや深層に半膜様筋が位置する。

semimembranosus muscle (セミメンブラノゥサス・マッスル)

半膜様筋 ハムストリング①

大腿裏側

第6章 膝関節の筋

ハムストリングのひとつで、膝関節屈曲と股関節伸展に働く二関節筋。筋腹が膝寄りにあり、筋線維が短い。ハムストリングの中では、股関節伸展に比べて膝関節屈曲への貢献度が比較的高い。

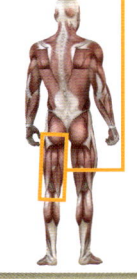

筋群
膝関節屈曲筋

支配神経
脛骨神経(L5〜S2)

主な働き
1. 膝関節の屈曲(膝屈曲時に下腿を内旋)、2. 股関節の伸展

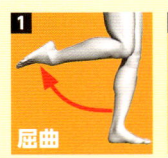

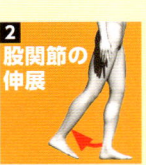

日常生活動作
歩行や、前傾した体勢から上体を起こす動作などで使われる。

スポーツ動作
ランニングやダッシュなど。走行時に脚を前方に振り出す際、膝下にブレーキをかける重要な役割を果たす。

筋DATA(参考値)

筋体積	347㎤
PCSA	46.3㎠
筋線維長	7.5cm
速筋:遅筋(%)	50.0:50.0

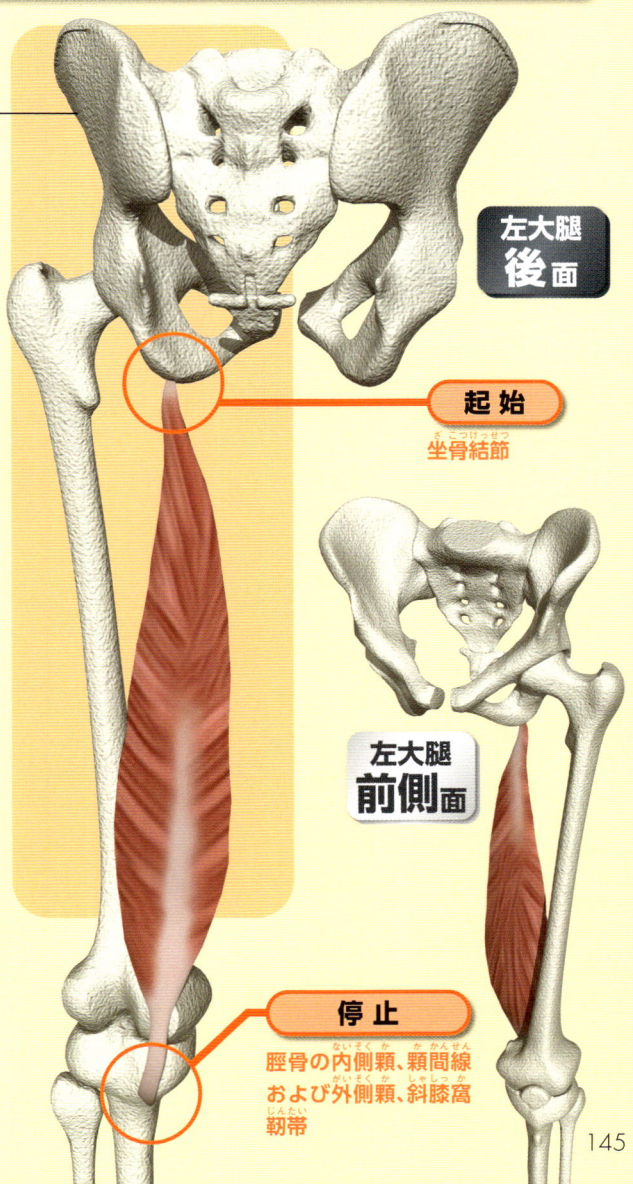

骨盤後面

左大腿 後面

起始
坐骨結節

左大腿 前側面

停止
脛骨の内側顆、顆間線および外側顆、斜膝窩靭帯

145

semitendinosus muscle (セミテンディノゥサス・マッスル)

半腱様筋
はんけんようきん

ハムストリング②

大腿裏面

半膜様筋と同じように、膝関節屈曲と股関節伸展の働きをもつ二関節筋。半膜様筋を覆うように走行し、筋腹が上寄りにある。腱および筋線維が長く、短距離走の選手に発達が見られる筋。

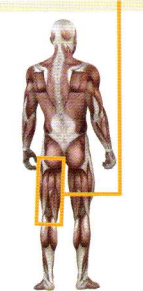

筋群
膝関節屈曲筋

支配神経
脛骨神経（L5～S2）

主な働き
1. 膝関節の屈曲（膝屈曲時に下腿を内旋）、2. 股関節の伸展

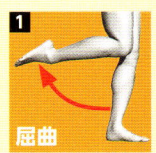

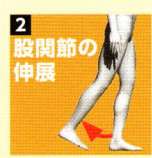

1 屈曲
2 股関節の伸展

日常生活動作
歩行や、前傾した体勢から上体を起こす動作などで使われる。

スポーツ動作
ランニングやダッシュなど。走行時に脚を前方へ振り出す際、膝下にブレーキをかける重要な役割を果たす。

MEMO
半腱様筋は筋腹が腱画とよばれる線によって、途中から上下に分かれている。骨盤側は紡錘状筋に、膝側は羽状筋に近い構造となっており、それぞれ機能も異なる。

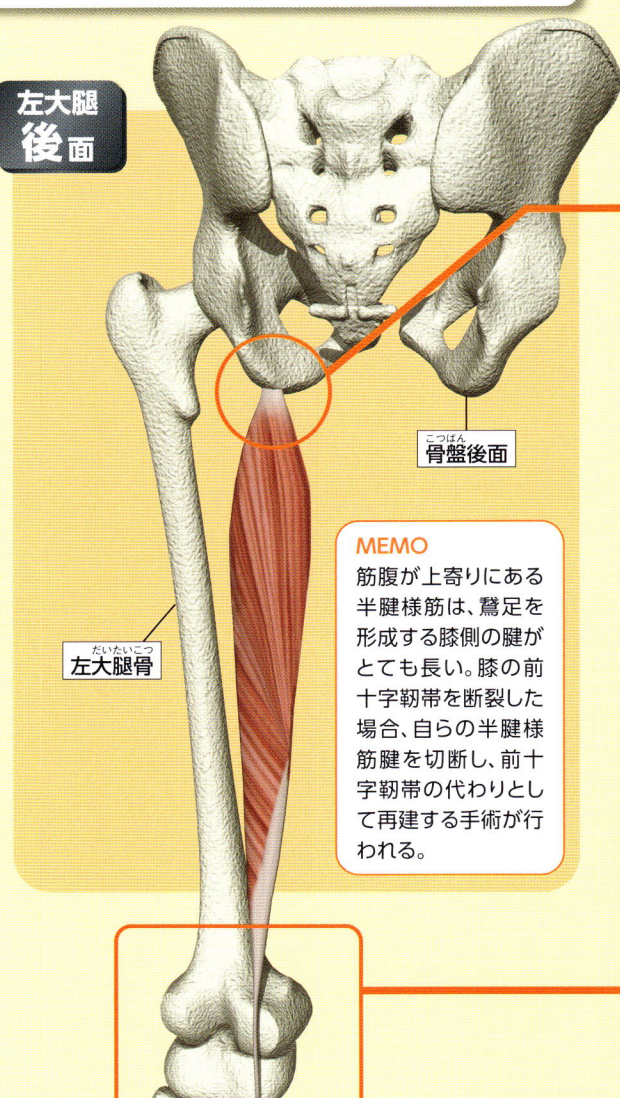

左大腿 後面

骨盤後面

左大腿骨

MEMO
筋腹が上寄りにある半腱様筋は、鵞足を形成する膝側の腱がとても長い。膝の前十字靭帯を断裂した場合、自らの半腱様筋腱を切断し、前十字靭帯の代わりとして再建する手術が行われる。

左大腿 前側面

骨盤前面

筋DATA (参考値)	
筋体積	212cm³
PCSA	23.3cm²
筋線維長	9.1cm
速筋：遅筋(%)	50.0：50.0

起始
坐骨結節の内側面

停止
脛骨粗面の内側（鵞足を形成）

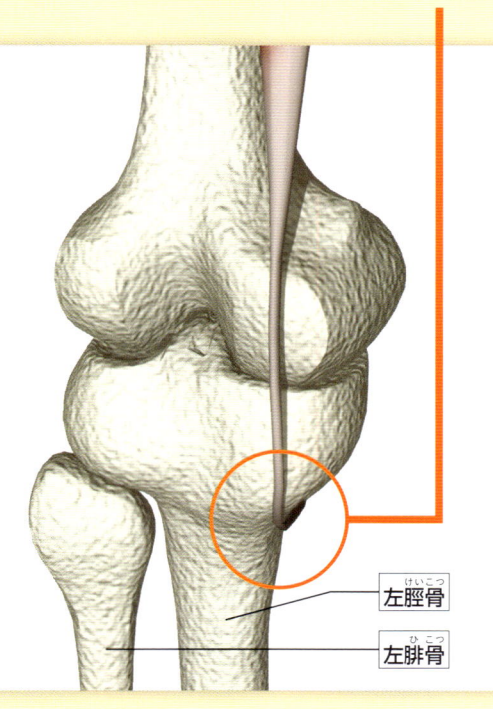

左脛骨
左腓骨

6章 膝関節の筋

biceps femoris muscle（バイセプス・フェモリス・マッスル）

大腿二頭筋

ハムストリング③

大腿裏側

ハムストリングで最も外側にある筋。起始部が2頭に分かれ、短頭は大腿骨から、長頭は坐骨結節から起始する。ハムストリングの中でも長頭は膝関節屈曲に比べ、股関節伸展への貢献度が高い。

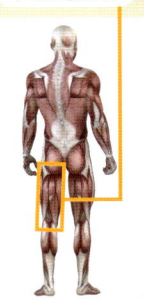

筋群
膝関節屈曲筋

支配神経
長頭：脛骨神経（L5〜S1）
短頭：総腓骨神経（L5〜S1）

主な働き
❶股関節の伸展、❷膝関節の屈曲（膝屈曲時に下腿を外旋）

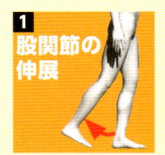

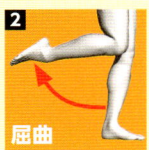

❶股関節の伸展
❷屈曲

日常生活動作
歩行や前傾した体勢から上体を起こす動作などで使われる。

スポーツ動作
ランニングやダッシュなど。走行時に脚を前方に振り出す際、膝下にブレーキをかける重要な役割を果たす。

筋DATA（参考値）

筋体積	317㎤
PCSA	35.6㎠
筋線維長	8.9cm
速筋：遅筋(%)	33.1：66.9

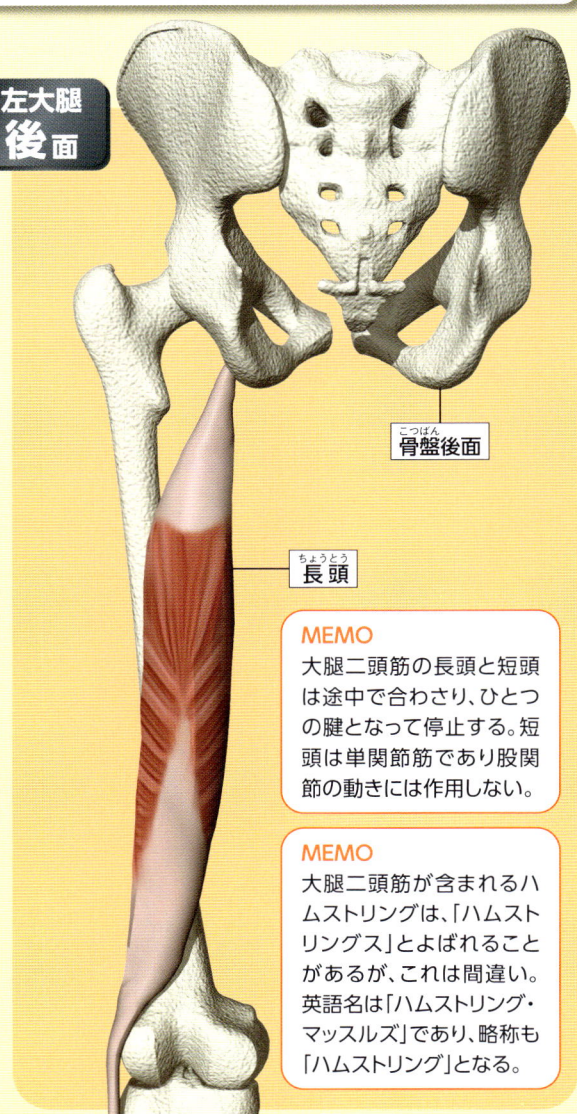

左大腿 後面

骨盤後面

長頭

MEMO
大腿二頭筋の長頭と短頭は途中で合わさり、ひとつの腱となって停止する。短頭は単関節筋であり股関節の動きには作用しない。

MEMO
大腿二頭筋が含まれるハムストリングは、「ハムストリングス」とよばれることがあるが、これは間違い。英語名は「ハムストリング・マッスルズ」であり、略称も「ハムストリング」となる。

左大腿 後側面

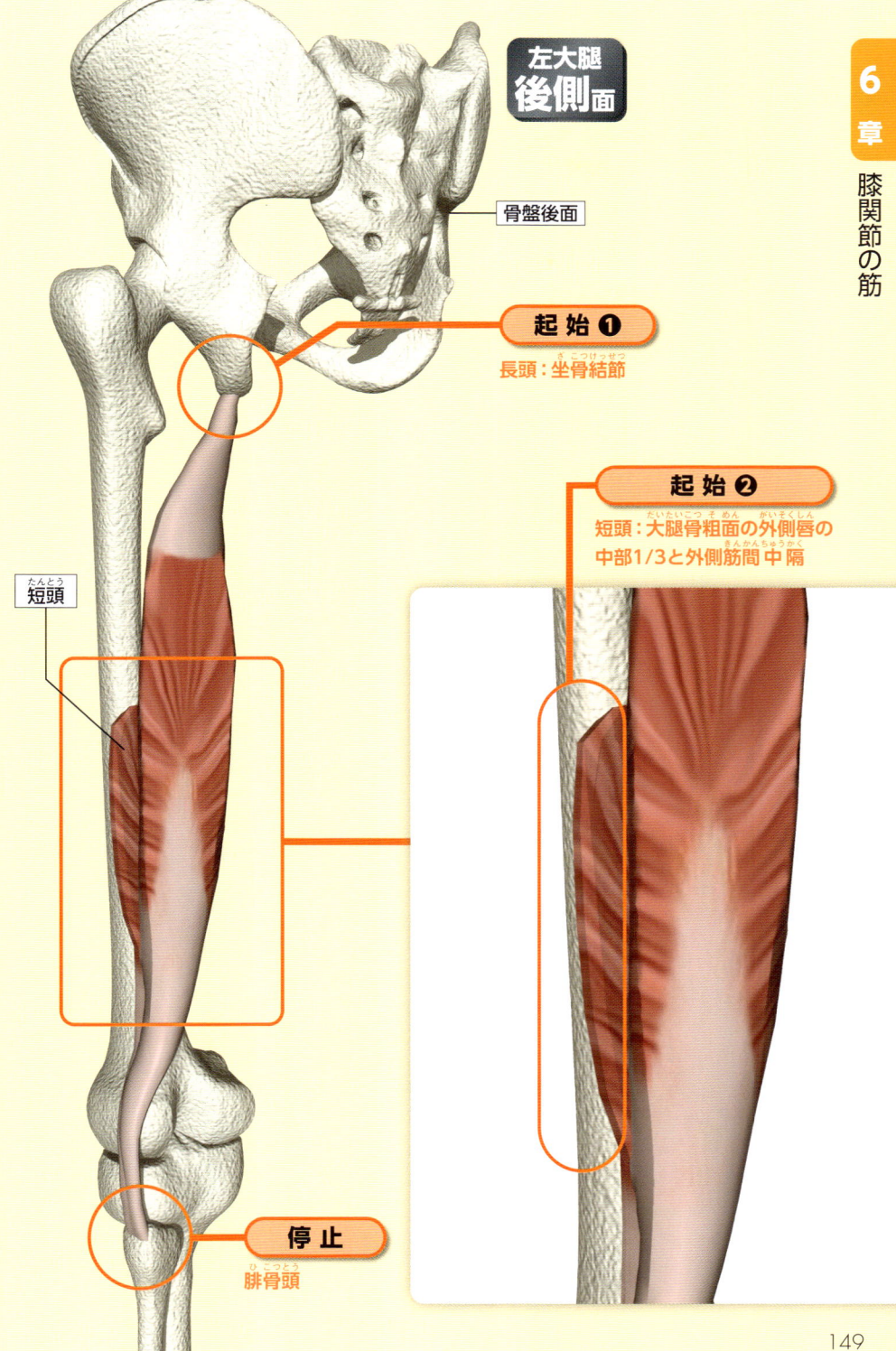

6章 膝関節の筋

骨盤後面

起始❶
長頭：坐骨結節

起始❷
短頭：大腿骨粗面の外側唇の中部1/3と外側筋間中隔

短頭

停止
腓骨頭

popliteus muscle (ポプリティアス・マッスル)

膝窩筋
しっかきん

大腿後面

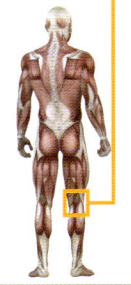

腓腹筋に覆われている小さな筋。膝の外側で大腿骨の先端から起始し、膝裏を斜行して脛骨に停止する。主に膝を曲げる動き（膝関節屈曲）に作用するが、わずかに膝関節内旋の作用もある。

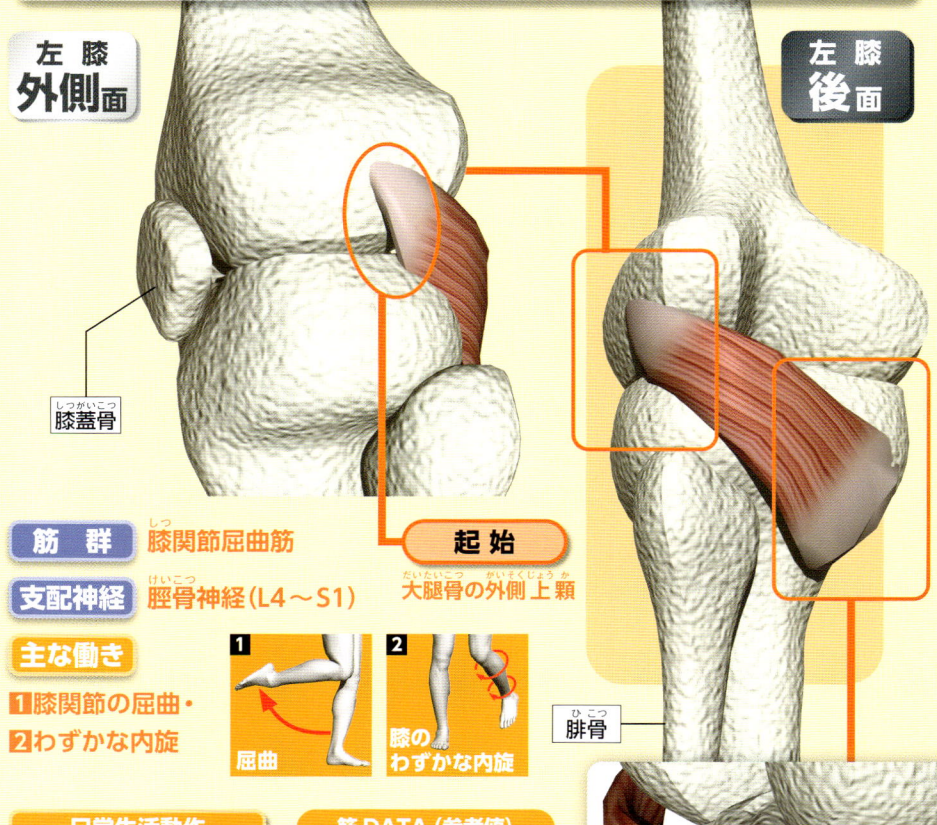

左膝 外側面

膝蓋骨

左膝 後面

起始 大腿骨の外側上顆

腓骨

停止 脛骨の上部後面

筋群	膝関節屈曲筋
支配神経	脛骨神経（L4〜S1）

主な働き
1. 膝関節の屈曲
2. わずかな内旋

1 屈曲
2 膝のわずかな内旋

日常生活動作

ハムストリングの膝を曲げる働きを助ける。膝を曲げてかがむとき、後十字靭帯を補助してわずかに下腿を内旋。

スポーツ動作

ランニングやダッシュにおいてハムストリングを補助。

筋DATA（参考値）

筋体積	22㎤
PCSA	6.1㎠
筋線維長	3.6cm
速筋：遅筋(%)	50.0：50.0

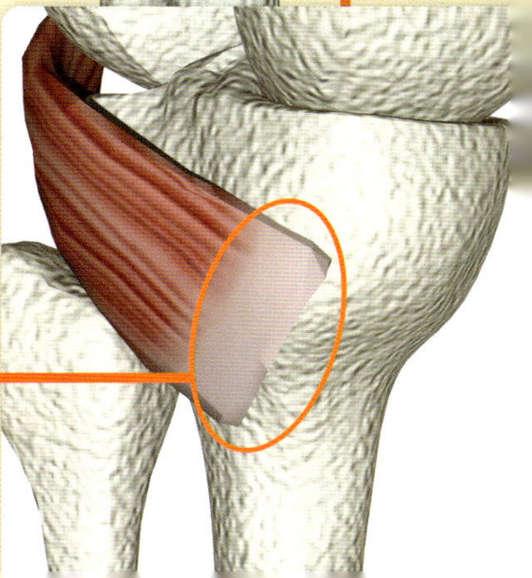

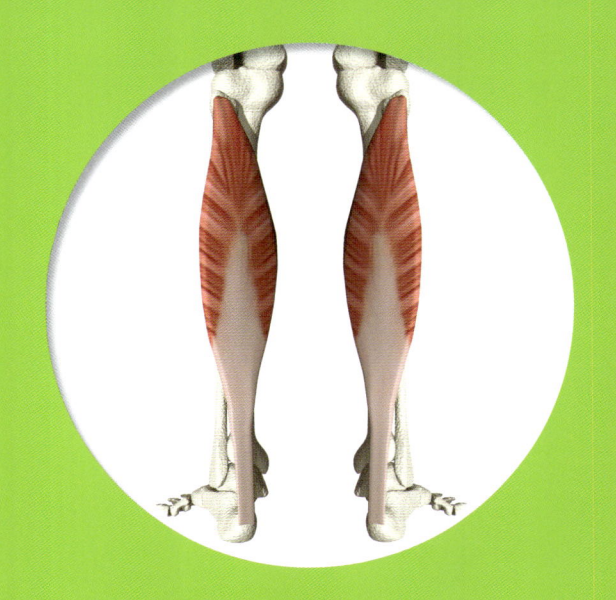

第7章

足関節・足趾の筋

足関節とは足首のこと。足趾(足指)には、指先に近いほうからDIP(第一)関節、PIP(第二)関節、MP(付け根)関節など、複数の関節が存在しており、ふくらはぎから足にかけては、足関節および足趾を動かす筋が密集している。

● 「筋体積」「PCSA」「筋線維長」のデータの出典
・P.157・159・160・161・162・163・164・166・167・168・169…Friederich JA and Brand RA, Muscle fiber architecture in the human lower limb. J Biomech,(1990), 23(1), 91-5.(死体解剖=男性37歳・183cm・91kg)
・P.165…Wickiewicz TL et al., Muscle architecture of the human lower limb. Clin Orthop Relat Res,(1983), 179, 275-83.
(死体解剖=被験者番号Iの死体解剖データ:性別・身長・体重不明 ※筋体積は筋重量を密度(1.056)で除して算出 ※PCSAは羽状角を無視して算出)
※P.155の「筋体積TOP5」は各筋の筋体積データをもとに算出

● 「速筋:遅筋(%)」のデータの出典
・P.157・159・160・162・170…Johnson MA, Polgar J, Weightman D and Appleton D,(1973)
・P.161・163・166・167・168・169…White SC, Yack HJ and Winter DA,(1989). A three-dimensional musculoskeletal model for gait analysis. Anatomical variability estimates. J.Biomech.22:885-893
・P.164・165…Pierrynowski MR and Morrison JB,(1985). A physiological model for the evaluation of muscular forces in human locomotion: Theoretical aspects.Math.Biosci.75:69-101

足関節・足趾の動きと役割

足関節（足首）は、前後の動きである底屈・背屈と、左右の動きである内反・外反が可能である。足趾（足の指）も手指ほどではないが多方向の動きが可能である。

足関節の底屈（屈曲）・背屈（伸展）

動き		
	底屈	足首を伸ばしてつま先を下方に振る
	背屈	足首を曲げてつま先を上方に振る
主働筋（貢献度ランキング）	底屈	❶ヒラメ筋 ▶P.157 ❷腓腹筋 ▶P.158 ❸長腓骨筋 ▶P.162
	背屈	❶前脛骨筋 ▶P.160 ❷長趾伸筋 ▶P.169 ❸長母趾伸筋 ▶P.168
日常生活動作	底屈	立位を維持する。歩行において地面を蹴る。背伸びをする
	背屈	歩行において地面につまずかないようにつま先を上げる
スポーツ動作	底屈	ランニングやダッシュで地面を蹴る。バレエのつま先立ち。ジャンプの踏み切り
	背屈	サッカーのボールを蹴り上げる動作。走行時につま先を上げて踵から着地する

底屈：バレエのつま先立ち
背屈：走行時につま先を上げて踵から着地する動作

足関節の外反（回内）・内反（回外）

動き		
	外反	足裏を外側に向けるように足首を横に捻る
	内反	足裏を内側に向けるように足首を横に捻る
主働筋（貢献度ランキング）	外反	❶長腓骨筋 ▶P.162 ❷短腓骨筋 ▶P.163 ❸第三腓骨筋 ▶P.164
	内反	❶後脛骨筋 ▶P.161 ❷長母趾屈筋 ▶P.166 ❸長趾屈筋 ▶P.167 ❹前脛骨筋 ▶P.160
日常生活動作	外反	凹凸のある地面を歩く。砂浜を歩く
	内反	足裏を見る。凹凸のある地面を歩く。砂浜を歩く
スポーツ動作	外反	野球のピッチャーがマウンドを蹴る際の軸足。スピードスケートの蹴り足
	内反	バスケットボールなどのフィールド競技で方向転換をする際の踏ん張る軸足。柔道の小内刈り

外反：野球のピッチャーがマウンドを蹴る際の軸足
内反：バスケットボールで方向転換をする際の踏ん張る軸足

日常生活で多用する足関節の底屈動作

　足首を伸ばす底屈動作は、体重を支えるために日々使われる動きであり、かなり強い力を出せる。それに対し、背屈動作は筋力は弱いものの、歩行でつまずかないためにつま先を上げる動きなど、日常動作でも頻繁に使われる。

　また、足首は横方向（内反・外反）にも動かすことができる。特に内反の動きは、捻挫につながりやすいことでも知られる。内反しながら底屈することで靱帯を伸ばしてしまう捻挫を「内返し捻挫」という。

　足趾については、手指ほどではないが、多方向に動かすことができる。手指と同様に、複数の趾（指）をまとめて動かす筋と、1本の趾を単独で動かす筋がある。

7章　足関節・足趾の筋

足趾の屈曲・伸展

動き	屈曲	つま先を下方に曲げる
	伸展	つま先を上方に反らす

主働筋 （貢献度ランキング）	屈曲	❶長母趾屈筋 ▶P.166 ❷長趾屈筋 ▶P.167 ❸短母趾屈筋 ▶P.171 ❹短趾屈筋 ▶P.170 ❺足底方形筋 ▶P.174
	伸展	❶長母趾伸筋 ▶P.168 ❷長趾伸筋 ▶P.169 ❸短趾伸筋 ▶P.175 ❹短母趾伸筋 ▶P.175

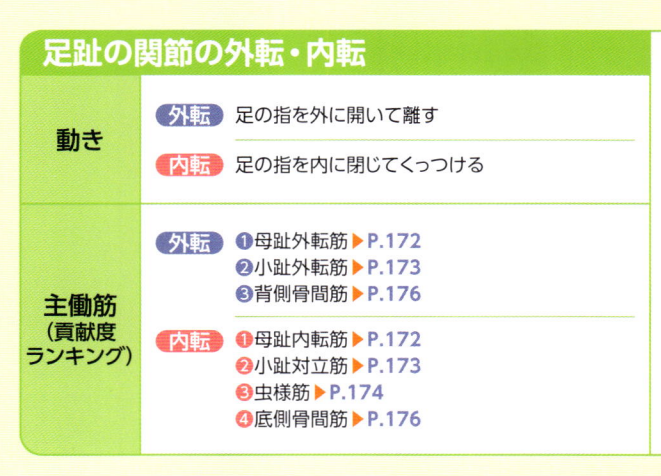

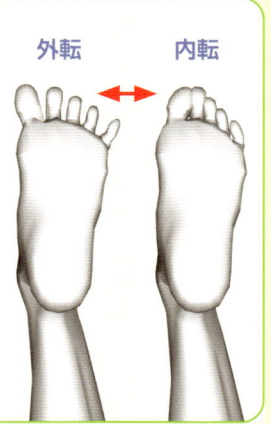

屈曲／伸展

足趾の関節の外転・内転

動き	外転	足の指を外に開いて離す
	内転	足の指を内に閉じてくっつける

主働筋 （貢献度ランキング）	外転	❶母趾外転筋 ▶P.172 ❷小趾外転筋 ▶P.173 ❸背側骨間筋 ▶P.176
	内転	❶母趾内転筋 ▶P.172 ❷小趾対立筋 ▶P.173 ❸虫様筋 ▶P.174 ❹底側骨間筋 ▶P.176

外転／内転

足関節・足趾を動かす筋一覧

足関節を動かす筋は、主に下腿を通り、一部の筋は腱が足の指先まで達している。また、足趾を動かす筋は、筋腹が下腿にある外在筋と、足にある内在筋に分けられる。

左下腿 後面 — 浅層

表層には下腿三頭筋（→P.156）の腓腹筋とヒラメ筋があり、ヒラメ筋は腓腹筋の奥を走る。

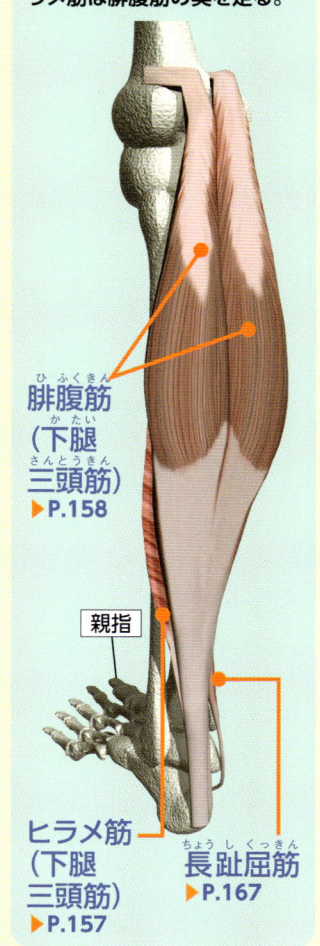

- 腓腹筋（下腿三頭筋）▶P.158
- ヒラメ筋（下腿三頭筋）▶P.157
- 長趾屈筋 ▶P.167
- 親指

深層

下腿三頭筋の奥には長母趾屈筋があり、その内側（親指側）を長趾屈筋、外側を長腓骨筋が走る。さらに奥の後面最深層には後脛骨筋がある。

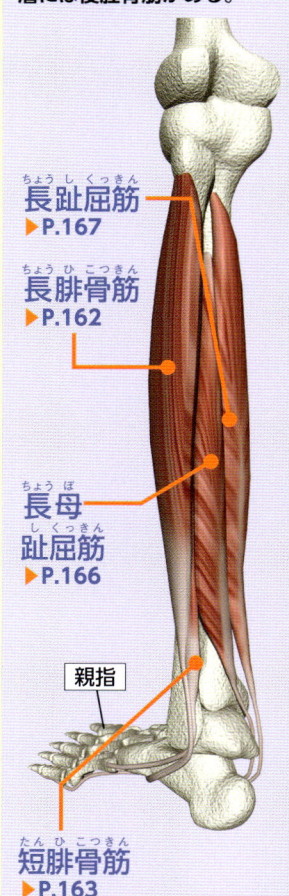

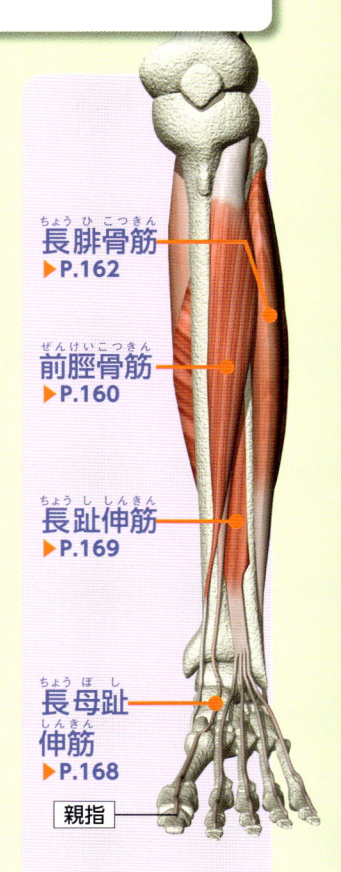

- 長趾屈筋 ▶P.167
- 長腓骨筋 ▶P.162
- 長母趾屈筋 ▶P.166
- 短腓骨筋 ▶P.163
- 親指

左下腿 前面 — やや深層

脛部の表層には前脛骨筋があり、その奥を長母趾伸筋と長趾伸筋が走っている。外側面を通る長腓骨筋の奥には、短腓骨筋が走っている。

- 長腓骨筋 ▶P.162
- 前脛骨筋 ▶P.160
- 長趾伸筋 ▶P.169
- 長母趾伸筋 ▶P.168
- 親指

左足 甲側（やや深層）

足の甲には、短母趾伸筋、短趾伸筋の伸筋群や背側骨間筋がある。その上を長母趾伸筋や長趾伸筋の腱が通り、指先まで伸びる。

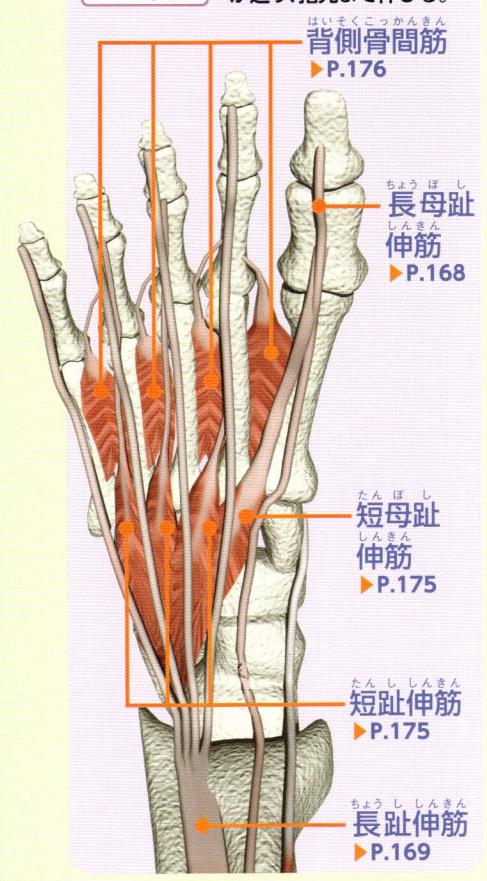

- 背側骨間筋 ▶P.176
- 長母趾伸筋 ▶P.168
- 短母趾伸筋 ▶P.175
- 短趾伸筋 ▶P.175
- 長趾伸筋 ▶P.169

左足 裏側（やや深層）

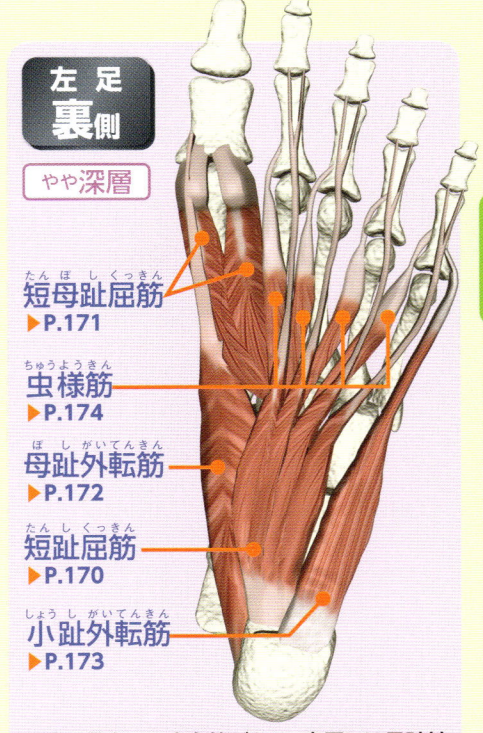

- 短母趾屈筋 ▶P.171
- 虫様筋 ▶P.174
- 母趾外転筋 ▶P.172
- 短趾屈筋 ▶P.170
- 小趾外転筋 ▶P.173

足裏は数多くの内在筋がある。表層には母趾外転筋、短趾屈筋、小趾外転筋があり、その深層に虫様筋をはじめ小さな筋が密集している。

その他の深層筋

- 後脛骨筋 ▶P.161
- 第三腓骨筋 ▶P.164
- 足底筋 ▶P.165
- 足底方形筋 ▶P.174
- 母趾内転筋 ▶P.172
- 短小趾屈筋 ▶P.171
- 小趾対立筋 ▶P.173
- 底側骨間筋 ▶P.176

7章 足関節・足趾の筋

足関節・足趾を動かす筋 筋体積TOP5

足関節筋群の体積は、下腿三頭筋（ヒラメ筋と腓腹筋）が大部分を占めていて、股関節や膝関節に比べて全体的に小さい。ただし、筋線維が短く体積の割にPCSAが大きい筋肉が多いため、筋力は必ずしも弱くない。

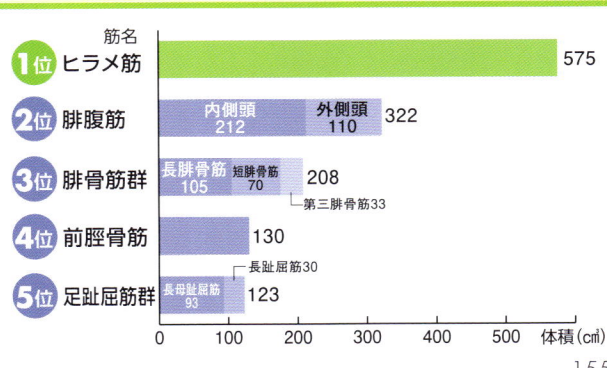

順位	筋名	体積(cm³)
1位	ヒラメ筋	575
2位	腓腹筋	内側頭212 / 外側頭110 / 322
3位	腓骨筋群	長腓骨筋105 / 短腓骨筋70 / 第三腓骨筋33 / 208
4位	前脛骨筋	130
5位	足趾屈筋群	長母趾屈筋93 / 長趾屈筋30 / 123

※足関節・足趾の動き別の「主働筋」はP.152を参照

| 複合筋 | triceps surae muscle (トライセプス・スラエ・マッスル) |

下腿三頭筋
かたいさんとうきん

ヒラメ筋・腓腹筋(内側頭・外側頭)
ひふくきん　ないそくとう　がいそくとう

アキレス腱につながる2つの筋
けん

　下腿三頭筋とは、ふくらはぎ後面のヒラメ筋と腓腹筋の総称。扁平なヒラメ筋の上側表面を、腓腹筋が覆い、ともに足首を伸ばす動き（足関節の底屈）の主働筋として働く。

　2つの筋とも腱がアキレス腱となって踵に停止する。筋線維が短いため、体積の割にPCSA（生理学的筋横断面積）が大きく、力が強いのが特徴。弾性のある腱組織が長く、筋自体のバネ作用も顕著に見られる。

　ヒラメ筋は遅筋線維の比率がとても高いため、立位において上体が前に倒れないように活動するなど、持続的な筋活動において貢献度が高い。一方、速筋線維が比較的多い腓腹筋は、ランニングや跳躍など、ダイナミックな激しい動きで使われる。

左下腿後面

腓腹筋（外側頭）
腓腹筋（内側頭）
ヒラメ筋
アキレス腱
親指

ふくらはぎは下腿三頭筋によって形成されている。深層のヒラメ筋は扁平な筋であるため、ふくらはぎの膨らみは主に表層の腓腹筋によって形成されている。アキレス腱は人体の中で最も太く、最強の腱。

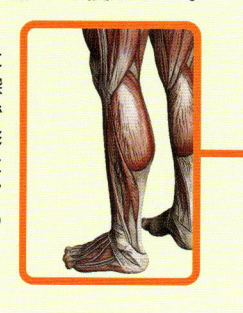

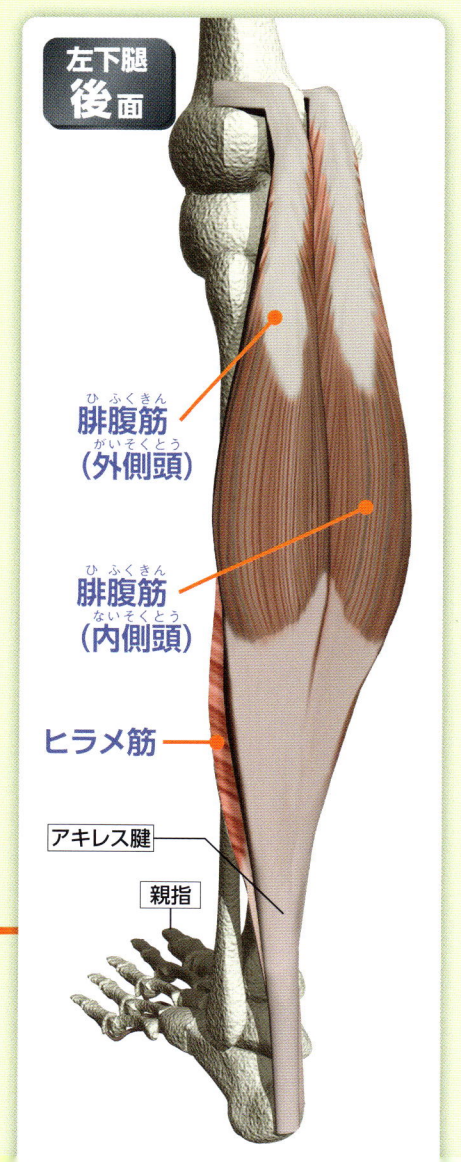

ヒラメ筋 下腿三頭筋①

soleus muscle (ソウリアス・マッスル)

ふくらはぎやや深層

大部分を腓腹筋に覆われている扁平な筋。足首を伸ばす働き（足関節底屈）の主力筋。筋線維がとても短いため、筋体積の割にPCSA（生理学的筋横断面積）が大きく、力が強いのが特徴。

7章 足関節・足趾の筋

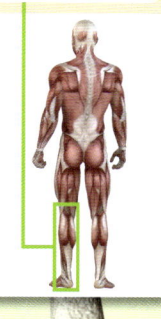

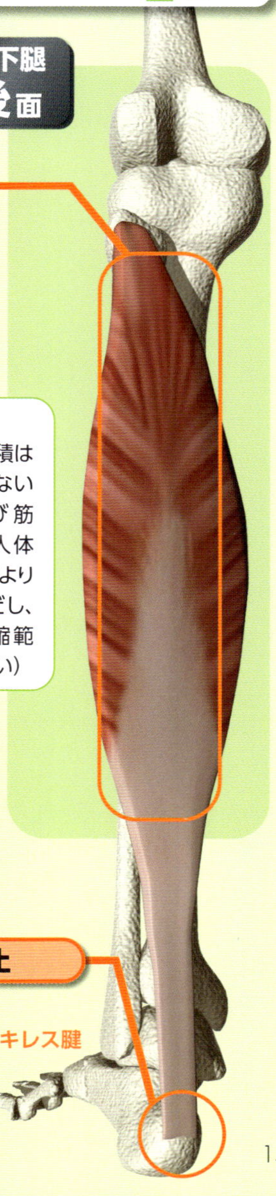

筋群 足関節底屈筋
支配神経 脛骨神経（S1～S2）
主な働き 足関節の底屈

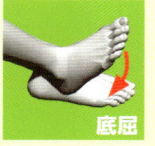

日常生活動作
歩行動作や上体が前に倒れない立位の維持に軽度に働く（遅筋線維の比率が高いため、持続的に作用する）。

スポーツ動作
ランニングやダッシュ。ジャンプ動作。縄跳びなど。地面を蹴って跳ねる動きに働く。

筋DATA（参考値）

筋体積	575㎤
PCSA	185.5㎠
筋線維長	3.1cm
速筋：遅筋(%)	12.3：87.7

左下腿後面

起始
腓骨頭、腓骨と脛骨の間のヒラメ筋腱弓、脛骨後面のヒラメ筋線

MEMO
ヒラメ筋の筋体積はそれほど大きくないが、PCSAおよび筋張力は体積が人体で最大の大殿筋よりも大きい。（ただし、収縮速度と収縮範囲はとても小さい）

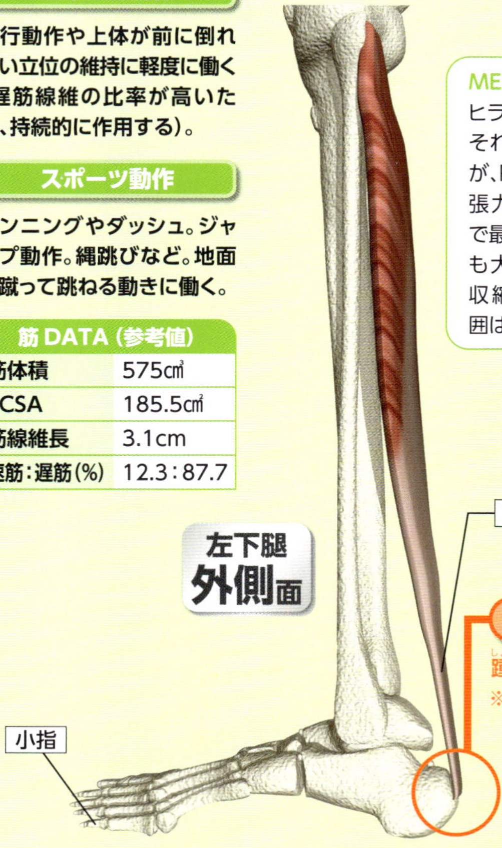

左下腿外側面

小指

アキレス腱

停止
踵骨隆起
※停止腱はアキレス腱（踵骨腱）

157

gastrocnemius muscle （ガストロクニーミァス・マッスル）

腓腹筋 下腿三頭筋②

下腿後面表層

膝関節と足関節をまたぐ二関節筋であり、ふくらはぎの膨らみを形成している筋。ヒラメ筋と同様に足関節底屈の主力筋。"足がつる"状態は、腓腹筋のけいれんが原因となることが多い。

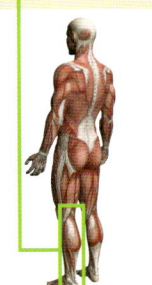

筋 群 足関節底屈筋
支配神経 脛骨神経（S1～S2）
主な働き
① 足関節の底屈、② 膝関節の屈曲

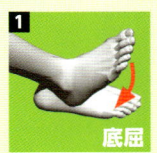

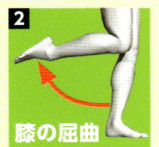

① 底屈　② 膝の屈曲

左下腿 外側面

日常生活動作
背伸びをする。つま先立ちで高所にある物を取るなど。速筋線維の比率が高いため、瞬発的な動きに使われることが多く、日常生活における使用頻度はあまり高くない。

スポーツ動作
ランニングやダッシュ。ジャンプ動作など。あらゆるスポーツの跳んだり、走ったりする動きに働く。

MEMO
腓腹筋が日常生活であまり使用されないのは、遅筋線維が速筋線維よりも動員されやすい性質があり、負荷の小さい動きが遅筋のみによって行われるためである。

内側頭
外側頭
親指
アキレス腱

筋DATA（参考値）

筋体積	322c㎥
PCSA	64.8c㎡
筋線維長	5.0cm
速筋：遅筋(%)	51.8：48.2

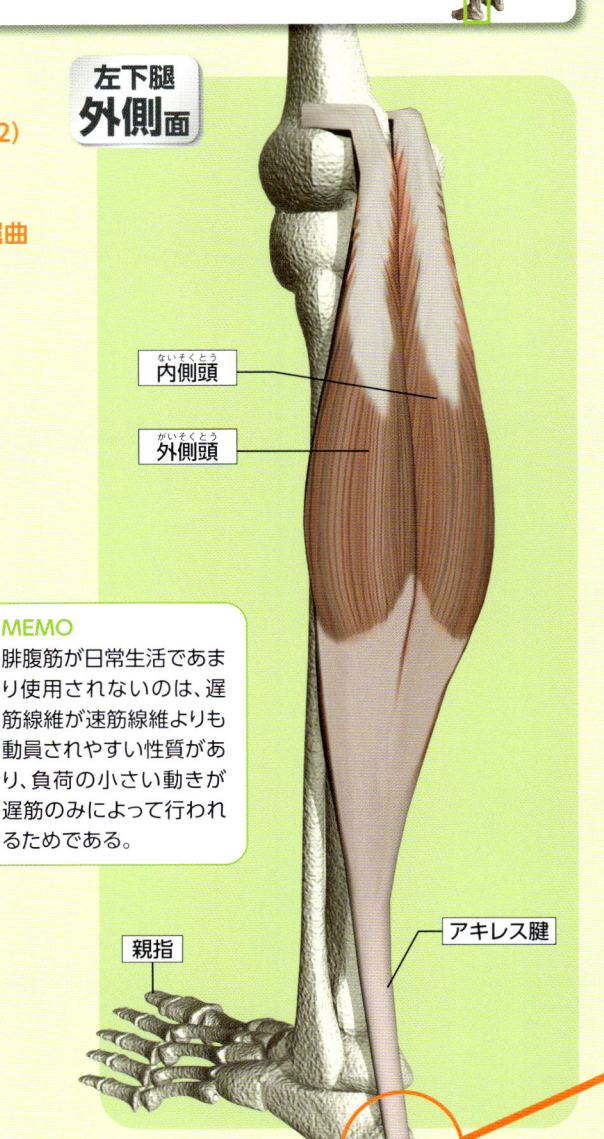

158

起 始

① 外側頭：大腿骨の外側上顆
② 内側頭：大腿骨の内側上顆

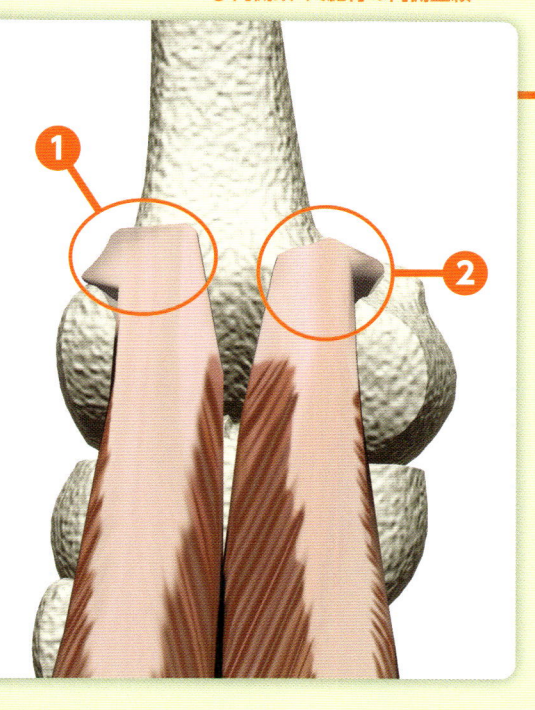

7章 足関節・足趾の筋

左下腿 後面

アキレス腱

小指

MEMO
膝関節が深く屈曲しているときに足関節を底屈する場合、膝関節をまたぐ二関節筋の腓腹筋は短く緩み、力が出せない状態になるため、単関節筋であるヒラメ筋の貢献する割合が高くなる。

停 止

踵骨隆起
※停止腱はアキレス腱（踵骨腱）

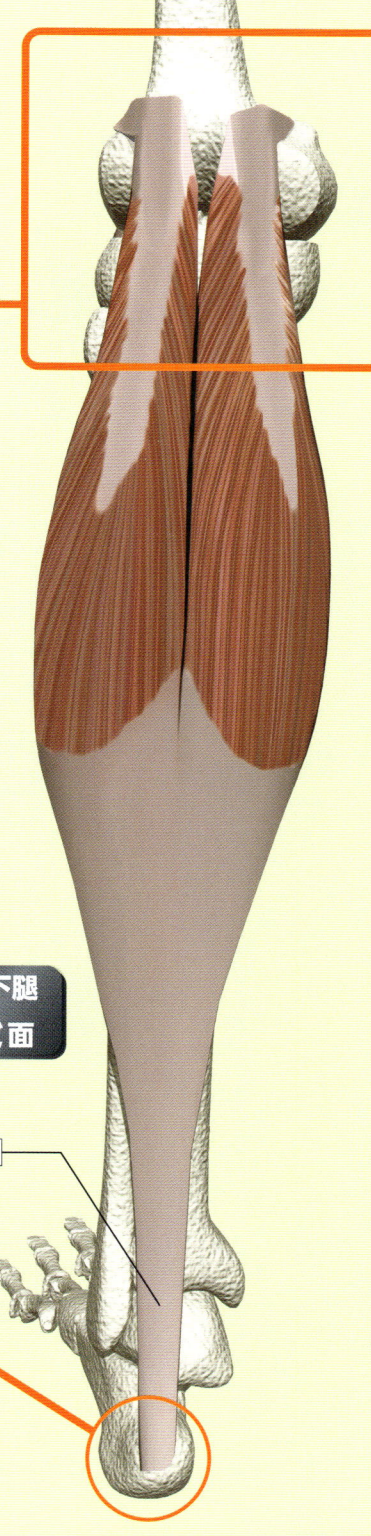

tibialis anterior muscle (ティビアリス・アンテリア・マッスル)

すね前面表層

前脛骨筋
ぜんけいこつきん

脛骨の外側を走行する筋。足首の前で腱に触れることができる。つま先を持ち上げる（上方に振る）動き（足関節背屈）の最も強い主力筋であり、わずかながら足関節の内反にも作用する。

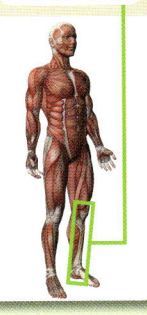

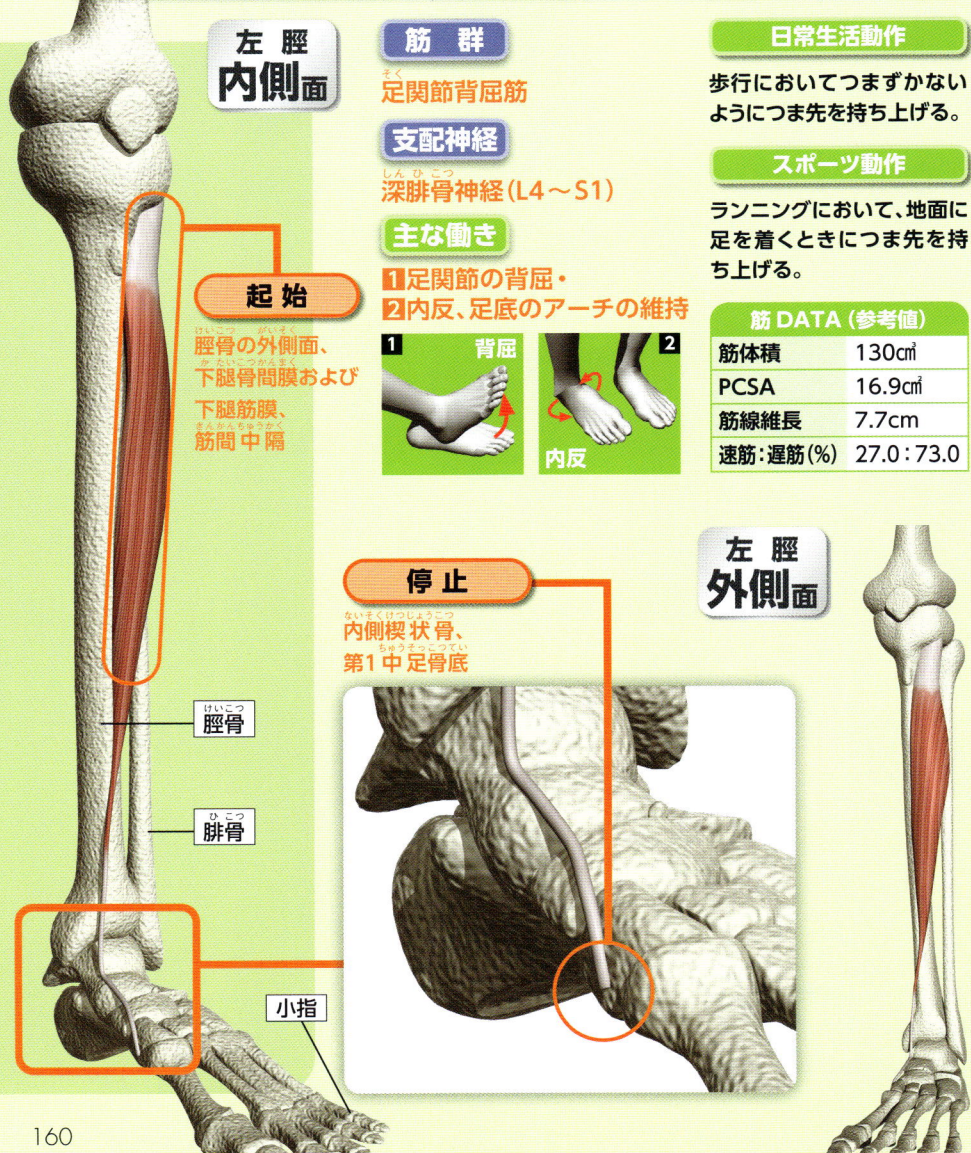

左脛 内側面

筋群
足関節背屈筋

支配神経
深腓骨神経（L4〜S1）

主な働き
1 足関節の背屈・
2 内反、足底のアーチの維持

1 背屈
2 内反

起始
脛骨の外側面、下腿骨間膜および下腿筋膜、筋間中隔

日常生活動作
歩行においてつまずかないようにつま先を持ち上げる。

スポーツ動作
ランニングにおいて、地面に足を着くときにつま先を持ち上げる。

筋DATA（参考値）	
筋体積	130cm³
PCSA	16.9cm²
筋線維長	7.7cm
速筋：遅筋(%)	27.0：73.0

停止
内側楔状骨、第1中足骨底

脛骨
腓骨
小指

左脛 外側面

tibialis posterior muscle (ティビアリス・ポステリア・マッスル) 下腿後面深層

後脛骨筋
こうけいこつきん

下腿後面で最も深層にある筋。腱は脛骨とアキレス腱の間を通って足裏に停止する。主に足首を伸ばす動き（足関節底屈）に働き、足裏を内側に向ける動き（足関節内反）にも作用する。

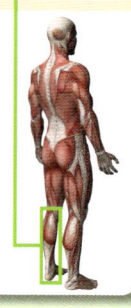

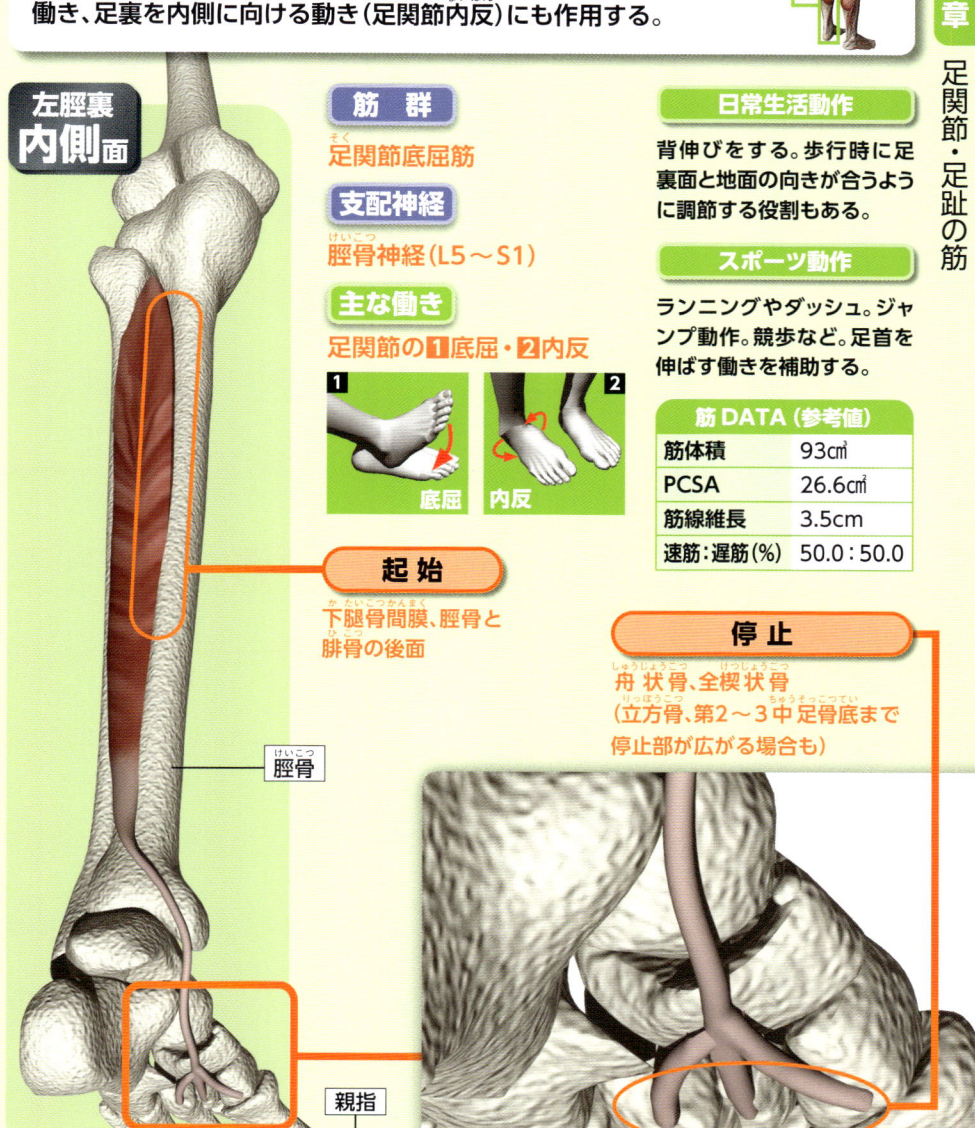

7章 足関節・足趾の筋

左脛裏 内側面

筋群
足関節底屈筋

支配神経
脛骨神経（L5～S1）

主な働き
足関節の ①底屈・②内反

① 底屈
② 内反

日常生活動作
背伸びをする。歩行時に足裏面と地面の向きが合うように調節する役割もある。

スポーツ動作
ランニングやダッシュ。ジャンプ動作。競歩など。足首を伸ばす働きを補助する。

筋DATA（参考値）

筋体積	93㎤
PCSA	26.6㎠
筋線維長	3.5cm
速筋：遅筋(%)	50.0：50.0

起始
下腿骨間膜、脛骨と腓骨の後面

脛骨

親指

停止
舟状骨、全楔状骨
（立方骨、第2～3中足骨底まで停止部が広がる場合も）

peroneus longus muscle (ペロネァス・ロンガス・マッスル)

下腿外側面浅層

長腓骨筋
ちょうひこつきん

ふくらはぎの外側を走行する筋。長い腱が外側のくるぶし（外果）のすぐ後ろを通って足裏で停止する。足裏を外側に向ける動き（足関節外反）に働き、足裏のアーチの維持にも貢献している。

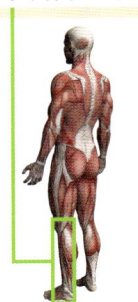

筋群 足関節外反筋

支配神経 浅腓骨神経（L4〜S1）

主な働き 足関節の
1. 外反・
2. 底屈

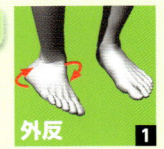

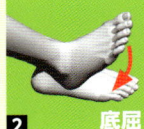

日常生活動作
起伏のある地面を歩く。歩行時に足裏面と地面の向きが合うように調節する。

スポーツ動作
トレッキング。ビーチバレーのステップなど。起伏のある地面での走行を助ける。

筋DATA（参考値）

筋体積	105㎤
PCSA	24.4㎠
筋線維長	4.3cm
速筋：遅筋(%)	37.5：62.5

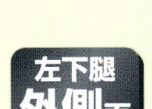

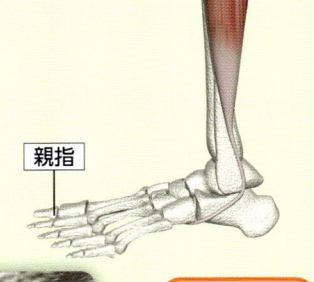

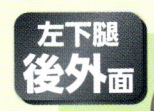

左下腿 後外面

起始 腓骨頭、腓骨の外側面の近位2/3、筋間中隔

左下腿 外側面

脛骨

腓骨

親指

停止 内側楔状骨、第1中足骨底

小指

短腓骨筋

peroneus brevis muscle （ペロネァス・ブレヴィス・マッスル）

下腿外側面深層

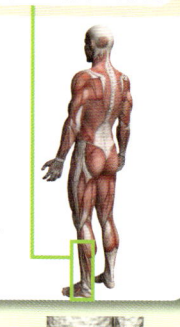

長腓骨筋に覆われている筋。起始部は長腓骨筋よりも下寄りに位置する。足裏を外側に向ける動き（足関節外反）の主力筋であり、長腓骨筋とともに足首を伸ばす働き（足関節底屈）も補助する。

7章 足関節・足趾の筋

筋群　足関節外反筋

支配神経　浅腓骨神経（L4〜S1）

主な働き　足関節の ①外反・②底屈

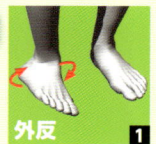

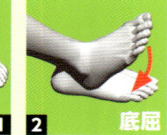

左下腿 外側面

日常生活動作
起伏のある地面を歩く。歩行時に足裏面と地面の向きが合うように調節する。

スポーツ動作
トレッキング。ビーチバレーのステップなど。起伏のある地面での走行を助ける。

筋DATA（参考値）
筋体積	70cm³
PCSA	19.4cm²
筋線維長	3.6cm
速筋：遅筋(%)	37.5：62.5

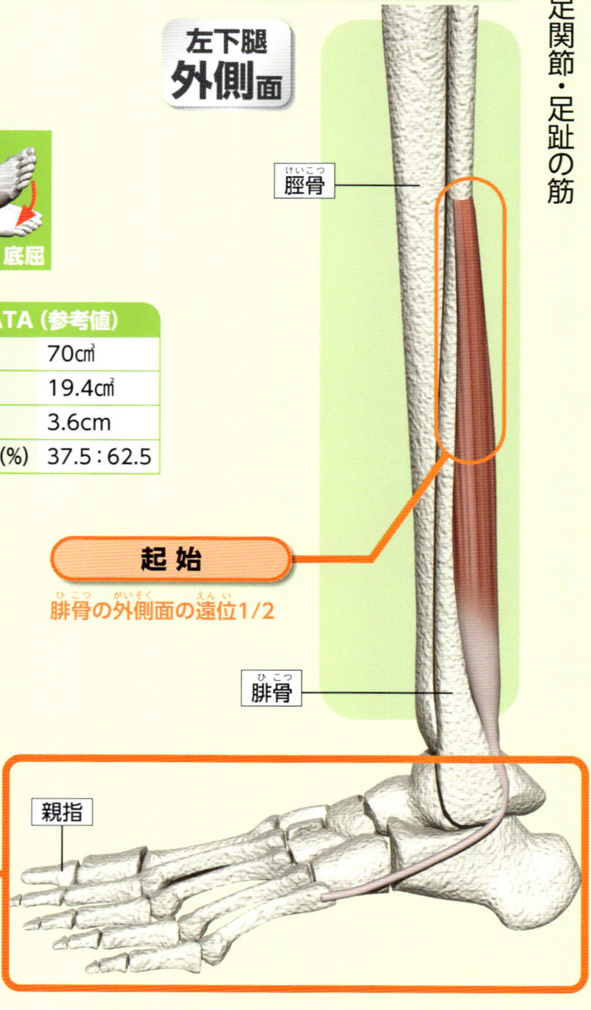

起始　腓骨の外側面の遠位1/2

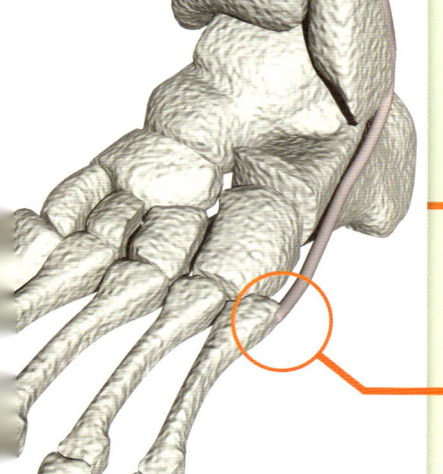

停止　第5中足骨粗面

脛骨

腓骨

親指

peroneus tertius muscle (ペロネァス・ターシャス・マッスル)

下腿外側面深層

第三腓骨筋

長趾伸筋の外側を走行する小さな筋。この筋は長趾伸筋の一部の筋束が枝分かれしたもの。長腓骨筋・短腓骨筋とともに働き、足関節の外反を補助する作用があるほか、足関節背屈にも働く。

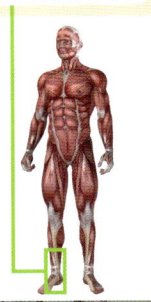

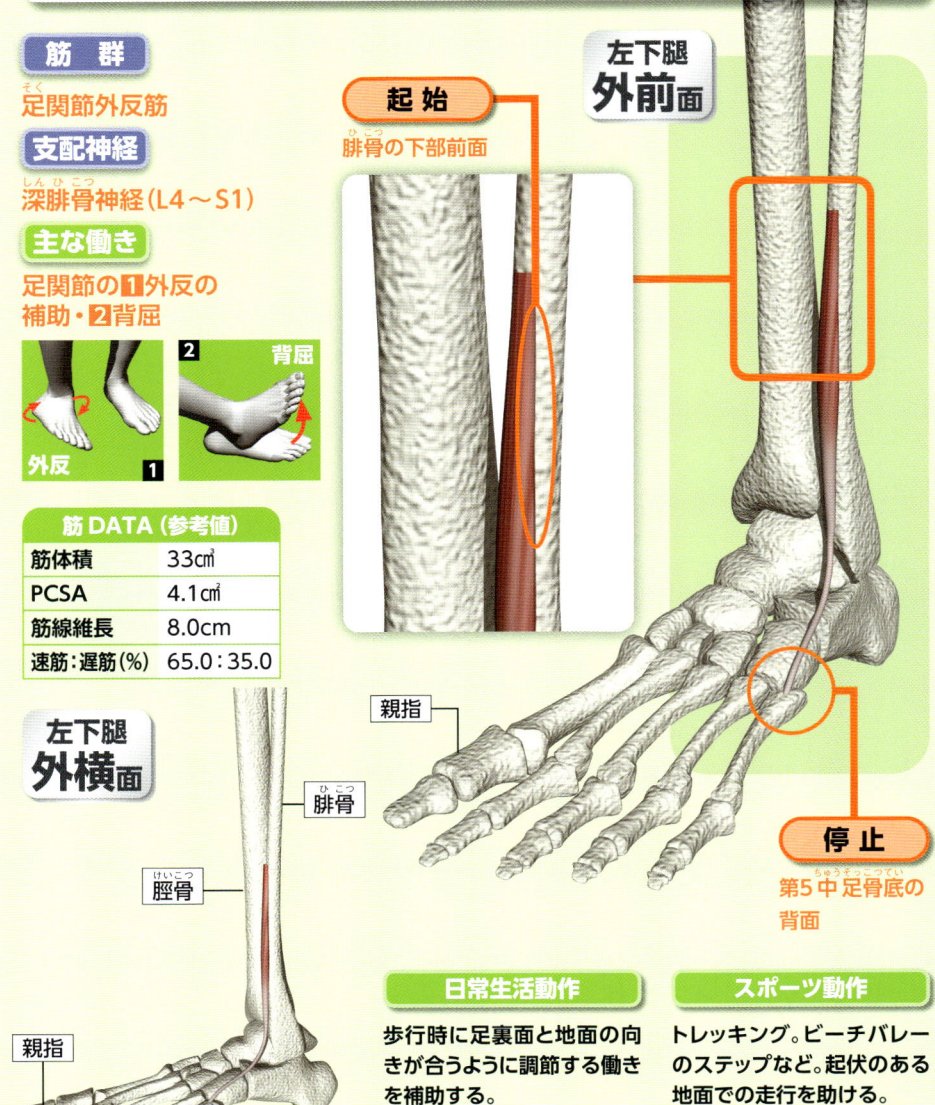

筋群
足関節外反筋

支配神経
深腓骨神経(L4〜S1)

主な働き
足関節の①外反の補助・②背屈

1 外反
2 背屈

左下腿 外前面

起始
腓骨の下部前面

停止
第5中足骨底の背面

筋DATA (参考値)	
筋体積	33㎤
PCSA	4.1㎠
筋線維長	8.0cm
速筋:遅筋(%)	65.0:35.0

左下腿 外横面

親指
腓骨
脛骨
親指

日常生活動作
歩行時に足裏面と地面の向きが合うように調節する働きを補助する。

スポーツ動作
トレッキング。ビーチバレーのステップなど。起伏のある地面での走行を助ける。

plantaris muscle (プランタリス・マッスル)
足底筋（そくていきん）

下腿後面深層

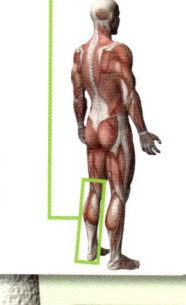

ふくらはぎの深層を走行する細長い筋。筋腹が短く、腱は人体の中で最長。腓腹筋とほぼ同じ働きをもつ二関節筋で、主に足関節の底屈に作用するが、筋腹が小さいため、貢献度は小さい。

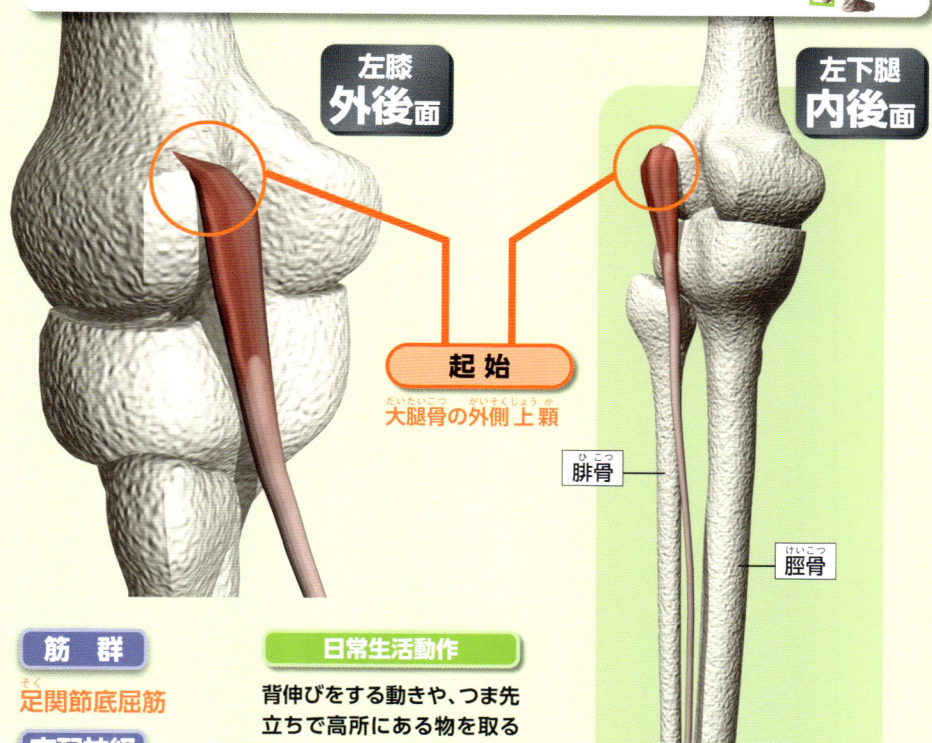

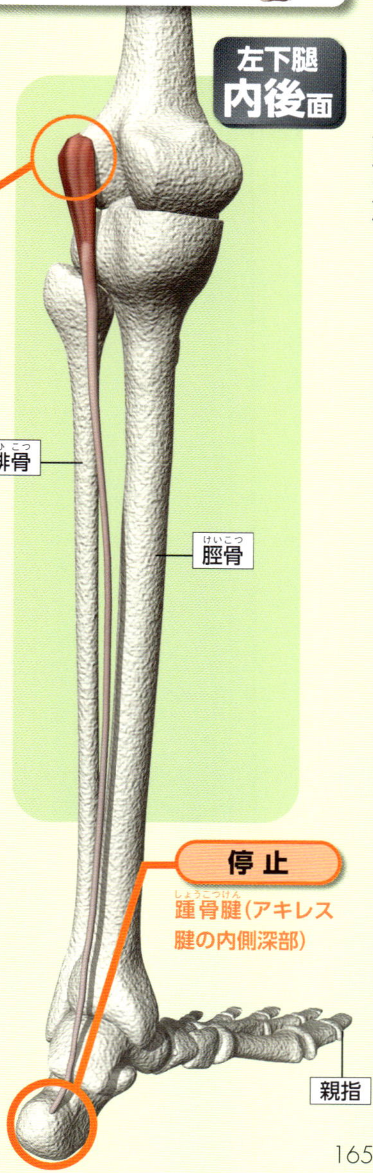

7章 足関節・足趾の筋

左膝 外後面

左下腿 内後面

起始
大腿骨の外側上顆

腓骨
脛骨

停止
踵骨腱（アキレス腱の内側深部）

親指

筋群
足関節底屈筋

支配神経
脛骨神経（S1～S2）

主な働き
足関節の底屈

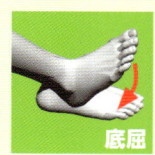

底屈

日常生活動作
背伸びをする動きや、つま先立ちで高所にある物を取る動きなどを助ける。

スポーツ動作
ランニングやダッシュ。ジャンプ動作など。スポーツにおける走行や跳躍を補助する。

筋DATA（参考値）

筋体積	6cm³
PCSA	1.5cm²
筋線維長	4.1cm
速筋:遅筋(%)	55.0:45.0

flexor hallucis longus muscle
(フレクサー・ハリューシィス・ロンガス・マッスル)

長母趾屈筋
ちょうぼしくっきん

下腿後面深層

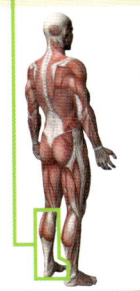

ヒラメ筋に覆われている深層筋。筋腹が下寄りにある。長い腱が足の親指（母趾）の先端まで伸びて停止する。足首を伸ばす働き（足関節底屈）と親指を曲げる働き（母趾の屈曲）がある。

筋　群　母趾屈曲筋（外在筋）
支配神経　脛骨神経（S1～S2）

主な働き
1. 母趾IP（指節間）関節の屈曲、足関節の 2. 底屈・3. 内反

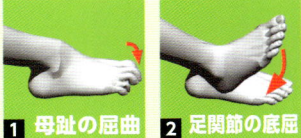

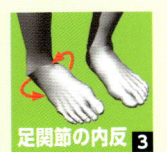

1 母趾の屈曲　2 足関節の底屈　3 足関節の内反

日常生活動作
立位でバランスを取る動きに貢献する。

スポーツ動作
サーフィンやスノーボードをしているときにボード上でバランスを取る動きなどに使われる。

筋 DATA（参考値）

筋体積	93cm³
PCSA	18.6cm²
筋線維長	5.0cm
速筋：遅筋(%)	50.0：50.0

左下腿 後面

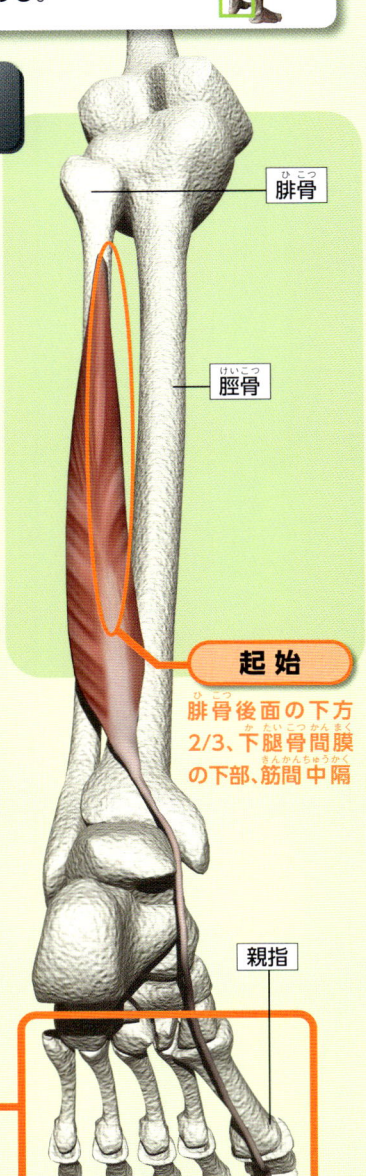

腓骨
脛骨

起始
腓骨後面の下方2/3、下腿骨間膜の下部、筋間中隔

停止
母趾の末節骨底

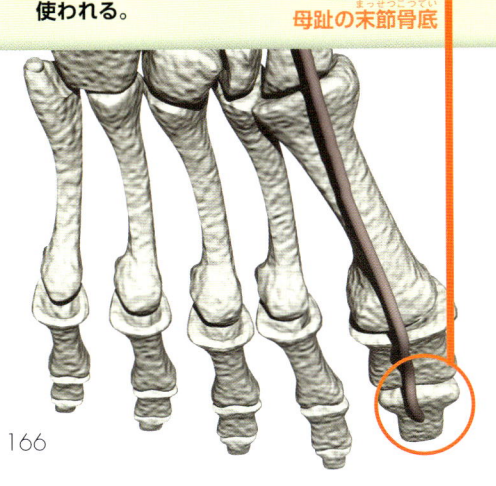

親指

166

flexor digitorum longus muscle
(フレクサー・ディジトーラム・ロンガス・マッスル)

長趾屈筋
ちょうしくっきん

下腿後面深層

長母趾屈筋の内側（親指側）を走行する深層筋。腱が足裏で4本に分かれ、それぞれが指先で停止する。主に足関節を底屈させる働きと、4本の足趾を曲げる働き（第2〜5趾の屈曲）をもつ。

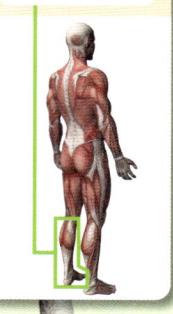

7章 足関節・足趾の筋

筋　群	足趾屈曲筋（外在筋）
支配神経	脛骨神経（L5〜S1）

主な働き

1. 第2〜5趾の屈曲 ※DIP（第1）・PIP（第2）・MP（付け根）関節、足関節の 2. 底屈・3. 内反

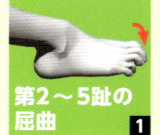

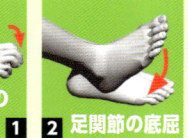

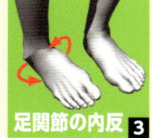

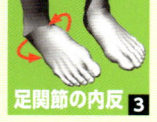

- 1 第2〜5趾の屈曲
- 2 足関節の底屈
- 3 足関節の内反

左下腿 後面

起始
脛骨の後面中央部

腓骨

日常生活動作
立位でバランスを取る動きに貢献する。

筋 DATA（参考値）	
筋体積	30cm³
PCSA	6.4cm²
筋線維長	4.7cm
速筋:遅筋(%)	50.0：50.0

スポーツ動作
サーフィンやスノーボードをしているときにボード上でバランスを取る動きなどに使われる。

停止
第2〜5趾骨の末節骨底

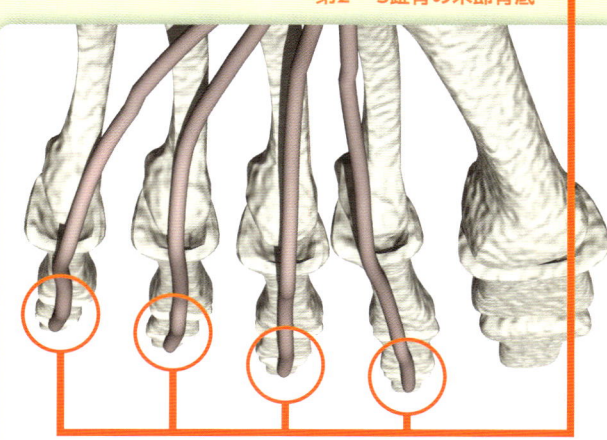

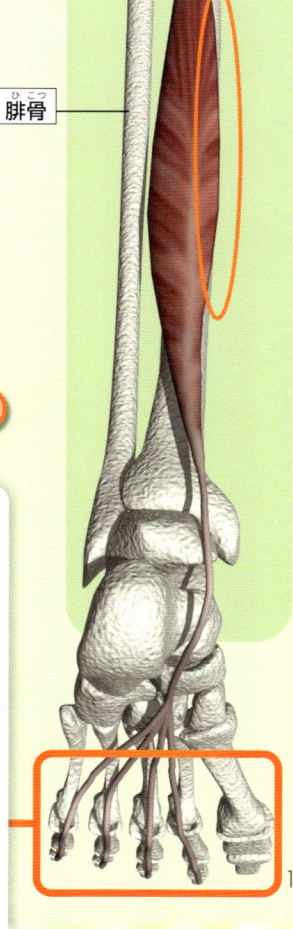

167

長母趾伸筋
ちょうぼししんきん

extensor hallucis longus muscle
（イクステンサー・ハリューシィス・ロンガス・マッスル）

下腿前面やや深層

筋の大部分は前脛骨筋と長趾伸筋に覆われている。腱は親指（母趾）の指先で停止し、親指を反らす動き（母趾の伸展）に働く。足首を曲げる動き（足関節背屈）や内反の動きにも作用する。

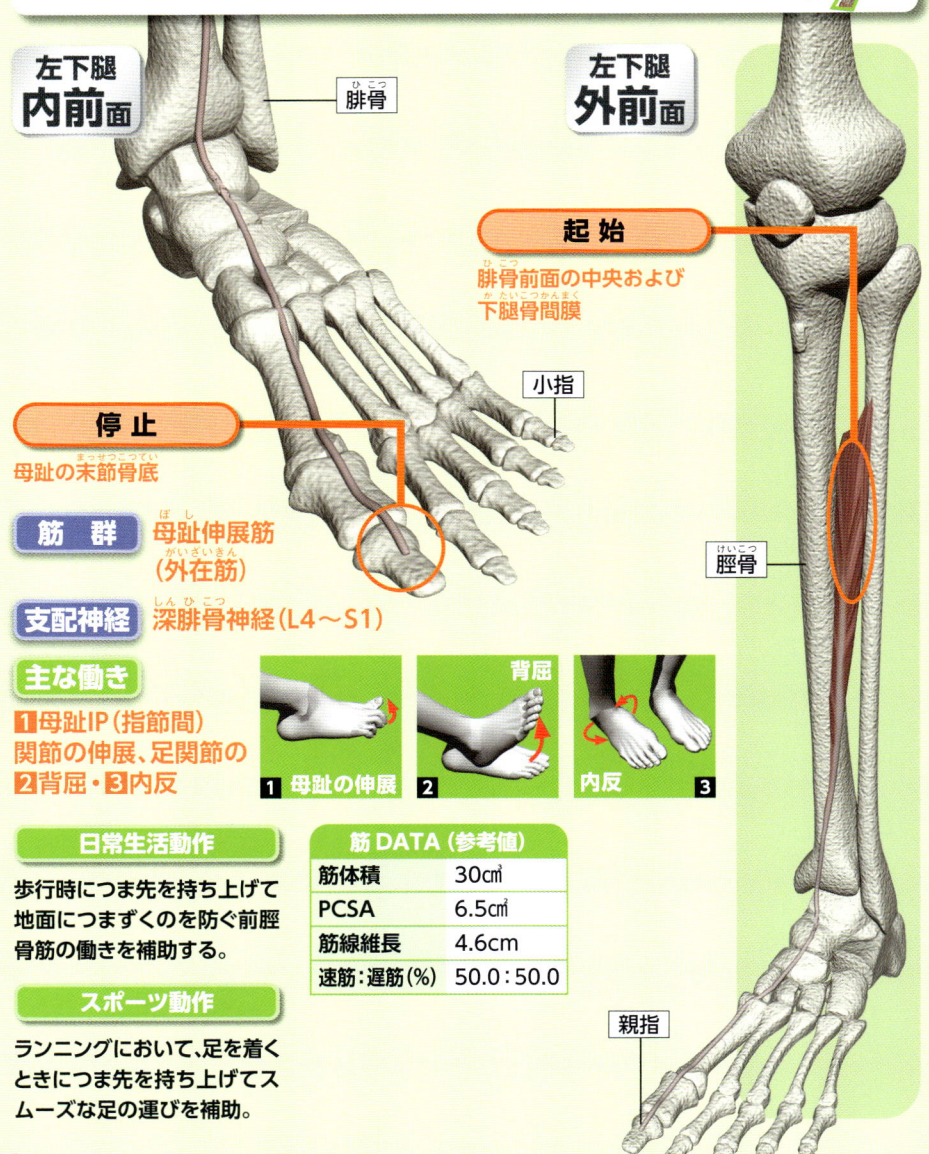

左下腿 内前面

- 腓骨

左下腿 外前面

起始
腓骨前面の中央および下腿骨間膜

停止
母趾の末節骨底

筋群
母趾伸展筋（外在筋）

支配神経
深腓骨神経（L4～S1）

主な働き
1. 母趾IP（指節間）関節の伸展、足関節の
2. 背屈・3. 内反

1 母趾の伸展　2 背屈　3 内反

小指
腓骨
脛骨
親指

日常生活動作
歩行時につま先を持ち上げて地面につまずくのを防ぐ前脛骨筋の働きを補助する。

筋DATA（参考値）

筋体積	30㎤
PCSA	6.5㎠
筋線維長	4.6cm
速筋：遅筋(%)	50.0：50.0

スポーツ動作
ランニングにおいて、足を着くときにつま先を持ち上げてスムーズな足の運びを補助する。

extensor digitorum longus muscle
（イクステンサー・ディジトーラム・ロンガス・マッスル）

長趾伸筋

上部は前脛骨筋に覆われている。腱が4本に分かれ、親指（母趾）を除いた4本の足指を反らす動き（第2〜5趾の伸展）と足関節の背屈に働く。下部の一部が枝分かれし、第三腓骨筋となっている。

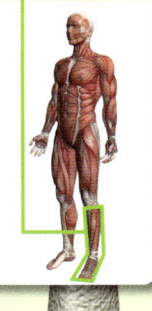

下腿前面やや深層

第7章 足関節・足趾の筋

| 筋群 | 足趾伸展筋（外在筋） |
| 支配神経 | 深腓骨神経（L5〜S1） |

主な働き
1 第2〜5趾の伸展※DIP（第1）・PIP（第2）・MP（付け根）関節、足関節の 2 背屈・3 外反

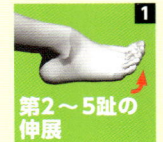

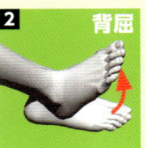

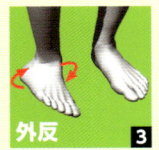

左下腿外前面

起始
脛骨の外側顆、腓骨前面の上部3/4、下腿骨間膜の上部、下腿筋膜、筋間中隔

日常生活動作
歩行時につま先を持ち上げて地面につまずくのを防いだり、段差を越える動きを助ける。

筋DATA（参考値）

筋体積	65cm³
PCSA	7.5cm²
筋線維長	8.7cm
速筋：遅筋(%)	52.7：47.3

スポーツ動作
ランニングにおいて、足を着くときにつま先を持ち上げてスムーズな足の運びを補助。

停止
第2〜5趾の中節骨・末節骨の背側面（趾背腱膜）

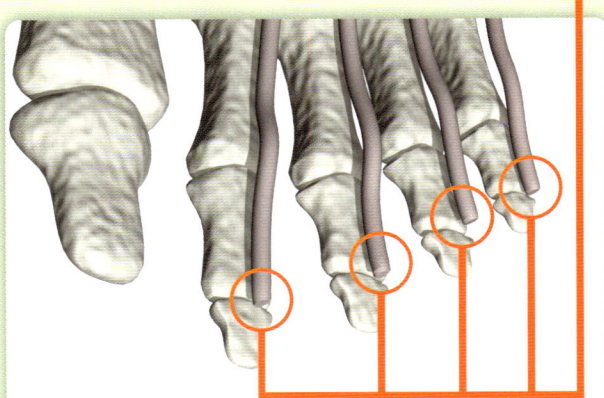

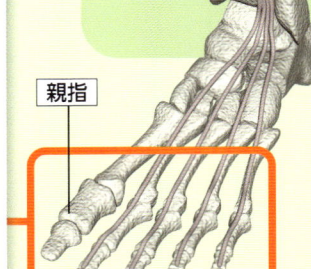

脛骨

親指

169

flexor digitorum brevis muscle
（フレクサー・ディジトーラム・ブレヴィス・マッスル）

短趾屈筋
たんしくっきん

足裏の最も表層にある内在筋。筋腹が足裏の中央に位置し、足底腱膜で覆われている。人差し指〜小指にそれぞれ腱が伸び、親指を除く4本の足指を曲げる働き（第2〜5趾の屈曲）がある。

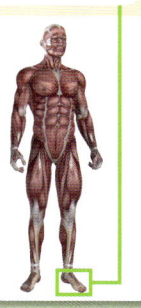

足裏表層

停止
第2〜5（または4）趾骨の中節骨底

筋群 足趾屈曲筋（内在筋）

支配神経 内側足底神経（L5〜S1）

主な働き
第2〜5趾の屈曲
※PIP（第2）・
MP（付け根）関節

第2〜5趾の屈曲

日常生活動作
立位でバランスを取る動きに貢献する。

スポーツ動作
サーフィンやスノーボードをしているときにボード上でバランスを取る動きなどに使われる。

筋DATA（参考値）
筋体積	—
PCSA	—
筋線維長	—
速筋：遅筋(%)	55.5：44.5

左足裏

起始
踵骨隆起下面および足底腱膜

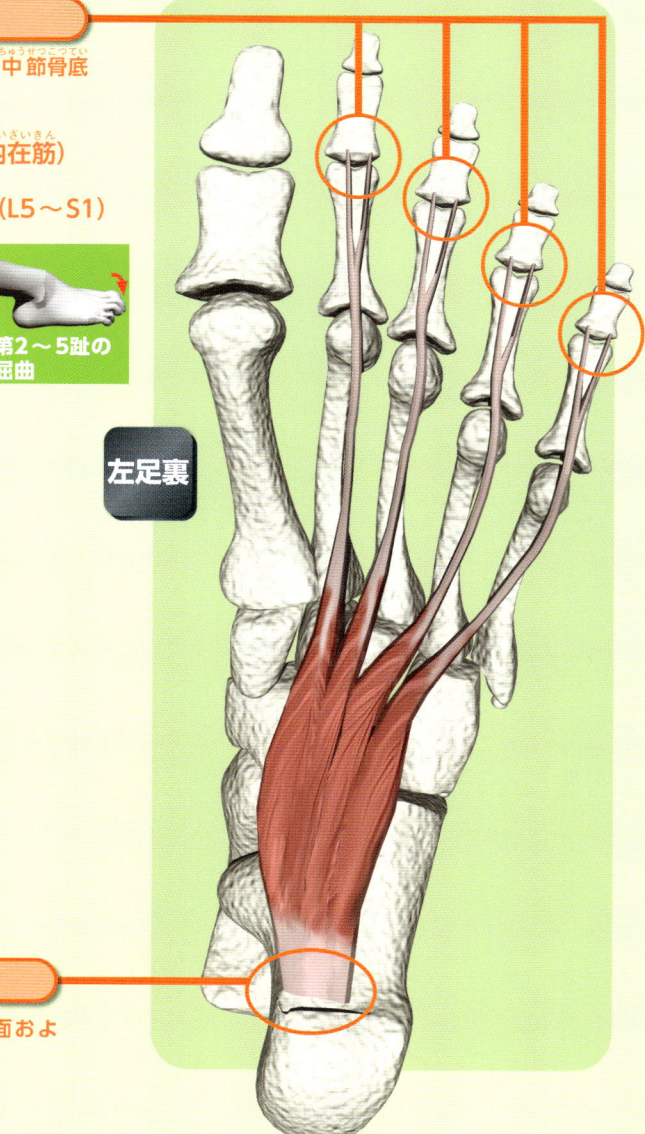

短母趾屈筋 flexor hallucis brevis muscle
（フレクサー・ハリュシィス・ブレヴィス・マッスル）

母趾外転筋の深層に位置する足裏の筋。停止部が2頭に分かれ、内側頭は親指（母趾）の内側で母趾外転筋と、外側頭は親指の外側で母趾内転筋と癒着している。親指を曲げる働き（母趾の屈曲）をもつ。

筋群 母趾屈曲筋（内在筋）

支配神経 内側足底神経（L5〜S1）、外側足底神経（S1〜S2）

主な働き 母趾のMP（付け根）関節の屈曲

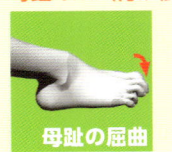

停止 母趾の基節骨底の両側

起始 立方骨下面の内側、楔状骨、後脛骨筋の腱

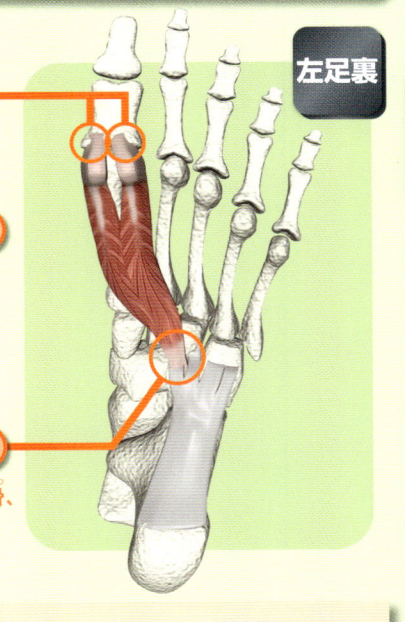

左足裏

母趾の屈曲

短小趾屈筋 flexor digiti minimi brevis muscle (of foot)
（フレクサー・ディジタイ・ミニマイ・ブレヴィス・マッスル）

小趾外転筋の内側に位置する小さな筋。足裏の浅層を走行する。足の小指を曲げる働き（小趾の屈曲）があり、足の小指のみを屈曲させる唯一の筋でもあるが、短小趾屈筋が単独で働くことは少ない。

筋群 小趾屈曲筋（内在筋）

支配神経 外側足底神経（S1〜S2）

主な働き 小趾のMP（付け根）関節の屈曲

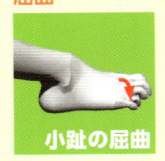

停止 小趾の基節骨底の外側

起始 長足底靭帯、第5中足骨底、長腓骨筋の腱鞘

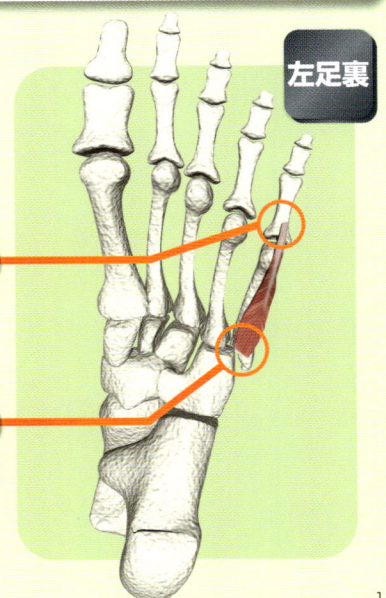

左足裏

小趾の屈曲

7章 足関節・足趾の筋

母趾内転筋

adductor hallucis muscle
（アダクター・ハリュシィス・マッスル）

足裏の最も深層に位置する筋。筋腹が斜頭と横頭に分かれている二頭筋で、足の親指（母趾）を小指（小趾）側に曲げる働き（母趾の内転）をもつ。土踏まず（足底弓）のアーチの形成にも貢献している。

左足裏

筋群 母趾内転筋（内在筋）

支配神経 外側足底神経（S1〜S2）

主な働き 母趾の内転、足底弓のアーチ形成

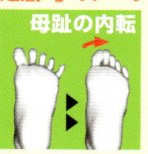

母趾の内転

停止 母趾の基節骨底の外側

起始
❶斜頭：立方骨、外側楔状骨、第2・3中足骨底（長足底靭帯、長腓骨筋の腱、第4中足骨底にも起始部が広がる場合も）
❷横頭：第3〜5趾中足指節関節の関節包

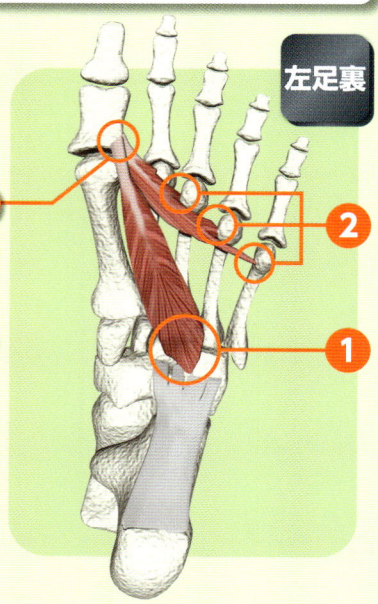

母趾外転筋

abductor hallucis muscle
（アブダクター・ハリュシィス・マッスル）

足裏にある母趾球の内側表層に位置する筋。足の親指（母趾）を小指（小趾）と反対側へ曲げる働き（母趾の外転）をもつ。母趾内転筋と同様に土踏まず（足底弓）のアーチの形成にも貢献している。

左足裏

筋群 母趾外転筋（内在筋）

支配神経 内側足底神経（L5〜S1）

主な働き 母趾のMP（付け根）関節の❶外転・❷屈曲、足底弓のアーチ形成

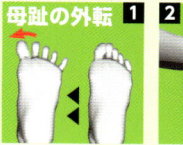

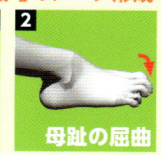

母趾の外転 ❶ ❷ 母趾の屈曲

停止 母趾の基節骨底の内側

起始 踵骨隆起の内側突起、屈筋支帯、足底腱膜、短趾屈筋との間の筋間中隔

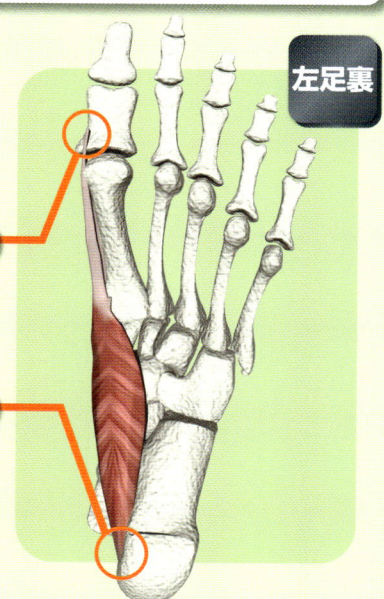

172

小趾外転筋 abductor digiti minimi muscle (of foot)
(アブダクター・ディジタイ・ミニマイ・マッスル)

足裏の外側に位置する比較的大きな表層筋。主に足の小指を親指（母趾）と反対側に開く（横に曲げる）働き（小趾の外転）と、曲げる働き（小趾の屈曲）がある。足の小指のみを外転させる唯一の筋でもある。

筋群 小趾外転筋（内在筋）

支配神経 外側足底神経（S1～S2）

主な働き 小趾の❶外転・❷MP（付け根）関節の屈曲

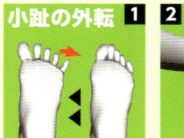

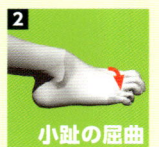

停止 小趾の基節骨底の外側

起始 踵骨粗面の外側突起、踵骨下面の突起間および内側突起前部、足底腱膜、短趾屈筋との間の筋間中隔

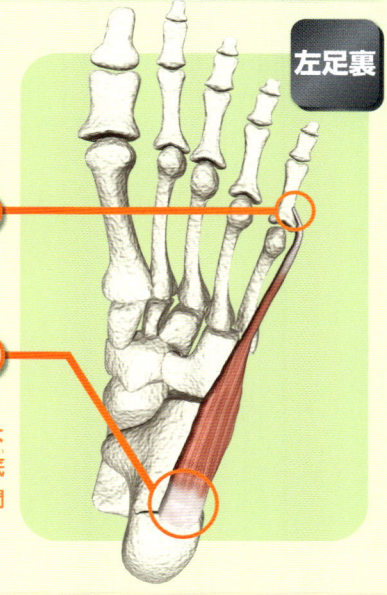

左足裏

7章 足関節・足趾の筋

小趾対立筋 opponens digiti minimi muscle (of foot)
(オポウネンス・ディジタイ・ミニマイ・マッスル)

足裏の小指側にある小趾球の最も深層に位置する小さな筋。小指（小趾）の付け根にあたる第5中足骨に停止し、第5中足骨を底屈することで、小指の付け根を動かす。短小趾屈筋の一部と見なされる場合もある。

筋群 小趾底屈筋（内在筋）

支配神経 外側足底神経（S1～S2）

主な働き 小趾の付け根を動かす（第5中足骨の底屈）

停止 第5中足骨の前方端の外側

起始 第5中足骨の骨底および長足底靭帯

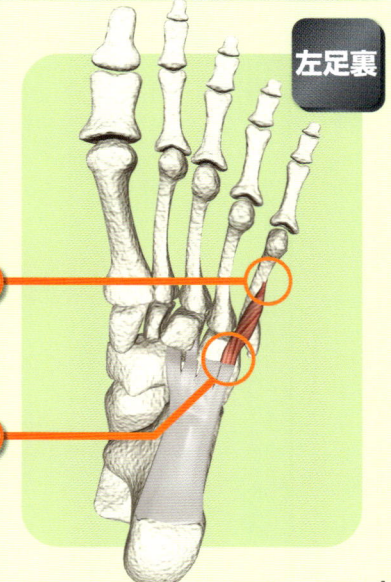

左足裏

虫様筋

lumbrical muscle (of foot)
（ランブリカル・マッスル）

長趾屈筋の腱から親指（母趾）を除く4本の足趾へ伸びる足裏の筋。起始部は骨に付着していないため移動する。主に4本の足趾を曲げる働き（第2～5趾の屈曲）と、親指側に傾ける働き（第2～5趾の内転）がある。

筋 群 足趾内転筋（内在筋）

支配神経 内側足底神経（L5～S1）、外側足底神経（S1～S2）

主な働き 第2～5趾MP（付け根）関節の
1 内転・2 屈曲

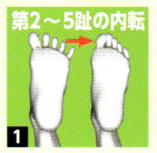

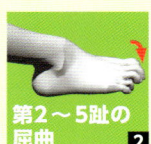

1 第2～5趾の内転
2 第2～5趾の屈曲

停 止 第2～5趾の基節骨の背面で内側縁に沿って、趾背腱膜に放散

起 始 長指屈筋腱の内側縁

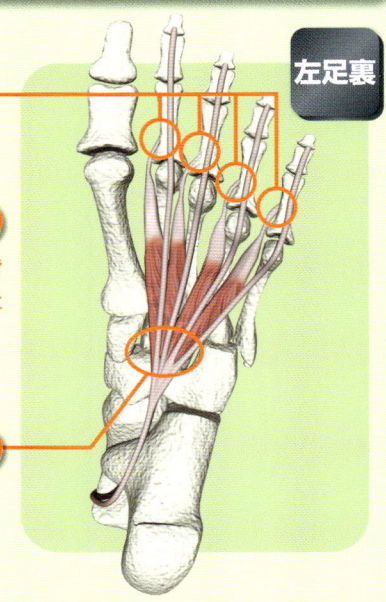

左足裏

足底方形筋

quadratus plantae muscle
（クワドラタス・プランティー・マッスル）

短趾屈筋の深層にある足裏の筋。2頭の起始部をもつ。長趾屈筋の足趾を曲げる働き（第2～5趾の屈曲）を補助する筋であり、長趾屈筋の腱で停止する。長趾屈筋の一部（足底頭）に数えられる場合もある。

筋 群 足趾屈曲筋（内在筋）

支配神経 外側足底神経（S1～2）

主な働き 第2～5趾のPIP（第2）関節の屈曲を補助、長趾屈筋の補強

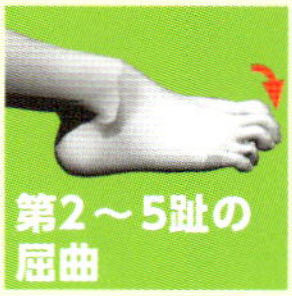

第2～5趾の屈曲

停 止 長趾屈筋腱の外側縁

起 始 踵骨の足底面の内側突起・外側突起

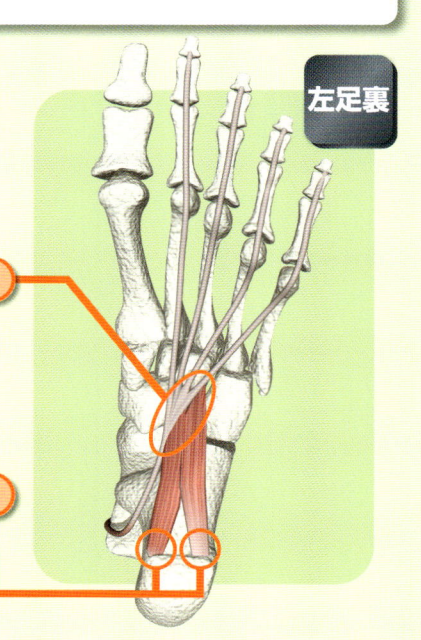

左足裏

短母趾伸筋 extensor hallucis brevis muscle
（イクステンサー・ハリュシィス・ブレヴィス・マッスル）

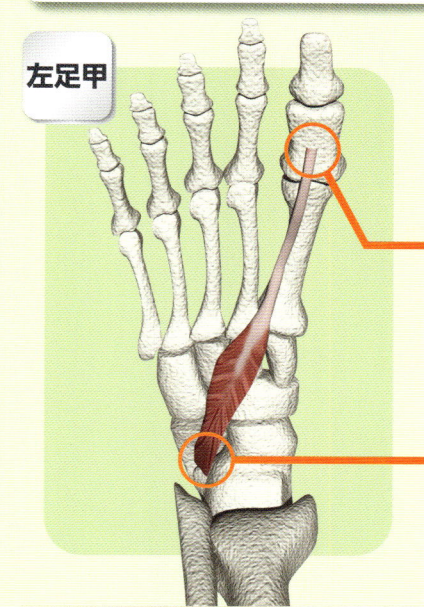

左足甲

足の甲を斜めに走行する筋。足の甲を通って親指（母趾）の付け根に停止する。足の親指を反らす働き（母趾の伸展）があり、主に足の人差し指から小指まで（第2〜5趾）を伸展させる短趾伸筋とともに作用する。

筋群
母趾伸展筋（内在筋）

支配神経
深腓骨神経（S1〜S2）

主な働き
母趾のMP（付け根）関節の伸展

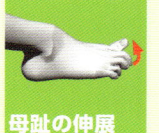

停止
母趾の趾背腱膜

起始
踵骨の前部上面および下伸筋支帯の1脚

母趾の伸展

7章 足関節・足趾の筋

短趾伸筋 extensor digitorum brevis muscle
（イクステンサー・ディジトーラム・ブレヴィス・マッスル）

左足甲

短母趾伸筋と同様に足の甲を走行する筋。長趾伸筋腱に停止し、長趾伸筋とともに作用する。足の人差し指、中指、薬指を反らす働き（第2〜4趾の伸展）があり、小指（小趾※第5趾）まで伸展する場合もある。

筋群
足趾伸展筋（内在筋）

支配神経
深腓骨神経（L4〜S1）

主な働き
第2〜4趾の伸展（第5趾まで筋が存在する場合は第5趾も伸展）

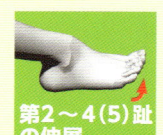

停止
第2〜4趾の趾背腱膜

起始
踵骨の前部上面、骨間距踵靱帯、下伸筋支帯の1脚

第2〜4(5)趾の伸展

175

底側骨間筋　plantar interossei muscle
（プランター・インターロスィエィ・マッスル）

足の中指・薬指・小指（第3～5趾）の内側（母趾側）にそれぞれ付着する3つの深層筋を総称して底側骨間筋とよぶ。主に中指・薬指・小指の3趾を親指（母趾）側に曲げる働き（第3～5趾の内転）がある。

筋群　足趾内転筋（内在筋）

支配神経　外側足底神経の深枝（S1～S2）

主な働き　第3～5趾の 1️⃣内転・2️⃣屈曲

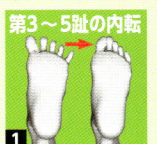

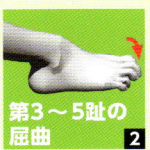

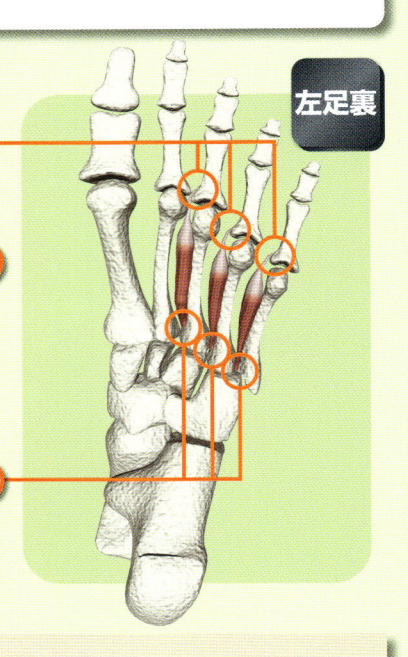

停止　第3～5趾骨の基節骨底の内側

起始　第3～5中足骨の内側

左足裏

第3～5趾の内転 1
第3～5趾の屈曲 2

背側骨間筋　dorsal interossei muscle (of foot)
（ドーサル・インターロスィエィ・マッスル）

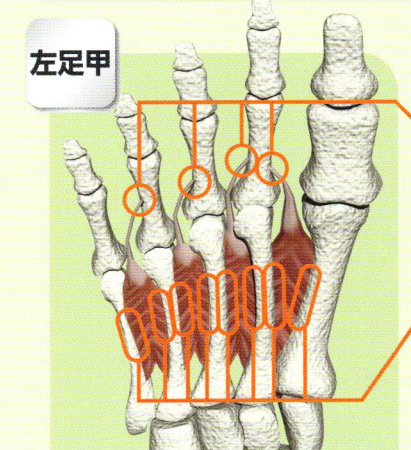

足の5指（趾）間に付着している4つの筋の総称。主に母趾と小趾を除く3趾を小趾側に曲げる働き（第2～4趾の外転）がある。足の表側（甲側）に筋腹が位置するのは、短趾伸筋、短母趾伸筋と背側骨間筋のみ。

停止　第1背側骨間筋は第2基節骨底の内側。
第2～4背側骨間筋は第2～4基節骨底の外側

起始　中足骨の相対する面、長足底靭帯

筋群　足趾外転筋（内在筋）

支配神経　外側足底神経の深枝（S1～S2）

主な働き　1️⃣第2～4趾の外転・2️⃣基節骨の屈曲

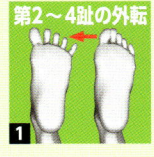

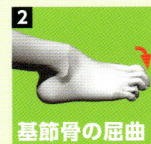

左足甲

第2～4趾の外転 1
基節骨の屈曲 2

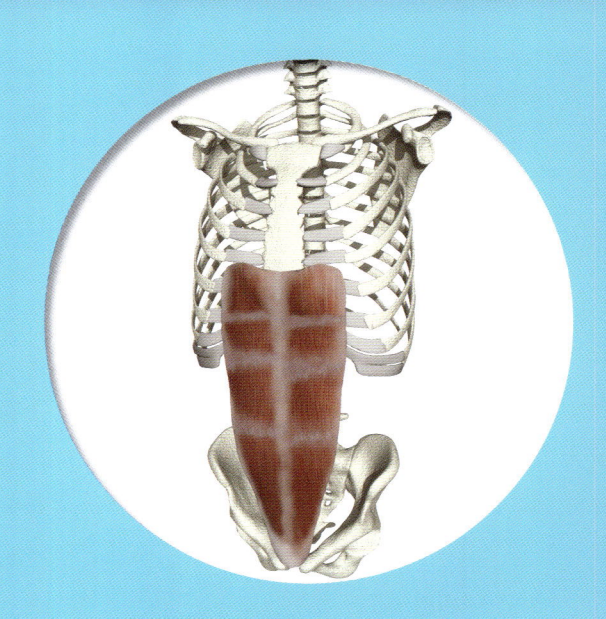

第8章

体幹・頸部の筋

本書では脊柱を動かす筋のうち、主に胸椎と腰椎を動かす筋を体幹の筋、頸椎を動かす筋を頸部の筋として紹介する。体幹の複合筋である脊柱起立筋は、腸肋筋、最長筋、棘筋だけでなく、回旋筋、多裂筋、半棘筋なども含まれる場合がある。

- ●「筋体積」「PCSA」「筋線維長」のデータの出典
- ・P.184・186・188・191・201・206・215…Christophy M et al., A musculoskeletal model for the lumbar spine. Biomech Model Mechanobiol, (2012), 11(1-2), 19-34. (複数の解剖学的先行研究データをもとに筋-骨格モデルを作成)
- ・P.193・196・202・204・216・217・219・221・222・223・224・225…Borst J et al., Muscle parameters for musculoskeletal modelling of the human neck. Clin Biomech, (2011) 26(4), 343-51. (死体解剖=男性86歳・171cm・75kg)
- ※P.183の「筋体積TOP5」は各筋の筋体積データをもとに算出
- ●「速筋:遅筋(%)」のデータの出典
- ・P.184…Johnson MA, Polgar J, Weightman D and Appleton D, (1973)
- ・P.202・204・206・216・217・218・221・222・223・224・225…Daru KR, (1989)

体幹の動きと役割

本書では、椎骨が縦に連なって構成される脊柱のうち、上部の頸椎と下部の仙骨・尾骨を除く、胸椎・腰椎部分が曲がったり捻られたりする動きを体幹の動きとする。

「体幹(脊柱)の動き」とは胸椎と腰椎の動き

脊柱を構成する33個の椎骨のうち、上部の24個(頸椎・胸椎・腰椎)には可動性があり、骨盤と融合している下部の仙骨・尾骨には可動性がない。本書では、可動性のある上部24個の椎骨のうち、胸椎と腰椎の動きを体幹の動きと定義する。

各胸椎、各腰椎の間には椎間関節とよばれる関節があり、そのひとつひとつの可動域は小さい。しかし、体幹全体として考えると、総合的に大きな可動域で曲げることが可能となる。つまり、実際には数多く存在する小さな関節の集合体を、ひとつの大きな関節と見なしたものが、いわゆる「体幹」なのである。

体幹の屈曲(前屈)・伸展(後屈)

動き	屈曲	背を丸めて上体を前方に曲げる
	伸展	背を反らして上体を後方に曲げる
主働筋 (貢献度 ランキング)	屈曲	❶腹直筋 ▶P.184 ❷外腹斜筋 ▶P.186 ❸内腹斜筋 ▶P.188
	伸展	❶脊柱起立筋 ▶P.194 ❷腰方形筋 ▶P.191 ❸半棘筋 ▶P.216・217・218 ❹多裂筋 ▶P.214
日常生活 動作	屈曲	寝た状態から上体を起こす。重いリュックサックを背負う。正しい姿勢の維持
	伸展	背筋を伸ばす。腹ばいの状態で上体を起こす。荷物を抱える。正しい姿勢の維持
スポーツ 動作	屈曲	柔道・レスリングの背負い投げ。体操の前方宙返り
	伸展	重量挙げのリフティング動作。ジャンプ動作。レスリングのリフトアップ

伸展　屈曲

屈曲
レスリングの背負い投げ

伸展
重量挙げの
リフティング動作

※脊柱の構造についてはP.194の下図を参照

体幹の側屈

動き	側屈	上体を横(側方)に曲げる
主働筋 (貢献度 ランキング)	側屈	❶外腹斜筋 ▶P.186 ❷内腹斜筋 ▶P.188 ❸腰方形筋 ▶P.191 ❹脊柱起立筋 ▶P.194
日常生活 動作	側屈	片手に荷物を持った状態で上体を真っすぐに立てる。正しい姿勢の維持
スポーツ 動作	側屈	テニスのサーブのテイクバック。レスリングの飛行機投げ。スキーのターン動作

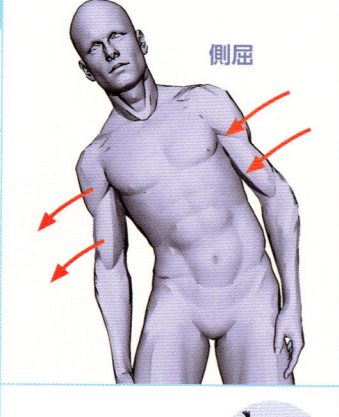

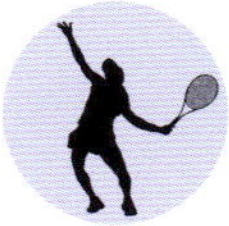

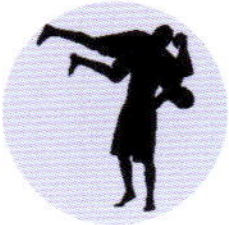

側屈
テニスのサーブのテイクバック

側屈
レスリングの飛行機投げ

体幹の回旋

動き	回旋	脊柱を回転軸にして、上体を左右に捻る
主働筋 (貢献度 ランキング)	回旋	❶内腹斜筋(同側回旋) ▶P.188 ❷外腹斜筋(反対側回旋) ▶P.186 ❸脊柱起立筋 ▶P.194 ❹回旋筋 ▶P.212
日常生活 動作	回旋	歩行動作。上体を回して物を移動させる。後ろに振り返る。正しい姿勢の維持
スポーツ 動作	回旋	ゴルフのスイング。野球のスイング・ピッチング。カヌーのパドリング

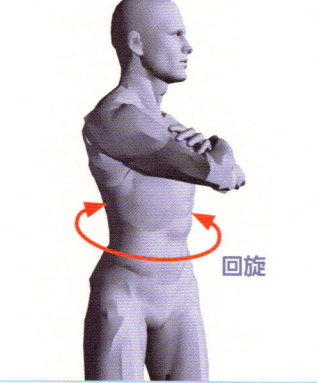

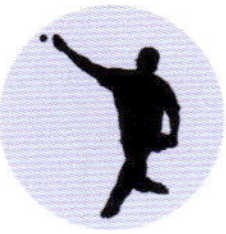

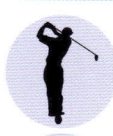

回旋
ゴルフのスイング

回旋
野球のピッチング

※同側回旋…右(左)側の筋肉が働いて、筋肉と同側の右(左)に回旋させること
※反対側回旋…右(左)側の筋肉が働いて、筋肉と反対側の左(右)に回旋させること

8章 体幹・頸部の筋

頸部の動きと役割

頸部の動きとは、椎骨が縦に連なって構成される脊柱の上部にあたる頸椎部分の動きのことを指す。体幹同様、前後左右に曲げたり、捻ったりする動きが可能である。

頸部を動かす複数の椎間関節

脊柱を構成する椎骨の上部7つからなる頸椎は、体幹の胸椎や腰椎と同様に、各椎骨間に椎間関節があるが、体幹に比べて頸部の椎間関節は可動域が大きく、頭部を大きく動かすことができる。動きも体幹と同じように、屈曲・伸展、側屈、回旋と、3次元の動きが可能である。

頸部は椎骨が7個しかないにもかかわらず、胸椎と腰椎で計17個の椎骨がある体幹と同じかそれ以上の可動域をもっていることが大きな特徴といえる。ただし、胸椎や腰椎と比較して、頸椎は椎骨のひとつひとつが小さいこともあり、怪我が起こりやすいという側面もある。

頸部の屈曲・伸展

動き	屈曲	首を前方に曲げて頭を前に倒す
	伸展	首を後方に曲げて頭を後ろに倒す
主働筋 (貢献度 ランキング)	屈曲	❶斜角筋群 ▶P.221・222・223 ❷舌骨下筋群 ▶P.242 ❸椎前筋(群) ▶P.230
	伸展	❶板状筋群 ▶P.224・225 ❷半棘筋群 ▶P.216・217・218 ❸脊柱起立筋 ▶P.194 ❹後頭下筋(群) ▶P.230
日常生活 動作	屈曲	頭を前に倒して下を向く。仰向けに寝た状態から頭を起こす。うなずく。正しい姿勢の維持
	伸展	頭を後ろに倒して上を向く。腹ばいに寝た状態から顔を上げる。正しい姿勢の維持
スポーツ 動作	屈曲	アメリカンフットボールのタックル時の首の固定。サッカーのヘディング
	伸展	レスリングのブリッジ。ラグビーのスクラム、平泳ぎの息つぎ

屈曲
アメリカンフットボールのタックル時の首の固定

伸展
レスリングのブリッジ

頸部の側屈

動き	側屈	首を横（側方）に曲げて頭を左右に倒す
主働筋 (貢献度 ランキング)	側屈	❶胸鎖乳突筋 ▶P.234 ❷斜角筋群 ▶P.221・222・223 ❸脊柱起立筋 ▶P.194 ❹板状筋群 ▶P.224・225
日常生活 動作	側屈	横向きに寝た状態で頭を起こす。ジェットコースターなどの急カーブで首が左右に倒れないように保つ。正しい姿勢の維持
スポーツ 動作	側屈	カーレース、ボブスレー、水上スキーなどにおける高速カーブで首が左右に倒れないように耐える。バスケットボールなどのフィールド競技で方向転換をするときに頭を固定する

側屈

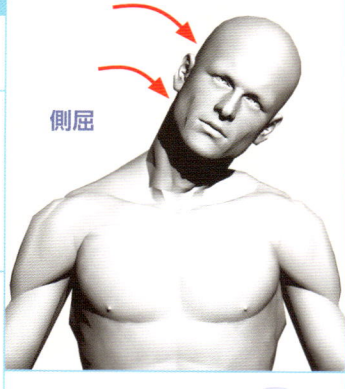

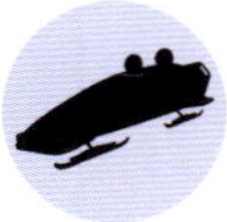

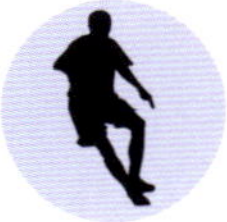

側屈
ボブスレーの高速カーブで首が左右に倒れないように耐える

側屈
バスケットボールで方向転換をするときに頭を固定する

頸部の回旋

動き	回旋	頸椎を回転軸にして、首を左右に回す
主働筋 (貢献度 ランキング)	回旋	❶胸鎖乳突筋（反対側回旋）▶P.234 ❷板状筋群（同側回旋）▶P.224・225 ❸脊柱起立筋 ▶P.194 ❹回旋筋 ▶P.212
日常生活 動作	回旋	首を回して横を向く。後ろに振り向く。正しい姿勢の維持
スポーツ 動作	回旋	クロールの息つぎで首を捻る動作、スノーボードで進行方向を見る動作、野球のバッティングの構え。アーチェリーの矢を射る構え

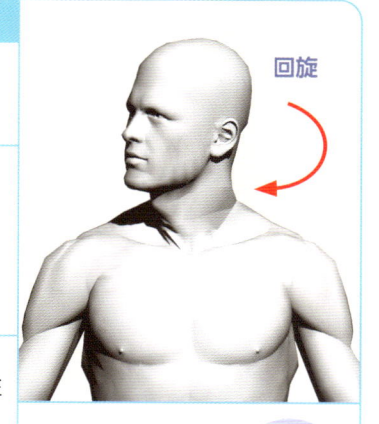

回旋

回旋
クロールの息つぎで首を捻る動作

回旋
スノーボードで進行方向を見る動作

8章 体幹・頸部の筋

※同側回旋…右(左)側の筋肉が働いて、筋肉と同側の右(左)に回旋させること
※反対側回旋…右(左)側の筋肉が働いて、筋肉と反対側の左(右)に回旋させること

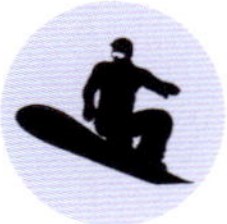

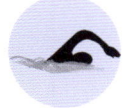

体幹・頸部を動かす筋一覧

体幹・頸部を動かす筋は、背中側の脊柱起立筋を中心とした脊柱まわりの筋群と、腹部の筋群に分けられる。本書では頸椎を動かす斜角筋群も頸部の筋として扱う。

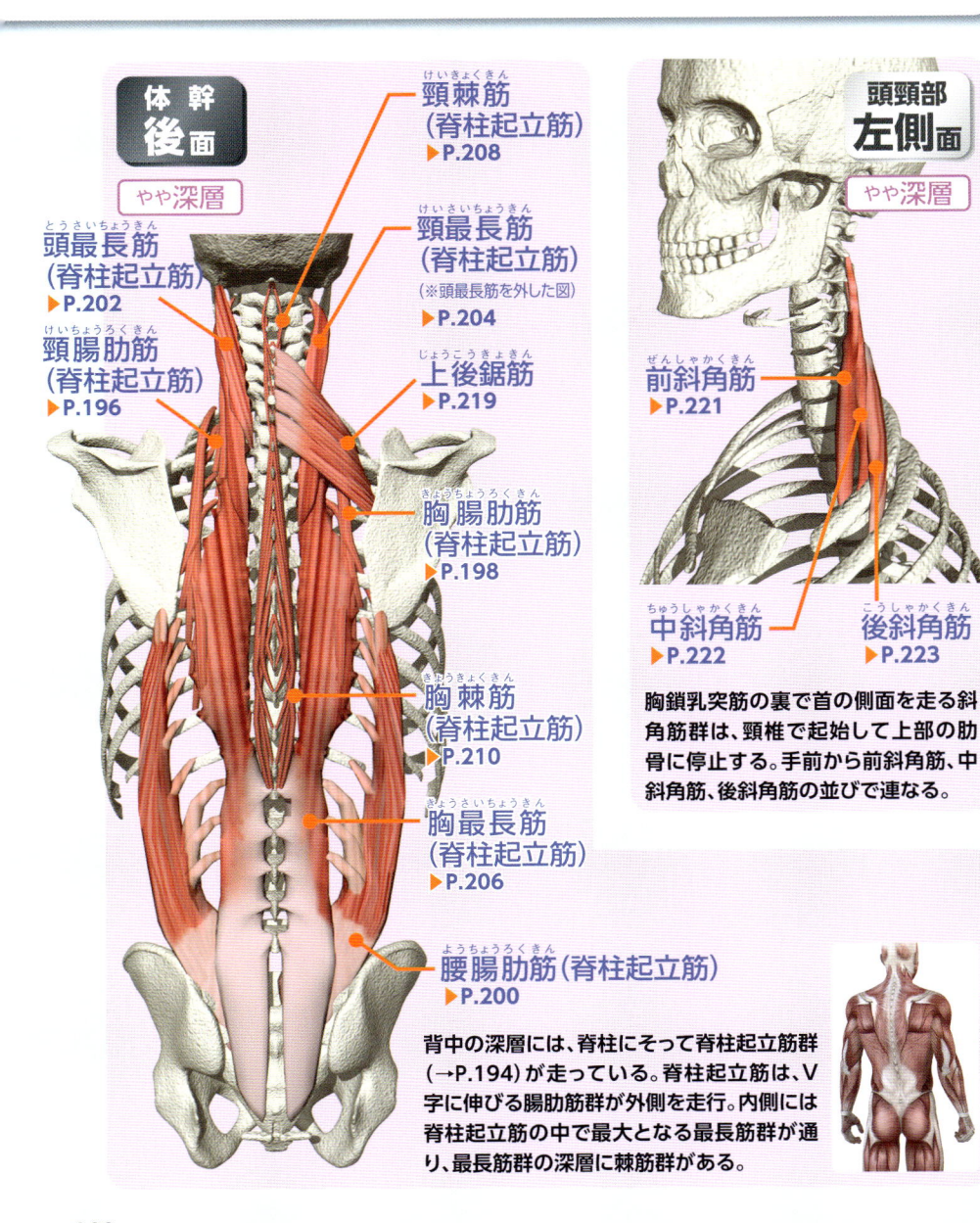

体幹 後面
やや深層

- 頸棘筋（脊柱起立筋） ▶P.208
- 頭最長筋（脊柱起立筋） ▶P.202
- 頸最長筋（脊柱起立筋）（※頭最長筋を外した図） ▶P.204
- 頸腸肋筋（脊柱起立筋） ▶P.196
- 上後鋸筋 ▶P.219
- 胸腸肋筋（脊柱起立筋） ▶P.198
- 胸棘筋（脊柱起立筋） ▶P.210
- 胸最長筋（脊柱起立筋） ▶P.206
- 腰腸肋筋（脊柱起立筋） ▶P.200

背中の深層には、脊柱にそって脊柱起立筋群（→P.194）が走っている。脊柱起立筋は、V字に伸びる腸肋筋群が外側を走行。内側には脊柱起立筋の中で最大となる最長筋群が通り、最長筋群の深層に棘筋群がある。

頭頸部 左側面
やや深層

- 前斜角筋 ▶P.221
- 中斜角筋 ▶P.222
- 後斜角筋 ▶P.223

胸鎖乳突筋の裏で首の側面を走る斜角筋群は、頸椎で起始して上部の肋骨に停止する。手前から前斜角筋、中斜角筋、後斜角筋の並びで連なる。

体幹 後面 深層

この図では、頭板状筋、頸板状筋と頸半棘筋の上部が浅層にある。脊柱起立筋よりさらに奥の体幹深層には多裂筋が走行し、そのさらに深層を走る回旋筋は体幹後面で最も深層に位置する。腰方形筋は腰椎から骨盤まで体幹の側方に伸びる筋。

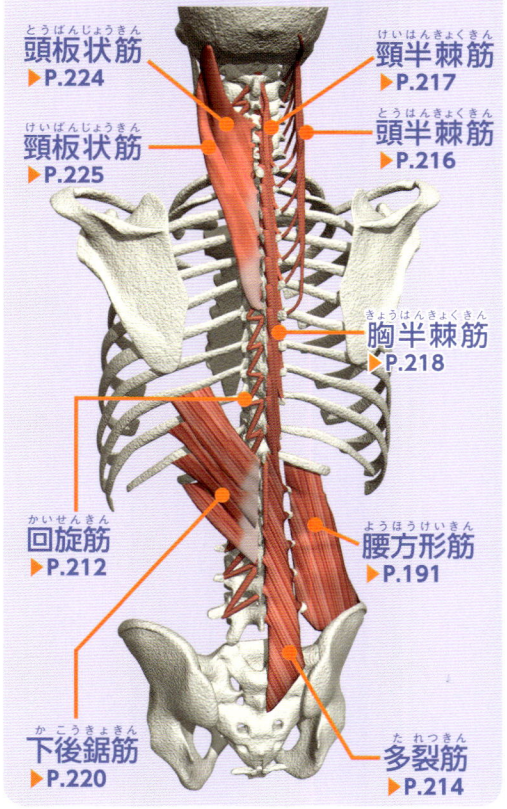

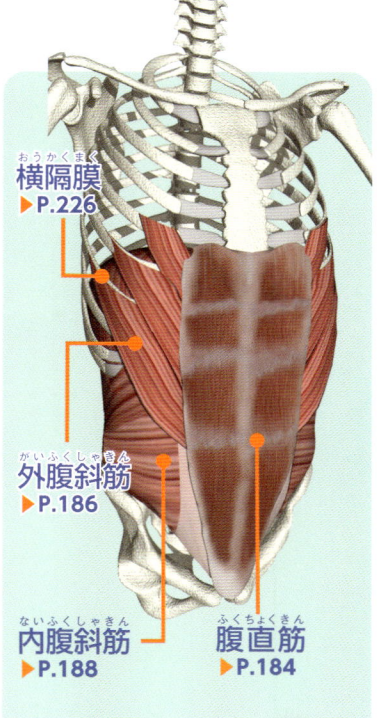

- 頭板状筋（とうばんじょうきん） ▶P.224
- 頸板状筋（けいばんじょうきん） ▶P.225
- 頸半棘筋（けいはんきょくきん） ▶P.217
- 頭半棘筋（とうはんきょくきん） ▶P.216
- 胸半棘筋（きょうはんきょくきん） ▶P.218
- 回旋筋（かいせんきん） ▶P.212
- 腰方形筋（ようほうけいきん） ▶P.191
- 下後鋸筋（かこうきょきん） ▶P.220
- 多裂筋（たれつきん） ▶P.214

体幹 前側面 浅層

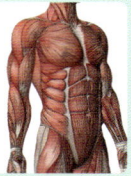

- 横隔膜（おうかくまく） ▶P.226
- 外腹斜筋（がいふくしゃきん） ▶P.186
- 内腹斜筋（ないふくしゃきん） ▶P.188
- 腹直筋（ふくちょくきん） ▶P.184

腹部の表層には、正面に腹直筋があり、脇腹にあたる腹直筋の両側面に外腹斜筋がある。内腹斜筋は外腹斜筋の深層にあり、腹横筋はそのさらに深層に位置する。また、横隔膜は胸郭の下部をふさぐように付着している。

8章 体幹・頸部の筋

体幹・頸部を動かす筋 筋体積TOP5

体幹の筋群では脊柱起立筋が最大。腰腸肋筋と胸最長筋のみを脊柱起立筋とする資料が多いが、腸肋筋群や最長筋群、棘筋群を含めると、圧倒的な体積となる。スポーツ選手の腹斜筋群は腹直筋より大きくなるケースも。

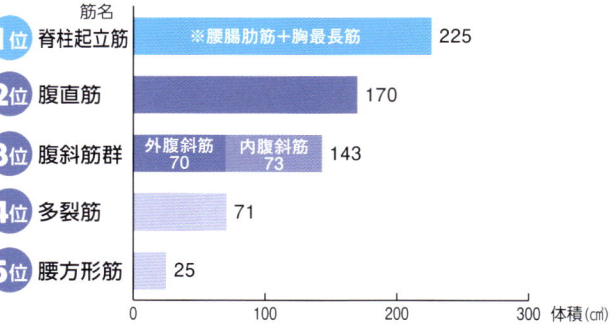

順位	筋名	体積(cm³)
1位	脊柱起立筋 ※腰腸肋筋＋胸最長筋	225
2位	腹直筋	170
3位	腹斜筋群（外腹斜筋70／内腹斜筋73）	143
4位	多裂筋	71
5位	腰方形筋	25

※体幹・頸部の動き別の「主動筋」はP.178・180を参照

rectus abdominis muscle (レクタス・アブドミニス・マッスル)

腹部前面

腹直筋
ふくちょくきん

一般的に「腹筋」と同義である多腹筋。腹部の前面にあり、筋腹が上下4～5段に分かれている。背中（脊柱）を前方に丸める働きをもつ体幹屈曲の主力筋。内臓を保護する役割も担っている。

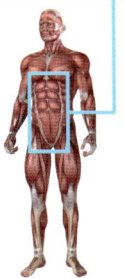

筋群 体幹屈曲筋

支配神経
肋間神経（胸腹神経）
（T5～T12）

主な働き
体幹の屈曲、胸郭前壁の引き下げ、腹腔内圧の拡大

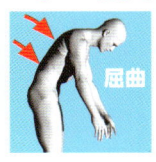

屈曲

腹部前面

日常生活動作
仰向けの状態から起き上がるときや、胸郭を引き下げて息を吐く呼吸の補助で使われる。正しい姿勢を維持する働きもある。

スポーツ動作
体操のつり輪・鉄棒など。ほとんどのスポーツ動作において使われる。

筋DATA（参考値）

筋体積	170㎤
PCSA	5.7㎠
筋線維長	29.9cm
速筋：遅筋(%)	53.9：46.1

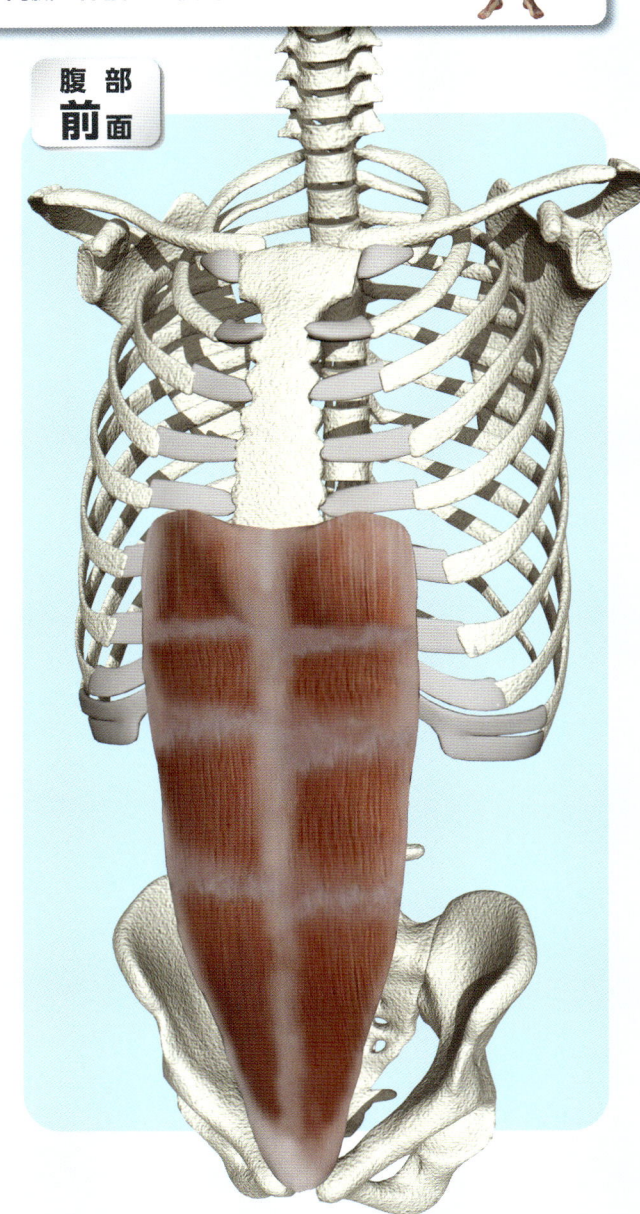

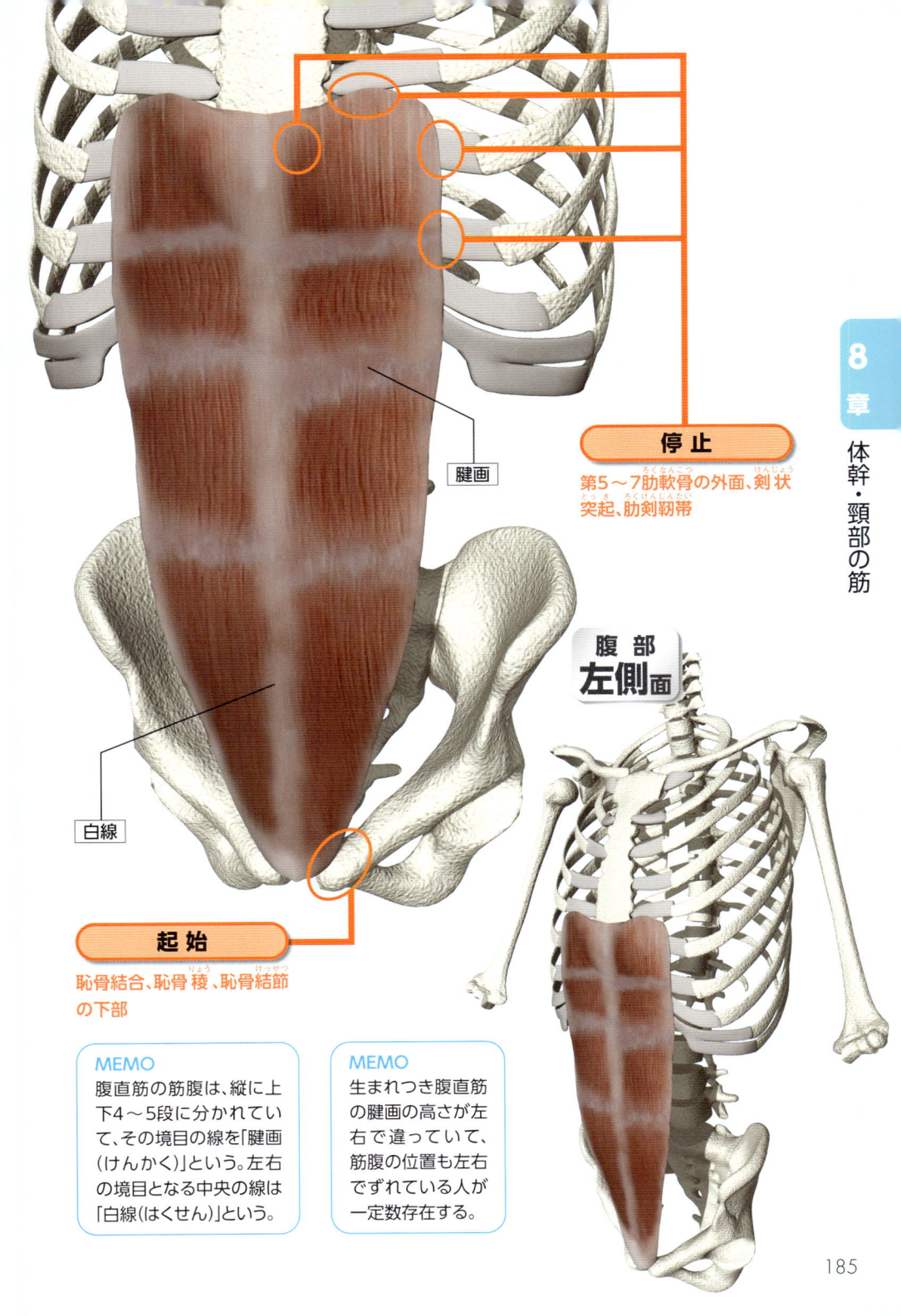

停止
第5～7肋軟骨の外面、剣状突起、肋剣靭帯

腹部左側面

腱画

白線

起始
恥骨結合、恥骨稜、恥骨結節の下部

> **MEMO**
> 腹直筋の筋腹は、縦に上下4～5段に分かれていて、その境目の線を「腱画（けんかく）」という。左右の境目となる中央の線は「白線（はくせん）」という。

> **MEMO**
> 生まれつき腹直筋の腱画の高さが左右で違っていて、筋腹の位置も左右でずれている人が一定数存在する。

8章 体幹・頸部の筋

185

abdominal external oblique muscle
(アブドミナル・イクスターナル・オブリーグ・マッスル)

外腹斜筋
（がいふくしゃきん）

脇腹表層

側腹で最も表層にある筋。背中側の後部は広背筋（こうはいきん）に覆われている。腹直筋（ふくちょくきん）と同様の働きに加え、背中（脊柱（せきちゅう））を横に曲げる働き（体幹側屈）や、反対側に捻る（ひね）働き（体幹反対側回旋）もある。

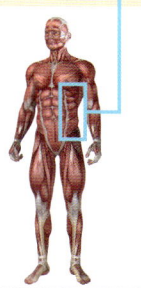

筋 群 体幹側屈筋

支配神経
肋間神経（ろっかん）（胸腹神経（きょうふく）および
肋下神経（ろっか））（T5～T12）

主な働き
体幹（脊柱（せきちゅう））の ❶側屈（同側）・
❷回旋（反対側）・❸屈曲、胸郭（きょうかく）
の引き下げ

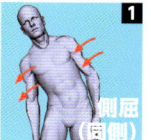

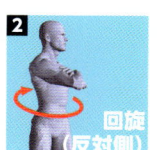

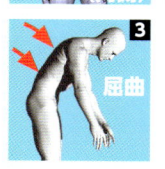

❶ 側屈（同側）
❷ 回旋（反対側）
❸ 屈曲

左脇腹 前面

筋DATA（参考値）

筋体積	70㎤
PCSA	15.8㎠
筋線維長	4.4cm
速筋：遅筋(%)	―

停止 ❶
鼠径靭帯（そけいじんたい）、腹直筋鞘（ふくちょくきんしょう）前葉（ぜんよう）
（第5～9肋骨（ろっこつ）から起始する線維）

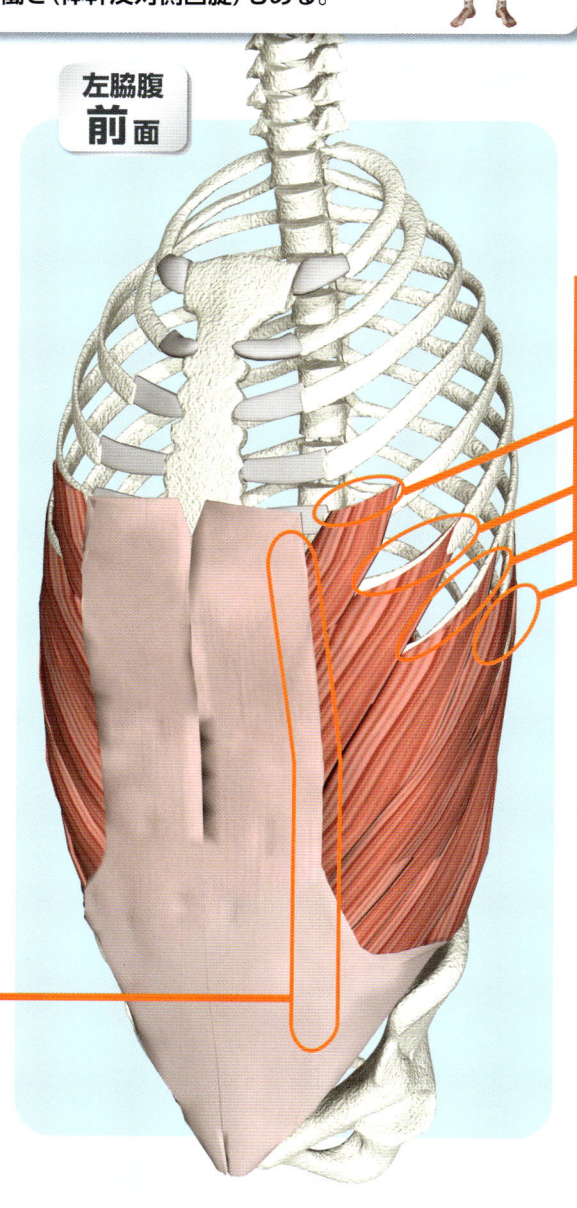

日常生活動作

背中を横に曲げたり、捻る動きに働く。胸郭を引き下げて息を吐く呼吸を補助。正しい姿勢の維持にも貢献している。

スポーツ動作

ほとんどのスポーツで使われるが、特に体幹を曲げたり、捻る動きの多い球技や格闘技において働く。

> **MEMO**
> 腹斜筋群はボディビルダーでも追い込んで鍛えることがやや少ない傾向にあり、一部のスポーツ選手にはボディビルダーより腹斜筋群が発達している選手もいる。

左脇腹 後側面

8章 体幹・頸部の筋

起始

第5〜12肋骨の外面

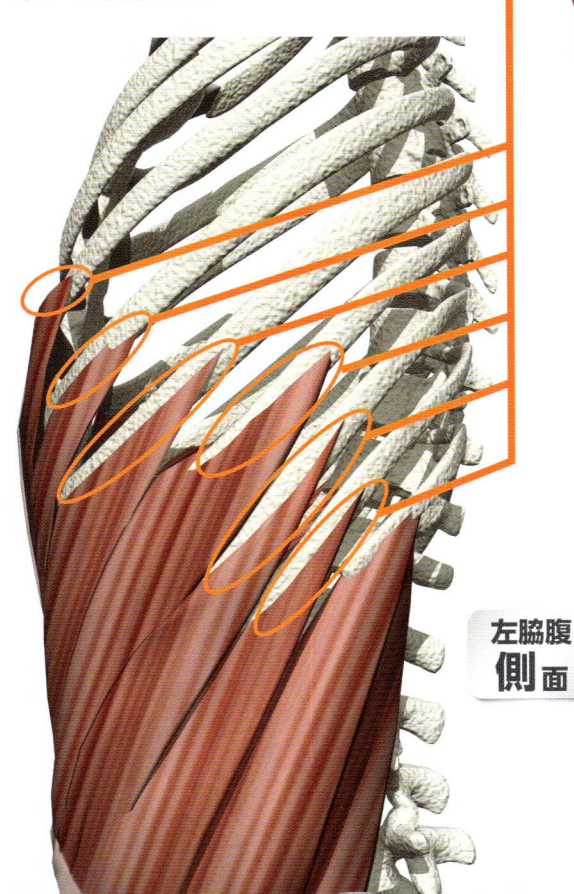

停止❷

腸骨稜の外唇
(第10〜12肋骨から起始する線維)

左脇腹 側面

> **MEMO**
> 「反対側回旋」とは、働く筋肉の位置と反対側の向きに動きが作用する回旋運動。例えば、左へ捻る動作の場合は、右の外腹斜筋が使われる。

abdominal internal oblique muscle
(アブドミナル・インターナル・オブリーグ・マッスル)

脇腹やや深層

内腹斜筋（ないふくしゃきん）

外腹斜筋（がいふくしゃきん）の深層にある筋。腸骨陵（ちょうこつりょう）を中心に、扇状の筋線維（きんせんい）が外腹斜筋と直角に走る。外腹斜筋や腹横筋（ふくおうきん）と内臓を収める腹腔（ふくくう）の壁（腹壁）を形成。主に体幹の側屈（同側）および回旋（同側）に働く。

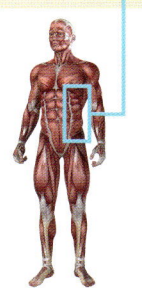

筋群 体幹回旋筋

支配神経
肋間神経（ろっかん）（胸腹神経（きょうふく）および肋下神経（ろっか））（T10〜T12）、
腸骨下腹神経（ちょうこつかふく）（L1）、
腸骨鼠径神経（ちょうこつそけい）（L1）

主な働き
体幹（脊柱（せきちゅう））の ❶回旋（同側）・❷側屈（同側）・❸前屈、胸郭の引き下げ

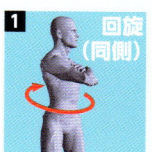

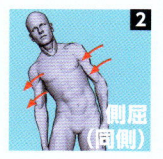

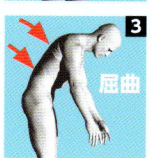

❶ 回旋（同側）
❷ 側屈（同側）
❸ 屈曲

停止
❶ 第10〜12肋骨（ろっこつ）の下縁（かえん）（上部）
❷ 腹直筋鞘（しょう）（中部）
❸ 精巣挙筋（せいそうきょきん）（下部）

左脇腹 前側面

筋DATA（参考値）	
筋体積	73㎤
PCSA	13.5㎠
筋線維長	5.4cm
速筋：遅筋(%)	—

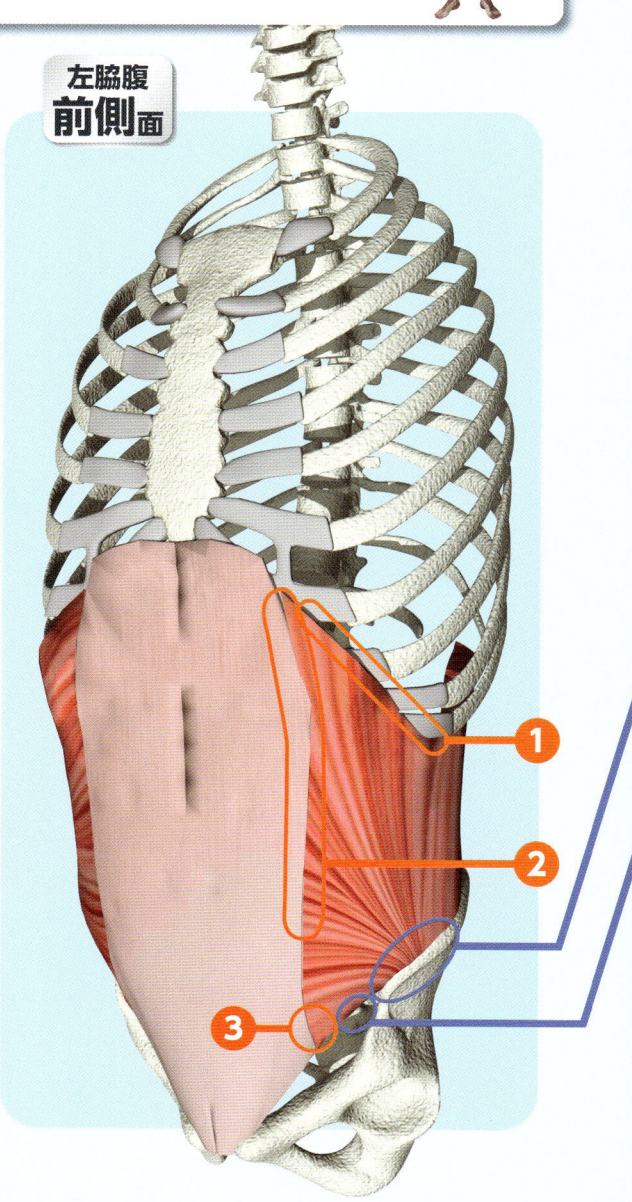

左脇腹 後側面

日常生活動作
背中を捻る動きに強く働く。胸郭を引き下げて息を吐く呼吸を補助。正しい姿勢の維持にも貢献する。

スポーツ動作
野球のバッティング・ピッチング。テニスのスイング。槍投げの投てきなど。打撃動作や投てき動作などで体を捻る動きの主力筋として働く。

MEMO
鼠径部のくっきりしたVラインや、骨盤近くの筋肉の盛り上がりを形成しているのは、主に内腹斜筋である。

起始❶
胸腰筋膜深葉、上前腸骨棘

起始❷
鼠径靭帯

起始❸
腸骨稜の中間線

MEMO
「同側回旋」の動きとは、筋肉の位置している側に捻る動きを指す。例えば、右投げの投手が投球動作で体幹を回旋する場合、体幹は左向きに回旋するため、左の内腹斜筋が使われる。体幹を捻る種目の選手は、利き手と反対側の内腹斜筋が発達していることが多い。

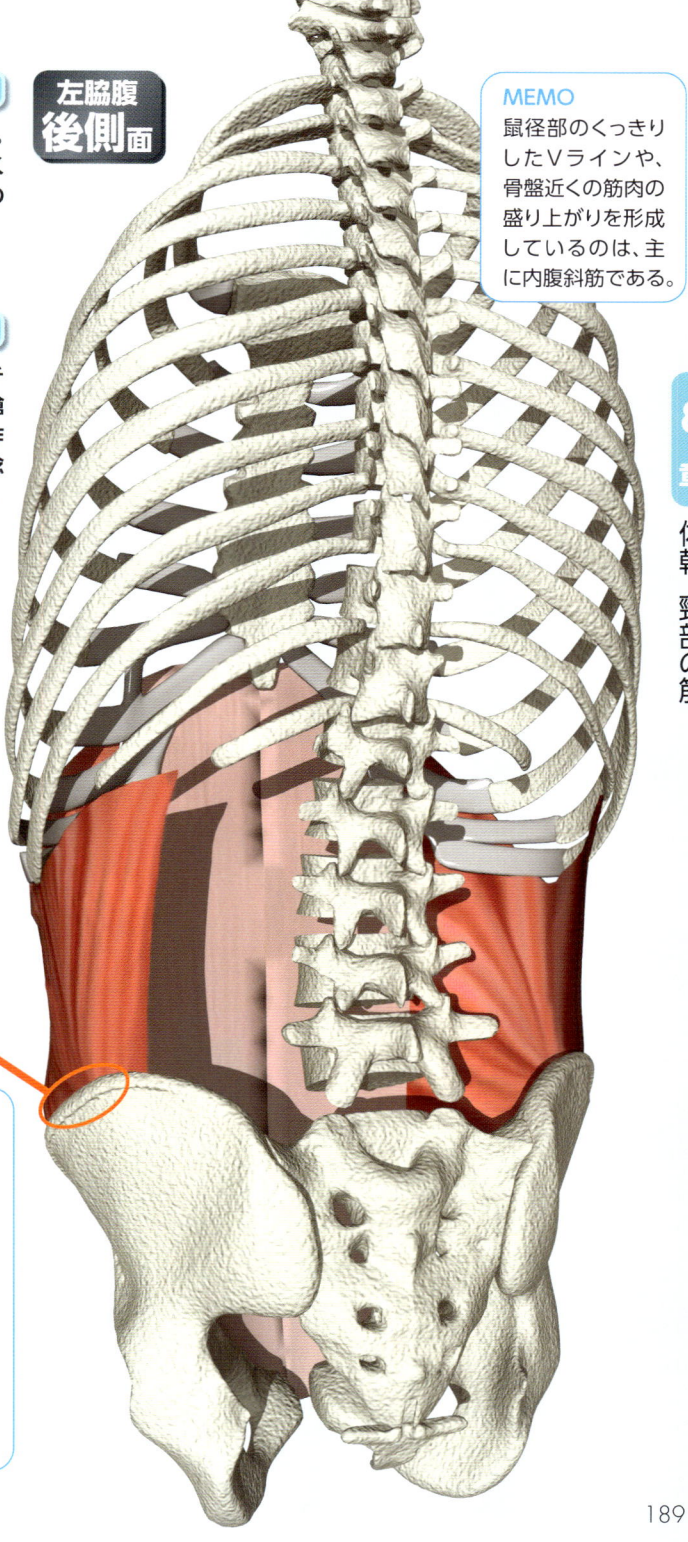

8章 体幹・頸部の筋

腹横筋

transversus abdominis muscle (トランスブァーサス・アブドミニス・マッスル)

脇腹深層

内腹斜筋に覆われ、側腹の筋では最も深層にある。内臓を収める腹腔の内部を圧迫し、お腹を凹ませる働きがあり、息を吐く動きの主力筋。横隔膜と拮抗的に働き、脊柱の動きには関与しない。

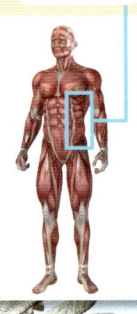

筋群 呼吸筋

支配神経
肋間神経（胸腹神経および肋下神経）(T7〜T12)、腸骨下腹神経（L1）、腸骨鼠径神経（L1）

主な働き
下位肋骨を下に引き、腹腔内圧を拡大

起始
❶ 第7〜12肋軟骨の内面、胸腰筋膜の深葉
❷ 鼠径靭帯、腸骨稜の内唇、上前腸骨棘

停止
剣状突起、白線、恥骨（恥骨結節、恥骨櫛）

左脇腹 前側面

左脇腹 前面

日常生活動作
腹式呼吸で息を吐く際に使われる。腹圧を高めることで排便や分娩を補助する。

スポーツ動作
息を吐く動きの主力筋。横隔膜と同時に働き、腹圧を高める役割もある（共収縮）。

筋DATA（参考値）

筋体積	—
PCSA	—
筋線維長	—
速筋：遅筋(%)	—

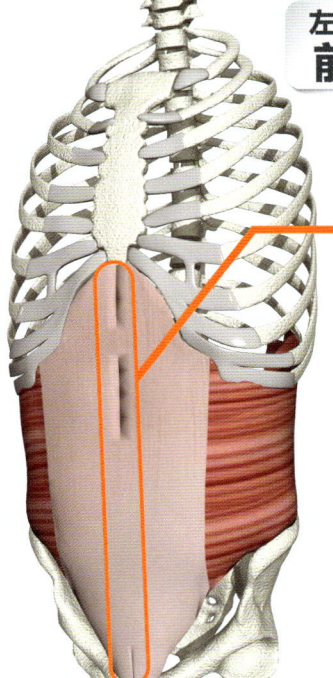

腰方形筋

quadratus lumborum muscle（クワドラタス・ランボーラム・マッスル）

腰椎外側

腰椎の両側にある長方形の深層筋。大部分を脊柱起立筋に覆われている。主に背中を横に曲げる働き（体幹側屈）と、後ろに反らす働き（体幹伸展）がある。第12肋骨を下制する作用もある。

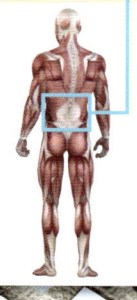

筋群：体幹側屈筋

支配神経：腰神経叢（T12、L1〜L3）

主な働き：腰椎の❶側屈・❷伸展、❸第12肋骨の下制

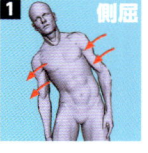

❶ 側屈
❷ 伸展

腰部 後面

停止：第12肋骨、L1〜L4（またはL3）の肋骨突起

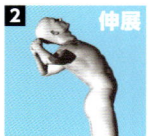

起始：腸骨稜の内唇

腰部 前面

日常生活動作
片手で荷物を持つなど、背中を横（側方）に曲げる動きに働く。

スポーツ動作
体幹を横に曲げて行うスイング動作。野球のバッティング。ゴルフのスイングなど。

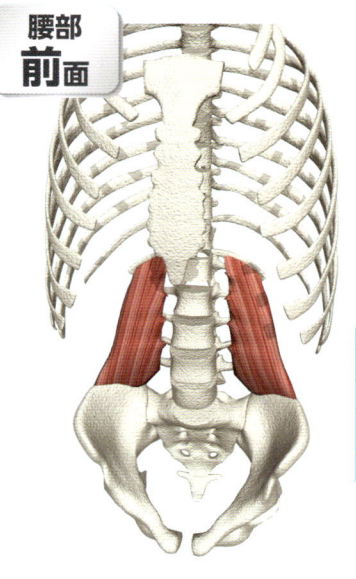

筋DATA（参考値）

筋体積	25cm³
PCSA	4.4cm²
筋線維長	5.8cm
速筋：遅筋(%)	—

8章 体幹・頸部の筋

external intercostal muscle（イクスターナル・インターコスタル・マッスル）

肋骨間全体

外肋間筋
（がいろっかんきん）

肋骨と肋骨の間を走る呼吸筋。1枚の大きな筋ではなく、各肋骨の下部からそれぞれ起始し、ひとつ下の肋骨に停止する。肋骨を挙上して胸郭を広げることで、肺に息を吸い込む働きがある。

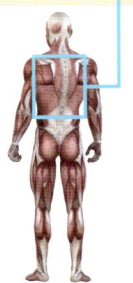

筋群 呼吸筋

支配神経
肋間神経（T1～T11）

主な働き
吸気時に肋骨を挙上、
胸郭の拡張（胸式呼吸）

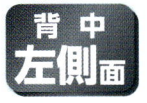

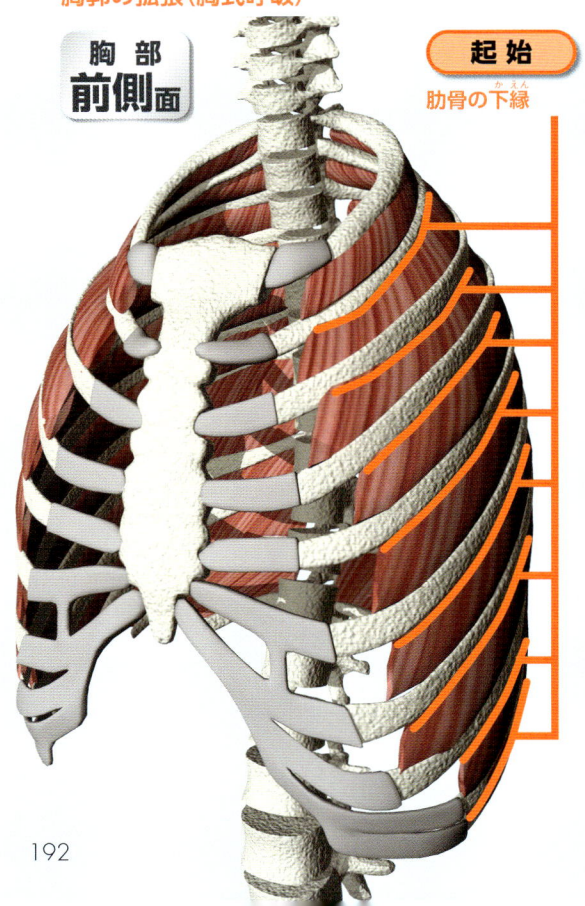

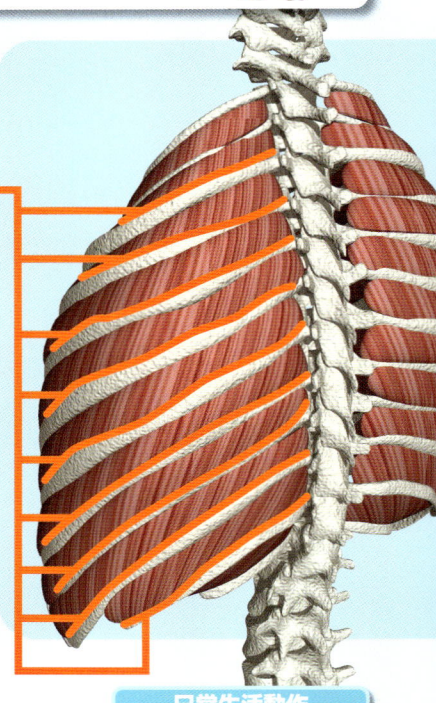

背中 左側面

停止
肋骨の上縁

起始
肋骨の下縁

胸部 前側面

日常生活動作
階段や坂道を上るときなど、息があがった状態の呼吸（吸気）に使われる。

スポーツ動作
激しい動きで息があがった状態の呼吸全般に使われる。

筋DATA（参考値）	
筋体積	—
PCSA	—
筋線維長	—
速筋：遅筋(%)	—

内肋間筋

internal intercostal muscle（インターナル・インターコスタル・マッスル） 肋骨間全体

外肋間筋の裏側にある呼吸筋。筋線維の走行方向が外肋間筋と反対であり、肋骨を引き下げることで胸郭を狭め、息を吐き出す働きを補助する。中央の肋軟骨付近は肋軟骨間筋ともよばれる。

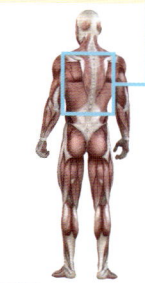

筋群 呼吸筋

支配神経
肋間神経（T1〜T11）

主な働き
呼気（息を吐く）時に肋骨間を収縮し、胸郭を狭める

日常生活動作
階段や坂道を上るときなど、息があがった状態の呼吸（呼気）に使われる。

スポーツ動作
激しい動きで息があがった状態の呼吸全般に使われる。

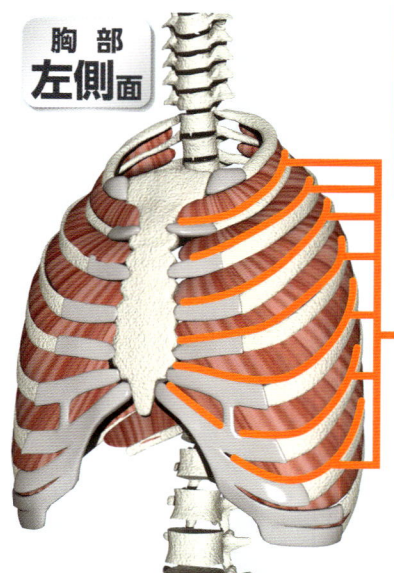

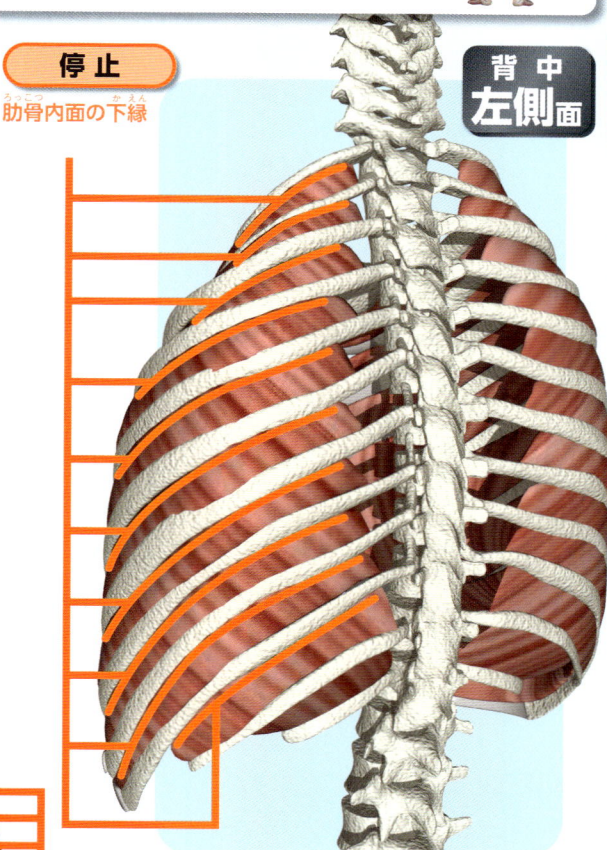

停止
肋骨内面の下縁

起始
肋骨内面の上縁

背中 左側面

胸部 左側面

筋DATA（参考値）

筋体積	2.0㎤
PCSA	0.2㎠
筋線維長	1.0cm
速筋：遅筋(%)	—

8章 体幹・頸部の筋

複合筋 erector spinae muscles（エレクター・スパイン・マッスルズ）

脊柱起立筋

頸腸肋筋・胸腸肋筋・腰腸肋筋・頭最長筋・頸最長筋・胸最長筋・頸棘筋・胸棘筋

脊柱を反らす働きをもつ背面筋群

脊髄神経の後枝に支配される背面筋群の総称。主に背中を反らす働き（体幹伸展）をもつ。外側を腸肋筋群が走り、その内側に最長筋群、その深層となる脊柱近くには、棘筋群が走行している。ほかにも、棘間筋群、半棘筋群、多裂筋群、頸椎の板状筋群や後頭直筋群、頭斜筋群なども脊柱起立筋に含まれる場合がある。

重力に抗するあらゆる動きで使われることから「抗重力筋」に分類され、背中を丸める作用のある拮抗筋の腹直筋（非抗重力筋）よりも日常生活での使用頻度が高い。筋としての持久力が求められる部分であり、遅筋線維の比率が腹直筋より高い傾向にあるとされる。

スポーツにおいても、上体を起こす動きや、四肢の動きの根元であり、あらゆる動作の土台となる体幹部を固定する役割をもち、さまざまな種目で重要とされる筋群である。

体幹 後面

脊柱の構成

脊柱起立筋が付着する脊柱は、部分ごとに異なる名称や働きをもつ。上から頸椎、胸椎、腰椎、仙骨、尾骨の順で連なる。体幹の動きとは、胸椎と腰椎の動きを指す場合が多い。

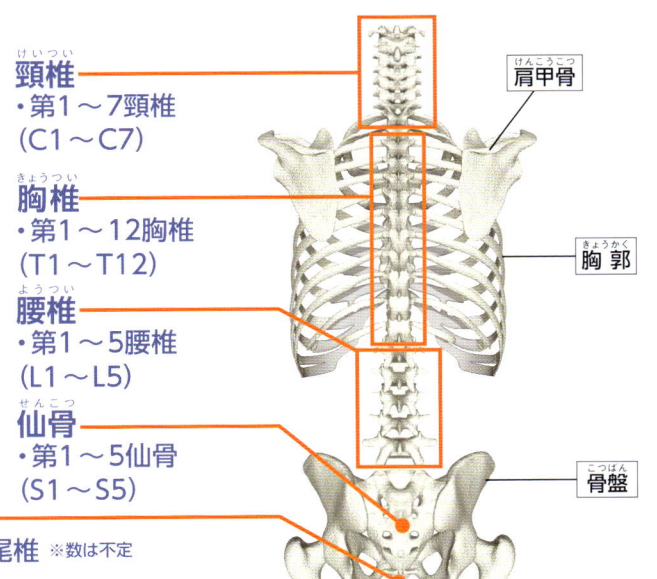

頸椎
・第1～7頸椎
（C1～C7）

胸椎
・第1～12胸椎
（T1～T12）

腰椎
・第1～5腰椎
（L1～L5）

仙骨
・第1～5仙骨
（S1～S5）

尾骨
・第1～3(4～5)尾椎 ※数は不定

肩甲骨

胸郭

骨盤

体幹 後面

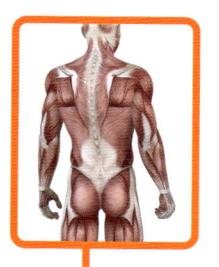

脊柱に沿って走行する脊柱起立筋群は、3層に分かれ、外側に腸肋筋群、内側に最長筋群、その深層に棘筋群がある

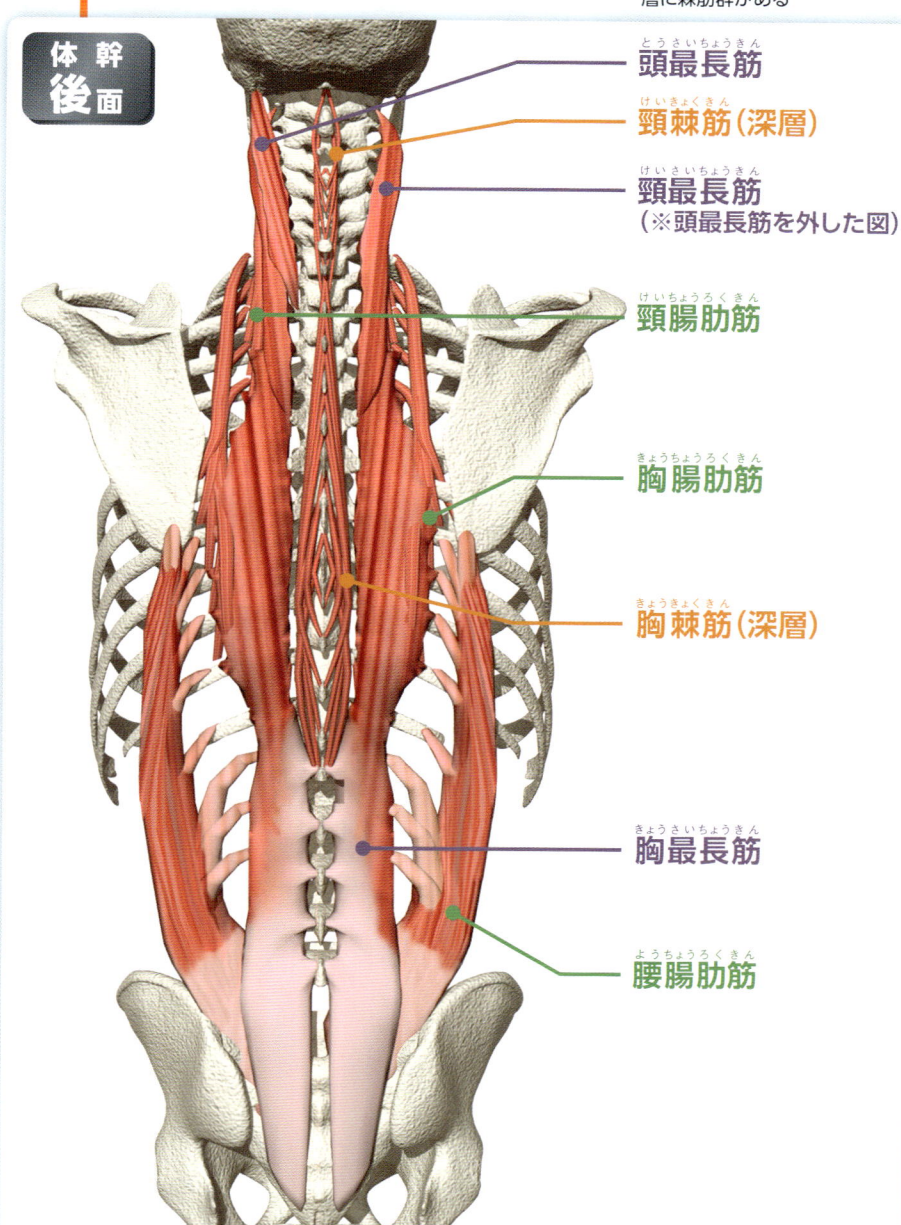

- 頭最長筋（とうさいちょうきん）
- 頸棘筋（深層）（けいきょくきん）
- 頸最長筋（けいさいちょうきん）（※頭最長筋を外した図）
- 頸腸肋筋（けいちょうろくきん）
- 胸腸肋筋（きょうちょうろくきん）
- 胸棘筋（深層）（きょうきょくきん）
- 胸最長筋（きょうさいちょうきん）
- 腰腸肋筋（ようちょうろくきん）

8章 体幹・頸部の筋

iliocostalis cervicis muscle (イリオコスタリス・サーヴィシィス・マッスル) 脊柱後面外側

頸腸肋筋

脊柱起立筋①

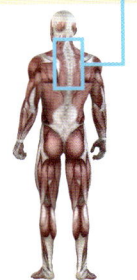

脊柱起立筋の中で最も外側にある腸肋筋群の一番上部に位置する筋。主に背中の上部（胸椎）および首（頸椎）を反らす働き（体幹伸展）があり、首を横に曲げる側屈作用も併せもっている。

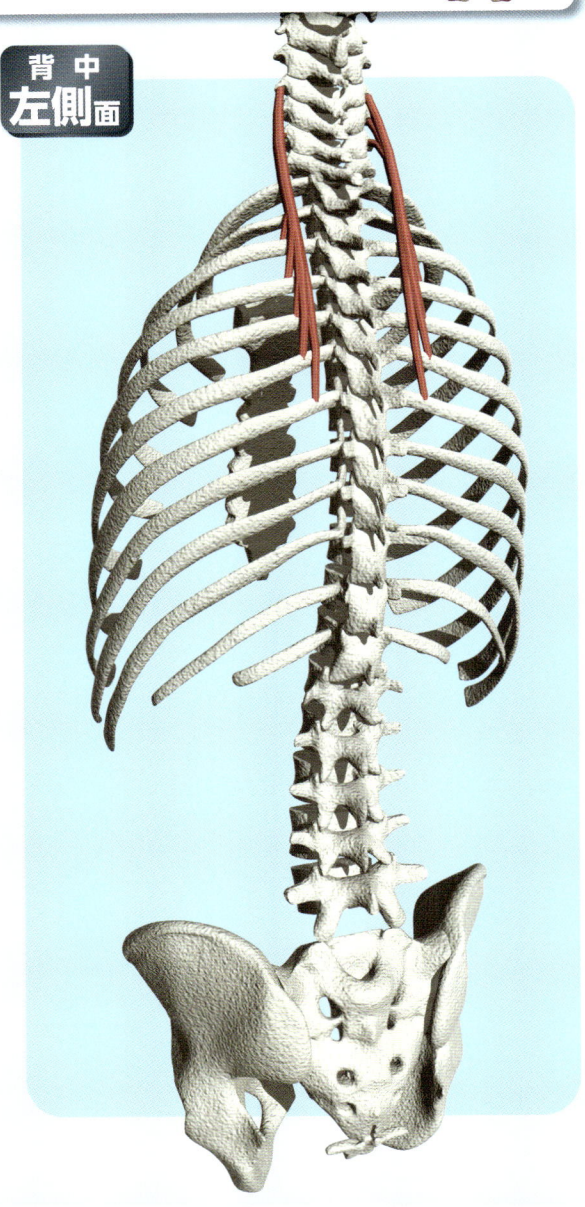

背中 **左側**面

筋群
頸部伸展筋

支配神経
脊髄神経の後枝（C4〜L3）

主な働き
頸椎の ❶伸展・❷側屈（同側）

1 頸椎の伸展
2 頸椎の側屈（同側）

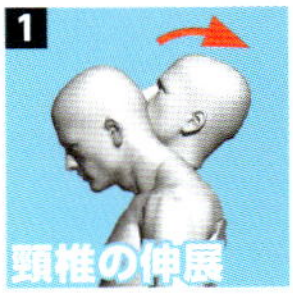

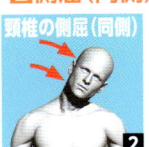

日常生活動作
立ち上がる動作、かがんだ体勢から首と上体を起こす動作など。正しい姿勢の維持。

スポーツ動作
跳躍で上体を起こす動作。ランニングやダッシュ時の体幹（胸椎・頸椎）の固定など。あらゆるスポーツ動作で上体を安定させる働きに貢献。

筋DATA（参考値）

筋体積	3.7c㎥
PCSA	0.4c㎡
筋線維長	8.6cm
速筋：遅筋(%)	―

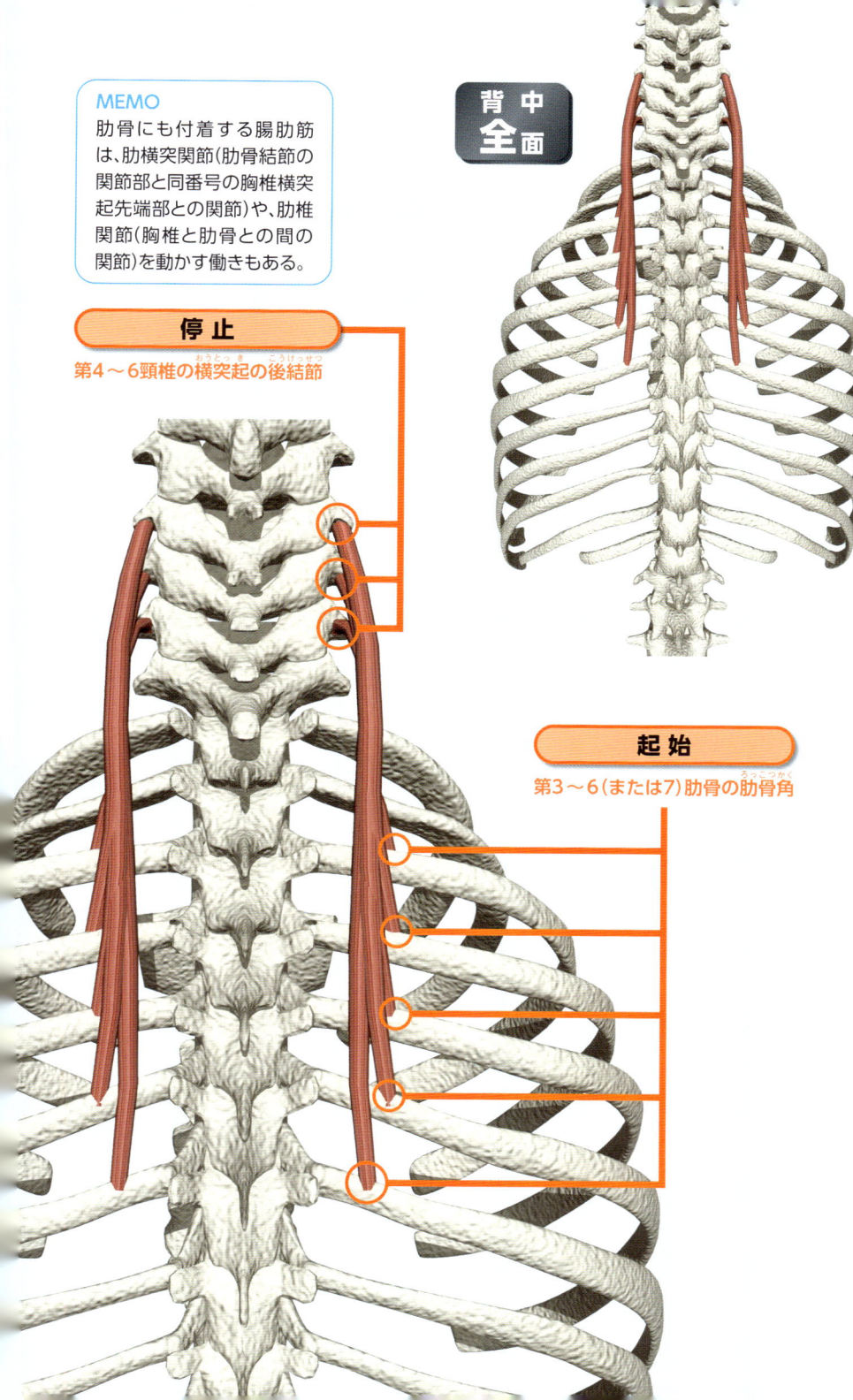

MEMO
肋骨にも付着する腸肋筋は、肋横突関節（肋骨結節の関節部と同番号の胸椎横突起先端部との関節）や、肋椎関節（胸椎と肋骨との間の関節）を動かす働きもある。

背中全面

停止
第4～6頸椎の横突起の後結節

起始
第3～6（または7）肋骨の肋骨角

8章 体幹・頸部の筋

胸腸肋筋 (きょうちょうろくきん)

iliocostalis thoracis muscle（イリオコスタリス・ソラシィス・マッスル）

脊柱起立筋②　脊柱後面外側

腸肋筋群の中部に位置する筋。肋骨下部で起始し、肋骨上部に停止するため、脊柱には付着しない。主に背中の上部（胸椎）を反らす働き（体幹伸展）があり、体幹側屈の作用も比較的強い。

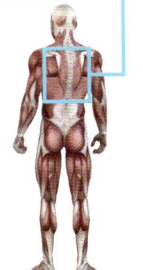

背中 左側面

筋群
体幹伸展筋

支配神経
脊髄神経の後枝（C4〜L3）

主な働き
胸椎の ❶伸展・❷側屈（同側）

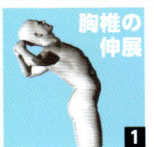

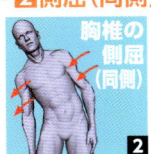

- ❶ 胸椎の伸展
- ❷ 胸椎の側屈（同側）

日常生活動作
立ち上がる動作、かがんだ体勢から上体を起こす動作など。正しい姿勢の維持。

スポーツ動作
跳躍で上体を起こす動作。ランニングやダッシュ時の体幹（胸椎・頸椎）の固定など。あらゆるスポーツ動作で上体を安定させる働きに貢献。

筋DATA（参考値）

筋体積	—
PCSA	—
筋線維長	—
速筋:遅筋(%)	

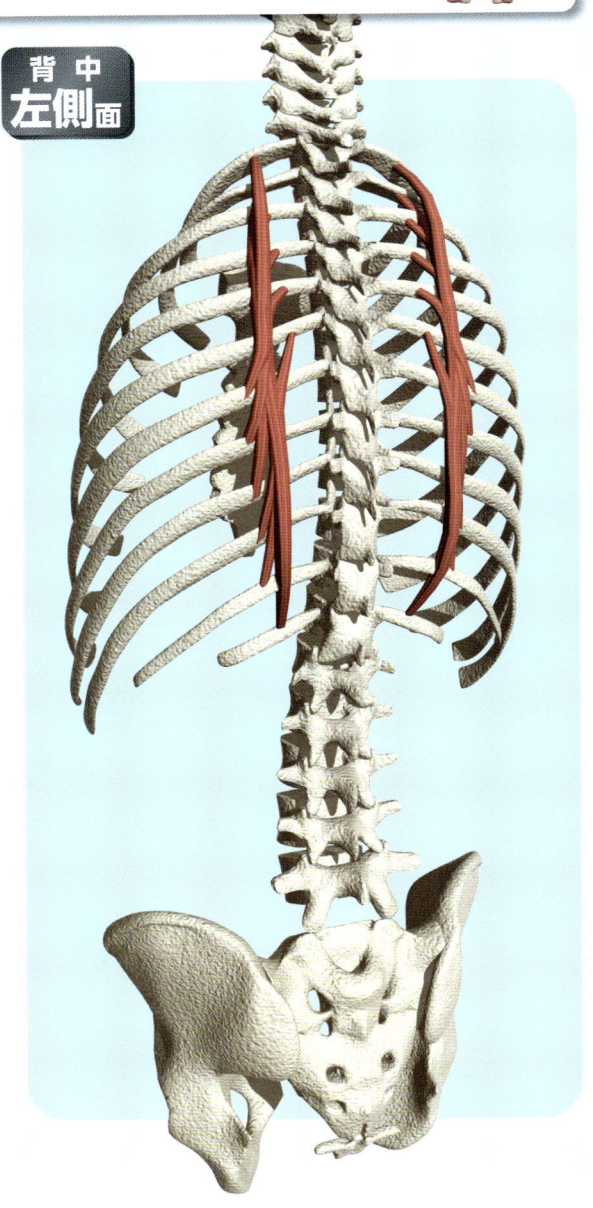

背中 全面

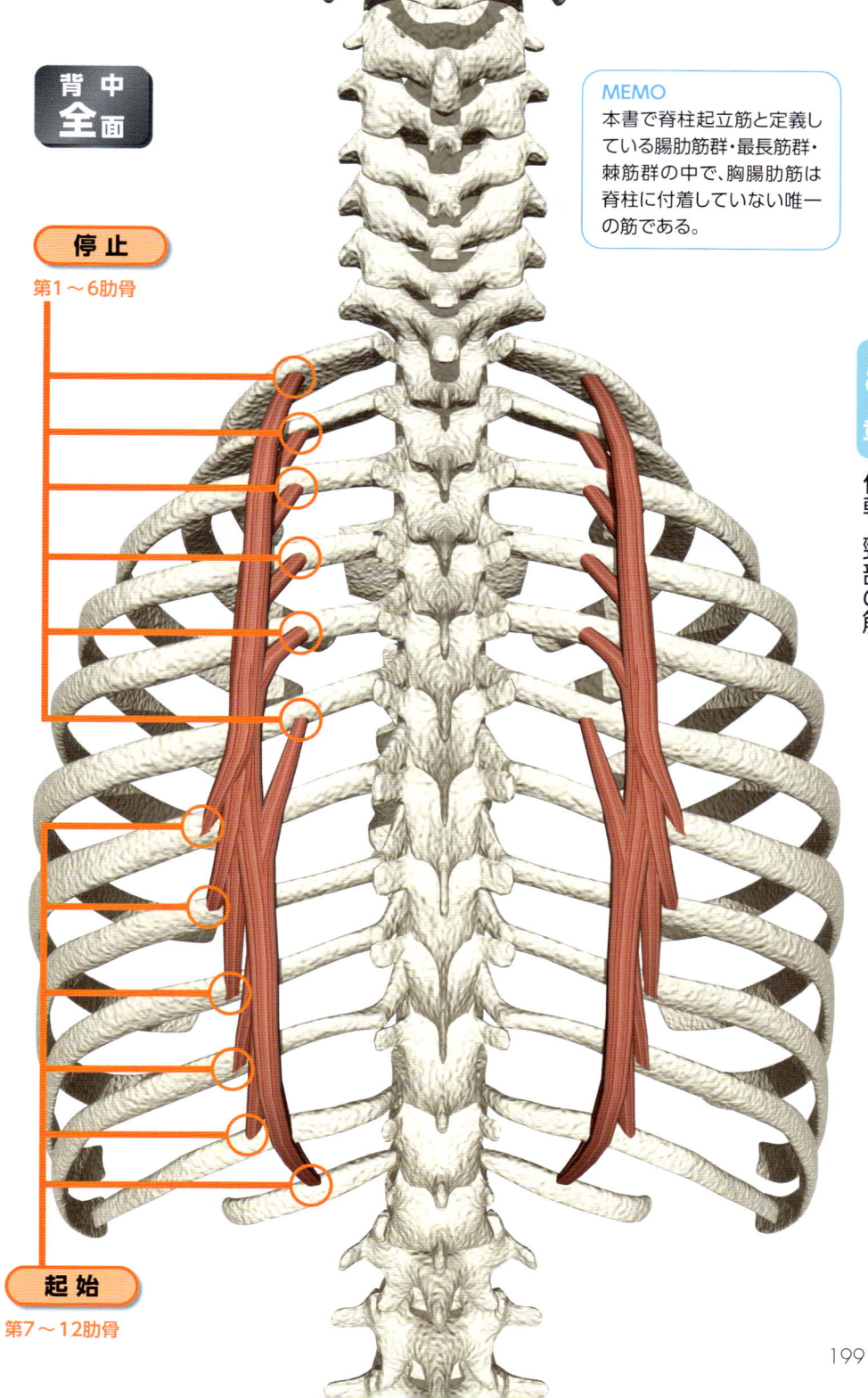

MEMO
本書で脊柱起立筋と定義している腸肋筋群・最長筋群・棘筋群の中で、胸腸肋筋は脊柱に付着していない唯一の筋である。

停止
第1〜6肋骨

起始
第7〜12肋骨

第8章 体幹・頸部の筋

iliocostalis lumborum muscle （イリオコスタリス・ランボーラム・マッスル）

脊柱後面外側

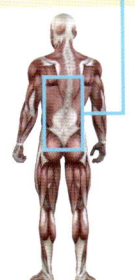

腰腸肋筋　脊柱起立筋③

腸肋筋群の中で下部に位置する筋。骨盤から起始し、肋骨後面に停止する。主に背中下部（腰椎）を反らす働き（体幹伸展）があるが、脊柱の外側に位置するため、体幹側屈の作用も比較的強い。

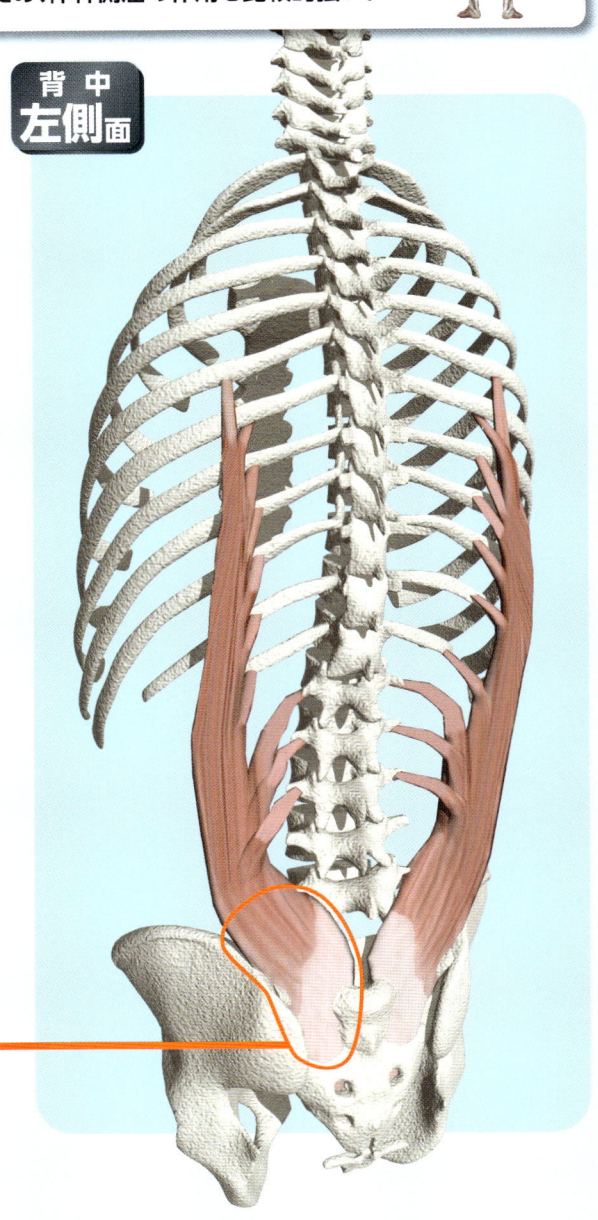

背中左側面

筋群
体幹伸展筋

支配神経
脊髄神経の後枝（C4〜L3）

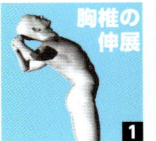

主な働き
胸椎の❶伸展・❷側屈（同側）

❶ 胸椎の伸展
❷ 胸椎の側屈（同側）

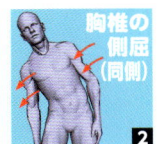

日常生活動作
立ち上がる動作、かがんだ体勢から上体を起こす動作など。正しい姿勢の維持。胸腸肋筋とともに脊柱の正常な湾曲の保持に貢献。

スポーツ動作
跳躍で上体を起こす動作。ランニングやダッシュ時の体幹（胸椎・頸椎）の固定など。あらゆるスポーツ動作で上体を安定させる働きに貢献。

起始
腸骨稜の外唇、仙骨、胸腰筋膜

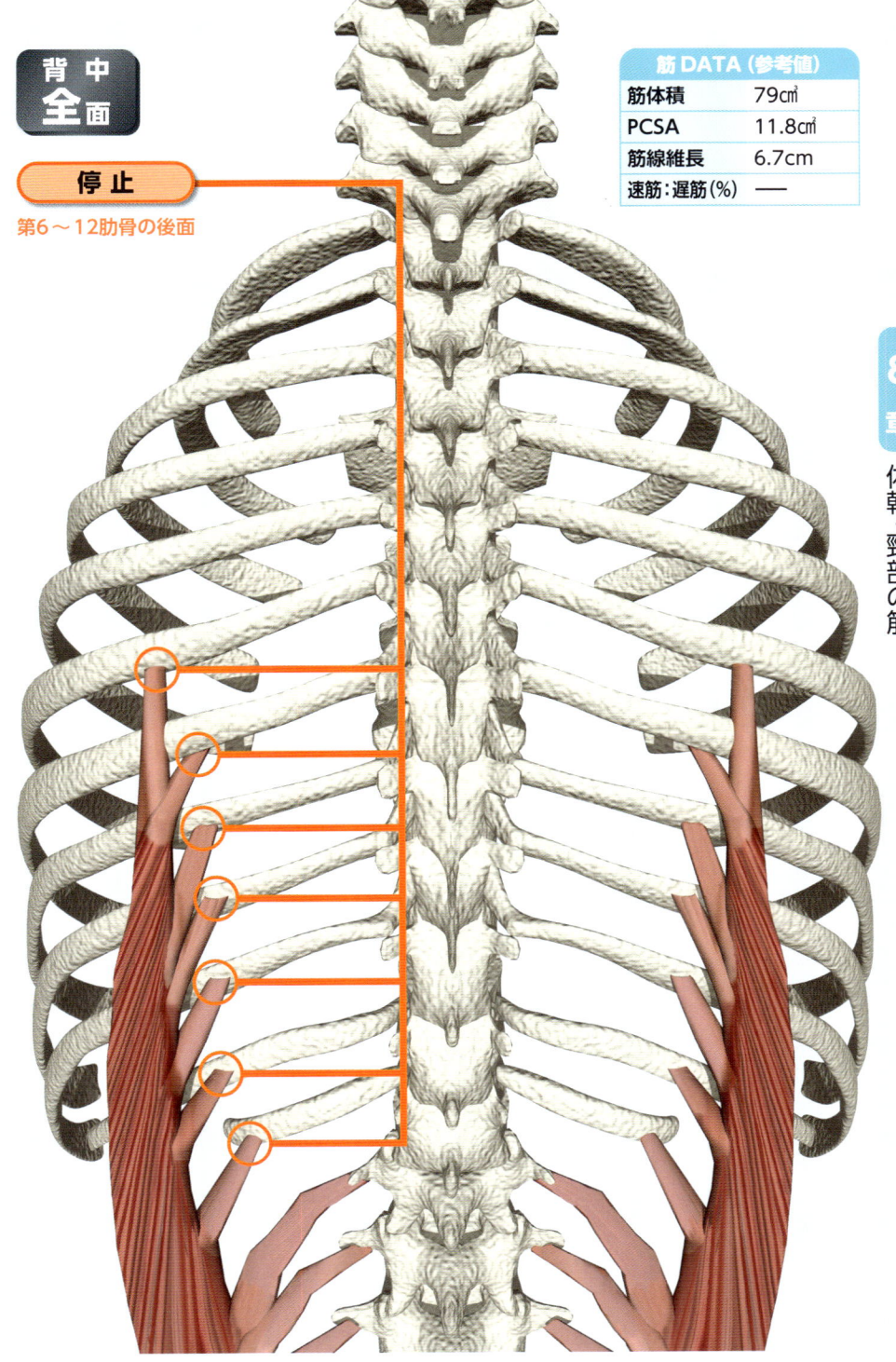

筋DATA（参考値）	
筋体積	79cm³
PCSA	11.8cm²
筋線維長	6.7cm
速筋：遅筋(%)	—

背中 全面

停止 第6〜12肋骨の後面

8章 体幹・頸部の筋

201

頭最長筋 (とうさいちょうきん)

longissimus capitis muscle (ロンジッシマス・キャピティス・マッスル)

頸部後面やや深層

脊柱起立筋④

腸肋筋群の内側に位置する最長筋群で一番上部に位置する筋。上部の胸椎と頸椎から起始し、停止部は頭蓋骨にある。主に首（頸椎）を反らす働き（頸部の伸展）があり、側屈や回旋にも働く。

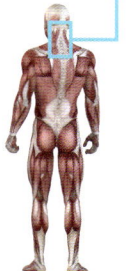

背中 全面

筋群 頸部伸展筋

支配神経 脊髄神経の後枝（C2〜L5）

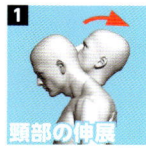

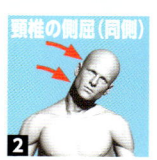

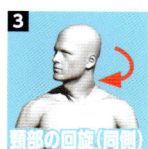

主な働き 頸部の❶伸展・❷側屈（同側）・❸回旋（同側）

1 頸部の伸展
2 頸椎の側屈（同側）
3 頸部の回旋（同側）

日常生活動作
上を向く動きや、かがんだ体勢から首を起こす動作など。頭部を固定して正しい姿勢を維持する。

スポーツ動作
跳躍で首を起こす動作。ランニングやダッシュ時の頭部の固定など。あらゆるスポーツ動作で上体を安定させる働きに貢献。

筋DATA（参考値）

筋体積	5.3㎤
PCSA	0.8㎠
筋線維長	7.0cm
速筋:遅筋(%)	70.0：30.0

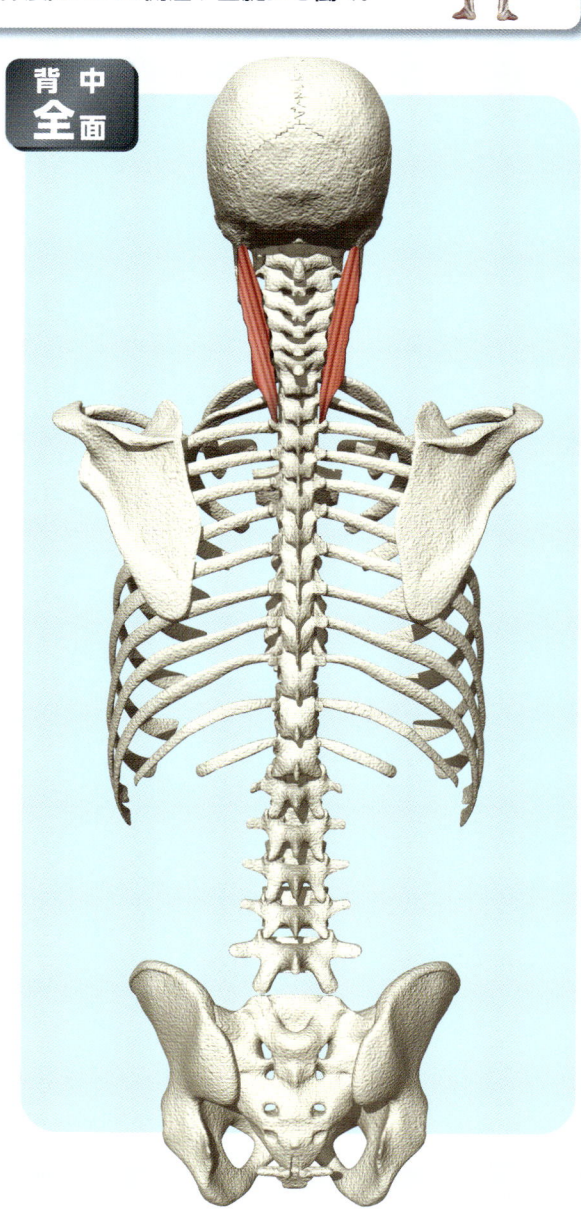

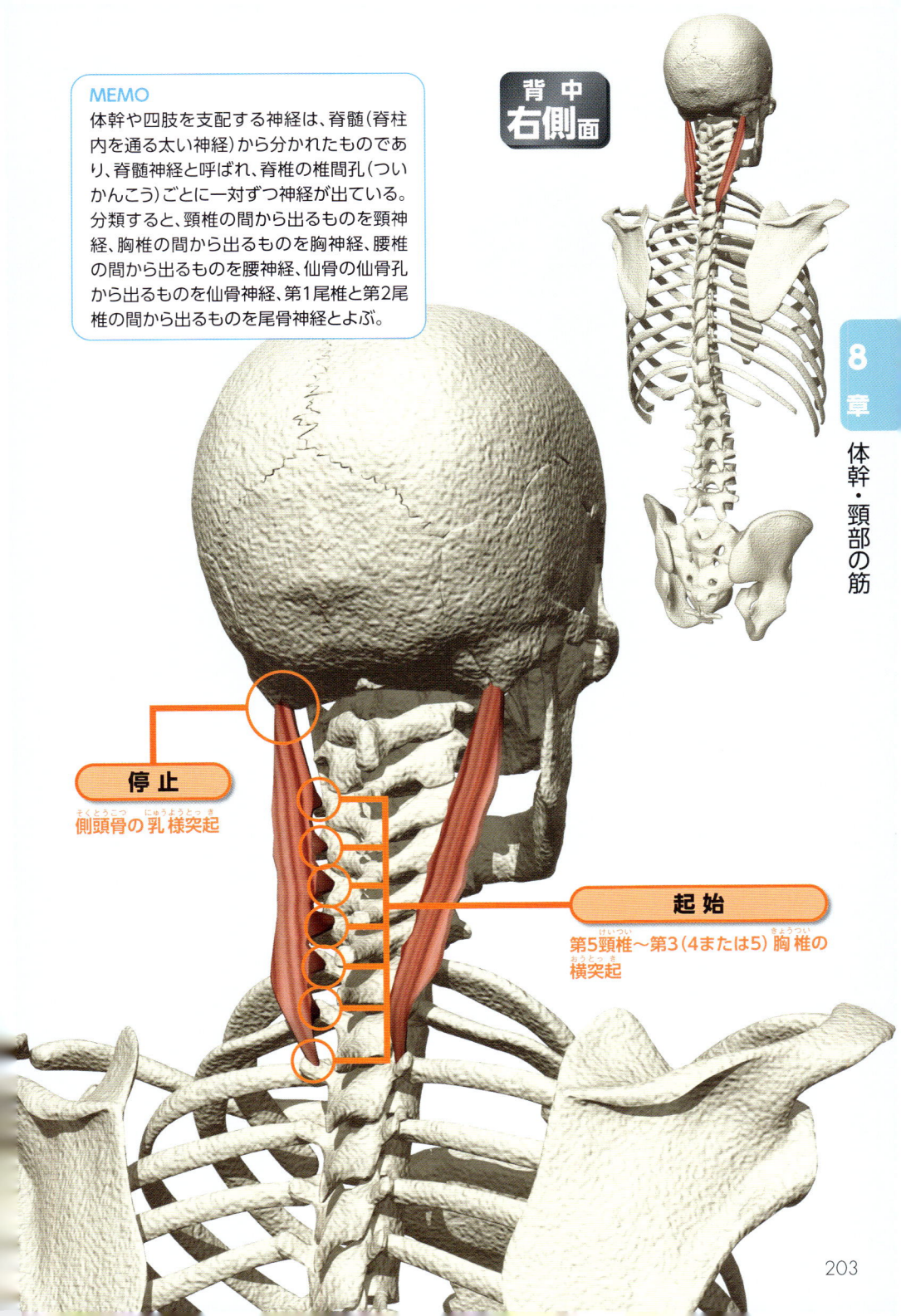

MEMO
体幹や四肢を支配する神経は、脊髄（脊柱内を通る太い神経）から分かれたものであり、脊髄神経と呼ばれ、脊椎の椎間孔（ついかんこう）ごとに一対ずつ神経が出ている。分類すると、頸椎の間から出るものを頸神経、胸椎の間から出るものを胸神経、腰椎の間から出るものを腰神経、仙骨の仙骨孔から出るものを仙骨神経、第1尾椎と第2尾椎の間から出るものを尾骨神経とよぶ。

背中 **右側**面

8章 体幹・頸部の筋

停止
側頭骨の乳様突起

起始
第5頸椎〜第3（4または5）胸椎の横突起

203

longissimus cervicis muscle (ロンジッシマス・サーヴィシィス・マッスル)　脊柱後面やや深層

頸最長筋
けいさいちょうきん

脊柱起立筋⑤

頭最長筋とともに最長筋群の上部に位置する筋。胸椎から頸椎にかけて走行する。主に背中上部（胸椎）および首（頸椎）を反らす働き（体幹伸展・頸部伸展）があり、側屈作用もある。

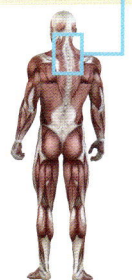

筋群
頸部伸展筋

支配神経
脊髄神経の後枝（C2〜L5）

主な働き
1. 胸椎・頸椎の伸展、
2. 頸椎の側屈（同側）

1 胸椎・頸椎の伸展
2 頸椎の側屈（同側）

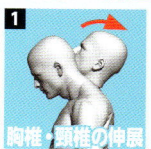

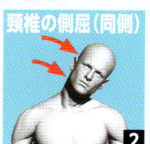

日常生活動作
立ち上がる動作、かがんだ体勢から首を起こす動作など。正しい姿勢の維持や脊柱の正常な湾曲の保持にも貢献している。

スポーツ動作
跳躍で首を起こす動作。ランニングやダッシュ時の体幹（胸椎・頸椎）の固定など。あらゆるスポーツ動作で上体を安定させる働きに貢献。

筋DATA（参考値）

筋体積	11.0c㎥
PCSA	1.6c㎡
筋線維長	6.9cm
速筋：遅筋(%)	60.0：40.0

※「速筋：遅筋」の数値は、最長筋群のデータ

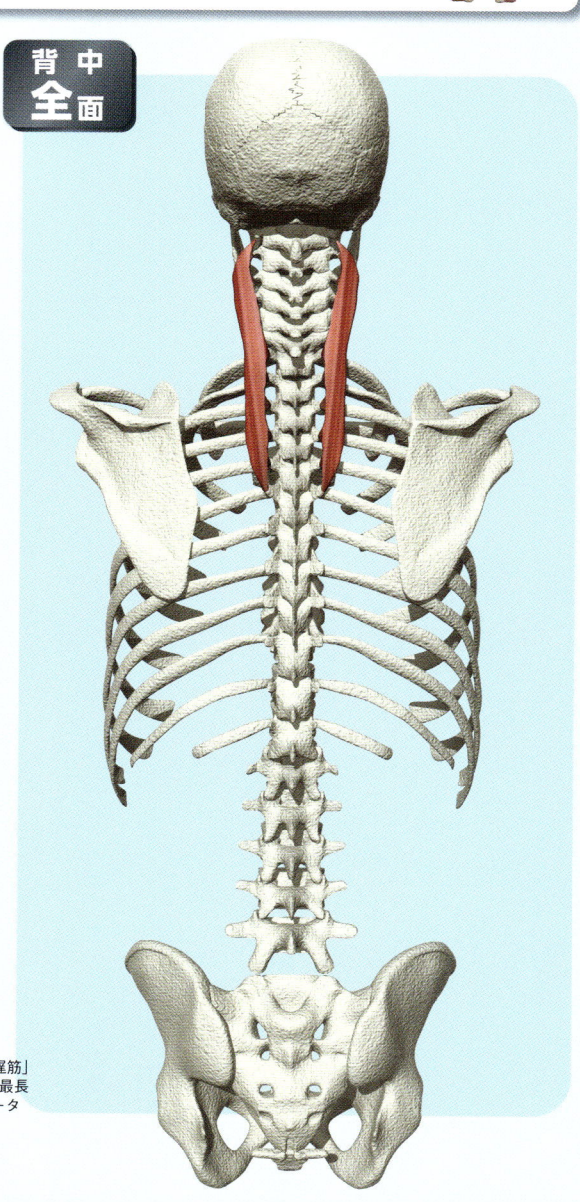

背中 全面

背中
右側面

> **MEMO**
> 「筋群」は同じ種別の筋を総称する呼称であり、筋の属性をひとつに特定するものではない。頸最長筋も分類法によって「脊柱起立筋群」「長背筋群」「最長筋群」などに含まれる。本書では、主に筋の働きにもとづいて筋群を分類している。

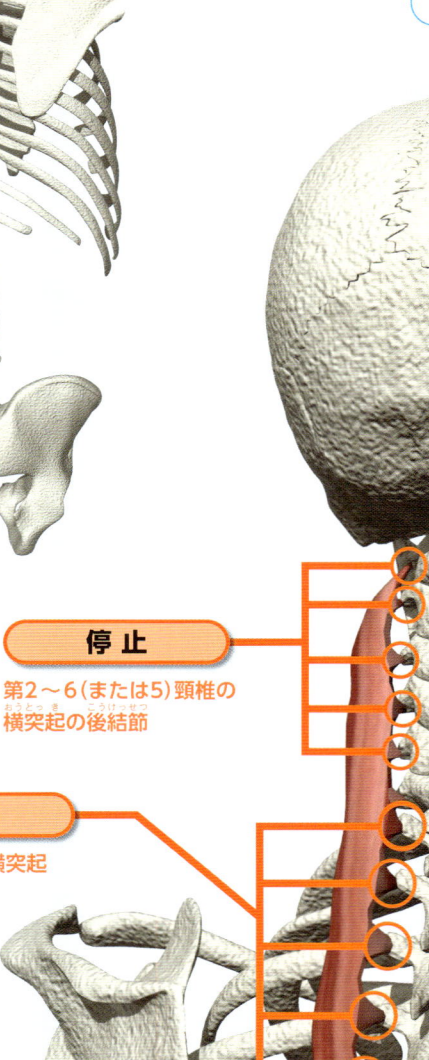

8章 体幹・頸部の筋

停止
第2～6(または5)頸椎の横突起の後結節

起始
第1～6胸椎の横突起

longissimus thoracis muscle（ロンジッシマス・ソラシィス・マッスル）

脊柱後面やや浅層

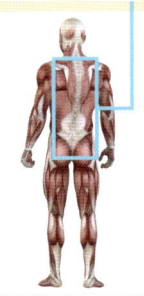

胸最長筋
きょうさいちょうきん

脊柱起立筋⑥

最長筋群の下部に位置する脊柱起立筋で最大の筋。骨盤から起始し、外側の筋線維は主に肋骨に、内側は胸椎と腰椎に停止する。主に背中（胸椎・腰椎）を反らす働き（体幹伸展）がある。

背中 全面

筋群
体幹伸展筋

支配神経
脊髄神経の後枝（C2またはC1〜L5）

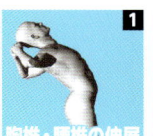

主な働き
胸椎・腰椎の
❶伸展・❷側屈（同側）

❶ 胸椎・腰椎の伸展
❷ 胸椎・腰椎の側屈（同側）

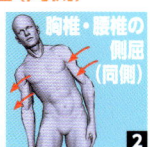

日常生活動作
立ち上がる動作、かがんだ体勢から上体を起こす動作など。正しい姿勢の維持や、脊柱の正常な湾曲の保持にも貢献している。

スポーツ動作
跳躍で上体を起こす動作。ランニングやダッシュ時の体幹（胸椎）の固定など。あらゆるスポーツ動作で上体を安定させる働きに貢献。

筋DATA（参考値）

筋体積	146㎤
PCSA	16.1㎠
筋線維長	9.1cm
速筋：遅筋（%）	60.0：40.0

※「速筋：遅筋」の数値は、最長筋群のデータ

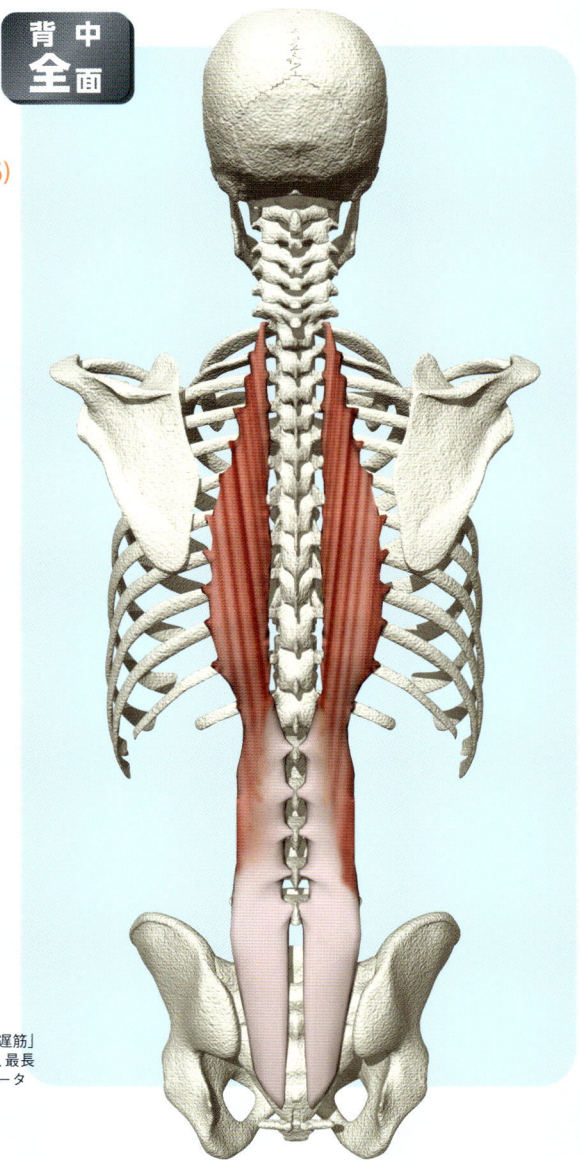

背中
右側面

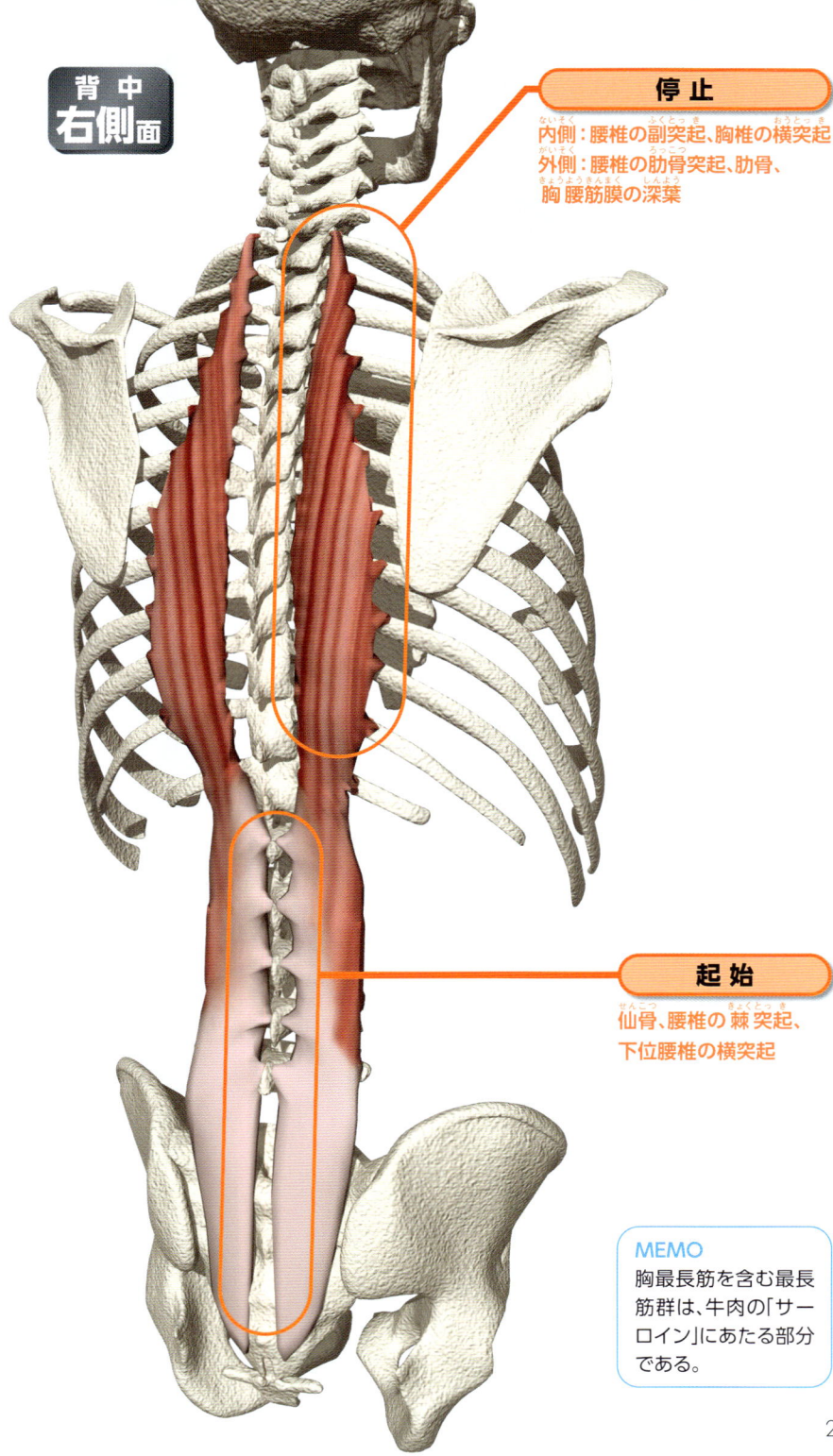

停止
内側：腰椎の副突起、胸椎の横突起
外側：腰椎の肋骨突起、肋骨、胸腰筋膜の深葉

起始
仙骨、腰椎の棘突起、下位腰椎の横突起

MEMO
胸最長筋を含む最長筋群は、牛肉の「サーロイン」にあたる部分である。

8章 体幹・頸部の筋

spinalis cervicis muscle（スパイナリス・サーヴィシィス・マッスル） 頸椎後面深層

頸棘筋（けいきょくきん）

脊柱起立筋⑦

最長筋の深層にある棘筋群に属し、脊柱起立筋の中では最も内側を走行する筋。主に首（頸椎）を反らす働き（頸部伸展）がある。筋が脊柱後面の中央に位置するため、側屈作用は小さい。

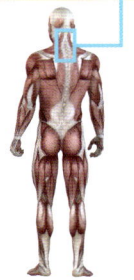

筋群
頸部伸展筋

支配神経
脊髄神経の後枝（C2～T10）

主な働き
頸椎の ①伸展・②側屈（同側）

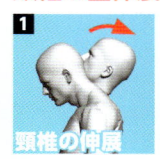

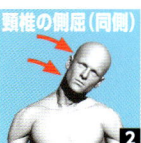

1 頸椎の伸展
2 頸椎の側屈（同側）

日常生活動作
上を向く動きや、かがんだ体勢から首を起こす動作など。頭部を固定して正しい姿勢を維持する。

スポーツ動作
跳躍で首を起こす動作。ランニングやダッシュ時の頭部の固定など。あらゆるスポーツ動作において首を安定させる働きに貢献する。

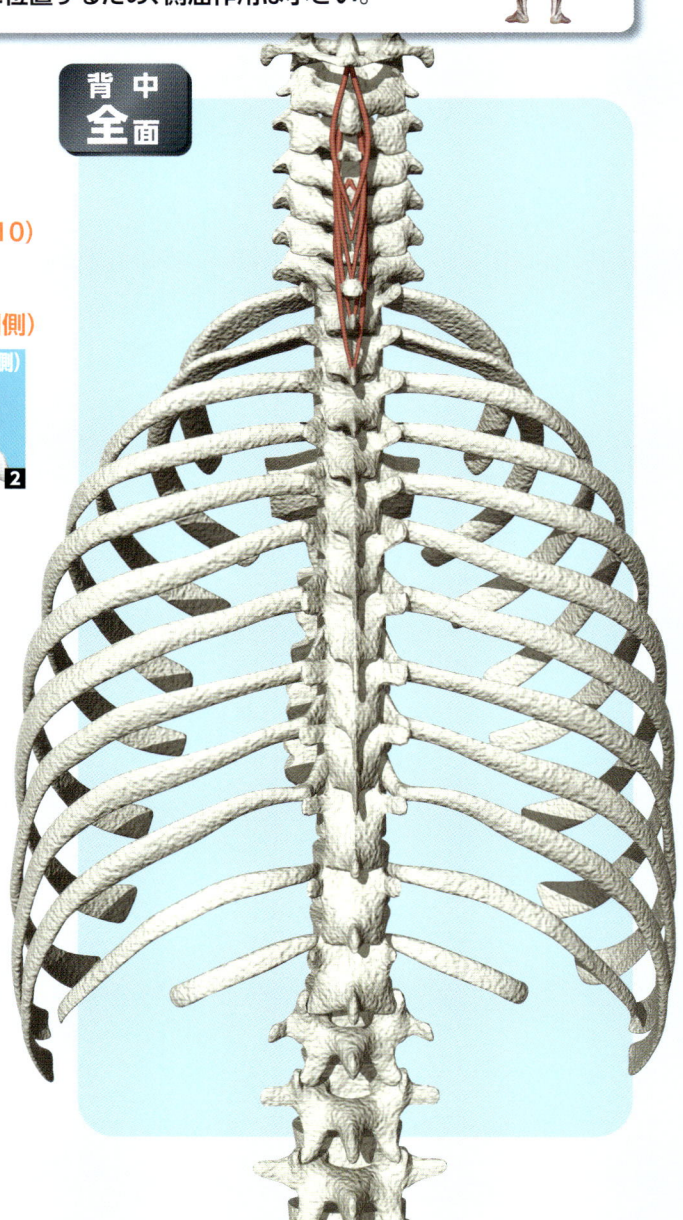

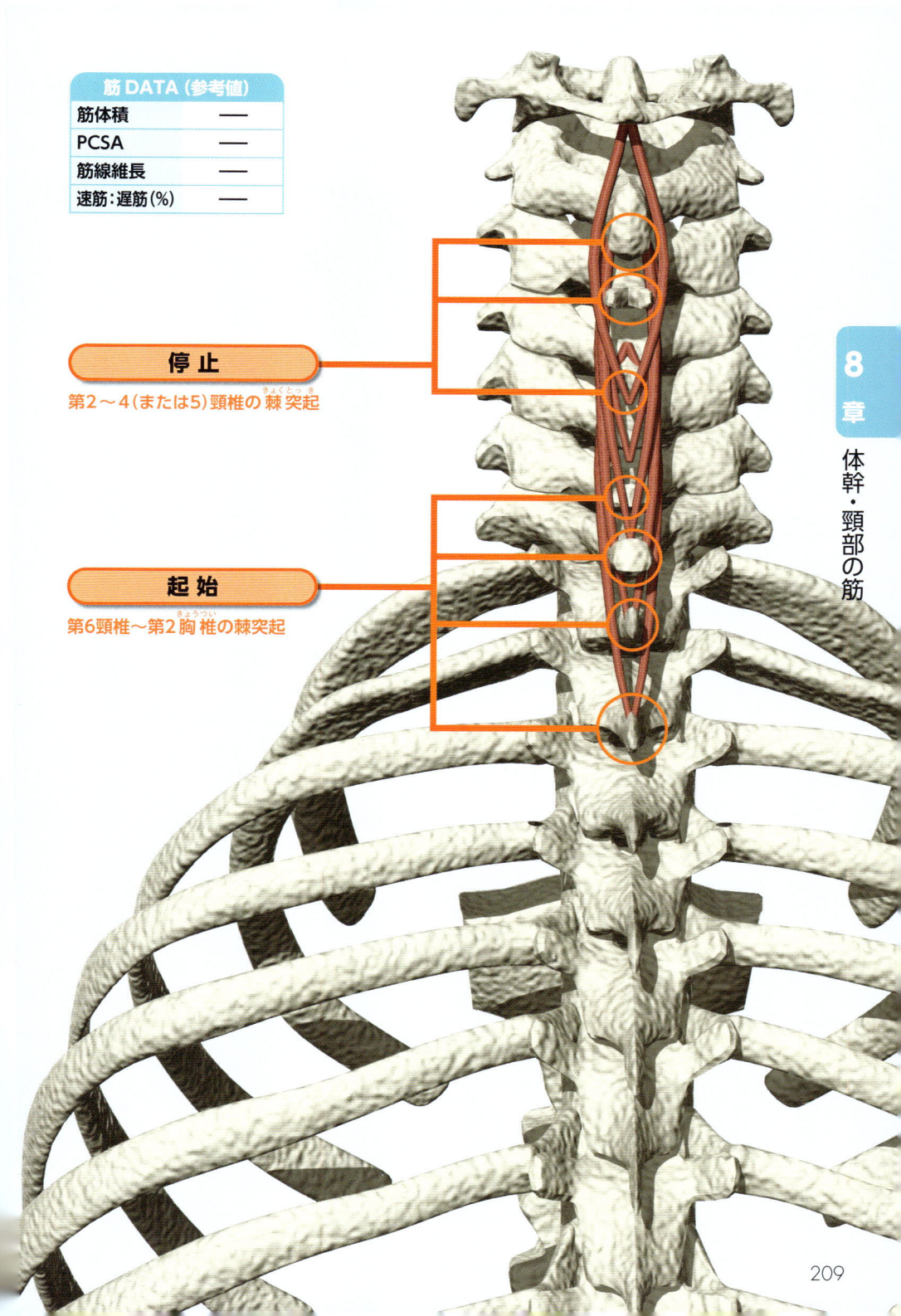

筋 DATA (参考値)	
筋体積	—
PCSA	—
筋線維長	—
速筋:遅筋(%)	—

停止
第2〜4（または5）頸椎の棘突起

起始
第6頸椎〜第2胸椎の棘突起

8章 体幹・頸部の筋

胸棘筋 (きょうきょくきん)

spinalis thoracis muscle (スパイナリス・ソラシィス・マッスル)

脊柱後面深層

脊柱起立筋⑧

脊柱後面の棘突起に付着し、頸棘筋とともに脊柱起立筋の中で最も内側を走る筋。主に背中(胸椎・腰椎)を反らす働き(体幹伸展)がある。筋が脊柱後面の中央にあるため、側屈作用は弱い。

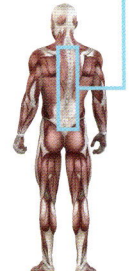

筋群
体幹伸展筋

支配神経
脊髄神経の後枝(C2〜T10)

主な働き
胸椎・腰椎の
1 伸展・2 側屈(同側)

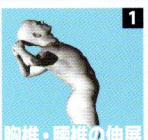

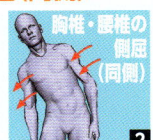

1 胸椎・腰椎の伸展
2 胸椎・腰椎の側屈(同側)

日常生活動作
立ち上がる動作、かがんだ体勢から上体を起こす動作など。正しい姿勢の維持や、脊柱の正常な湾曲の保持にも貢献している。

スポーツ動作
跳躍で上体を起こす動作。ランニングやダッシュ時の体幹(胸椎・腰椎)の固定など。あらゆるスポーツ動作で上体を安定させる働きに貢献。

筋DATA (参考値)

筋体積	—
PCSA	—
筋線維長	—
速筋:遅筋(%)	—

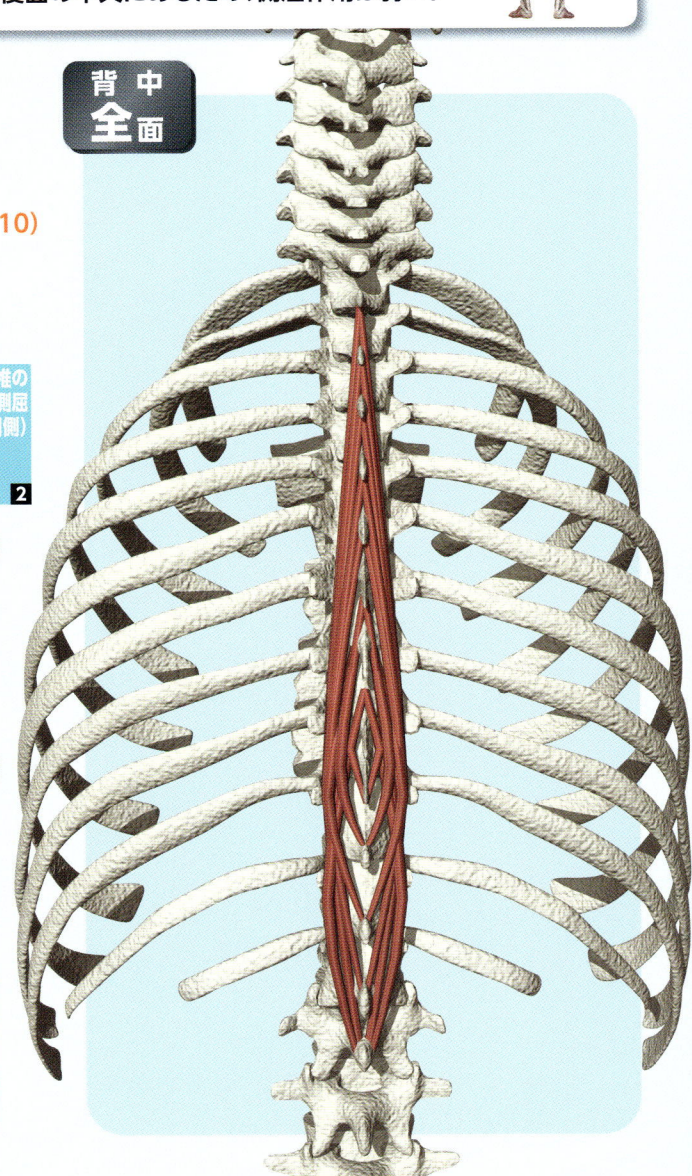

背中全面

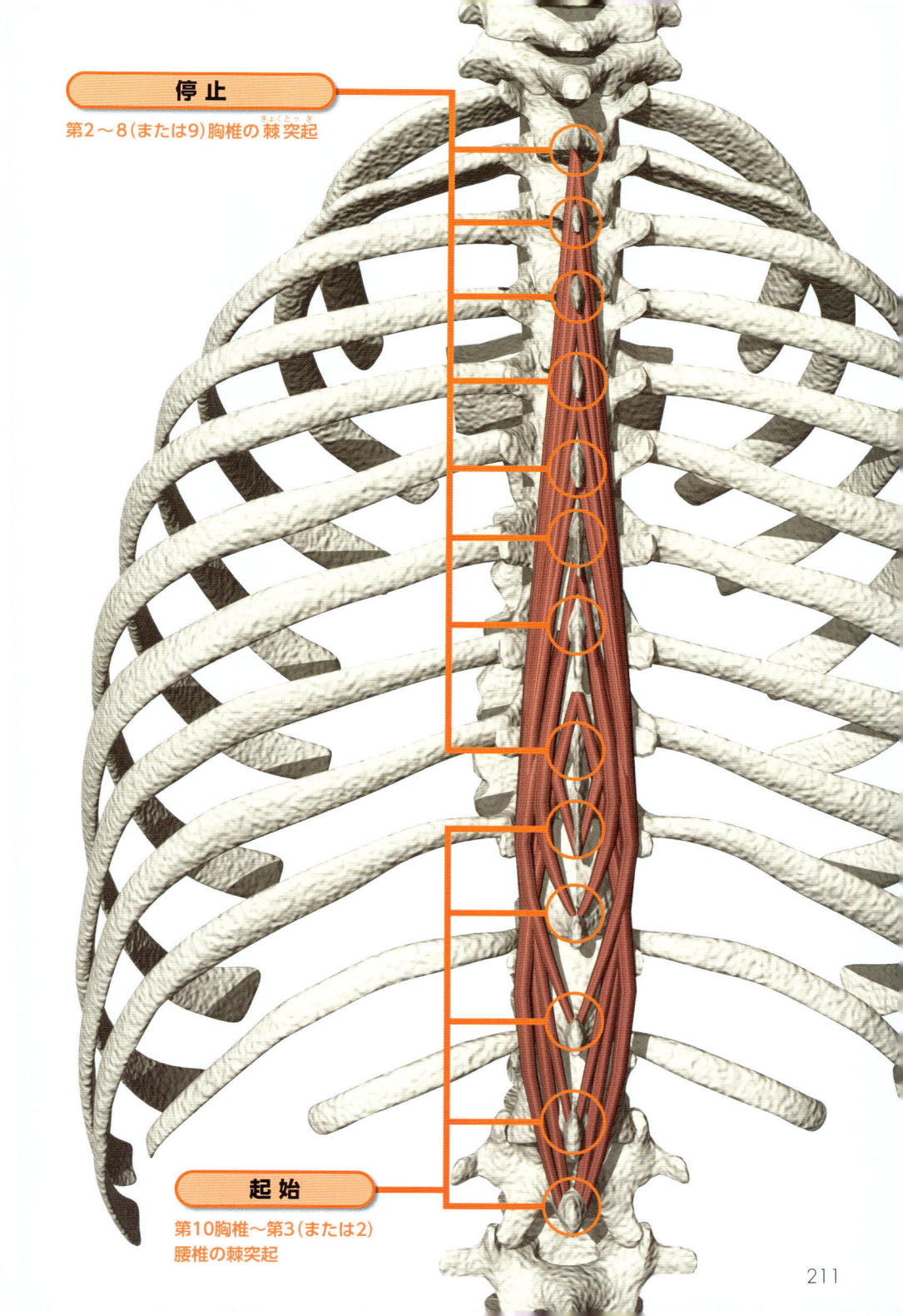

停止
第2～8（または9）胸椎の棘突起

起始
第10胸椎～第3（または2）腰椎の棘突起

rotator muscle（ローテーター・マッスル）
回旋筋

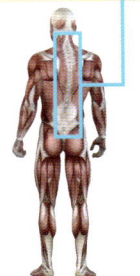

脊柱まわりで最も深層にある筋。短回旋筋と長回旋筋からなり、筋名の通り体幹の回旋に働く。腰椎から頸椎にかけてノコギリ歯のような筋束が連なり、椎骨ひとつひとつに回旋力を与える。

脊柱後面深層

筋群
体幹回旋筋

支配神経
脊髄神経の後枝（T1〜T11）

主な働き
1. 脊柱の回旋（反対側）
2. 脊柱の伸展補助

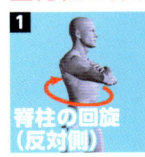

1 脊柱の回旋（反対側）

日常生活動作
体幹を捻る動作で働く。左右両側の筋がともに収縮することにより脊柱を引き付けて安定させる。正しい姿勢の維持にも貢献。

スポーツ動作
ゴルフのスイング、野球のバッティング・ピッチングなど。

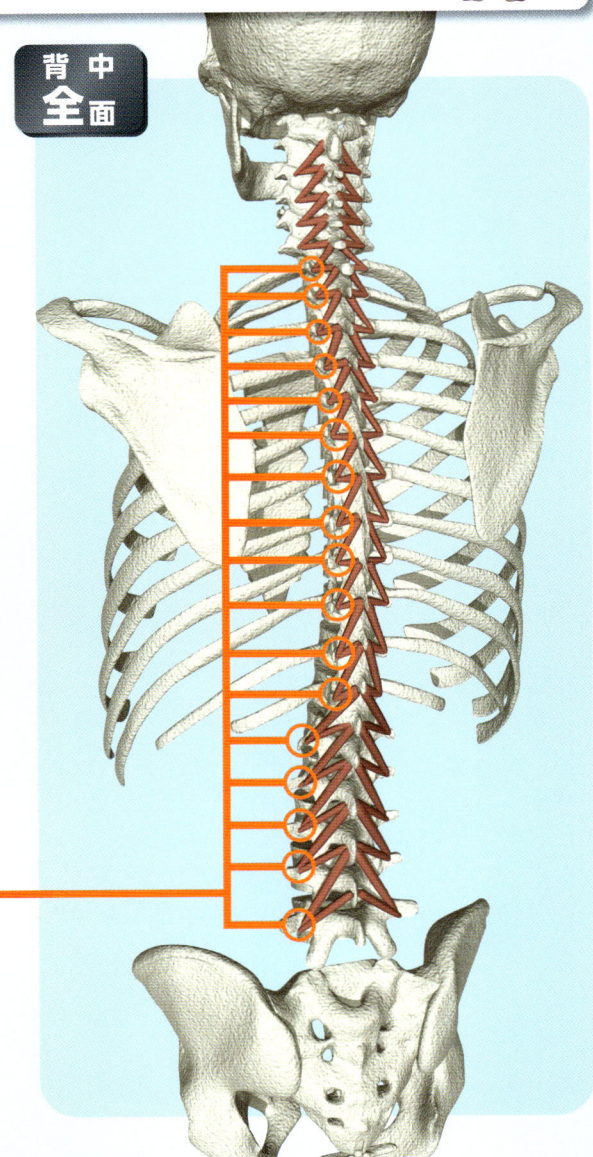

背中全面

起始
椎骨の横突起

背中
左側面

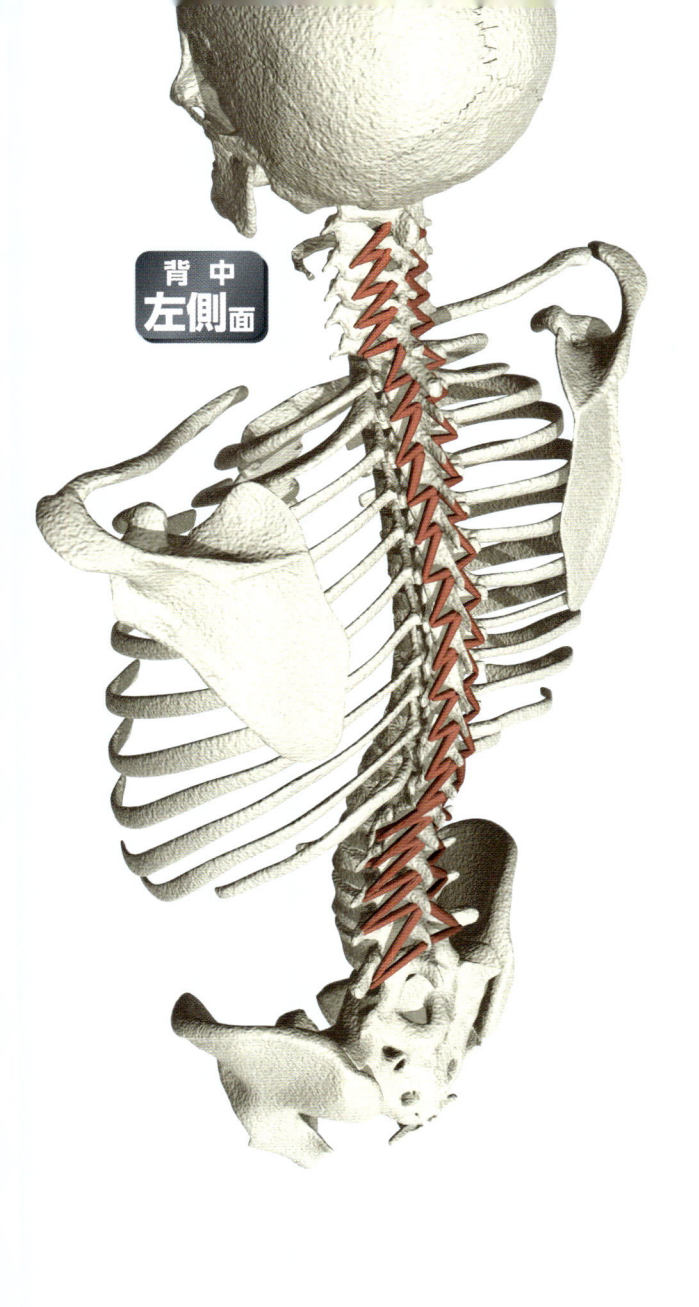

停 止
筋に隣接する椎骨のうち、
上位の棘突起基部

筋DATA（参考値）	
筋体積	—
PCSA	—
筋線維長	—
速筋：遅筋(%)	—

8章 体幹・頸部の筋

213

多裂筋

multifidus muscle（マルチフィデゥス・マッスル）

脊柱後面深層

脊柱起立筋群の深層にある長い筋。細かい筋が連なり、回旋筋を覆っている。脊柱を動かす作用をもつが、棘突起の根元に筋が付着するため、椎骨同士を引き付けて安定させるのが主な役割。

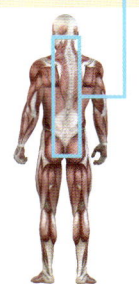

背中全面

筋群
脊柱安定筋

支配神経
脊髄神経の後枝（C3～C4）

主な働き
1. 椎間関節の安定、脊柱の 2. 伸展・3. 回旋（反対側）・4. 側屈（同側）

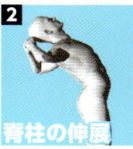

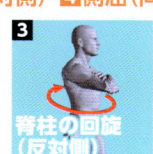

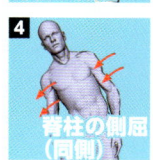

2. 脊柱の伸展
3. 脊柱の回旋（反対側）
4. 脊柱の側屈（同側）

起始
最長筋の浅部の腱、後仙骨孔と上後腸骨棘との間の仙骨後面、腰椎の乳頭突起、全胸椎の横突起、第4～7頸椎の関節突起

MEMO
多裂筋は各椎骨の根元付近に付着しているため、体幹の動きに対する貢献（モビリティ）は比較的小さい。

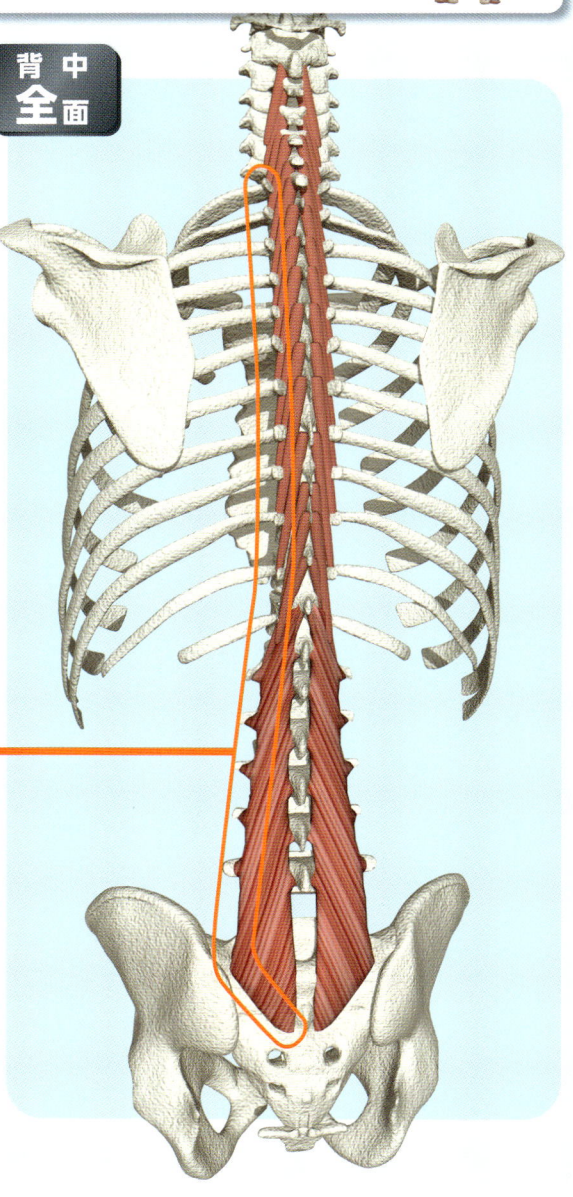

背中 左側面

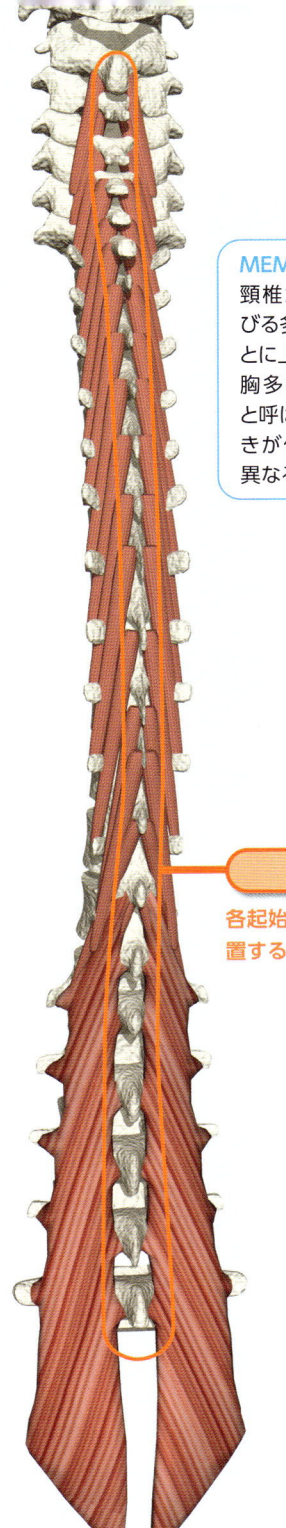

MEMO
頸椎から骨盤まで伸びる多裂筋は、部位ごとに上から頸多裂筋・胸多裂筋・腰多裂筋と呼ばれ、それぞれ働きが作用する場所も異なる。

停止
各起始部から2〜4つ上に位置する椎骨の棘突起(ついこつ)に停止

8章 体幹・頸部の筋

日常生活動作
脊柱を引き付けて安定させる。背中を反らす動きにも働く。正しい姿勢の維持に貢献。

スポーツ動作
跳躍やダッシュなど、あらゆるスポーツ動作で上体を安定させる働きに貢献する。

筋DATA（参考値）	
筋体積	71㎤
PCSA	10.6c㎡ ※総和
筋線維長	6.7cm
速筋:遅筋(%)	—

semispinalis capitis muscle（セミスパイナリス・キャピティス・マッスル）　脊柱側面深層

頭半棘筋
（とうはんきょくきん）

首を動かす筋の中では太く強力な筋に分類される。後頭部と首の境目付近では筋を表面から確認できる。主に頸部の伸展に働くが、左右の片側の筋だけが働くことで頸部の側屈にも作用する。

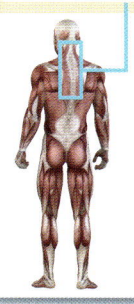

筋群 頸部伸展筋

支配神経 脊髄神経の後枝（C1〜T6またはT7）

主な働き
頸部の ①伸展・②側屈（同側）・③回旋（反対側）

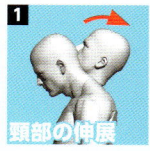

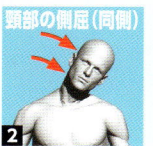

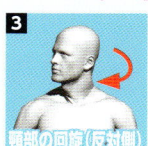

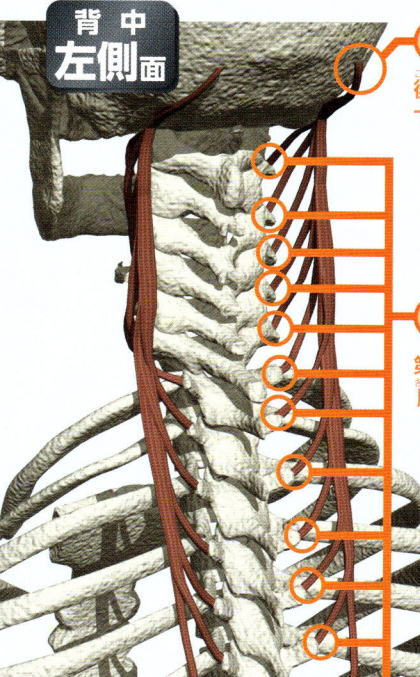

1 頸部の伸展
2 頸部の側屈（同側）
3 頸部の回旋（反対側）

背中 全面

背中 左側面

停止
後頭骨の上項線と下項線の間

起始
第3頸椎〜第4（〜7）胸椎の横突起

筋DATA（参考値）

筋体積	42.5c㎥
PCSA	4.3c㎡
筋線維長	10.0cm
速筋:遅筋(%)	55.0 : 45.0

※「速筋:遅筋」の数値は、半棘筋群のデータ

日常生活動作
上を向く。かがんだ体勢から首を起こすなど。頭部を固定して正しい姿勢を維持する。

スポーツ動作
跳躍やダッシュ時での頭部の固定など。あらゆるスポーツ動作で頭部の安定に貢献する。

semispinalis cervicis muscle (セミスパイナリス・サーヴィシィス・マッスル) 脊柱側面深層

頸半棘筋
けいはんきょくきん

半棘筋群の中部に位置する筋。主に胸椎上部から頸椎を伸展させる働きをもつが、多裂筋同様、各突起の根元付近に付着しているため、脊柱の椎骨同士を引き付けて安定させる働きもある。

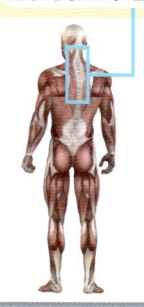

筋群	脊柱安定筋
支配神経	脊髄神経の後枝（C1～T6またはT7）
主な働き	**1**脊柱の安定、胸椎・頸椎の**2**伸展・**3**側屈（同側）・**4**回旋（反対側）

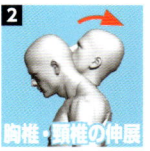

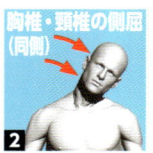

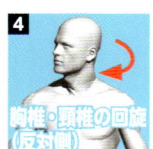

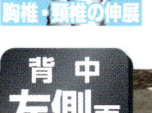

背中全面

2 胸椎・頸椎の伸展
3 胸椎・頸椎の側屈（同側）
4 胸椎・頸椎の回旋（反対側）

背中左側面

停止
第2（または3か4）～6（または5）頸椎の棘突起

起始
第1～6胸椎の横突起

筋DATA（参考値）

筋体積	18.2cm³
PCSA	3.7cm²
筋線維長	4.9cm
速筋：遅筋(%)	55.0：45.0

※「速筋：遅筋」の数値は、半棘筋群のデータ

日常生活動作
背中上部から首を反らす動きに働く。脊柱を引き付け安定させる。正しい姿勢の維持。

スポーツ動作
ラグビーのスクラムなど。あらゆるスポーツ動作で頸部を固定し、上体の安定に貢献する。

8章 体幹・頸部の筋

217

semispinalis thoracis muscle (セミスパイナリス・ソラシィス・マッスル) 脊柱後面深層

胸半棘筋
きょうはんきょくきん

半棘筋群で最も長い筋。頸半棘筋とともに多裂筋の上層を走行する。体幹(胸椎)の伸展・側屈・回旋に働き、頸半棘筋同様、各突起の根元付近に付着して脊柱の安定にも貢献している。

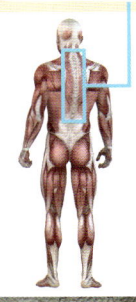

筋群 脊柱安定筋

支配神経 脊髄神経の後枝(C1〜T6またはT7)

主な働き ❶脊柱の安定、胸椎の❷伸展・❸側屈(同側)・❹回旋(反対側)

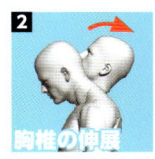

❷ 胸椎の伸展
❸ 胸椎の側屈(同側)
❹ 胸椎の回旋(反対側)

背中 全面

停止 第6頸椎〜第3(または4)胸椎の棘突起

起始 第7(または6)〜11(10〜12)胸椎の横突起

背中 左側面

筋 DATA (参考値)	
筋体積	—
PCSA	—
筋線維長	—
速筋:遅筋(%)	55.0 : 45.0

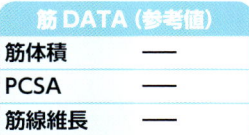

※「速筋:遅筋」の数値は、半棘筋群のデータ

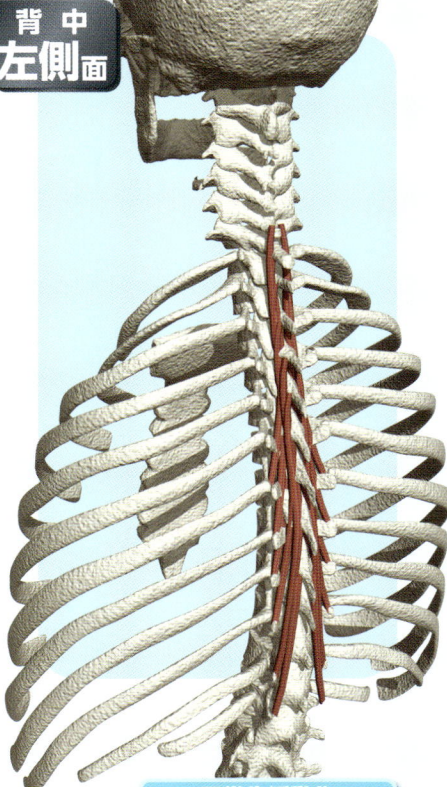

日常生活動作
上体を反らす動きに働く。脊柱を引き付けて安定させる。正しい姿勢の維持。

スポーツ動作
ラグビーのスクラムなど。あらゆるスポーツ動作で頭部を固定し、上体の安定に貢献する。

218

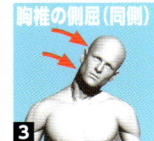

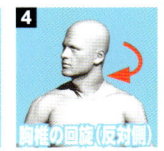

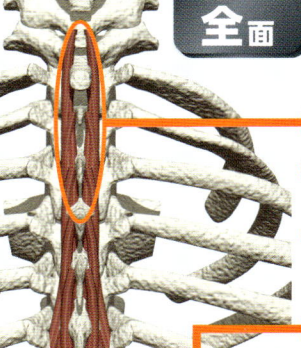

serratus posterior superior muscle
（セレタス・ポスティアリア・スーピアリア・マッスル）

上後鋸筋
じょうこうきょきん

脊柱後面やや深層

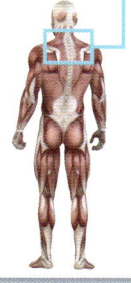

胸郭後面の上部に位置し、僧帽筋に覆われている扁平な筋。頸椎および胸椎から起始し、吸気する（息を吸う）ときに、上部の肋骨を引き上げて胸郭を広げ、呼吸を補助する働きがある。

筋群	呼吸筋
支配神経	肋間神経（T1〜T4）
主な働き	吸気時に第2〜5肋骨を挙上

背中全面

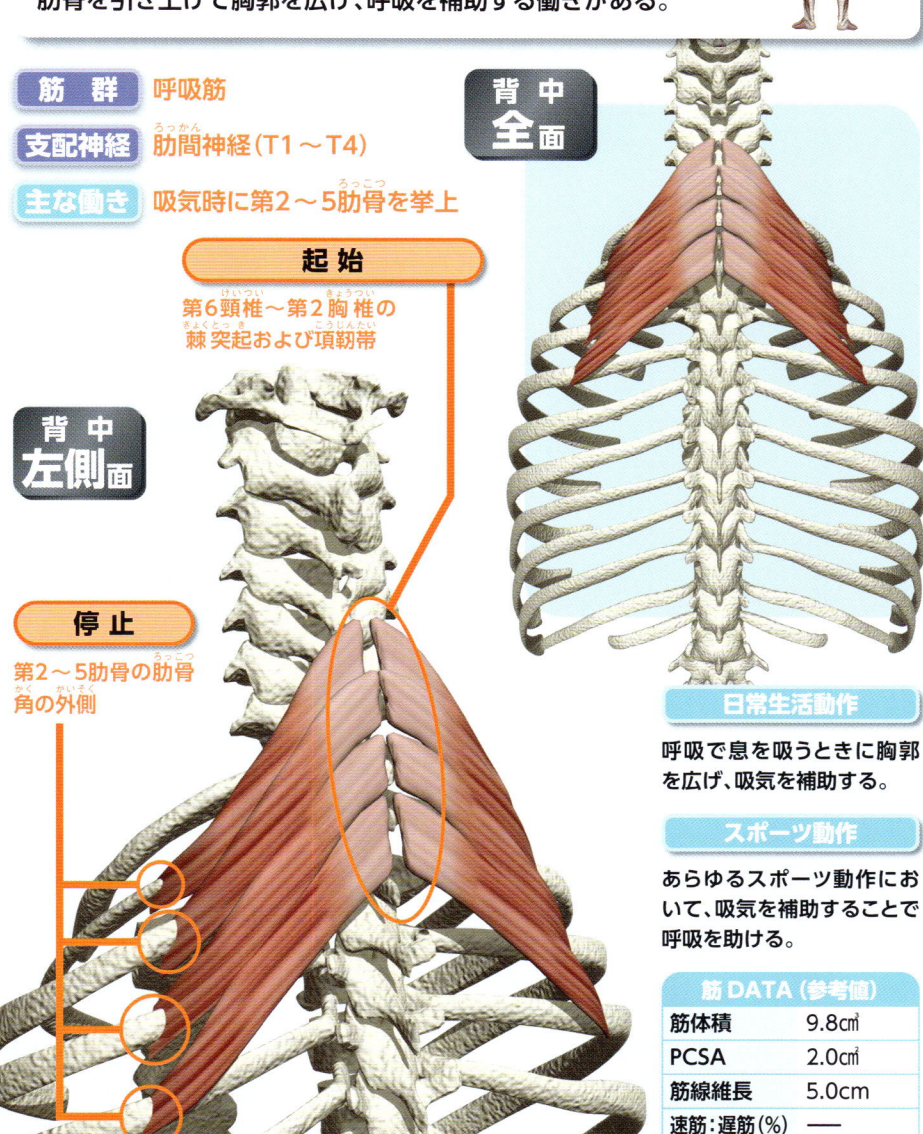

背中左側面

起始
第6頸椎〜第2胸椎の棘突起および項靭帯

停止
第2〜5肋骨の肋骨角の外側

8章 体幹・頸部の筋

日常生活動作
呼吸で息を吸うときに胸郭を広げ、吸気を補助する。

スポーツ動作
あらゆるスポーツ動作において、吸気を補助することで呼吸を助ける。

筋DATA（参考値）

筋体積	9.8c㎥
PCSA	2.0c㎡
筋線維長	5.0cm
速筋：遅筋(%)	—

serratus posterior inferior muscle
（セレタス・ポスティアリア・インフィアリア・マッスル）

脊柱後面下部やや深層

下後鋸筋
かこうきょきん

胸郭後面の下部に位置し、広背筋に覆われている扁平な筋。胸椎および腰椎から起始し、息を吐くときに下部の肋骨を引き下げ、肺が収まっている胸郭を狭めることで呼吸を補助する。

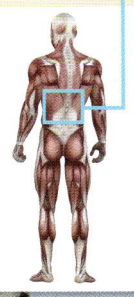

筋群 呼吸筋

支配神経 肋間神経（T9～T12）

主な働き
呼吸時に第9～12肋骨を内側下方へ引く

停止
第9～12（または11）肋骨の外側部の下縁

背中全面

背中左側面

起始
第12（または11）胸椎～第3腰椎の棘突起と近くの胸腰筋膜

筋DATA（参考値）

筋体積	—
PCSA	—
筋線維長	—
速筋：遅筋(%)	—

日常生活動作
呼吸で息を吐くときに胸郭を狭め、呼気を補助する。

スポーツ動作
あらゆるスポーツ動作において、呼気を補助することで呼吸を助ける。

前斜角筋

scalenus anterior muscle（スカリナス・アンティアリア・マッスル）

頸椎前側面

頸椎の前側から第1肋骨につながる呼吸筋。肋骨を引き上げる働きがあり、胸郭を広げて息を吸うときに使われる。肋骨が固定されているときには、頸椎を屈曲したり、側屈する働きもある。

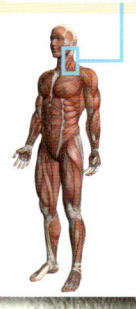

筋群
呼吸筋

支配神経
頸神経叢および腕神経叢（C5またはC4～C7）

主な働き
1. 第1肋骨の挙上、頸椎の 2. 屈曲・3. 側屈（同側）

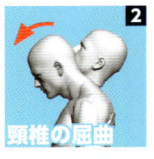

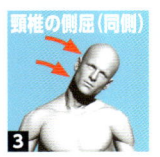

頸椎の屈曲
頸椎の側屈（同側）

頸部 左前面

停止
第1肋骨の前斜角筋結節（リスフラン結節）

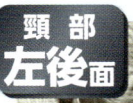

頸部 左後面

起始
第3（または4）～7（または6）頸椎の横突起の前結節

8章 体幹・頸部の筋

日常生活動作
首を横に曲げるときに使われる。呼吸で息を吸うときに胸郭を広め、吸気を補助する。

スポーツ動作
呼吸が乱れるような激しいスポーツ動作において、吸気を補助することで呼吸を助ける。

筋DATA（参考値）

筋体積	3.8cm³
PCSA	0.8cm²
筋線維長	4.6cm
速筋：遅筋(%)	70.0 : 30.0

※「速筋：遅筋」の数値は、斜角筋群のデータ

221

中斜角筋
scalenus medius muscle（スカリナス・ミディアス・マッスル）

頸椎前側面

前斜角筋と同じ呼吸筋であるが、中斜角筋のほうが少し大きい。働きも前斜角筋と同じで、肋骨を持ち上げる働きがあり、胸郭を広げて息を吸うときに使われる。頸椎の動きにも補助的に働く。

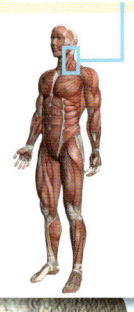

筋群 呼吸筋

支配神経 頸神経叢および腕神経叢（C3またはC2かC4〜C8）

主な働き
1. 第1肋骨の挙上、頸椎の 2. 屈曲・3. 側屈（同側）

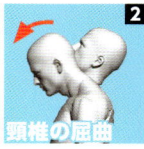

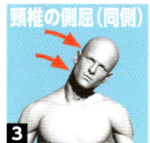

頸椎の屈曲 / 頸椎の側屈（同側）

頸部 左前面

停止 第1肋骨の周辺に広く停止

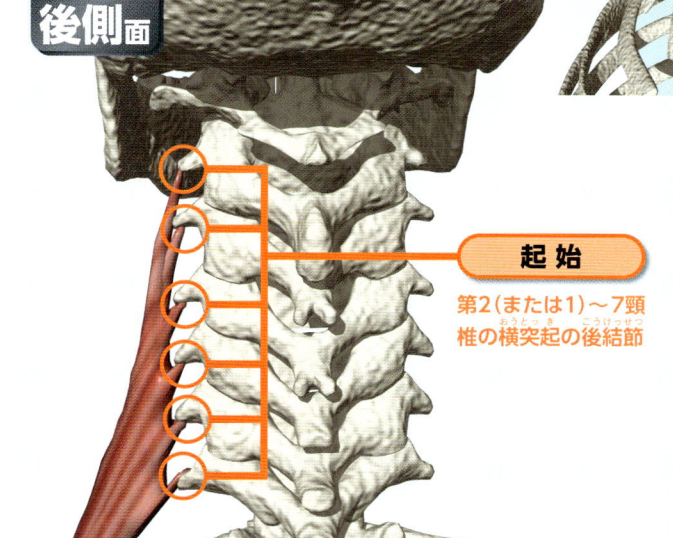

頸部 後側面

起始 第2（または1）〜7頸椎の横突起の後結節

日常生活動作
首を前や横に曲げるときに働く。呼吸で息を吸うときに胸郭を広げ、吸気を補助する。

スポーツ動作
呼吸が乱れるような激しいスポーツ動作において、吸気を補助することで呼吸を助ける。

筋DATA（参考値）

筋体積	11.0㎤
PCSA	1.8㎠
筋線維長	6.0cm
速筋：遅筋(%)	70.0：30.0

※「速筋：遅筋」の数値は、斜角筋群のデータ

scalenus posterior muscle (スカリナス・ポスティアリア・マッスル)

後斜角筋
こうしゃかくきん

頚椎から第2肋骨につながる呼吸筋で、この筋は欠如している人も多い。ほかの斜角筋と同様に、肋骨を引き上げる働きがあり、胸郭を広げて息を吸うときに使われる。頚椎の動きにも働く。

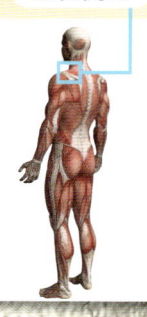

頚椎側面

筋群 呼吸筋

支配神経 頚神経叢および腕神経叢（C7～C8）

主な働き
1. 第2肋骨の挙上、
頚椎の 2 屈曲・3 側屈（同側）

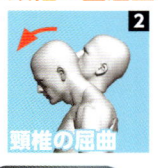

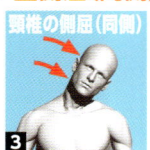

頚椎の屈曲
頚椎の側屈（同側）

8章　体幹・頚部の筋

頚部 左後面

起始
第5～7頚椎の横突起の後結節

停止
第2（または3）肋骨

筋DATA（参考値）

筋体積	5.2㎤
PCSA	0.9㎠
筋線維長	5.8cm
速筋：遅筋(%)	70.0：30.0

※「速筋：遅筋」の数値は、斜角筋群のデータ

日常生活動作
首を前に曲げるときに使われる。呼吸で息を吸うときに胸郭を広げ、吸気を補助する。

スポーツ動作
激しいスポーツ動作において、吸気を補助することで腹式呼吸を助ける。

223

頭板状筋

splenius capitis muscle
(スプリニアス・キャピティス・マッスル)

頭頸部後面浅層

首の後面にある比較的大きな筋。僧帽筋の筋腹の内側を走行し、体表で筋腹に触れることも可能。主に首を反らす働き(頸部伸展)をもつが、片側の筋だけ働いた場合は同側回旋の作用もある。

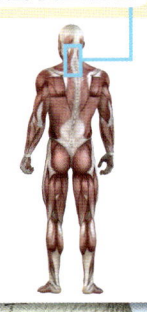

筋 群 頸部伸展筋
支配神経 脊髄神経の後枝(C1～C5)
主な働き 頸部の ①伸展・②回旋(同側)・③側屈(同側)

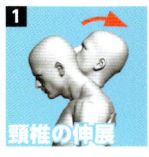

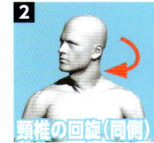

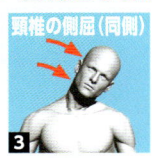

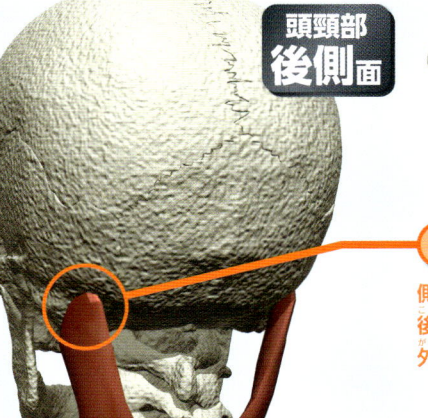

1. 頸椎の伸展
2. 頸椎の回旋(同側)
3. 頸椎の側屈(同側)

頭頸部 後面

頭頸部 後側面

停 止
側頭骨の乳様突起、後頭骨の上項線の外側部

起 始
第4頸椎～第3胸椎の棘突起、項靭帯

日常生活動作
頭部を後ろに倒す。上を向く。頭部を安定させて正しい姿勢を維持する。

スポーツ動作
あらゆるスポーツ動作において、頭部を固定し、上体を安定させる働きに貢献する。

筋 DATA (参考値)

筋体積	27.1㎤
PCSA	2.5㎠
筋線維長	10.8cm
速筋:遅筋(%)	75.0:25.0

頸板状筋

splenius cervicis muscle
(スプリニアス・サービィシス・マッスル)

頭頸部後面やや深層

頭板状筋のやや前方を走行する筋。首の後側面で筋腹に触れることができる。主に首を反らす働き（頸部伸展）があり、横に曲げる作用（頸部側屈）もある。首を回す回旋の動きにも貢献する。

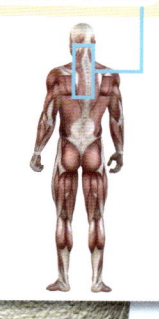

筋群：頸部伸展筋
支配神経：脊髄神経の後枝（C1〜C5）
主な働き：頸部の 1 伸展・2 側屈（同側）・3 回旋（同側）

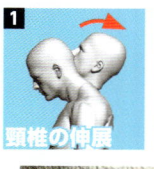

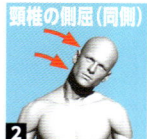

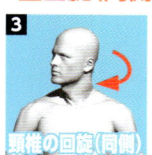

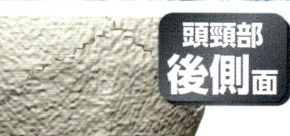

1. 頸椎の伸展
2. 頸椎の側屈（同側）
3. 頸椎の回旋（同側）

頭頸部 後面 / 後側面

停止：第1〜2（または3）頸椎の横突起の後結節

起始：第3（または4）〜6（または5）胸椎の棘突起

日常生活動作
頭部を後ろに倒す・傾ける・左右に回す。頭部を安定させて正しい姿勢を維持する。

スポーツ動作
あらゆるスポーツ動作において、頭部を固定し、上体を安定させる働きに貢献する。

筋 DATA（参考値）

筋体積	10.1 cm³
PCSA	1.0 cm²
筋線維長	10.2 cm
速筋：遅筋（%）	50.0：50.0

8章 体幹・頸部の筋

diaphragm (ダイアフラム)
横隔膜
おうかくまく

名称から膜と間違われやすいが、ほかの骨格筋と同じ横紋筋。胸郭の下部をふさぐように位置し、凸の形状をしている。腹式呼吸の吸気における主力筋として作用し、腹横筋と拮抗的に働く。

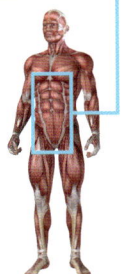

胸郭深層

腹胸部 全面

筋群 呼吸筋

支配神経
支横隔神経と副横隔神経
（C3〜C5もしくはC6）

主な働き
吸気の主力呼吸筋（腹式呼吸）。筋線維が収縮し、横隔膜が下制することで胸郭内の胸腔を拡大し、空気が強制的に入り込み、息が吸い込まれる。

筋DATA (参考値)	
筋体積	—
PCSA	—
筋線維長	—
速筋：遅筋(%)	—

MEMO
息を吐いてお腹が凹んでいるときは、P226のCG図のように横隔膜が弛緩して下から上へと持ち上げられている状態。逆に息を吸ってお腹が膨らむのは、横隔膜が収縮して下にさがったことで内臓などが前に押し出されている状態。

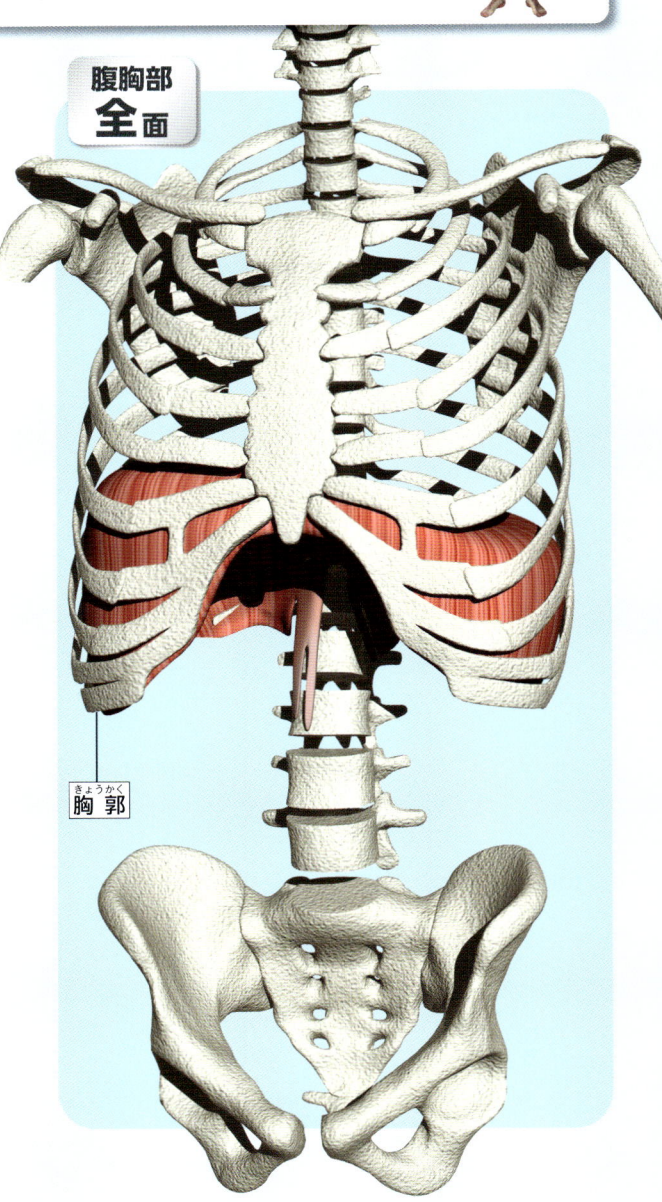

胸郭

腹部 全面

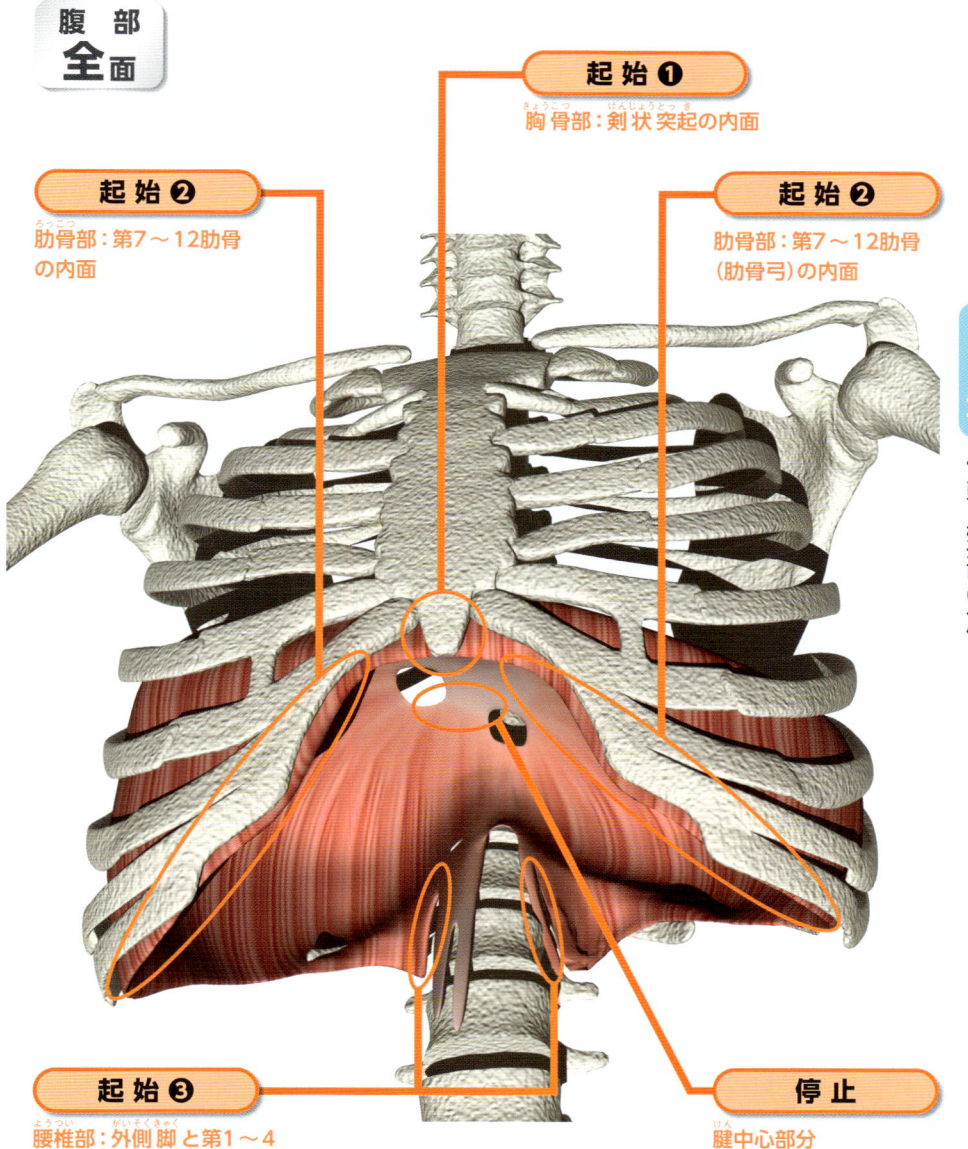

起始 ❶
胸骨部：剣状突起の内面

起始 ❷
肋骨部：第7〜12肋骨の内面

起始 ❷
肋骨部：第7〜12肋骨（肋骨弓）の内面

8章 体幹・頸部の筋

起始 ❸
腰椎部：外側脚と第1〜4腰椎にかけての内側脚

停止
腱中心部分

MEMO
横隔膜は焼肉の「ハラミ」にあたる。焼肉においてハラミは内臓に分類されがちだが、実際は赤身肉（横紋筋）である。

日常生活動作
吸気の主力筋（腹式呼吸）として働くほか、下制して腹圧を高めることで、排尿や排便を補助している。腹から笑うときにも作用する。

スポーツ動作
あらゆるスポーツ動作において、吸気における主力筋として作用する。拮抗筋である腹横筋と共収縮することで腹圧を高める。

pelvic floor muscles（ペルビック・フロア・マッスルズ）

骨盤底筋群
こつばんていきんぐん

骨盤の底には大きな穴があり、肛門や尿道など、人間にとって重要な器官が集まっている。その穴をふさぐ膜を形成しているのが骨盤底筋群と呼ばれる筋群である。

肛門挙筋・尾骨筋・深会陰横筋・浅会陰横筋

骨盤腔は男性と女性で形状が異なり、男性は狭くて深く、女性は浅くて広い。穴の形も男性が円形ないしハート型で、女性が円形ないし楕円形となっている。

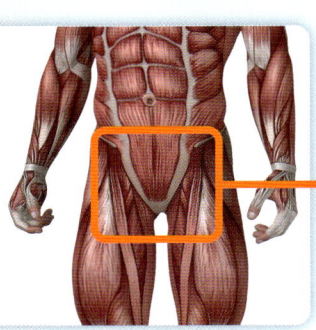

骨盤底の穴をふさぐ筋群

　骨盤底筋群は、骨盤の底にある穴（骨盤腔）をふさぐように付いている複数の筋肉の総称。これらは大まかに、「骨盤隔膜」と「尿生殖隔膜」の二つの筋群に分類される。

　「骨盤隔膜」は肛門挙筋（群）と尾骨筋からなる。これらは肛門を囲むように位置し、骨盤腔の全体をふさいでいる。一方、「尿生殖隔膜」は主に深会陰横筋と浅会陰横筋から構成され、生殖器を囲うように位置し、骨盤腔の前方をふさいでいる。

　骨盤底筋群の主な役割は内臓の重みを支える働きである。また、腹腔内を下から圧迫し、腹圧を高めるのを補助する働きもある。また、女性の場合は、出産によってこれらの筋に損傷が生じるケースがある。

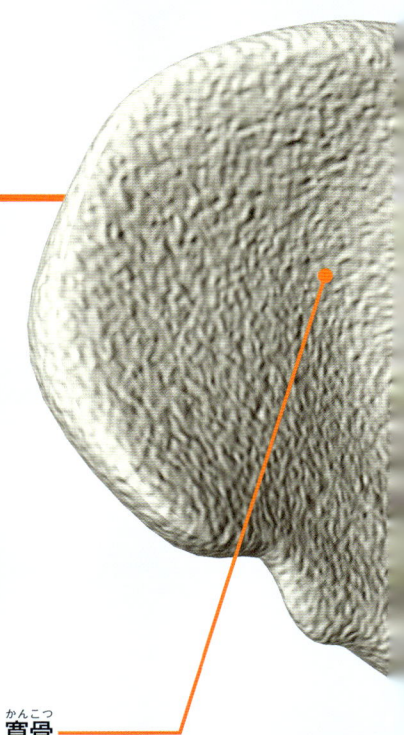

寛骨
上部の腸骨と、下部の坐骨、恥骨が統合して構成される。

肛門
男性は骨盤隔膜の中心部を直腸が貫き、肛門へと続く。女性の場合は直腸と膣が貫いている。

骨盤 上面

下図は骨盤を真上から見た場合の骨盤隔膜。この浅層（図では骨盤隔膜の裏面にあたる）に深会陰横筋と尿道括約筋で構成される尿生殖隔膜がある。

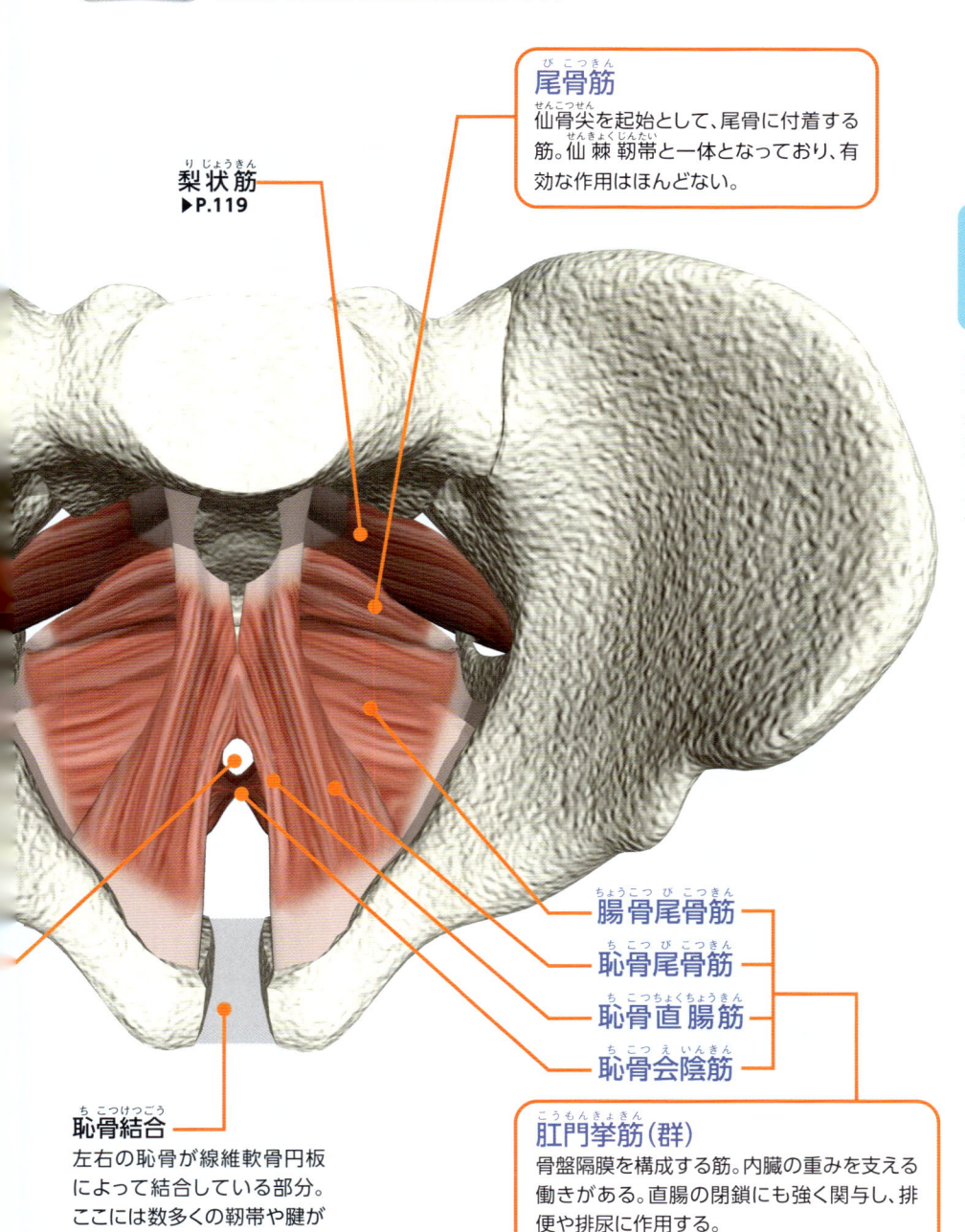

梨状筋
▶P.119

尾骨筋（びこつきん）
仙骨尖（せんこつせん）を起始として、尾骨に付着する筋。仙棘靭帯（せんきょくじんたい）と一体となっており、有効な作用はほんどない。

腸骨尾骨筋（ちょうこつびこつきん）
恥骨尾骨筋（ちこつびこつきん）
恥骨直腸筋（ちこつちょくちょうきん）
恥骨会陰筋（ちこつえいんきん）

恥骨結合（ちこつけつごう）
左右の恥骨が線維軟骨円板によって結合している部分。ここには数多くの靭帯や腱が付着している。

肛門挙筋（群）（こうもんきょきん）
骨盤隔膜を構成する筋。内臓の重みを支える働きがある。直腸の閉鎖にも強く関与し、排便や排尿に作用する。

8章 体幹・頸部の筋

頸椎まわりの深層筋

頸椎まわりには、首の動きを補助する小さな筋が密集している。椎前筋（群）と後頭下筋（群）は、頸部の前部と後部でそれぞれ最も深層に位置する筋群である。

頸椎の付け根に付着し首の動きに貢献する小筋群

頸椎前側の深層にある椎前筋（群）には、前頭直筋、頭長筋、頸長筋があり、前頭直筋は環椎（第1頸椎）から後頭骨底部に、頭長筋は頸椎から後頭骨底部に停止。頸長筋は起始・停止とも頸椎に付着している。これらの筋の停止部はいずれも頭蓋骨に覆われている深層にあり、主に上部頸椎を屈曲させる働きをもつ。

頸椎後側の深層にある後頭下筋（群）は、それぞれ第1～2頸椎（環椎～軸椎）から起始し、頭蓋骨や環椎に停止する。主に上部頸椎を伸展させる働きや横に曲げる働き（側屈）に作用し、大後頭直筋と下頭斜筋は捻る働き（回旋）にも貢献する。

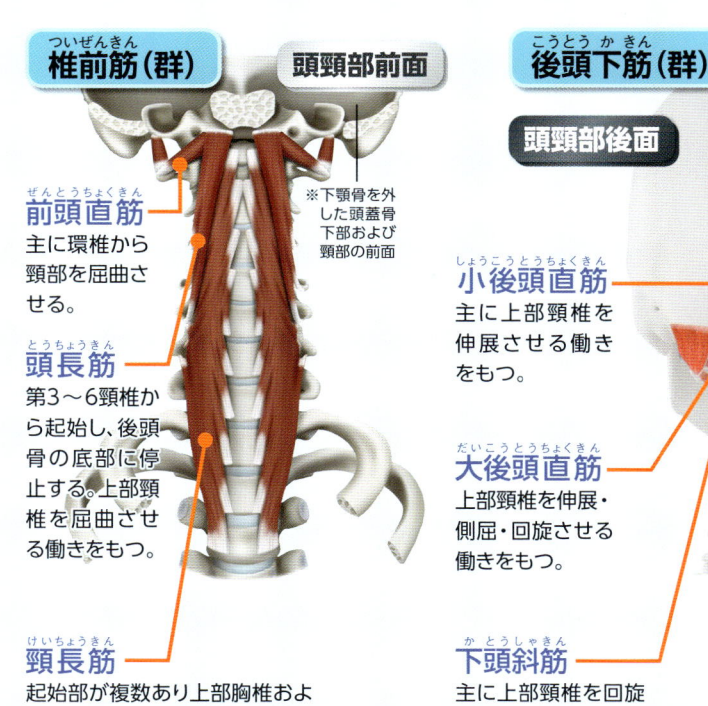

椎前筋（群） 頭頸部前面

※下顎骨を外した頭蓋骨下部および頸部の前面

前頭直筋
主に環椎から頸部を屈曲させる。

頭長筋
第3～6頸椎から起始し、後頭骨の底部に停止する。上部頸椎を屈曲させる働きをもつ。

頸長筋
起始部が複数あり上部胸椎および頸椎から起始する。主に上部頸椎を屈曲させる働きをもつ。

後頭下筋（群） 頭頸部後面

後頭骨

小後頭直筋
主に上部頸椎を伸展させる働きをもつ。

大後頭直筋
上部頸椎を伸展・側屈・回旋させる働きをもつ。

下頭斜筋
主に上部頸椎を回旋させる働きをもつ。

上頭斜筋
上部頸椎を伸展・側屈させる働きをもつ。

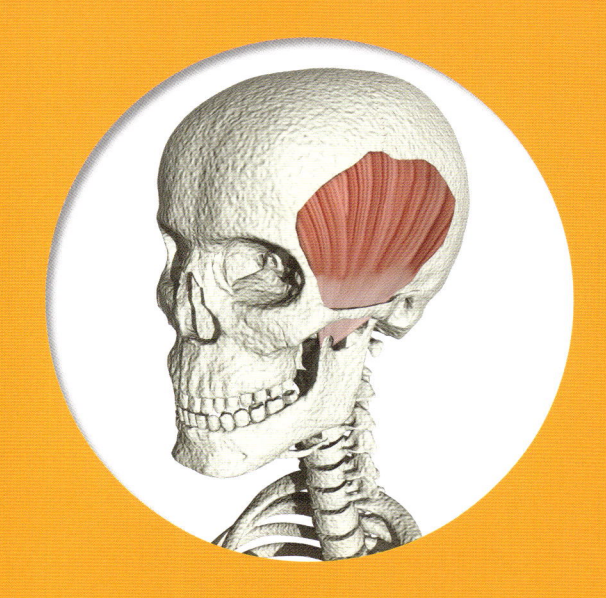

第9章

頭部の筋

頭部の筋には、頭蓋骨に付着して頭部を動かす筋、下顎を動かす咀嚼筋、顔の表情を形成する表情筋、眼球を動かす外眼筋などがある。筋腹が頸部に位置する胸鎖乳突筋や舌骨下筋群も、本書では頭部の筋として紹介する。

- ●「筋体積」「PCSA」「筋線維長」のデータの出典
- ・P.235…Borst J et al., Muscle parameters for musculoskeletal modelling of the human neck. Clin Biomech,(2011) 26(4), 343-51.(死体解剖=男性86歳・171cm・75kg)
- ※P.233の「筋体積TOP5」は各筋の筋体積データをもとに算出
- ●「速筋:遅筋(%)」のデータの出典
- ・P. 235・236…Johnson MA, Polgar J, Weightman D and Appleton D,(1973)

頭部を動かす筋一覧

顔を含む頭部には、顎をはじめ目や鼻、唇、頬、眉などの動きに関与する細かい筋が集まっている。本書では、頸椎に付着していない頭部の筋も頭部の筋と定義する。

※カッコ（　）内は頭部以外の筋

頭部左側面

表層

表層には、側頭部に付着している側頭筋と、頬を覆う咬筋があり、どちらも頭部の筋では最も大きい部類に入る。顔の動きに関与する筋は、「主な表情筋」(P.240)、「舌骨下筋群」(P.242)、「眼球の筋肉」(P.243)を参照。

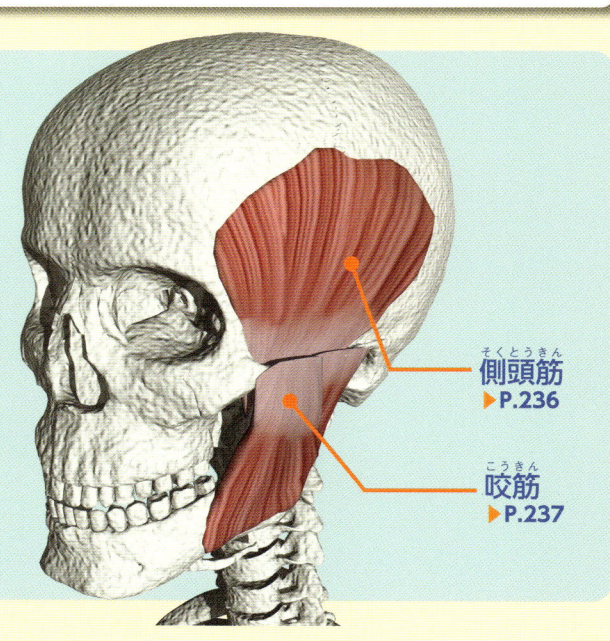

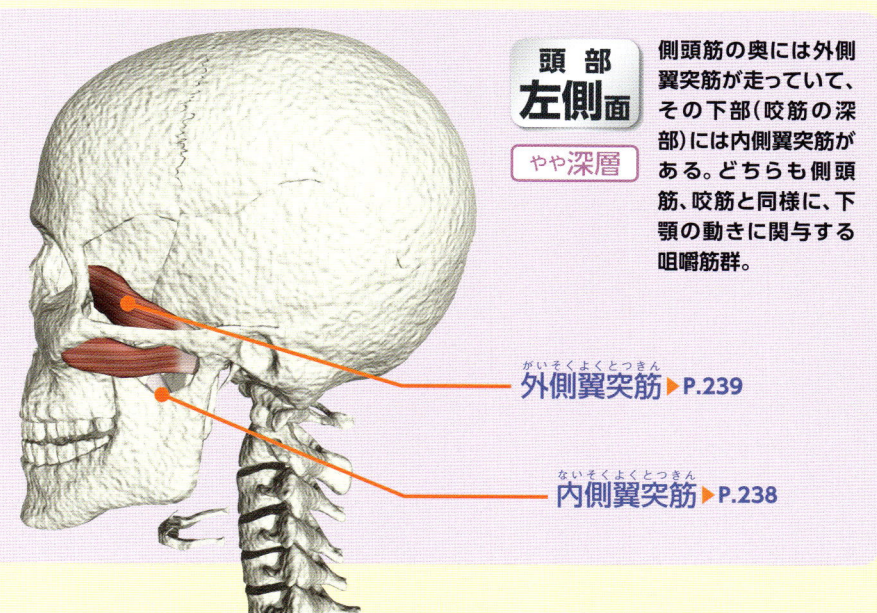

- 側頭筋 ▶P.236
- 咬筋 ▶P.237

頭部左側面

やや深層

側頭筋の奥には外側翼突筋が走っていて、その下部（咬筋の深部）には内側翼突筋がある。どちらも側頭筋、咬筋と同様に、下顎の動きに関与する咀嚼筋群。

- 外側翼突筋 ▶P.239
- 内側翼突筋 ▶P.238

頭頸部 前側面

胸鎖乳突筋は筋腹が頸部を通っているが、頸椎に付着していないので、本書では、頸部の筋ではなく、頭部の筋として分類する。胸鎖乳突筋の裏には、頸部の側面を走行する斜角筋群が連なる。

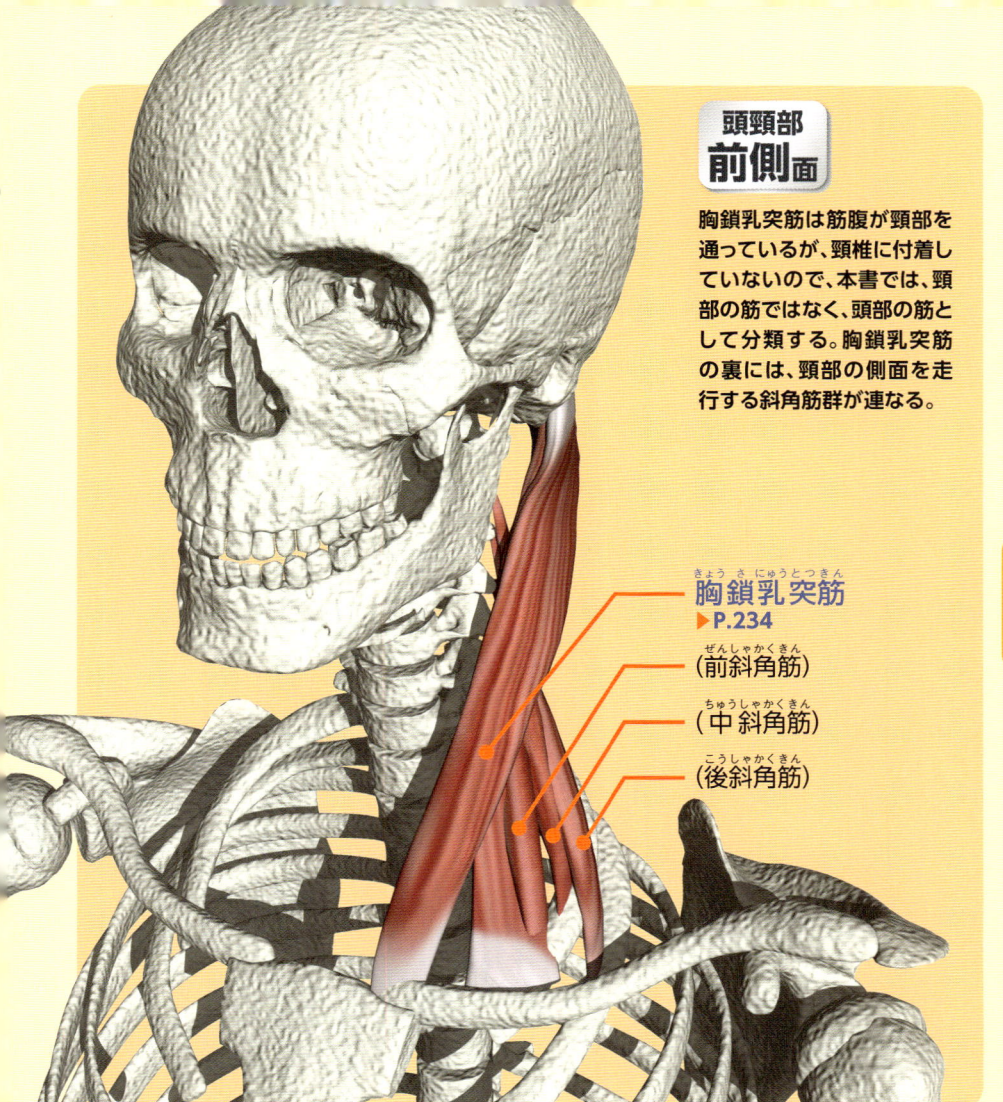

胸鎖乳突筋 ▶P.234
（前斜角筋）
（中斜角筋）
（後斜角筋）

9章 頭部の筋

頭部を動かす筋 筋体積TOP5

胸鎖乳突筋は頭部の筋群の中で最も大きい。頸部の回旋をはじめ多方向の首の動きに関わることで、頭部を動かしている。舌骨下筋群も4筋を総計すると比較的体積は大きく、頸部屈曲の主働筋のひとつとして働く。

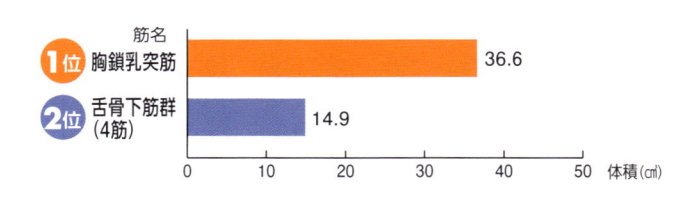

順位	筋名	体積(cm³)
1位	胸鎖乳突筋	36.6
2位	舌骨下筋群(4筋)	14.9

※頭部を動かす筋の筋DATAが、胸鎖乳突筋と舌骨下筋群筋以外に見つからなかったため、ランキングは2位までとする

sternocleidomastoid muscle
(ステーノクライドマストィド・マッスル)

胸鎖乳突筋
きょう さ にゅう とつ きん

首の側面を斜めに走行する帯状の筋。速筋線維の占める割合が高い。頸部の動きに働くが、頸椎に付着していない。横を向いたときに浮き出る筋であり、首を横に捻る頸部の回旋が主な働き。

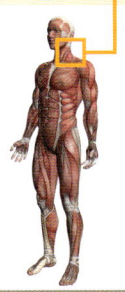

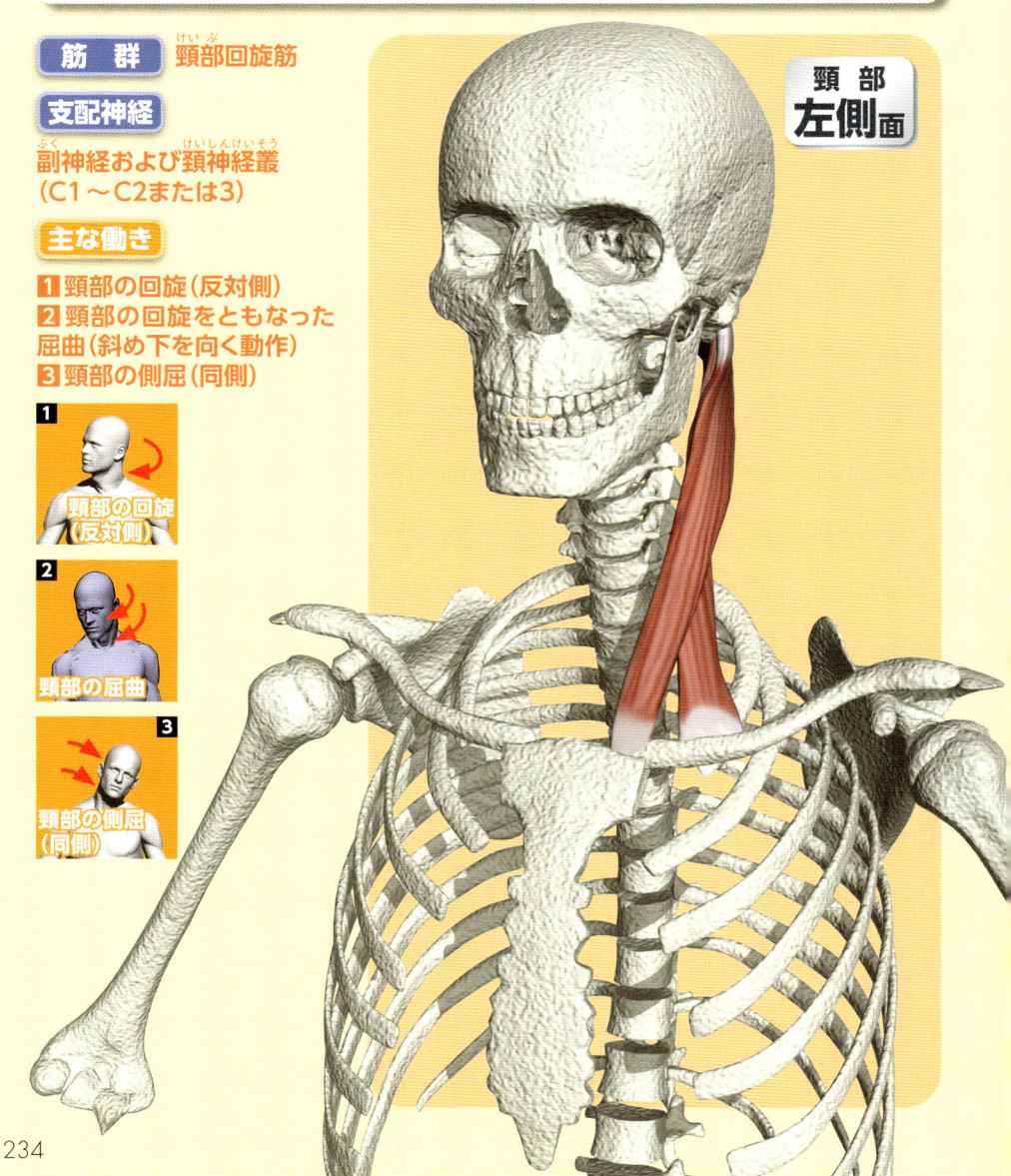

頸部外側

頸部 左側面

筋群 頸部回旋筋

支配神経
副神経および頸神経叢
（C1～C2または3）

主な働き
1. 頸部の回旋（反対側）
2. 頸部の回旋をともなった屈曲（斜め下を向く動作）
3. 頸部の側屈（同側）

1 頸部の回旋（反対側）
2 頸部の屈曲
3 頸部の側屈（同側）

頸部 左側面

MEMO
胸鎖乳突筋は頸部の屈曲筋とされることが多いが、筋腹が頸椎のサイドにあるため、純粋な正面方向への屈曲作用は小さい。回旋をともなう屈曲動作（斜め下を向く動作）において貢献する。

停止
側頭骨の乳様突起、後頭骨の上項線

起始
胸骨頭（胸骨柄の上縁）、鎖骨頭（鎖骨内方の1/3）

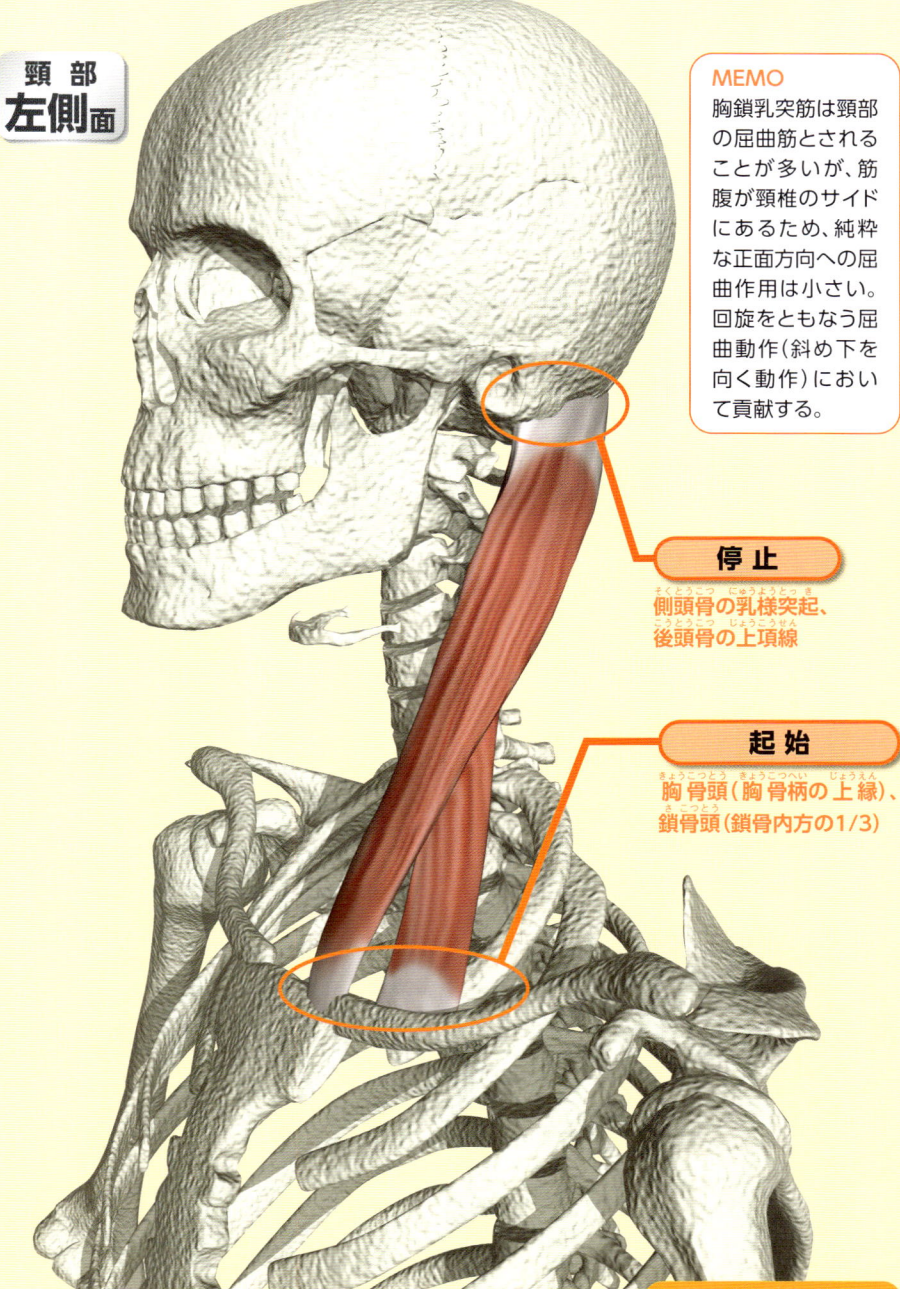

9章 頭部の筋

日常生活動作
首を横に捻る動きや、肩をすくめる動き、首を固定して頭部を安定させる働きなどに作用する。

スポーツ動作
クロールの息つぎ。首を固定するアメリカンフットボールのタックル、相撲の立ち合いなど。

筋DATA（参考値）

筋体積	36.6㎤
PCSA	2.9㎠
筋線維長	12.6cm
速筋：遅筋(%)	64.8：35.2

235

側頭筋

temporalis muscle （テンポラリス・マッスル）

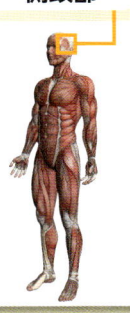

側頭部

噛む力を生む強力な筋。同じ咀嚼筋である内側翼突筋、咬筋とともに下顎を閉じる動きに働く。頭蓋骨の側面から起始し、下顎の骨に停止する。強く噛んだときにこめかみ付近で盛り上がる。

筋群 咀嚼筋

支配神経 三叉神経の第三枝（下顎神経）

主な働き 下顎骨の ❶挙上（口を閉じて歯を噛み合わせる）・❷後方移動

頭部 左前面

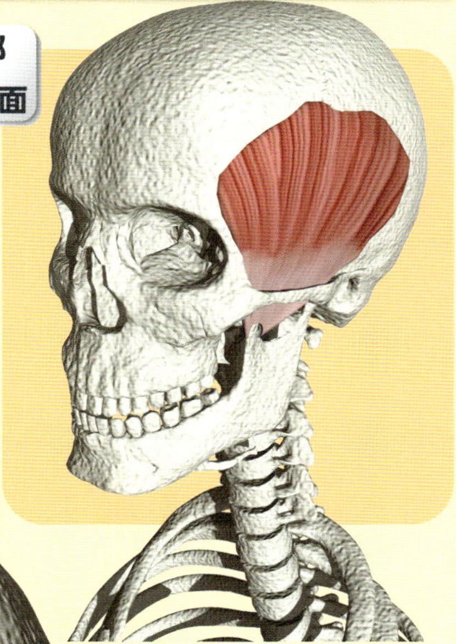

頭部 側面

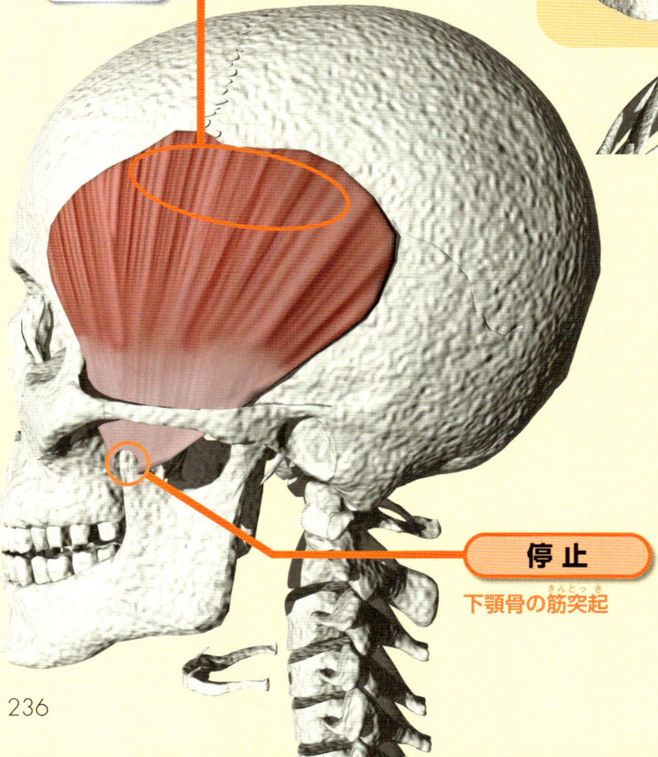

起始 側頭窩、側頭筋膜

停止 下顎骨の筋突起

日常生活動作
食事などにおいて歯で噛むときに働く。会話における口の動きにも作用する。

スポーツ動作
力を入れる際に歯を食いしばる動きに作用する。

筋DATA（参考値）

筋体積	—
PCSA	—
筋線維長	—
速筋：遅筋(%)	53.5：46.5

咬筋

masseter muscle（マスィター・マッスル）

顔面頬部

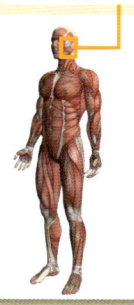

咀嚼筋の中で最も浅層に位置する筋。浅部と深部に2つの筋腹があり、側頭筋や内側翼突筋とともに下顎を閉じる動きに働く。顎の両端に位置し、奥歯で噛んだときに筋が大きく盛り上がる。

筋群　咀嚼筋

支配神経
三叉神経の第三枝
（下顎神経）

主な働き
下顎骨の挙上
（口を閉じて歯を
噛み合わせる）

起始
❶浅部：頬骨弓の前部
　～中部
❷深部：下顎骨の下縁
　の後方1/3、頬骨弓
　の中部～後部、さら
　に側頭部まで

停止
下顎角の外面
（咬筋粗面）

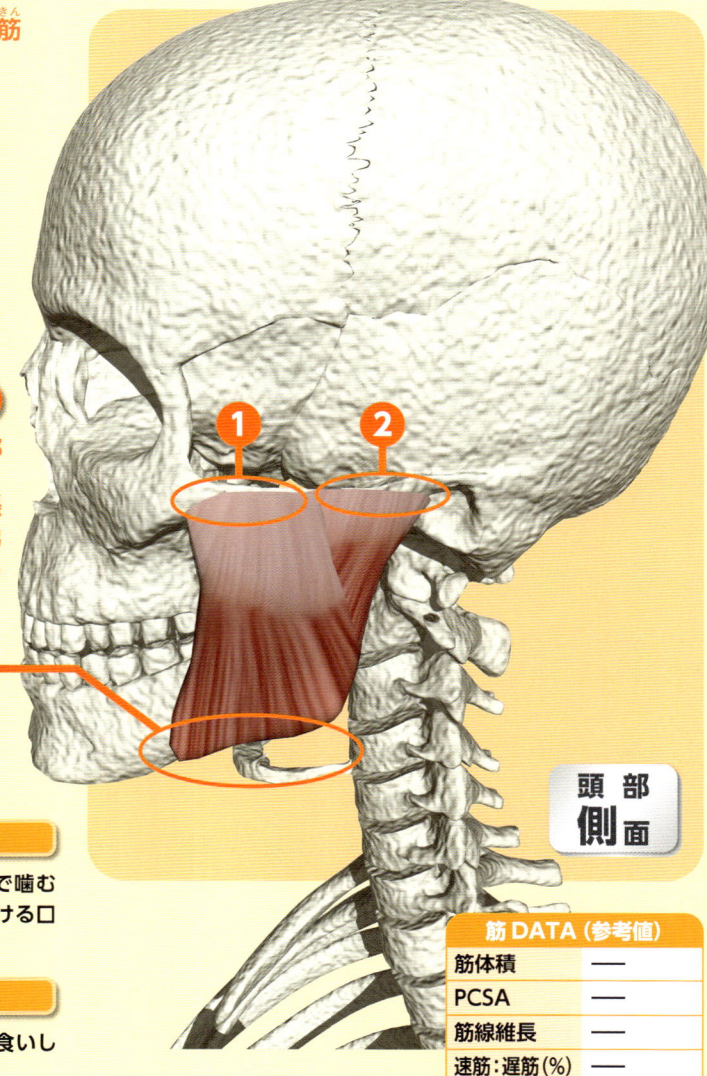

日常生活動作
食事などにおいて歯で噛むときに働く。会話における口の動きにも作用する。

スポーツ動作
力を入れる際に歯を食いしばる動きに作用する。

9章 頭部の筋

頭部側面

筋 DATA (参考値)	
筋体積	—
PCSA	—
筋線維長	—
速筋：遅筋(%)	—

medial pterygoid muscle（ミディアル・テリゴイド・マッスル）

内側翼突筋
ないそくよくとつきん

顎の深層にある咀嚼筋で、頭蓋骨から起始し、下顎骨の裏側に停止する。噛む働きと下顎を前に出す働きをもつ。外側翼突筋と交互に働くことで、物を口内ですりつぶす動きにも作用する。

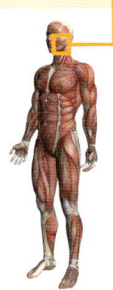

顔面頬部

筋群
咀嚼筋

支配神経
三叉神経（下顎枝の内側翼突筋神経）

主な働き
下顎骨の❶挙上（口を閉じる）・❷前方移動、片側は顎を左右に動かす

日常生活動作
食事などで物を噛むときに働く。顎を前に出したり、口を横に動かすときにも働く。

スポーツ動作
力を入れる際に歯を食いしばる動きに作用する。

頭部 前側面

筋DATA（参考値）

筋体積	—
PCSA	—
筋線維長	—
速筋：遅筋(%)	—

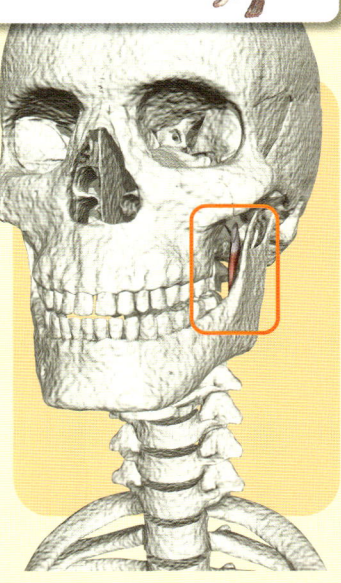

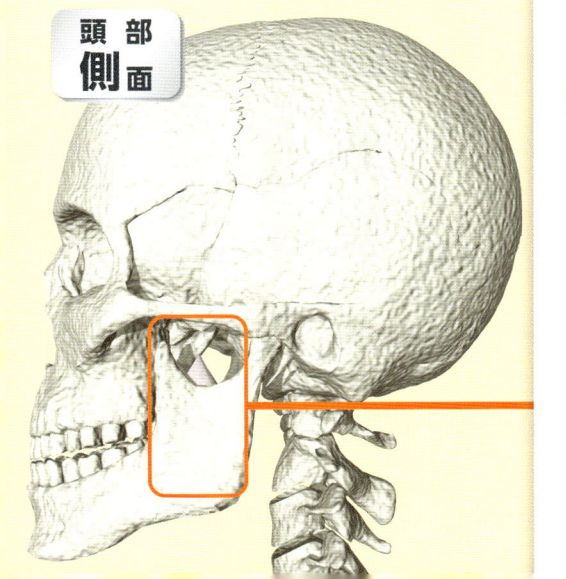

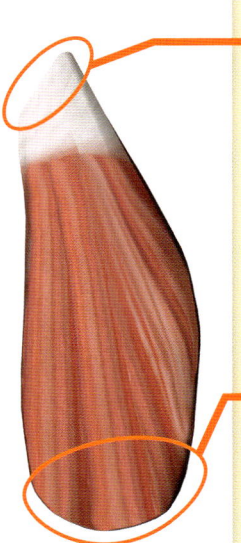

頭部 側面

起始
蝶形骨の翼状突起の外側板の中間面上部、上顎結節、口蓋骨の錐体突起

停止
下顎角内面の翼突筋粗面

外側翼突筋

lateral pterygoid muscle（ラテラル・テリゴイド・マッスル）

顔面頬部

頬骨（きょうこつ）の深層にある咀嚼筋（そしゃくきん）。上部と下部の二つに分かれ、上部は主に口を開ける働きが、下部は主に下顎を前に出す働きがある。内側翼突筋（ないそくよくとつきん）と交互に働くことで、物を口内ですりつぶす動きにも働く。

筋群 咀嚼筋（そしゃくきん）

支配神経
三叉神経（さんさしんけい）（下顎枝（かがくし）の外側翼突筋神経（がいそくよくとつきんしんけい））

主な働き
両側が働くと両側の下顎頭（かがくとう）が前方に移動して口が開く。片側は顎を左右に動かす

起始
❶ 上部：蝶形骨大翼（ちょうけいこつだいよく）の側頭下面（そくとうかめん）と側頭下稜（そくとうかりょう）
❷ 下部：蝶形骨の翼状突起（よくじょうとっき）の外側（がいそく）板外面（ばんがいめん）

頭部 側面

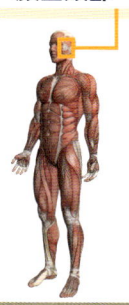

頭部 前側面

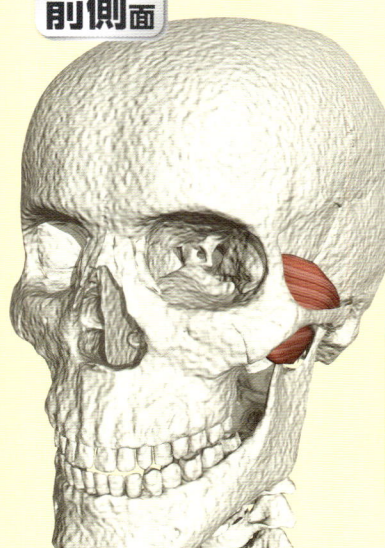

停止
下部：下顎骨の関節突起
上部：顎関節の関節円板と線維性被膜（せんいひまく）

筋DATA（参考値）	
筋体積	―
PCSA	―
筋線維長	―
速筋:遅筋(%)	―

日常生活動作
食事などで物を噛むときに働く。顎を前に出したり、口を横に動かすときにも働く。

スポーツ動作
力を入れる際に歯を食いしばる動きに作用する。

主な表情筋

喜怒哀楽を表現する顔面にも数多くの筋が存在する。目や鼻、口、頬、眉などを動かす表情筋のひとつひとつが働くことにより、繊細な表情が作られる。

目や鼻、口を動かし表情の形成に関わる筋

　頭部の筋は、主に下顎を動かす咀嚼筋と、表情を作る表情筋（顔面筋）に分類される。表情筋はすべて顔面神経に支配され、頭蓋骨の表面や筋膜から起始し、皮下の結合組織内を走行して皮膚に停止する。構造的には横紋筋に分類されるが、ほかの骨格筋とは異なり、骨と骨をつなぐ筋ではないため、皮筋に分類される。頸部では広頸筋のみ皮筋に含まれる。

　個々の筋はその起始部・停止部において隣接する筋と合わさっている場合もあるため、各筋の形状を明確に区別することは難しい。表情筋が収縮して顔の皮膚を動かすことにより、繊細な顔の表情が作られる。

広頸筋
皮膚直下の筋膜に付着する頸部の最浅層筋。口角を下方に引く働きがあり、首前面に縦ジワを作る筋。

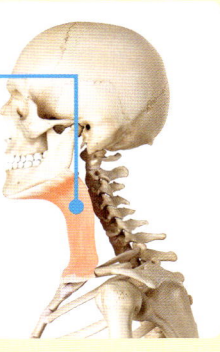

眼輪筋
眼を囲むように付いている輪状の筋。上下のまぶたを引き寄せ、目を閉じる働きがある。

鼻筋
鼻の周囲にある筋。鼻を縮めたり、広げたりする働きがある。横部は鼻孔圧迫筋、翼部は鼻孔開大筋とも呼ばれる。

上唇挙筋
眼下付近を走行するやや深層の筋。上唇を上方に引き上げる働きをもつ。

口輪筋
口の周囲にある筋。上下の唇を引き寄せ、唇を尖らせたり、口を閉じる働きをもつ。

下唇下制筋
下唇の下部に位置する筋。下唇を外側および下方に引き下げる働きをもつ。

オトガイ筋
顎の下部に位置する筋。オトガイ部（下顎の先端部分）の皮膚を引き上げる働きをもつ。オトガイ部に梅干のようなシワを作る。

前頭筋
前頭部の筋。眉周囲の皮膚を引っ張り、眉毛の挙上や、おでこに横ジワを作る働きがある。

皺眉筋
眉のやや深層に位置する筋。眉を内側に引き寄せる働きがある。眉間に縦ジワを作る。

鼻根筋
眉間の下部に位置する筋。眉間の皮膚を引き下げ、眉間に横ジワを作る働きがある。

上唇鼻翼挙筋
鼻の両脇から鼻筋にかけて沿うように走行する筋。上唇と鼻翼を引き上げる働きがある。

小頬骨筋
鼻の両脇から鼻筋にかけて走行する筋。上唇を引き上げる働きがある。大頬骨筋、笑筋とともに笑顔を作る。

大頬骨筋
頬を斜めに走行する筋。口角を上方および外側へ引き上げる働きがある。笑筋とともに笑顔を作る。

頬筋
頬のやや深層にある筋。口角を外側へ引く働きがあり、口を閉じて唇を横に広げる。

笑筋
頬から口角に伸びる筋。口角を側方および外側に引く働きがある。笑顔を作る筋のひとつ。

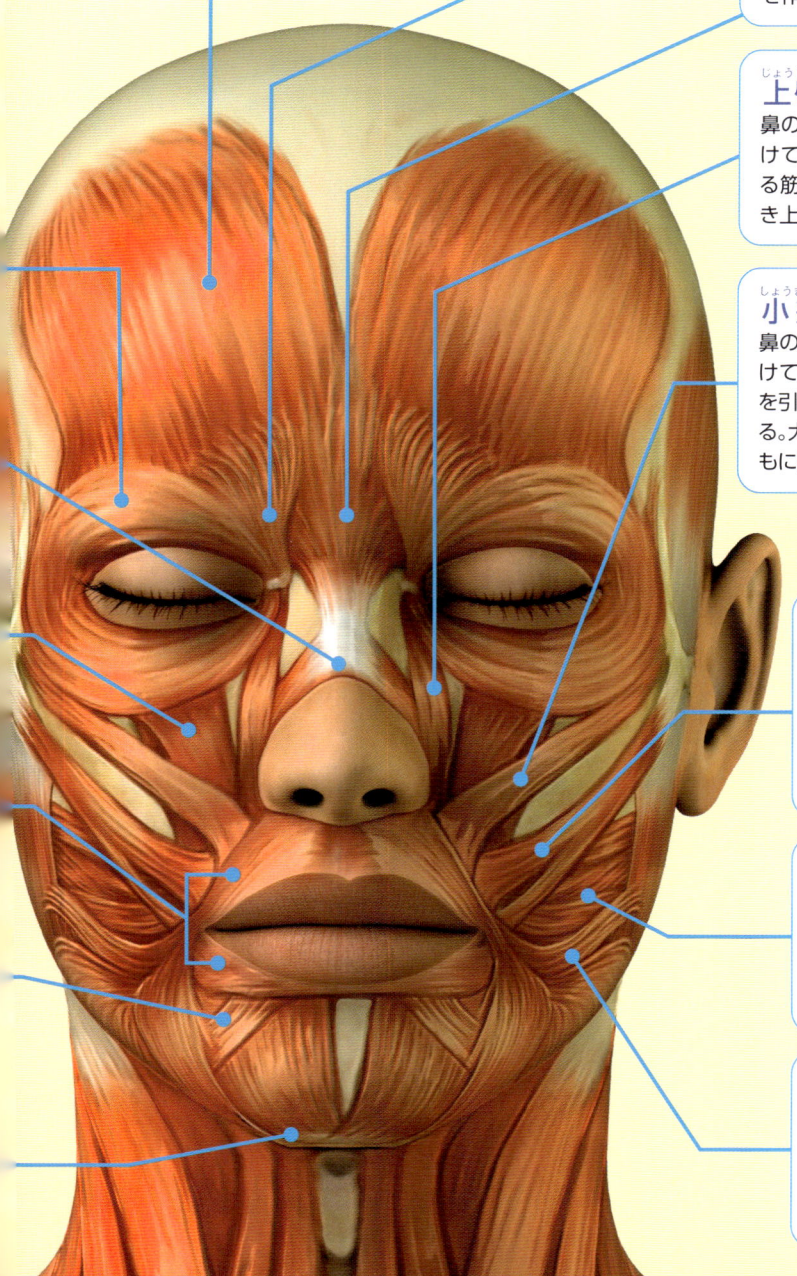

9章 頭部の筋

241

舌骨下筋群

頸部には喉仏の上部にある舌骨を動かす筋群が存在する。特に舌骨下筋群は、舌骨を引き下げることで、首を前に倒す動きや物を飲み込む動きなどに作用する。

物を飲み込む動きに働く舌骨の下方にある筋群

舌骨下筋群とは、舌骨の下方を走行する筋群の総称。舌骨下筋群に対し、舌骨より上方に位置する筋群は、舌骨上筋群とよばれ、主に下顎を後方および下方に引く動きに関与する。

舌骨下筋は、主に舌骨を下方に引き下げる働きをもち、首を前に倒す働き（頸部屈曲）や、口を開ける動き（開口運動）、物を飲み込む動き（嚥下運動）にも作用する。胸骨舌骨筋は胸骨から舌骨（頭蓋骨下部）まで、肩甲舌骨筋は肩甲骨から舌骨まで伸びる。深層の胸骨甲状筋と甲状舌骨筋はそれぞれ甲状軟骨を介して舌骨に付着する。人によっては甲状腺挙筋という筋も存在する。

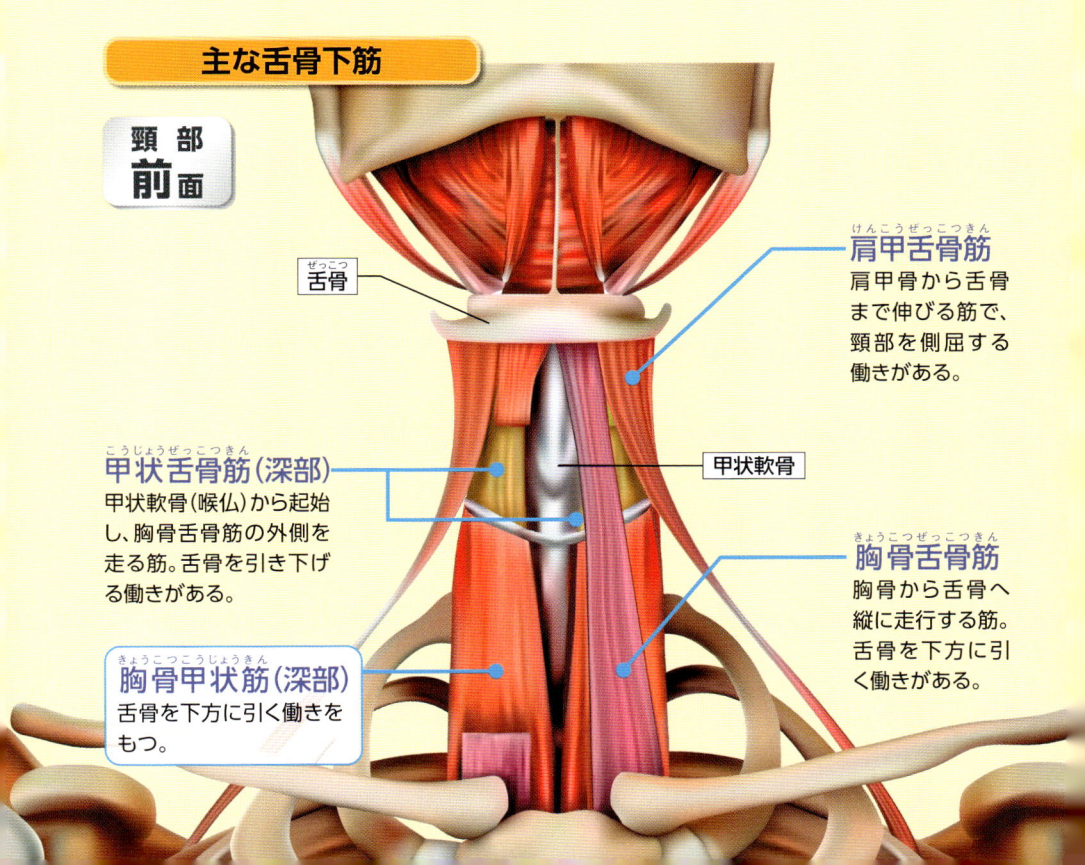

主な舌骨下筋

頸部前面

- **舌骨**
- **肩甲舌骨筋**: 肩甲骨から舌骨まで伸びる筋で、頸部を側屈する働きがある。
- **甲状舌骨筋（深部）**: 甲状軟骨（喉仏）から起始し、胸骨舌骨筋の外側を走る筋。舌骨を引き下げる働きがある。
- **甲状軟骨**
- **胸骨舌骨筋**: 胸骨から舌骨へ縦に走行する筋。舌骨を下方に引く働きがある。
- **胸骨甲状筋（深部）**: 舌骨を下方に引く働きをもつ。

眼球の筋肉（外眼筋）

目に関する筋には、表情筋に含まれるまぶたを動かす筋のほかに、眼球を動かす筋群がある。複数の筋が協調して働くことで、眼球の自在な動きが可能となる。

眼球の自在な動きを可能にする6つの外眼筋

眼球を動かす筋は6つあり、総称して外眼筋とよばれる。各筋が収縮することによって眼球の向きが変わる。内（側）直筋と外（側）直筋は眼球をそれぞれ内方向と外方向に、上直筋と下直筋はそれぞれ上方と下方（やや内側）に動かす。上斜筋は眼球を下方かつ外方に動かし、下斜筋は上方かつ外方に動かす。

下斜筋を除く5つは視神経が眼窩先端部に出る部分を取り巻く総腱輪から起始し、停止部はすべての筋が眼球表面の強膜に停止する。上直筋、下直筋、内（側）直筋、下斜筋は動眼神経が支配し、上斜筋は滑車神経、外（側）直筋は外転神経が支配する。

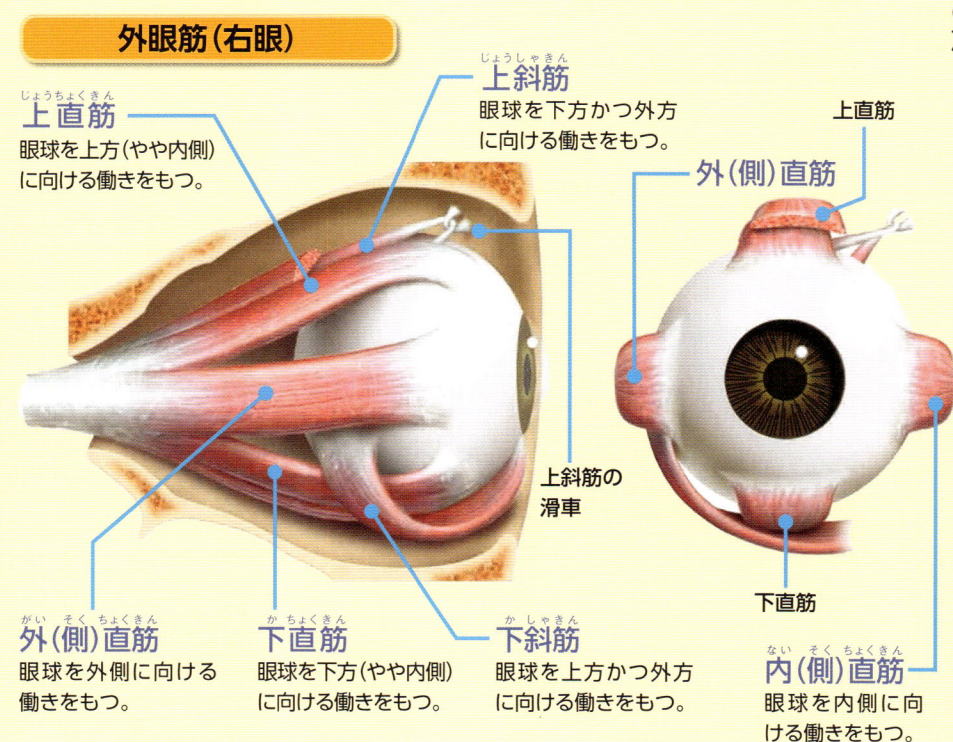

9章 頭部の筋

外眼筋（右眼）

上直筋
眼球を上方（やや内側）に向ける働きをもつ。

上斜筋
眼球を下方かつ外方に向ける働きをもつ。

外（側）直筋
眼球を外側に向ける働きをもつ。

下直筋
眼球を下方（やや内側）に向ける働きをもつ。

下斜筋
眼球を上方かつ外方に向ける働きをもつ。

内（側）直筋
眼球を内側に向ける働きをもつ。

上斜筋の滑車

上直筋

下直筋

筋の詳細データ一覧表

筋群	筋名	支配神経	起始
肩関節の筋			
肩関節外転筋	三角筋	腋窩神経(C5～C6)	●鎖骨部:鎖骨の外側1/3の前縁 ●肩峰部:肩甲骨の肩峰 ●肩甲棘部:肩甲骨の肩甲棘の下縁
	棘上筋	肩甲上神経(C5～C6)	肩甲骨の棘上窩
肩関節水平内転筋	大胸筋	内側および外側胸筋神経(C5～C8、T1)	●鎖骨部:鎖骨の内側半分 ●胸肋部:胸骨前面、第2～6肋軟骨 ●腹部:腹直筋鞘の前葉
肩関節伸展筋	広背筋	胸背神経(C6～C8)	●第6(または7)胸椎から第5腰椎にかけての棘突起(胸腰筋膜を介して) ●正中仙骨稜 ●腸骨稜の後方 ●第9(または10)～12肋骨、肩甲骨の下角
	大円筋	肩甲下神経(C6～C7)	肩甲骨の外側縁・下角
肩関節屈曲筋	烏口腕筋	筋皮神経(C5～C7)	肩甲骨の烏口突起
肩関節外旋筋	小円筋	腋窩神経(C5～C6)	肩甲骨後面の外側縁
	棘下筋	肩甲上神経(C5～C6)	肩甲骨の棘下窩
肩関節内旋筋	肩甲下筋	肩甲下神経(C5～C6)	肩甲骨の前面、肩甲下窩
肩甲骨の筋			
肩甲骨上方回旋筋	僧帽筋	副神経の外枝、頸神経叢の筋枝(C2～C4)	●上部線維(下行部):後頭骨上項線、外後頭隆起、項靭帯を介して頸椎の棘突起 ●中部線維(横行部):C7～T3の棘突起、棘上靭帯 ●下部線維(上行部):T4～T12の棘突起、棘上靭帯
肩甲骨外転筋	前鋸筋	長胸神経(C5～C7)	第1～8(または9)肋骨の外側面中央部
肩甲骨下制筋	小胸筋	内側および外側胸筋神経(C7～T1)	第2または3～5肋骨
肩甲骨挙上筋	肩甲挙筋	肩甲背神経(C2～C5)	頸椎C1～C4の横突起の後結節
肩甲骨内転筋	大菱形筋	肩甲背神経(C4～C5)	胸椎T1～T4の棘突起
	小菱形筋	肩甲背神経(C4～C5)	頸椎C6～C7もしくは頸椎C7～胸椎T1の棘突起
胸鎖関節安定筋	鎖骨下筋	鎖骨下筋神経(C5～C6)	第1肋骨の胸骨端

筋の詳細データ一覧表

停止	主な働き	筋体積	PCSA	筋線維長	速筋：遅筋(%)
上腕骨の三角筋粗面	●鎖骨部（前部）：**2**肩関節の屈曲・**3**水平内転・**4**内旋 ●肩峰部（中部）：**1**肩関節の外転 ●肩甲棘部（後部）：**2**肩関節の伸展・**3**水平外転・**4**外旋	792㎤	82.0㎠(A)	9.7㎝(A)	42.9：57.1(G)
上腕骨の大結節上部、肩関節包	肩関節の**1**外転・**2**安定・**3**外旋	89㎤(A)	20.8㎠(A)	4.3㎝	40.7：59.3(G)
上腕骨の大結節稜	肩関節の**1**水平内転・**2**内転（下部）・**3**内旋・**4**屈曲（上部）・**5**吸気の補助	676㎤(A)	36.2㎠(A)	18.7㎝(A)	57.3：42.7(G)
上腕骨の小結節稜	肩関節の**1**伸展・**2**内転・**3**内旋	550㎤(A)	14.4㎠(A)	38.2㎝(A)	49.5：50.5(G)
上腕骨の小結節稜	肩関節の**1**伸展・**2**内転・**3**内旋	231㎤(A)	15.6㎠(A)	14.8㎝(A)	——
上腕骨の内側中央	肩関節の**1**屈曲の補助・**2**水平屈曲・**3**内転	80㎤	4.6㎠	17.6㎝	
上腕骨の大結節下部、肩関節包	肩関節の**1**外旋・**2**安定	39㎤(A)	6.8㎠(A)	5.7㎝(A)	——
上腕骨の大結節中部、肩関節包	肩関節の**1**外旋・**2**安定・**3**水平外転	225㎤(A)	33.3㎠(A)	6.8㎝(A)	54.7：45.3(G)
上腕骨の小結節・小結節稜の上部	肩関節の**1**内旋・**2**安定・**3**水平内転	319㎤(A)	35.7㎠(A)	8.9㎝(A)	
●鎖骨外側1/3（上部） ●肩甲骨の肩峰（中部） ●肩甲棘（中部） ●肩甲棘三角（下部）	●上部線維：肩甲骨の**1**上方回旋・**2**内転（後退）・**3**挙上、4頭頚部の伸展 ●中部線維：**2**肩甲骨の内転（後退） ●下部線維：肩甲骨の**1**上方回旋・**2**内転（後退）・**3**下制・**4**後傾	458㎤(A)	25.7㎠(A)	17.8㎝(A)	46.3：53.7(G)
肩甲骨内側縁（上角・下角を含む）	●全体：**1**肩甲骨の外転（前進） ●上部：**2**肩甲骨の下方回旋・**3**前傾 ●下部：**2**肩甲骨の上方回旋・**3**後傾、**4**肩甲骨が固定されている場合には肋骨を挙上	359㎤(A)	20.5㎠(A)	17.5㎝(A)	——
肩甲骨の烏口突起	肩甲骨の**1**下制・**2**下方回旋・**3**前傾、**4**肩甲骨が固定されている場合には肋骨を挙上	73㎤(A)	4.9㎠(A)	15.0㎝(A)	
肩甲骨の上角・内側縁上部	肩甲骨の**1**挙上・**2**下方回旋・**3**前傾	72㎤(A)	3.8㎠(A)	19.0㎝(A)	——
肩甲骨の内側縁下部	肩甲骨の**1**内転（後退）・**2**挙上・**3**下方回旋・**4**前傾	118㎤(A)	6.6㎠(A)	17.8㎝(A)	55.4：44.6(G) ※菱形筋群のデータ
肩甲骨の内側縁上部	肩甲骨の**1**内転（後退）・**2**挙上・**3**下方回旋・**4**前傾	118㎤(A)	6.7㎠(A)	17.6㎝(A)	55.4：44.6(G) ※菱形筋群のデータ
鎖骨下面の外側	鎖骨が外方向に引っ張られるのを防ぎ、胸鎖関節の安定・保護に貢献	9㎤	4.4㎠	2.0㎝	——

※「筋群」は各筋の働きをもとに本書で分類した筋群
※（　）内のアルファベットは筋データの出典（出典の一覧は表の最後に掲載）

245

筋の詳細データ一覧表

筋群			筋名	支配神経	起始
肘関節の筋					
肘関節屈曲筋			上腕二頭筋	筋皮神経（C5〜C6）	●長頭：肩甲骨の関節上結節 ●短頭：肩甲骨の烏口突起先端
			上腕筋	筋皮神経（C5〜C6）、しばしば橈骨神経からも	上腕骨前面の下半分および筋間中隔
			腕橈骨筋	橈骨神経（C5〜C6）	上腕骨の外側顆上稜、外側筋間中隔
肘関節伸展筋			上腕三頭筋	長頭：腋窩神経、内側頭および外側頭：橈骨神経（C6〜C8）	●長頭：肩甲骨の関節下結節（橈骨神経溝より外側） ●外側頭：上腕骨後面（橈骨神経溝より外側） ●内側頭：上腕骨後面（橈骨神経溝より内側）
			肘筋	橈骨神経（C7〜C8）	上腕骨の外側上顆のやや後面、外側側副靭帯
前腕回内筋			円回内筋	正中神経（C6〜C7）	●上腕頭：内側上顆・内側上腕筋間中隔 ●尺骨頭：鈎状突起内側
前腕回外筋			回外筋	橈骨神経（C5〜C6）	●上腕骨の外側上顆 ●尺骨の回外筋稜、外側側副靭帯、橈骨輪状靭帯
前腕回内筋			方形回内筋	正中神経（C8〜T1）	尺骨の遠位端1/4の前面
手関節・手指の筋					
手関節掌屈筋			橈側手根屈筋	正中神経（C6〜C7）	上腕骨の内側上顆（共通屈筋起始部）
			長掌筋	正中神経（C7〜T1）	上腕骨の内側上顆（共通屈筋起始部）
手関節尺屈筋			尺側手根屈筋	尺骨神経（C7〜C8）	尺骨頭：尺骨の肘頭および後縁の上部2/3
			尺側手根伸筋	橈骨神経（C7〜C8）	●上腕頭：上腕骨の外側上顆 ●尺骨頭：尺骨の斜線と後縁
手関節橈屈筋			長橈側手根伸筋	橈骨神経の深枝（C6〜C7）	上腕骨の外側顆上稜および外側上顆にいたるまでの外側筋間中隔
手関節背屈筋			短橈側手根伸筋	橈骨神経の深枝（C7）	上腕骨の外側上顆、外側側副靭帯、橈骨輪状靭帯
手指屈曲筋	外在筋		浅指屈筋	正中神経（C7〜T1）	●上腕尺骨頭：上腕骨の内側上顆 ●尺骨頭：尺骨粗面の内側および内側側副靭帯 ●橈骨頭：橈骨の上方前面
			深指屈筋	第2・3指：正中神経（C8〜T1）、第4・5指：尺骨神経（C8〜T1）	尺骨前面、前腕骨間膜の前面
	内在筋		虫様筋	橈側：正中神経（C8〜T1）、尺側：尺骨神経の深枝（C8〜T1）	●橈側2筋（人指し指・中指）：第2・3指にいたる深指屈筋腱の橈側 ●尺側2筋（薬指・小指）：第3〜5指にいたる深指屈筋腱の相対する面（それぞれ2頭をもつ）
手指伸展筋	外在筋		総指伸筋	橈骨神経の深枝（C6〜C8）	上腕骨の外側上顆、外側側副靭帯、橈骨輪状靭帯、前腕筋膜
母指屈曲筋	外在筋		長母指屈筋	正中神経の前骨間神経（C8〜T1）	橈骨前面、前腕骨間膜の前面
	内在筋		短母指屈筋	正中神経（C8〜T1）、尺骨神経（C8〜T1）	●大菱形骨結節（深頭） ●第1中手骨の尺側（深頭）、屈筋支帯（浅頭）、第1背側骨間筋の内側頭（深頭）

筋の詳細データ一覧表

停止	主な働き	筋体積	PCSA	筋線維長	速筋:遅筋(%)
●橈骨粗面、 ●上腕二頭筋腱膜を介して前腕筋膜に停止	1 肘関節の屈曲(全体) 2 前腕(橈尺関節)の回外(全体) 3 肩関節の屈曲(主に長頭) 4 肩関節の水平内転(主に短頭)	366cm³(A)	25.9cm²(A)	14.1cm(A)	53.6:46.4
尺骨粗面	肘関節の屈曲	266cm³(A)	25.9cm²(A)	10.3cm(A)	——
橈骨の茎状突起の橈側面	1 肘関節の屈曲(回内位)、2 前腕(橈尺関節)の回内(回外位～中間位に回旋)・3 回外(回内位～中間位に回旋)	83cm³(A)	3.1cm²(A)	27.0cm(A)	60.2:39.8(G)
尺骨の肘頭	1 肘関節の伸展(全体) 2 腕を高く上げた状態からの肩関節の内転(長頭) 3 肩関節の伸展(長頭)	620cm³(A)	76.3cm²(A)	8.1cm(A)	67.5:32.5(G)
尺骨の肘頭外側面	1 肘関節の伸展(上腕三頭筋の補助)、2 肘関節包を張る	11cm³(B)	1.3cm²(B)	8.5cm(B)	——
橈骨外側面の中央部	1 前腕(橈尺関節)の回内、2 肘関節の屈曲	80cm³(A)	18.0cm²(A)	4.5cm(A)	——
橈骨の近位外側面	前腕の回外	34cm³(A)	5.7cm²(A)	6.0cm(A)	——
橈骨の遠位端1/4の前面	前腕(橈尺関節)の回内	11cm³(B)	3.7cm²(B)	3.0cm(B)	——
第2中手骨底の掌側面	手関節の 1 掌屈(屈曲)・2 橈屈(外転)、3 前腕(橈尺関節)の回内、4 肘関節の屈曲	35cm³(B)	3.9cm²(B)	9.0cm(B)	——
手掌腱膜	手関節の掌屈(屈曲)	10cm³(B)	1.4cm²(B)	7.1cm(B)	——(B)
●豆状骨、豆中手靭帯 ●第5中手骨底	手関節の 1 尺屈(内転)・2 掌屈(屈曲)	37cm³(B)	6.6cm²(B)	5.6cm(B)	55.5:44.5(G)
第5中手骨底の背側面	手関節の 1 尺屈(内転)・2 背屈(伸展)	17cm³(B)	2.3cm²(B)	7.4cm(B)	——
第2中手骨底の背側面	手関節の 1 橈屈(外転)・2 背屈(伸展)・3 肘関節の屈曲	38cm³(B)	2.7cm²(B)	14.1cm(B)	——
第3中手骨底の背側面	手関節の 1 背屈(伸展)・2 橈屈(外転)・3 肘関節の屈曲	22cm³(B)	2.5cm²(B)	8.8cm(B)	——
第2～5指中節骨底の前縁	1 第2～5指PIP(第2)関節の屈曲、2 手関節の掌屈(屈曲)	74cm³(B)	6.0cm²(B)	12.3cm(B)	——
第2～5指骨の末節骨底の掌側	1 第2～5指DIP(第1)・PIP(第2)関節の屈曲、2 手関節の掌屈(屈曲)	92cm³(B)	8.4cm²(B)	11.0cm(B)	52.7:47.3(G)
伸筋腱膜と中手指節関節の関節包	第2～5指MP(付け根)関節の屈曲およびDIP(第1)・PIP(第2)関節の伸展	——	——	——	——
中央は中節骨底、両側は合わさって末節骨底	1 第2～5指DIP(第1)・PIP(第2)・MP(付け根)関節の伸展、2 手関節の背屈(伸展)	29cm³(B)	2.5cm²(B)	11.6cm(B)	52.7:47.3(G)
母指末節骨底の掌側	1 母指のIP(指節間)・MP(付け根)関節の屈曲(主にIP関節)・2 手関節の橈屈	17cm³(B)	3.8cm²(B)	4.5cm(B)	——
橈側種子骨、母指の基節骨底	母指MP(付け根)関節の屈曲	——	——	——	——

247

筋の詳細データ一覧表

筋群		筋名	支配神経	起始
母指伸展筋	外在筋	長母指伸筋	橈骨神経の深枝(C7〜C8)	尺骨中部の背側面、前腕骨間膜の背側面
		短母指伸筋	橈骨神経深枝の後骨間神経(C7〜C8)	橈骨体中部の後面、前腕骨間膜の背側面
手関節橈屈筋	外在筋	長母指外転筋	橈骨神経深枝の後骨間神経(C7〜C8)	橈骨・尺骨中部の背側面、前腕骨間膜の背側面
母指外転筋	内在筋	短母指外転筋	正中神経(C8〜T1)	舟状骨結節、屈筋支帯の橈側端
示指伸展筋	外在筋	示指伸筋	橈骨神経深枝の後骨間神経(C6〜C8)	尺骨の遠位背側面、前腕骨間膜の背側面
小指伸展筋	外在筋	小指伸筋	橈骨神経深枝の後骨間神経(C6〜C8)	上腕骨の外側上顆
小指屈曲筋	内在筋	短小指屈筋	尺骨神経の深枝(C8〜T1)	有鈎骨鈎、屈筋支帯
母指内転筋	内在筋	母指内転筋	尺骨神経の深枝(C8〜T1)	●横頭：第3中手骨の掌側面 ●斜頭：屈筋支帯、有頭骨を中心とした手根骨、第2・3中手骨底の掌側
小指外転筋	内在筋	小指外転筋	尺骨神経の深枝(C8〜T1)	豆状骨・豆鈎靭帯、屈筋支帯
母指対立筋	内在筋	母指対立筋	正中神経(C6〜C7)	大菱形骨結節、屈筋支帯
小指対立筋	内在筋	小指対立筋	尺骨神経の深枝(C8〜T1)	有鈎骨鈎、屈筋支帯
手指内転筋	内在筋	掌側骨間筋	尺骨神経の深枝(C8〜T1)	第2中手骨の尺側、第4・5中手骨の橈側
手指外転筋	内在筋	背側骨間筋	尺骨神経の深枝(C8〜T1)	第1〜5中手骨の相対する面

股関節の筋

筋群	筋名	支配神経	起始
股関節屈曲筋	小腰筋	腰神経叢の枝(L1)	T12およびL1の椎体外側面
	大腰筋	腰神経叢の前枝(L1〜L4)	●浅頭：第12胸椎〜第4腰椎の椎体側面および椎間円板側面 ●深頭：全腰椎の肋骨突起
	腸骨筋	大腿神経および腰神経叢の枝(L2〜L4)	腸骨窩および下前腸骨棘
	縫工筋	大腿神経の前枝(L2〜L3)	上前腸骨棘
股関節伸展筋	大殿筋	下殿神経(L5〜S2)	●浅部：腸骨稜、上後腸骨棘、仙骨、尾骨 ●深部：腸骨翼の殿筋面、仙結節靭帯
股関節外転筋	中殿筋	上殿神経(L4〜S1)	腸骨翼の殿筋面(前殿筋線と後殿筋線の間)、腸骨稜の外唇、殿筋腱膜
	小殿筋	上殿神経(L4〜S1)	腸骨翼の殿筋面(前殿筋線と下殿筋線の間)
	大腿筋膜張筋	上殿神経(L4〜L5)	腸骨稜外唇の前部、上前腸骨棘、大腿筋膜の深面

筋の詳細データ一覧表

停止	主な働き	筋体積	PCSA	筋線維長	速筋:遅筋(%)
母指の末節骨底の背側	1母指のMP（付け根）関節およびIP（指節間）関節の伸展、2CM（親指の第3）関節の橈側外転	7㎤(B)	1.3㎠(B)	5.4cm(B)	―
母指の基節骨底の背側	1母指のMP（付け根）関節の伸展、2CM（親指の第3）関節の橈側外転	4㎤(B)	0.6㎠(B)	6.7cm(B)	―
第1中手骨底の外側	1手関節の橈屈、2母指の外転	12㎤(B)	1.7㎠(B)	7.1cm(B)	―
橈側種子骨、母指の基節骨底	母指の外転	―	―	―	―
示指の指背腱膜	1示指の伸展、2手関節の背屈	4㎤(B)	0.8㎠(B)	5.0cm(B)	―
小指の手背腱膜	1小指の伸展・2外転（尺屈）	7㎤(B)	0.9㎠(B)	7.8cm(B)	―
小指の基節骨底の掌側面	小指MP（付け根）関節の屈曲	―	―	―	―
母指の基節骨底	母指の内転	―	―	―	―
小指の基節骨底の尺側	1小指の外転・2MP（付け根）関節の屈曲	―	―	―	―
第1中手骨の橈側縁	母指の対立およびCM（親指第3）関節の屈曲	―	―	―	―
第5中手骨の尺側縁	小指の対立（屈曲※小指を親指側へ曲げる動き）	―	―	―	―
第2指基節骨底の尺側、第4・5指基節骨底の橈側、指背腱膜	第2・4・5指MP（付け根）関節の内転・屈曲、DIP（第1）・PIP（第2）関節の伸展	―	―	―	―
●橈側：第2指基節骨底の橈側と指背腱膜 ●中央2箇所：第3指基節骨底の両側と指背腱膜 ●尺側：第4指尺側の基節骨底と指背腱膜	第2・4指MP（付け根）関節の外転、第3指MP（付け根）関節の橈側・尺側外転、第2・3・4指MP（付け根）関節の屈曲およびDIP（第1）・PIP（第2）関節の伸展	―	―	―	―
腸恥隆起付近の筋膜	股関節の屈曲	―	―	―	―
大腿骨の小転子	股関節の1屈曲・2わずかに外旋、3脊柱の安定に貢献	266㎤(C)	26.6㎠(C)	10.0cm(C)	50.0:50.0(I)
大腿骨の小転子の下方	股関節の1屈曲・2外旋	234㎤(C)	23.4㎠(C)	10.0cm(C)	50.0:50.0(I)
脛骨粗面の内側で下腿筋膜に停止（鵞足を形成）	股関節の1屈曲・2外旋、3膝関節の屈曲、4股関節の外転、5わずかに膝の内旋	140㎤(C)	2.9㎠(C)	48.4cm(C)	50.4:49.6(G)
●上側：大腿骨の殿筋粗面 ●下側：大腿筋膜の外側部で腸脛靭帯に移行	股関節の1伸展（全体）・2外旋（全体）・3外転（上側）・4内転（下側）	864㎤(C)	59.6㎠(C)	14.5cm(C)	47.6:52.4(G)
大腿骨の大転子の尖端と外側面	●全体：股関節の1外転 ●前部：股関節の2内旋・3屈曲 ●後部：股関節の2外旋・3伸展	411㎤(C)	60.4㎠(C)	6.8cm(C)	50.0:50.0(H)
大腿骨の大転子の前面	股関節の1外転・2わずかな内旋	138㎤(C)	25.6㎠(C)	5.4cm(C)	50.0:50.0(H)
腸脛靭帯を介して脛骨外側顆の下方につく	股関節の1外転・2屈曲・3内旋、大腿筋膜の緊張	76㎤(C)	8.0㎠(C)	9.5cm(C)	50.0:50.0(H)

筋の詳細データ一覧表

筋群	筋名	支配神経	起始
股関節外旋筋	梨状筋	仙骨神経叢(L5〜S2)	仙骨の前面で第2〜4前仙骨孔の間とその外側、大坐骨切痕の縁
	内閉鎖筋	仙骨神経叢の分枝(L5〜S1)	閉鎖孔まわりの寛骨内面および閉鎖膜
	外閉鎖筋	閉鎖神経(L3〜L4)	閉鎖孔の内側骨縁の外面と閉鎖膜
	上双子筋	仙骨神経叢の分枝(S1〜S3)	坐骨棘
	下双子筋	仙骨神経叢の分枝(L4〜S1)	坐骨結節
	大腿方形筋	仙骨神経叢の分枝(L4〜S1)	坐骨結節
股関節内旋筋	恥骨筋	大腿神経(L2〜L3)、閉鎖神経の前枝(L2〜L4)	恥骨櫛
股関節内転筋	大内転筋	ハムストリング部:坐骨神経(L4〜S3) 内転筋部:閉鎖神経(L2〜L4)	●内転筋部(筋性部):恥骨下枝 ●ハムストリング部(腱性部):坐骨枝の前面および坐骨結節
	長内転筋	閉鎖神経の前枝(L2〜L4)	恥骨上枝(恥骨結節の下方)
	短内転筋	閉鎖神経の前枝・後枝(L2〜L4)	恥骨下枝の下部
	薄筋	閉鎖神経の前枝(L2〜L4)	恥骨結合の下面および恥骨弓上部(坐骨恥骨枝)

膝関節の筋

筋群	筋名	支配神経	起始
膝関節伸展筋	中間広筋	大腿神経(L2〜L4)	大腿骨の前面および外側面
	内側広筋	大腿神経(L2〜L4)	大腿骨の転子間線から伸びる大腿骨粗線の内側唇
	外側広筋	大腿神経(L2〜L4)	大腿骨の大転子の外側面、転子間線、殿筋粗面および粗線の外側唇
	大腿直筋	大腿神経(L2〜L4)	腸骨の下前腸骨棘、寛骨臼の上縁
膝関節屈曲筋	半膜様筋	脛骨神経(L5〜S2)	坐骨結節
	半腱様筋	脛骨神経(L5〜S2)	坐骨結節の内側面
	大腿二頭筋	長頭:脛骨神経(L5〜S1)、短頭:総腓骨神経(L5〜S1)	●長頭:坐骨結節 ●短頭:大腿骨粗線の外側唇の中部1/3と外側筋間中隔
	膝窩筋	脛骨神経(L4〜S1)	大腿骨の外側上顆

足関節・足趾の筋

筋群	筋名	支配神経	起始
足関節底屈筋	ヒラメ筋	脛骨神経(S1〜S2)	腓骨頭、腓骨と脛骨の間のヒラメ筋腱弓、脛骨後面のヒラメ筋線
	腓腹筋	脛骨神経(S1〜S2)	●外側頭:大腿骨の外側上顆 ●内側頭:大腿骨の内側上顆
	後脛骨筋	脛骨神経(L5〜S1)	下腿骨間膜、脛骨と腓骨の後面
	足底筋	脛骨神経(S1〜S2)	大腿骨の外側上顆
足関節背屈筋	前脛骨筋	深腓骨神経(L4〜S1)	脛骨の外側面、下腿骨間膜および下腿筋膜、筋間中隔

筋の詳細データ一覧表

停止	主な働き	筋体積	PCSA	筋線維長	速筋:遅筋(%)
大腿骨の大転子の尖端内側面	股関節の1外旋・2わずかに外転	53㎤(C)	20.4㎠(C)	2.6cm(C)	50.0:50.0(H)
大腿骨の大転子の転子窩	股関節の外旋	43㎤(C)	9.1㎠(C)	4.7cm(C)	50.0:50.0(H)
大腿骨の大転子の転子窩	股関節の1外旋・2わずかに内転	8㎤(C)	2.7㎠(C)	3.0cm(C)	50.0:50.0(I)
大腿骨の大転子の転子窩	股関節の外旋	6㎤(C)	2.1㎠(C)	2.8cm(C)	50.0:50.0(I)
大腿骨の大転子の転子窩	股関節の外旋	10㎤(C)	4.3㎠(C)	2.3cm(C)	50.0:50.0(I)
大腿骨の転子間稜	股関節の1外旋・2わずかに内転	113㎤(C)	20.9㎠(C)	5.4cm(C)	50.0:50.0(H)
大腿骨の粗線の近位部と恥骨筋線	股関節の1内旋・2屈曲・3内転	65㎤(C)	9.0㎠(C)	7.2cm(C)	50.0:50.0(H)
●内転筋部(筋性部):大腿骨粗線の内側唇 ●ハムストリング部(腱性部):大腿骨の内側上顆(内転筋結節)	●全体:股関節の1内転・3内旋 ●後部:2伸展	666㎤(C)	58.9㎠(C)	11.3cm(C)	41.6:58.4(G)
大腿骨の粗線(内側唇の中部1/3の範囲)	股関節の1内転・2屈曲・3外転位で内旋	188㎤(C)	22.7㎠(C)	8.3cm(C)	50.0:50.0(H)
大腿骨粗線の内側唇上部1/3の範囲	股関節の1内転・2屈曲・3外転位で内旋	124㎤(C)	16.8㎠(C)	7.4cm(C)	50.0:50.0(H)
脛骨の内側面(鵞足を形成)	1股関節の内転、2膝関節の屈曲、3股関節の屈曲、4下腿の内旋	88㎤(C)	3.8㎠(C)	23.4cm(C)	50.0:50.0(H)
膝蓋骨の上縁、膝蓋腱を介して脛骨粗面に付着	膝関節の伸展	606㎤(C)	81.9㎠(C)	7.4cm(C)	50.0:50.0(H)
膝蓋骨の上縁および内側縁、膝蓋腱を介して脛骨粗面に付着	膝関節の伸展(特に外旋位)	555㎤(C)	72.1㎠(C)	7.7cm(C)	47.4:52.6(G)
膝蓋骨の上縁および外側縁、膝蓋腱を介して脛骨粗面に付着	膝関節の伸展	514㎤(C)	64.3㎠(C)	8.0cm(C)	58.5:41.5(G)
膝蓋骨の上縁、膝蓋腱を介して脛骨粗面に付着	1膝関節の伸展、2股関節の屈曲	238㎤(C)	43.3㎠(C)	5.5cm(C)	61.9:38.1(G)
脛骨の内側顆、顆間線および外側顆、斜膝窩靱帯	1膝関節の屈曲(膝屈曲時に下腿を内旋)、2股関節の伸展	347㎤(C)	46.3㎠(C)	7.5cm(C)	50.0:50.0(H)
脛骨粗面の内側(鵞足を形成)	1膝関節の屈曲(膝屈曲時に下腿を内旋)、2股関節の伸展	212㎤(C)	23.3㎠(C)	9.1cm(C)	50.0:50.0(H)
腓骨頭	1股関節の伸展、2膝関節の屈曲(膝屈曲時に下腿を外旋)	317㎤(C)	35.6㎠(C)	8.9cm(C)	33.1:66.9(G)
脛骨の上部後面	1膝関節の屈曲・2わずかな内旋	22㎤(D)	6.1㎠(D)	3.6cm(D)	50.0:50.0(I)
踵骨隆起※停止腱はアキレス腱(踵骨腱)	足関節の底屈	575㎤(C)	185.5㎠(C)	3.1cm(C)	12.3:87.7(G)
踵骨隆起※停止腱はアキレス腱(踵骨腱)	1足関節の底屈、2膝関節の屈曲	322㎤	64.8㎠	5.0cm	51.8:48.2
舟状骨、全楔状骨(立方骨、第2〜3中足骨底まで停止部が広がる場合も)	足関節の1底屈・2内反	93㎤(C)	26.6㎠(C)	3.5cm(C)	50.0:50.0(H)
踵骨腱(アキレス腱の内側深部)	足関節の底屈	6㎤(D)	1.5㎠(D)	4.1cm(D)	55.0:45.0(I)
内側楔状骨、第1中足骨底	足関節の1背屈・2内反、足底のアーチの維持	130㎤(C)	16.9㎠(C)	7.7cm(C)	27.0:73.0(G)

筋の詳細データ一覧表

筋群		筋名	支配神経	起始
足関節外反筋		長腓骨筋	浅腓骨神経(L4～S1)	腓骨頭、腓骨の外側面の近位2/3、筋間中隔
		短腓骨筋	浅腓骨神経(L4～S1)	腓骨の外側面の遠位1/2
		第三腓骨筋	深腓骨神経(L4～S1)	腓骨の下部前面
母趾屈曲筋	外在筋	長母趾屈筋	脛骨神経(S1～S2)	腓骨後面の下方2/3、下腿骨間膜の下部、筋間中隔
	内在筋	短母趾屈筋	内側足底神経(L5～S1)、外側足底神経(S1～S2)	立方骨下面の内側、楔状骨、後脛骨筋の腱
足趾屈曲筋	外在筋	長趾屈筋	脛骨神経(L5～S1)	脛骨の後面中央部
	内在筋	短趾屈筋	内側足底神経(L5～S1)	踵骨隆起下面および足底腱膜
	内在筋	足底方形筋	外側足底神経(S1～2)	踵骨の内側突起・外側突起
母趾伸展筋	外在筋	長母趾伸筋	深腓骨神経(L4～S1)	腓骨前面の中央および下腿骨間膜
	内在筋	短母趾伸筋	深腓骨神経(S1～S2)	踵骨の前部上面および下伸筋支帯の1脚
足趾伸展筋	外在筋	長趾伸筋	深腓骨神経(L5～S1)	脛骨の外側顆、腓骨前面の上部3/4、下腿骨間膜の上部、下腿筋膜、筋間中隔
	内在筋	短趾伸筋	深腓骨神経(L4～S1)	踵骨の前部上面、骨間距踵靭帯、下伸筋支帯の1脚
小趾屈曲筋	内在筋	短小趾屈筋	外側足底神経(S1～S2)	第5中足骨底、長足底靭帯、長腓骨筋の腱鞘
母趾内転筋	内在筋	母趾内転筋	外側足底神経(S1～S2)	●斜頭：立方骨、外側楔状骨、第2・3中足骨底（長足底靭帯、長腓骨筋の腱、第4中足骨底にも起始部が広がる場合も） ●横頭：第3～5趾中足趾節関節の関節包
母趾外転筋	内在筋	母趾外転筋	内側足底神経(L5～S1)	踵骨隆起の内側突起、屈筋支帯、足底腱膜、短趾屈筋との間の筋間中隔
小趾外転筋	内在筋	小趾外転筋	外側足底神経(S1～S2)	踵骨粗面の外側突起、踵骨下面の突起間および内側突起前部、足底腱膜、短趾屈筋との間の筋間中隔
小趾底屈筋	内在筋	小趾対立筋	外側足底神経(S1～S2)	第5中足骨の骨底および長足底靭帯
足趾内転筋	内在筋	虫様筋 (※足の)	内側足底神経(L5～S1)、外側足底神経(S1～S2)	長指屈筋腱の内側縁
	内在筋	底側骨間筋	外側足底神経の深枝(S1～S2)	第3～5中足骨の内側
足趾外転筋	内在筋	背側骨間筋 (※足の)	外側足底神経の深枝(S1～S2)	中足骨の相対する面、長足底靭帯

体幹・頸部の筋

筋群	筋名	支配神経	起始
体幹屈曲筋	腹直筋	肋間神経(胸腹神経)(T5～T12)	恥骨の恥骨稜、恥骨結合前面、恥骨結節の下部

筋の詳細データ一覧表

停止	主な働き	筋体積	PCSA	筋線維長	速筋:遅筋(%)
内側楔状骨、第1中足骨底	足関節の**1**外反・**2**底屈	105cm³(C)	24.4cm²(C)	4.3cm(C)	37.5:62.5(G)
第5中足骨粗面	足関節の**1**外反・**2**底屈	70cm³(C)	19.4cm²(C)	3.6cm(C)	37.5:62.5(H)
第5中足骨底の背面	足関節の**1**外反の補助・**2**背屈	33cm³(C)	4.1cm²(C)	8.0cm(C)	65.0:35.0(I)
母趾の末節骨底	**1**母趾IP（指節間）関節の屈曲、足関節の**2**底屈・**3**内反	93cm³(C)	18.6cm²(C)	5.0cm(C)	50.0:50.0(H)
母趾の基節骨底の両側	母趾のMP（付け根）関節の屈曲	―	―	―	―
第2～5趾の末節骨底	**1**第2～5趾の屈曲 ※DIP（第1）・PIP（第2）・MP（付け根）関節、足関節の**2**底屈・**3**内反	30cm³(C)	6.4cm²(C)	4.7cm(C)	50.0:50.0(H)
第2～5または4趾骨の中節骨底	第2～5趾の屈曲 ※PIP（第2）・MP（付け根）関節	―	―	―	55.5:44.5(G)
長趾屈筋腱の外側縁	**1**第2～5趾のPIP（第2）関節の屈曲を補助、**2**長趾屈筋の補強	―	―	―	―
母趾の末節骨底	**1**母趾IP（指節間）関節の伸展、足関節の**2**背屈・**3**内反	30cm³(C)	6.5cm²(C)	4.6cm(C)	50.0:50.0(H)
母趾の趾背腱膜	母趾のMP（付け根）関節の伸展	93cm³(C)	18.6cm²(C)	5.0cm(C)	―
第2～5趾の中節骨・末節骨の背側面（趾背腱膜）	**1**第2～5趾の伸展 ※DIP（第1）・PIP（第2）・MP（付け根）関節、足関節の**2**背屈・**3**外反	65cm³(C)	7.5cm²(C)	8.7cm(C)	52.7:47.3(H)
第2～4趾の趾背腱膜	第2～4趾の伸展（第5趾まで筋が存在する場合は第5趾も伸展）	―	―	―	54.7:45.3(G)
小趾の基節骨底の外側	小趾のMP（付け根）関節の屈曲	―	―	―	―
母趾の基節骨底の外側	母趾の内転、足底弓のアーチ形成	―	―	―	―
母趾の基節骨底の内側	母趾のMP（付け根）関節の**1**外転・**2**屈曲、足底弓のアーチ形成	―	―	―	―
小趾の基節骨底の外側	小趾の**1**外転・**2**MP（付け根）関節の屈曲	―	―	―	―
第5中足骨の前方端の外側	小趾の付け根を動かす（第5中足骨の底屈）	―	―	―	―
第2～5趾の基節骨の背面で内側縁に沿って、趾背腱膜に放散	第2～5趾MP（付け根）関節の**1**内転・**2**屈曲	―	―	―	―
第3～5趾の基節骨底の内側	第3～5趾の**1**内転・**2**屈曲	―	―	―	―
第1背側骨間筋は第2基節骨底の内側、第2～4背側骨間筋は第2～4節骨底の外側	**1**第2～4趾の外転・**2**基節骨の屈曲	―	―	―	―
第5～7肋軟骨の外面、剣状突起、肋剣靱帯	体幹の屈曲、胸郭前壁の引き下げ、腹腔内圧の拡大	170cm³(E)	5.7cm²(E)	29.9cm(E)	53.9:46.1(G)

筋の詳細データ一覧表

筋群	筋名	支配神経	起始
体幹側屈筋	外腹斜筋	肋間神経(胸腹神経および肋下神経)(T5〜T12)	第5〜12肋骨の外面
	腰方形筋	腰神経叢(T12,L1〜L3)	腸骨稜の内唇
体幹回旋筋	内腹斜筋	肋間神経(胸腹神経および肋下神経)(T10〜T12)、腸骨下腹神経(L1)、腸骨鼠径神経(L1)	●胸腰筋膜深葉、上前腸骨棘 ●鼠径靭帯 ●腸骨稜の中間線
	回旋筋	脊髄神経の後枝(T1〜T11)	椎骨の横突起
頸部伸展筋	頸腸肋筋	脊髄神経の後枝(C4〜L3)	第3〜6(または7)肋骨の肋骨角
	頭最長筋	脊髄神経の後枝(C2〜L5)	第5頸椎〜第3(4または5)胸椎の横突起
	頸最長筋	脊髄神経の後枝(C2〜L5)	第1〜6胸椎の横突起
	頸棘筋	脊髄神経の後枝(C2〜T10)	第6頸椎〜第2胸椎の棘突起
	頭半棘筋	脊髄神経の後枝(C1〜T6または7)	第3頸椎〜第4(〜7)胸椎の横突起
	頭板状筋	脊髄神経の後枝(C1〜C5)	第4頸椎〜第3胸椎の棘突起、項靭帯
	頸板状筋	脊髄神経の後枝(C1〜C5)	第3(または4)〜6(または5)胸椎の棘突起
体幹伸展筋	胸腸肋筋	脊髄神経の後枝(C4〜L3)	第7〜12肋骨
	腰腸肋筋	脊髄神経の後枝(C4〜L3)	腸骨稜の外唇、仙骨、胸腰筋膜
	胸最長筋	脊髄神経の後枝(C2または1〜L5)	仙骨、腰椎の棘突起、下位腰椎の横突起
	胸棘筋	脊髄神経の後枝(C2〜T10)	第10胸椎〜第3(または2)腰椎の棘突起
脊柱安定筋	多裂筋	脊髄神経の後枝(C3〜C4)	最長筋の浅部の腱、後仙骨孔と上後腸骨棘との間の仙骨後面、腰椎の乳頭突起、全胸椎の横突起、第4〜7の頸椎の関節突起
	頸半棘筋	脊髄神経の後枝(C1〜T6または7)	第1〜6胸椎の横突起
	胸半棘筋	脊髄神経の後枝(C1〜T6または7)	第7(または6)〜11(10〜12)胸椎の横突起
呼吸筋	腹横筋	肋間神経(胸腹神経および肋下神経)(T7〜T12)、腸骨下腹神経(L1)、腸骨鼠径神経(L1)	●第7〜12肋軟骨の内面、胸腰筋膜の深葉 ●鼠径靭帯、腸骨稜の内唇、上前腸骨棘
	外肋間筋	肋間神経(T1〜T11)	肋骨の下縁
	内肋間筋	肋間神経(T1〜T11)	肋骨内面の上縁

筋の詳細データ一覧表

停止	主な働き	筋体積	PCSA	筋線維長	速筋：遅筋(%)
●鼠径靭帯、腹直筋鞘前葉(第5～9肋骨から起始する線維) ●腸骨稜の外唇(第10～12肋骨から起始する線維)	体幹(脊柱)の❶側屈(同側)・❷回旋(反対側)・❸屈曲、胸郭の引き下げ	70㎝³(E)	15.8㎝²(E)	4.4㎝(E)	――
第12肋骨、L1～L4(または3)の肋骨突起	腰椎の❶側屈・❷伸展、❸第12肋骨の下制	25㎝³(E)	4.4㎝²(E)	5.8㎝(E)	――
●第10～12肋骨の下縁(上部) ●腹直筋鞘(中部) ●精巣挙筋(下部)	体幹(脊柱)の❶回旋(同側)・❷側屈(同側)・❸前屈、胸郭の引き下げ	73㎝³(E)	13.5㎝²(E)	5.4㎝(E)	――
筋に隣接する椎骨のうち、上位の棘突起基部	❶脊柱の回旋(反対側)・伸展補助	――	――	――	――
第4～6頸椎の横突起の後結節	頸椎の❶伸展・❷側屈(同側)	3.7㎝³(F)	0.4㎝²(F)	8.6㎝(F)	――
側頭骨の乳様突起	頸部の❶伸展・❷側屈(同側)・❸回旋(同側)	5.3㎝³(F)	0.8㎝²(F)	7.0㎝(F)	70.0：30.0(J)
第2～6(または5)頸椎の横突起の後結節	❶胸椎・頸椎の伸展、❷頸椎の側屈(同側)	11.0㎝³(F)	1.6㎝²(F)	6.9㎝(F)	60.0：40.0(J) ※最長筋群のデータ
第2～4(または5)頸椎の棘突起	頸椎の❶伸展・❷側屈	――	――	――	――
後頭骨の上項線と下項線の間	頸部の❶伸展・❷側屈(同側)・❸回旋(反対側)	42.5㎝³(F)	4.3㎝²(F)	10.0㎝(F)	55.0：45.0(J)
側頭骨の乳様突起、後頭骨の上項線の外側部	頸部の❶伸展・❷回旋(同側)・❸側屈(同側)	27.1㎝³(J)	2.5㎝²(J)	10.8㎝(J)	75.0：25.0(F)
第1～2(または3)頸椎の横突起の後結節	頸部の❶伸展・❷側屈(同側)・❸回旋(同側)	10.1㎝³(F)	1.0㎝²(F)	10.2㎝(F)	50.0：50.0(J)
第1～6肋骨	胸椎の❶伸展・❷側屈(同側)	――	――	――	――
第6～12肋骨の後面	胸椎の❶伸展・❷側屈(同側)	79㎝³(E)	11.8㎝²(E)	6.7㎝(E)	――
●内側：腰椎の副突起、胸椎の横突起 ●外側：腰椎の肋骨突起、肋骨、胸腰筋膜の深葉	胸椎・腰椎の❶伸展・❷側屈(同側)	146㎝³(E)	16.1㎝²(E)	9.1㎝(E)	60.0：40.0(J)
第2～8(または9)胸椎の棘突起	胸椎・腰椎の❶伸展・❷側屈(同側)	――	――	――	――
各起始部から2～4つ上に位置する椎骨の棘突起に停止	❶椎間関節の安定、脊柱の❷伸展・❸回旋(反対側)・❹側屈(同側)	71㎝³(E)	10.6㎝²(E)	6.7㎝(E)	――
第2(または3か4)～6(または5)頸椎の棘突起	❶脊柱の安定、胸椎・頸椎の❷伸展・❸側屈(同側)・❹回旋(反対側)	18.2㎝³(F)	3.7㎝²(F)	4.9㎝(F)	55.0：45.0(J) ※半棘筋群のデータ
第6頸椎～第3(または4)胸椎の棘突起	❶脊柱の安定、胸椎の❷伸展・❸側屈(同側)・❹回旋(反対側)	――	――	――	55.0：45.0(J) ※半棘筋群のデータ
剣状突起、白線、恥骨(恥骨結節、恥骨稜)	下位肋骨を下に引き、腹腔内圧を拡大	――	――	――	――
肋骨の上縁	吸気時に肋骨を挙上、胸郭の拡張(胸式呼吸)	――	――	――	――
肋骨内面の下縁	呼気(息を吐く)時に肋骨間を収縮し、胸郭を狭める	0.2㎝³(F)	0.2㎝²(F)	1.0㎝(F)	――

筋の詳細データ一覧表

筋群	筋名	支配神経	起始
呼吸筋	上後鋸筋	肋間神経（T1～T4）	第6頸椎～第2胸椎の棘突起および項靱帯
	下後鋸筋	肋間神経（T9～T12）	第12（または11）胸椎～第3腰椎の棘突起と近くの胸腰筋膜
	前斜角筋	頸神経叢および腕神経叢（C5または4～C7）	第3（または4）～7（または6）頸椎の横突起の前結節
	中斜角筋	頸神経叢および腕神経叢（C3または2か4～C8）	第2（または1）～7頸椎の横突起の後結節
	後斜角筋	頸神経叢および腕神経叢（C7～C8）	第5～7頸椎の椎骨の横突起の後結節
	横隔膜	支横隔神経と副横隔神経（C3～C5もしくは6）	●胸骨部：剣状突起の内面 ●肋骨部：第7～12肋骨（肋骨弓）の内面 ●腰椎部：外側脚と第1～4腰椎にかけての内側脚
骨盤底筋群	深会陰横筋	陰部神経の枝	坐骨枝、恥骨下枝
	浅会陰横筋	陰部神経の枝	坐骨結節
	肛門挙筋	仙骨神経叢の枝	恥骨・肛門挙筋腱弓および坐骨棘
椎前筋群	前頭直筋	頸神経（C1・C2）	C1環椎の外側塊
	頭長筋	頸神経叢（C1～C4）	第3～6頸椎の椎骨の横突起の前結節
	頸長筋	頸神経叢（C2～C6）	●上斜部：C3～C5の脊椎横突起の前結節 ●下斜部：T1～T3の椎体前部 ●垂直部：C5～C7およびT1～T3の椎体前部の外側
後頭下筋群	大後頭直筋	頸神経（C1）の後枝	軸椎（C2）の棘突起
	小後頭直筋	頸神経（C1）の後枝	環椎（C1）の後結節
	上頭斜筋	頸神経（C1）	環椎（C1）の横突起
	下頭斜筋	頸神経（C1とC2の後枝）	軸椎（C2）の棘突起

頭部の筋

筋群	筋名	支配神経	起始
頸部回旋筋	胸鎖乳突筋	副神経および頸神経叢（C1～C2または3）	胸骨頭（胸骨柄の上縁）、鎖骨頭（鎖骨内方の1/3）
咀嚼筋	側頭筋	三叉神経の第三枝（下顎神経）	側頭窩、側頭筋膜
	咬筋	三叉神経の第三枝（下顎神経）	●浅部：頬骨弓の前部～中部 ●深部：下顎骨の下縁の後方1/3、頬骨弓の中部～後部、さらに側頭部まで
	内側翼突筋	三叉神経（下顎枝の内側翼突筋神経）	蝶形骨の翼状突起の外側板の中間面上部、上顎結節、口蓋骨の錐体突起
	外側翼突筋	三叉神経（下顎枝の外側翼突筋神経）	●上部：蝶形骨大翼の側頭下面と側頭下稜 ●下部：蝶形骨の翼状突起の外側板外面

筋の詳細データ一覧表

停止	主な働き	筋体積	PCSA	筋線維長	速筋:遅筋(%)
第2〜5肋骨の肋骨角の外側	吸気時に第2〜5肋骨を挙上	9.8㎤(F)	2.0㎠(F)	5.0㎝(F)	—
第9〜12(または11)肋骨の背中外側部の下縁	呼吸時に第9〜12肋骨を内側下方へ引く	—	—	—	—
第1肋骨の前斜角筋結節 (リスフラン結節)	❶第1肋骨の挙上、頸椎の❷屈曲・❸側屈(同側)	3.8㎤(F)	0.8㎠(F)	4.6㎝(F)	70.0:30.0(J) ※斜角筋群のデータ
第1肋骨の周辺に広く停止	❶第1肋骨の挙上、頸椎の❷屈曲・❸側屈(同側)	11.0㎤(F)	1.8㎠(F)	6.0㎝(F)	70.0:30.0(J) ※斜角筋群のデータ
第2(または3)肋骨	❶第2肋骨の挙上、頸椎の❷屈曲・❸側屈(同側)	5.2㎤(F)	0.9㎠(F)	5.8㎝(F)	70.0:30.0(J) ※斜角筋群のデータ
腱の中心部分	吸気の主力呼吸筋(腹式呼吸)。筋線維が収縮し、横隔膜が下制することで胸郭内の胸腔を拡大し、空気が強制的に入り込み、息が吸い込まれる。	—	—	—	—
尿生殖裂孔	尿生殖隔膜を構成する筋のひとつ	—	—	—	—
会陰腱中心の中に入り込む	尿生殖隔膜を構成する筋のひとつ	—	—	—	—
恥骨直腸筋は外肛門括約筋の中、恥骨会陰筋は会陰、恥骨尾骨筋と腸骨尾骨筋は肛門尾骨靱帯および尾骨	骨盤隔膜を構成、内臓の重みを支える、直腸の閉鎖・排便・排尿にも作用	—	—	—	—
後頭骨の底部	環椎から頸部を屈曲	—	—	—	—
後頭骨の底部の下面	上部頸椎の屈曲	—	—	—	—
●上斜部：環椎(C1)の前結節 ●下斜部：C5・C6の横突起の前結節 ●垂直部：C2〜C4の椎体前部に付着	頸椎の前屈・側屈	—	—	—	—
後頭骨の下項線の外側部	上部頸椎の伸展・側屈・回旋	—	—	—	—
後頭骨の下項線の内側部	上部頸椎の伸展	—	—	—	—
後頭骨の下項線の外方	上部頸椎の伸展・側屈	—	—	—	—
環椎(C1)の横突起	上部頸椎の回旋	—	—	—	—
側頭骨の乳様突起、後頭骨の上項線	❶頸部の回旋(反対側)、❷頸部の回旋をともなった屈曲(斜め下を向く動作)、❸頸部の側屈(同側)	36.6㎤(F)	2.9㎠(F)	12.6㎝(F)	64.8:35.2(G)
下顎骨の筋突起	下顎骨の❶挙上(口を閉じて歯を嚙み合わせる)・❷後方移動	—	—	—	53.5:46.5(G)
下顎角の外面 (咬筋粗面)	下顎骨の挙上 (口を閉じて歯を嚙み合わせる)	—	—	—	—
下顎角内面の翼突筋粗面	下顎骨の❶挙上(口を閉じる)・❷前方移動、片側は顎を左右に動かす	—	—	—	—
●下部：下顎骨の関節突起 ●上部：顎関節の関節円板と線維性被膜	両側が働くと両側の下顎頭が前方に移動して口が開く。片側は顎を左右に動かす	—	—	—	—

筋の詳細データ一覧表

筋群	筋名	支配神経	起始
表情筋	眼輪筋	顔面神経	内側眼瞼靱帯・上顎骨前頭突起・前涙嚢稜・後涙嚢稜など眉毛下制筋(眼窩部内側の一部)に付着
	鼻筋	顔面神経	上顎骨
	上唇挙筋	顔面神経	眼窩下縁
	口輪筋	顔面神経	上顎外側切歯の歯槽突起、下顎外側切歯の歯槽突起、鼻中隔
	下唇下制筋	顔面神経	下顎骨のオトガイ孔の下方
	オトガイ筋	顔面神経	下顎骨
	前頭筋	顔面神経	前頭部の皮膚と皮下
	皺眉筋	顔面神経	眉間と眼窩上縁
	鼻根筋	顔面神経	鼻背
	上唇鼻翼挙筋	顔面神経	眼窩下縁
	小頬骨筋	顔面神経	頬骨の外面
	大頬骨筋	顔面神経	頬骨
	頬筋	顔面神経	第1・2大臼歯の領域の下顎骨と翼突下顎縫線
	笑筋	顔面神経	咬筋筋膜
頸部浅層筋	広頸筋	顔面神経	下顎底・耳下腺筋膜
舌骨上筋	顎二腹筋	前腹:三叉神経第三枝(下顎神経)、後腹:顔面神経	●前腹:下顎骨前部後面の二腹筋窩 ●後腹:側頭骨乳突切痕
	茎突舌骨筋	顔面神経の茎突舌骨筋枝	茎状突起
	顎舌骨筋	三叉神経第三枝(下顎神経)	下顎骨内面の顎舌骨筋線
	オトガイ舌骨筋	頸神経(C1・C2)	下顎骨中部後面のオトガイ舌骨筋棘
舌骨下筋	胸骨舌骨筋	頸神経叢(C1・C2)	胸骨柄、第1肋骨の軟骨部の後面
	甲状舌骨筋	頸神経叢(C1)	甲状軟骨
	胸骨甲状筋	頸神経叢(C1・C2)	胸骨柄および第1肋軟骨の後面
	肩甲舌骨筋	頸神経叢(C1〜C3)	肩甲骨の上縁

筋DATAの出典

(A): Garner BA and Pandy MG, Musculoskeletal model of the upper limb based on the visible human male dataset. Comput Methods Biomech Biomed Engin, (2001), 4(2), 93-126. (成人男性3名:25歳・185cm・86kgを想定した筋-骨格モデル ※トルクの実測値に合うように、パラメータを最適化して調整した文献)

(B): Holzbaur KR, Murray WM, and Delp SL, A model of the upper extremity for simulating musculoskeletal surgery and analyzing neuromuscular control. Ann Biomed Eng, (2005), 33(6), 829-40.

(C): Friederich JA and Brand RA, Muscle fiber architecture in the human lower limb. J Biomech, (1990), 23(1), 91-5. (死体解剖=男性37歳・183cm・91kg)

(D): Wickiewicz TL et al., Muscle architecture of the human lower limb. Clin Orthop Relat Res, (1983), 179, 275-83. (死体解剖=被験者番号Iの死体解剖データ:性別・身長・体重不明 ※筋体積は筋重量を密度(1.056)で除して算出 ※PCSAは羽状角を無視して算出)

筋の詳細データ一覧表

停止	主な働き	筋体積	PCSA	筋線維長	速筋:遅筋(%)
───	上下のまぶたを引き寄せ、目を閉じる	───	───	───	───
鼻背・鼻翼・鼻孔後縁	鼻を縮めたり、広げたりする	───	───	───	───
上唇の皮膚の中に放散	上唇を上方に引き上げる	───	───	───	───
───	上下の唇を引き寄せ、唇を尖らせたり、口を閉じる	───	───	───	───
下唇の皮膚の中	下唇を外側および下方に引き下げる	───	───	───	───
オトガイの皮膚の中	オトガイ部の皮膚を引き上げる。オトガイ部に梅干のようなシワを作る	───	───	───	───
帽状腱膜	眉周囲の皮膚を引っ張り、眉毛の挙上や、おでこに横ジワを作る	───	───	───	───
眉毛の皮膚に入り込んでいく	眉を内側に引き寄せる。眉間に縦ジワを作る	───	───	───	───
額の皮膚の中に入り込んでいく	眉間の皮膚を引き下げ、眉間に横ジワを作る	───	───	───	───
上唇と鼻翼の皮膚の中に拡散	上唇と鼻翼を引き上げる	───	───	───	───
鼻唇溝	上唇を引き上げる。大頬骨筋、笑筋とともに笑顔を作る	───	───	───	───
口角	口角を上方および外側へ引き上げる。笑筋とともに笑顔を作る	───	───	───	───
口角	口角を外側へ引く。口を閉じて唇を横に広げる	───	───	───	───
口角とその付近の皮膚	口角を側方および外側に引く。笑顔を作る筋のひとつ	───	───	───	───
鎖骨下方の皮膚	口角を下方に引く。首前面に縦ジワを作る	───	───	───	───
中間腱	下顎骨を固定時は舌骨を引き上げる。舌骨を固定時は下顎骨を引き下げる	───	───	───	───
舌骨体	舌骨を後上方に引く	───	───	───	───
舌骨体	舌骨を挙上する。舌骨を固定時は下顎骨を引き下げる	───	───	───	───
舌骨体の前面	舌骨を上方に引く。舌骨を固定時は下顎骨を引き下げる	───	───	───	───
舌骨体	舌骨を下方に引く	3.7cm³(F)	0.3cm²(F)	10.8cm(F)	───
舌骨体	舌骨を引き下げる	2.3cm³(F)	0.6cm²(F)	3.8cm(F)	───
甲状軟骨	舌骨を下方に引く	4.1cm³(F)	0.5cm²(F)	7.9cm(F)	───
舌骨体	頸部の側屈	4.8cm³(F)	0.7cm²(F)	6.7cm(F)	───

(E): Christophy M et al., A musculoskeletal model for the lumbar spine. Biomech Model Mechanobiol, (2012), 11(1-2), 19-34.(複数の解剖学的先行研究データをもとに筋-骨格モデルを作成)
(F): Borst J et al., Muscle parameters for musculoskeletal modelling of the human neck. Clin Biomech, (2011) 26(4), 343-51.(死体解剖＝86歳男性:171cm, 75kg)
(G): Johnson MA, Polgar J, Weightman D and Appleton D, (1973)をもとに算出
(H): White SC, Yack HJ and Winter DA, (1989). A three-dimensional musculoskeletal model for gait analysis. Anatomical variability estimates. J.Biomech.22:885-893
(I): Pierrynowski MR and Morrison JB, (1985). A physiological model for the evaluation of muscular forces in human locomotion: Theoretical aspects.Math.Biosci.75:69-101
(J): Daru KR, (1989)

関節運動別
関節角度と発揮される筋力の関係

関節で発揮できる最大筋力（最大トルク）は関節角度によって変化する。ここでは、文献で示されている関節角度ートルク曲線の一部を抜粋。筋力には個人差があるが、曲線の形状や関節間の筋力比は個人差が比較的に小さいため、グラフから全体的な傾向（筋力が最大となる肢位（角度）、筋力の伸展ー屈曲比など）が把握できる。

※「体幹（脊柱）の屈曲・伸展」のグラフおよび各グラフデータの出典はP.262

肩関節：屈曲・伸展の筋力

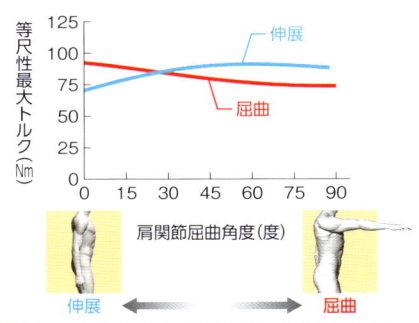

肩関節の伸展筋力は、屈曲よりも全体的に少し強い傾向にある。屈曲筋力は伸展位で、伸展筋力は屈曲位で大きくなる。

肩関節：外転・内転の筋力

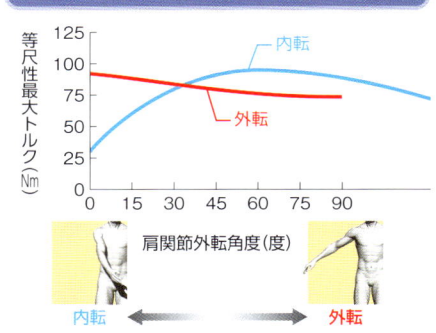

内転動作は協働筋が多く、ほぼ三角筋のみ（＋僧帽筋・前鋸筋による補助）が働く外転動作より強力。外転筋力は内転位で、内転筋力は外転位で大きくなる。

肩関節：外旋・内旋の筋力

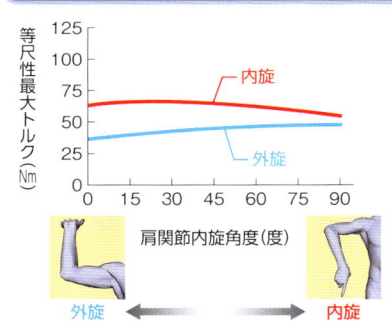

投げ動作などで活躍する肩関節内旋動作には肩甲下筋や大胸筋など大きな筋が貢献するため、外旋動作よりも筋力が強い。

肘関節：屈曲・伸展の筋力

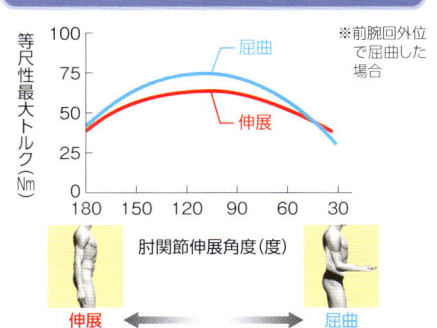

協働筋の多い屈曲動作は、ほぼ上腕三頭筋のみが働く伸展動作より筋力が強い。屈曲筋力は肘関節が90°より少し伸びた110°前後で最大となる。

前腕（橈尺関節）：回外・回内の筋力

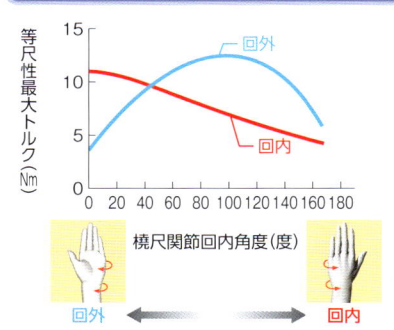

強力な上腕二頭筋が関与する回外は回内よりも筋力が強い。フタを開ける力より、締める力のほうが強いと考えればよい（右手）。

手関節：掌屈（屈曲）・背屈（伸展）の筋力

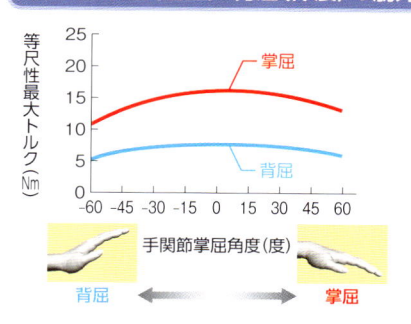

深指屈筋、浅指屈筋と比較的大きな筋が関与する掌屈のほうが、背屈よりも強い。掌屈筋力は基本肢位（掌屈角度0°）付近で最大となる。

手関節：橈屈（外転）・尺屈（内転）の筋力

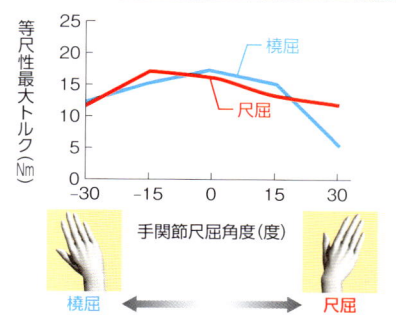

橈屈・尺屈の最大筋力はだいたい同程度。特徴としては、手首が真っすぐの状態（手関節尺屈角度が0°）のとき、橈屈の最大筋力が発揮される。

股関節：屈曲・伸展の筋力

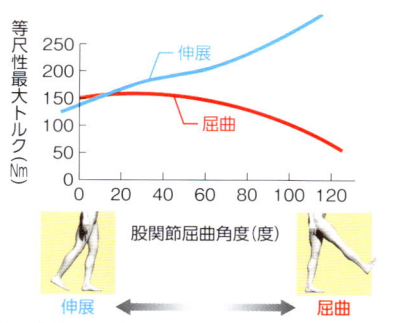

股関節伸展は膝関節伸展と並んで最も筋力の強い関節動作のひとつで、屈曲位ほど筋力が強い。反対に、股関節屈曲筋力は伸展位ほど筋力が強くなる。

股関節：外転・内転の筋力

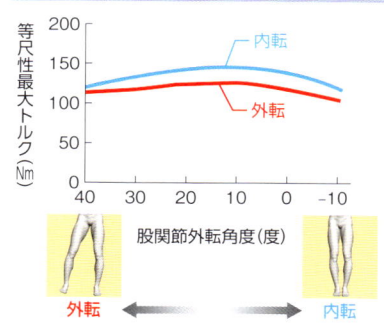

股関節の内転は外転よりも筋力が少し強い傾向にある。どちらも関節角度による筋力の変化が小さく、広い範囲でトルクを発揮できるのが特徴。

膝関節：屈曲・伸展の筋力

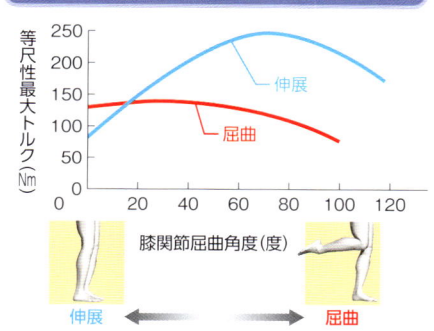

膝関節伸展は最も筋力の強い関節動作のひとつで、90°より少し膝が伸びた位置（60〜70°）で筋力が最大となる。屈曲筋力は膝伸展位で大きくなる。

足関節：底屈（屈曲）・背屈（伸展）の筋力

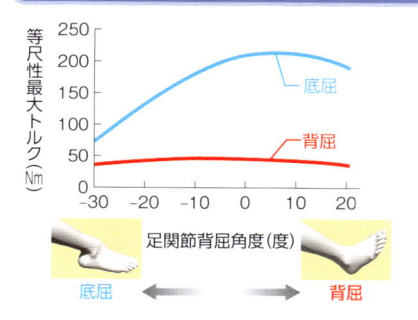

背屈動作は筋力が弱いのに対し、体重を支える底屈動作は筋力が強く、その差は著しい。底屈筋力は背屈位で最大となり、底屈位では弱くなる。

261

体幹（脊柱）の屈曲・伸展

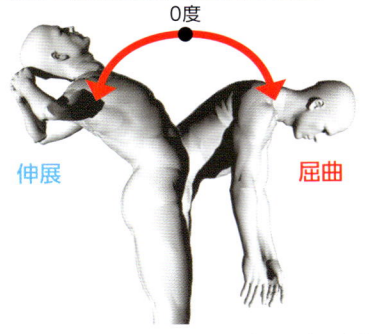

体幹（脊柱）の伸展・屈曲動作について、本書では直立した状態を伸展角度0度と定義。そこから上体を反らせると伸展位になり、丸めると屈曲位になる。体幹の伸展筋力は屈曲角度が深いほど大きくなり、屈曲筋力は屈曲角度が浅いほど緩やかに大きくなる。

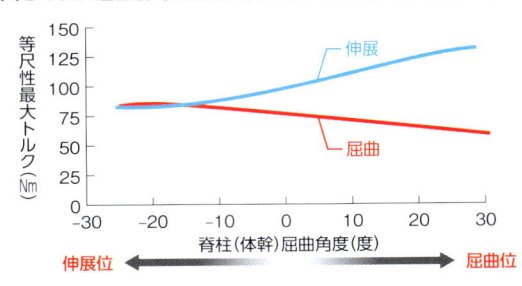

- 肩関節：Garner and Pandy (2001)、Dehail et al. (2008)より改変　● 肘関節、手関節：Garner and Pandy (2001)より改変　● 股関節屈曲：Kulig et al. (1984)、Anderson et al. (2007)、Arnold et al. (2010)より改変　● 股関節伸展：Németh et al. (1985)、Dehail et al. (2008)、Anderson et al. (2007)より改変　● 股関節外転・内転：Arnold et al. (2010)より改変　● 膝関節屈曲：Baumgart et al. (2021)、Anderson et al. (2007)より改変　● 膝関節伸展：van Eijden et al. (1987)、Baumgart et al. (2021)、Anderson et al. (2007)より改変　● 前腕回外・回内：Garner and Pandy (2003)より改変　● 足関節底屈・背屈：Anderson et al. (2007)、Arnold et al. (2010)より改変　● 体幹（脊柱）屈曲・伸展：Hoens et al. (1990)より改変

運動別 最大筋力（参考値）の比較

最大筋力には個人差があるが、文献で示されている最大筋力（参考値）を比較することにより、強力な関節運動が明確になる。さらに、ランキング表示することで各関節運動のパワーバランスが見えてくる。

順位	運動名	最大筋力（参考値）	頁
1位	股関節の伸展	200〜230Nm	102
2位	膝関節の伸展	190〜220Nm	132
3位	足関節の底屈（屈曲）	120〜160Nm	152
4位	股関節の外転	110〜130Nm	103
5位	股関節の内転	100〜130Nm	103
6位	膝関節の屈曲	100〜120Nm	132
7位	股関節の屈曲	90〜110Nm	102
8位	肩関節の内転	80〜100Nm	32
9位	肩関節の伸展	85〜95Nm	32
10位	肩関節の屈曲	80〜95Nm	32
11位	肩関節の外転	60〜80Nm	32
12位	肘関節の屈曲	65〜75Nm	64
12位	肩関節の内旋	65〜75Nm	33
14位	肘関節の伸展	55〜64Nm	64
15位	肩関節の外旋	35〜45Nm	33
16位	足関節の背屈（伸展）	30〜40Nm	152
17位	手関節の掌屈（屈曲）	15〜20Nm	80
17位	手関節の尺屈（内転）	15〜20Nm	80
19位	手関節の橈屈（外転）	13〜18Nm	80
20位	前腕（橈尺関節）の回外	10〜15Nm	65
21位	前腕（橈尺関節）の回内	8〜13Nm	65
22位	手関節の背屈（伸展）	5〜10Nm	80

※数値はすべて成人男性のデータ。複数の文献をもとにおおよその平均値を算出したため、「参考値」とする

肩関節、肘関節、前腕、手関節のデータ：Garner and Pandy (2003)
股関節の屈曲、内転・外転、足関節の底屈・背屈のデータ：Arnold et al. (2010)
股関節の伸展、膝関節の屈曲のデータ：Anderson et al. (2007)より改変
膝関節の伸展のデータ：Van Eijden et al. (1987)より改編
※股関節伸展の数値は身体の硬さによりトルクを考慮して算出

筋名索引（日本語名&英語名）

日本語	英語	掲載ページ
あ行		
烏口腕筋　うこうわんきん	coracobrachialis muscle	42
円回内筋　えんかいないきん	pronator teres muscle	75
横隔膜　おうかくまく	diaphragm	226
か行		
回外筋　かいがいきん	supinator muscle	77
外眼筋　がいがんきん	extraocular muscles	243
回旋筋　かいせんきん	rotator muscle	212
外側広筋　がいそくこうきん	vastus lateralis muscle	140
外側翼突筋　がいそくよくとつきん	lateral pterygoid muscle	239
外腹斜筋　がいふくしゃきん	abdominal external oblique muscle	186
外閉鎖筋　がいへいさきん	obturator externus muscle	121
外肋間筋　がいろっかんきん	external intercostal muscle	192
下後鋸筋　かこうきょきん	serratus posterior inferior muscle	220
下双子筋　かそうしきん	inferior gemellus muscle	123
下腿三頭筋　かたいさんとうきん	triceps surae muscle	156
胸棘筋　きょうきょくきん	spinalis thoracis muscle	210
胸最長筋　きょうさいちょうきん	longissimus thoracis muscle	206
胸鎖乳突筋　きょうさにゅうとつきん	sternocleidomastoid muscle	234
胸腸肋筋　きょうちょうろくきん	iliocostalis thoracis muscle	198
胸半棘筋　きょうはんきょくきん	semispinalis thoracis muscle	218
棘下筋　きょくかきん	infraspinatus muscle	47
棘上筋　きょくじょうきん	supraspinatus muscle	46
頸棘筋　けいきょくきん	spinalis cervicis muscle	208
頸最長筋　けいさいちょうきん	longissimus cervicis muscle	204
頸腸肋筋　けいちょうろくきん	iliocostalis cervicis muscle	196
頸椎まわりの深層筋		230
頸半棘筋　けいはんきょくきん	semispinalis cervicis muscle	217
頸板状筋　けいばんじょうきん	splenius cervicis muscle	225
肩甲下筋　けんこうかきん	subscapularis muscle	48
肩甲挙筋　けんこうきょきん	levator scapulae muscle	59
咬筋　こうきん	masseter muscle	237
後脛骨筋　こうけいこつきん	tibialis posterior muscle	161
後斜角筋　こうしゃかくきん	scalenus posterior muscle	223
後頭下筋（群）　こうとうかきん（ぐん）	suboccipital muscles	230
広背筋　こうはいきん	latissimus dorsi muscle	40
骨盤底筋群　こつばんていきんぐん	pelvic floor muscles	228
さ行		
鎖骨下筋　さこつかきん	subclavius muscle	62
三角筋　さんかくきん	deltoid muscle	36
示指伸筋　じししんきん	extensor indicis muscle	96
膝窩筋　しっかきん	popliteus muscle	150
尺側手根屈筋　しゃくそくしゅこんくっきん	flexor carpi ulnaris muscle	86
尺側手根伸筋　しゃくそくしゅこんしんきん	extensor carpi ulnaris muscle	87
小円筋　しょうえんきん	teres minor muscle	45
小胸筋　しょうきょうきん	pectoralis minor muscle	58
上後鋸筋　じょうこうきょきん	serratus posterior superior muscle	219
小指外転筋　しょうしがいてんきん	abductor digiti minimi muscle	98
小趾外転筋　しょうしがいてんきん	abductor digiti minimi muscle(of foot)	173
小指伸筋　しょうししんきん	extensor digiti minimi muscle	96

263

筋名索引（日本語名&英語名）

日本語名	よみ	英語名	ページ
小指対立筋	しょうしたいりつきん	opponens digiti minimi muscle	99
小趾対立筋	しょうしたいりつきん	opponens digiti minimi muscle(of foot)	173
上双子筋	じょうそうしきん	superior gemellus muscle	122
掌側骨間筋	しょうそくこっかんきん	palmar interossei muscle	100
小殿筋	しょうでんきん	gluteus minimus muscle	116
小腰筋	しょうようきん	psoas minor muscle	107
小菱形筋	しょうりょうけいきん	rhomboid minor muscle	61
上腕筋	じょうわんきん	brachialis muscle	72
上腕三頭筋	じょうわんさんとうきん	triceps brachii muscle	70
上腕二頭筋	じょうわんにとうきん	biceps brachii muscle	68
深指屈筋	しんしくっきん	flexor digitorum profundus muscle	91
脊柱起立筋	せきちゅうきりつきん	erector spinae muscle	194
舌骨下筋群	ぜっこつかきんぐん	infrahyoid muscles	242
前鋸筋	ぜんきょきん	serratus anterior muscle	56
前脛骨筋	ぜんけいこつきん	tibialis anterior muscle	160
浅指屈筋	せんしくっきん	flexor digitorum superficialis muscle	90
前斜角筋	ぜんしゃかくきん	scalenus anterior muscle	221
総指伸筋	そうししんきん	extensor digitorum muscle	92
僧帽筋	そうぼうきん	trapezius muscle	54
足底筋	そくていきん	plantaris muscle	165
足底方形筋	そくていほうけいきん	quadratus plantae muscle	174
側頭筋	そくとうきん	temporalis muscle	236

た行

日本語名	よみ	英語名	ページ
大円筋	だいえんきん	teres major muscle	43
大胸筋	だいきょうきん	pectoralis major muscle	38
第三腓骨筋	だいさんひこつきん	peroneus tertius muscle	164
大腿筋膜張筋	だいたいきんまくちょうきん	tensor fasciae latae muscle	117
大腿四頭筋	だいたいしとうきん	quadriceps femoris muscle	136
大腿直筋	だいたいちょっきん	rectus femoris muscle	142
大腿二頭筋	だいたいにとうきん	biceps femoris muscle	148
大腿方形筋	だいたいほうけいきん	quadratus femoris muscle	124
大殿筋	だいでんきん	gluteus maximus muscle	112
大内転筋	だいないてんきん	adductor magnus muscle	126
大腰筋	だいようきん	psoas major muscle	108
大菱形筋	だいりょうけいきん	rhomboid major muscle	60
多裂筋	たれつきん	multifidus muscle	214
短趾屈筋	たんしくっきん	flexor digitorum brevis muscle	170
短趾伸筋	たんししんきん	extensor digitorum brevis muscle	175
短小指屈筋	たんしょうしくっきん	flexor digiti minimi brevis muscle	97
短小趾屈筋	たんしょうしくっきん	flexor digiti minimi brevis muscle(of foot)	171
短橈側手根伸筋	たんとうそくしゅこんしんきん	extensor carpi radialis brevis muscle	89
短内転筋	たんないてんきん	adductor breivis muscle	129
短腓骨筋	たんひこつきん	peroneus brevis muscle	163
短母指外転筋	たんぼしがいてんきん	abductor pollicis breivs muscle	95
短母指屈筋	たんぼしくっきん	flexor pollicis brevis muscle	93
短母趾屈筋	たんぼしくっきん	flexor hallucis brevis muscle	171
短母指伸筋	たんぼししんきん	extensor pollicis brevis muscle	94
短母趾伸筋	たんぼししんきん	extensor hallucis brevis muscle	175
恥骨筋	ちこつきん	pectineus muscle	125
中間広筋	ちゅうかんこうきん	vastus intermedius muscle	137
肘筋	ちゅうきん	anconeus muscle	76
中斜角筋	ちゅうしゃかくきん	scalenus medius muscle	222
中殿筋	ちゅうでんきん	gluteus medius muscle	114
虫様筋	ちゅうようきん	lumbrical muscle	97

虫様筋(※足の)　ちゅうようきん	lumbrical muscle(of foot)	174
腸骨筋　ちょうこつきん	iliacus muscle	110
長趾屈筋　ちょうしくっきん	flexor digitorum longus muscle	167
長趾伸筋　ちょうししんきん	extensor digitorum longus muscle	169
長掌筋　ちょうしょうきん	palmaris longus muscle	85
長橈側手根伸筋　ちょうとうそくしゅこんしんきん	extensor carpi radialis longus muscle	88
長内転筋　ちょうないてんきん	adductor longus muscle	128
長腓骨筋　ちょうひこつきん	peroneus longus muscle	162
長母指外転筋　ちょうぼしがいてんきん	abductor pollicis longus muscle	95
長母指屈筋　ちょうぼしくっきん	flexor pollicis longus muscle	93
長母趾屈筋　ちょうぼしくっきん	flexor hallucis longus muscle	166
長母指伸筋　ちょうぼししんきん	extensor pollicis longus muscle	94
長母趾伸筋　ちょうぼししんきん	extensor hallucis longus muscle	168
腸腰筋　ちょうようきん	iliopsoas muscle	106
椎前筋(群)　ついぜんきん(ぐん)	prevertebral muscles	230
底側骨間筋　ていそくこっかんきん	plantar interossei muscle	176
頭最長筋　とうさいちょうきん	longissimus capitis muscle	202
橈側手根屈筋　とうそくしゅこんくっきん	flexor carpi radialis muscle	84
頭半棘筋　とうはんきょくきん	semispinalis capitis muscle	216
頭板状筋　とうばんじょうきん	splenius capitis muscle	224

な行

内側広筋　ないそくこうきん	vastus medialis muscle	138
内側翼突筋　ないそくよくとつきん	medial pterygoid muscle	238
内腹斜筋　ないふくしゃきん	abdominal internal oblique muscle	188
内閉鎖筋　ないへいさきん	obturator internus muscle	120
内肋間筋　ないろっかんきん	internal intercostal muscle	193

は行

背側骨間筋　はいそくこっかんきん	dorsal interossei muscle	100
背側骨間筋(※足の)　はいそくこっかんきん	dorsal interossei muscle(of foot)	176
薄筋　はっきん	gracilis muscle	130
ハムストリング　はむすとりんぐ	hamstring muscles	144
半膜様筋　はんまくようきん	semimembranosus muscle	145
半腱様筋　はんけんようきん	semitendinosus muscle	146
腓腹筋　ひふくきん	gastrocnemius muscle	158
表情筋　ひょうじょうきん	mimic muscles	240
ヒラメ筋　ひらめきん	soleus muscle	157
腹横筋　ふくおうきん	transversus abdominis muscle	190
腹直筋　ふくちょくきん	rectus abdominis muscle	184
方形回内筋　ほうけいかいないきん	pronator quadratus muscle	78
縫工筋　ほうこうきん	sartorius muscle	118
母趾外転筋　ぼしがいてんきん	abductor hallucis muscle	172
母指対立筋　ぼしたいりつきん	opponens pollicis muscle	99
母指内転筋　ぼしないてんきん	adductor pollicis muscle	98
母趾内転筋　ぼしないてんきん	adductor hallucis muscle	172

や・ら・わ行

腰腸肋筋　ようちょうろくきん	iliocostalis lumborum muscle	200
腰方形筋　ようほうけいきん	quadratus lumborum muscle	191
梨状筋　りじょうきん	piriformis muscle	119
ローテーターカフ(回旋筋腱板)　ろーてーたーかふ	rotator cuff	44
腕橈骨筋　わんとうこつきん	brachioradialis muscle	74

265

筋名索引（日本語名＆英語名）

英語	日本語	掲載ページ
A		
abdominal external oblique muscle	外腹斜筋　がいふくしゃきん	186
abdominal internal oblique muscle	内腹斜筋　ないふくしゃきん	188
abductor digiti minimi muscle	小指外転筋　しょうしがいてんきん	98
abductor digiti minimi muscle(of foot)	小趾外転筋　しょうしがいてんきん	173
abductor hallucis muscle	母趾外転筋　ぼしがいてんきん	172
abductor pollicis brevis muscle	短母指外転筋　たんぼしがいてんきん	95
adductor pollicis muscle	母指内転筋　ぼしないてんきん	98
abductor pollicis longus muscle	長母指外転筋　ちょうぼしがいてんきん	95
adductor breivis muscle	短内転筋　たんないてんきん	129
adductor hallucis muscle	母趾内転筋　ぼしないてんきん	172
adductor magnus muscle	大内転筋　だいないてんきん	126
adductor longus muscle	長内転筋　ちょうないてんきん	128
anconeus muscle	肘筋　ちゅうきん	76
B・C・D		
biceps brachii muscle	上腕二頭筋　じょうわんにとうきん	68
biceps femoris muscle	大腿二頭筋　だいたいにとうきん	148
brachialis muscle	上腕筋　じょうわんきん	72
brachioradialis muscle	腕橈骨筋　わんとうこつきん	74
coracobrachialis muscle	烏口腕筋　うこうわんきん	42
deltoid muscle	三角筋　さんかくきん	36
diaphragm	横隔膜　おうかくまく	226
dorsal Interossei muscle	背側骨間筋　はいそくこっかんきん	100
dorsal Interossei muscle(of foot)	背側骨間筋（※足の）　はいそくこっかんきん	176
E		
erector spinae muscles	脊柱起立筋　せきちゅうきりつきん	194
extensor carpi radialis brevis muscle	短橈側手根伸筋　たんとうそくしゅこんしんきん	89
extensor carpi radialis longus muscle	長橈側手根伸筋　ちょうとうそくしゅこんしんきん	88
extensor carpi ulnaris muscle	尺側手根伸筋　しゃくそくしゅこんしんきん	87
extensor digiti minimi muscle	小指伸筋　しょうししんきん	96
extensor digitorum brevis muscle	短趾伸筋　たんししんきん	175
extensor digitorum longus muscle	長趾伸筋　ちょうししんきん	169
extensor digitorum muscle	総指伸筋　そうししんきん	92
extensor hallucis brevis muscle	短母趾伸筋　たんぼししんきん	175
extensor hallucis longus muscle	長母趾伸筋　ちょうぼししんきん	168
extensor indicis muscle	示指伸筋　じししんきん	96
extensor pollicis brevis muscle	短母指伸筋　たんぼししんきん	94
extensor pollicis longus muscle	長母指伸筋　ちょうぼししんきん	94
external intercostal muscle	外肋間筋　がいろっかんきん	192
extraocular muscles	外眼筋　がいがんきん	243
F		
flexor carpi radialis muscle	橈側手根屈筋　とうそくしゅこんくっきん	84
flexor carpi ulnaris muscle	尺側手根屈筋　しゃくそくしゅこんくっきん	86
flexor digiti minimi brevis muscle	短小指屈筋　たんしょうしくっきん	97
flexor digiti minimi brevis muscle(of foot)	短小趾屈筋（※足の）　たんしょうしくっきん	171
flexor digitorum brevis muscle	短趾屈筋　たんしくっきん	170
flexor digitorum longus muscle	長趾屈筋　ちょうしくっきん	167
flexor digitorum profundus muscle	深指屈筋　しんしくっきん	91
flexor digitorum superficialis muscle	浅指屈筋　せんしくっきん	90
flexor hallucis brevis muscle	短母趾屈筋　たんぼしくっきん	171
flexor hallucis longus muscle	長母趾屈筋　ちょうぼしくっきん	166
flexor pollicis brevis muscle	短母指屈筋　たんぼしくっきん	93
flexor pollicis longus muscle	長母指屈筋　ちょうぼしくっきん	93

G・H

gastrocnemius muscle	腓腹筋　ひふくきん	158
gluteus maximus muscle	大殿筋　だいでんきん	112
gluteus minimus muscle	小殿筋　しょうでんきん	116
gluteus medius muscle	中殿筋　ちゅうでんきん	114
gracilis muscle	薄筋　はっきん	130
hamstring muscles	ハムストリング　はむすとりんぐ	144

I・J・K

iliacus muscle	腸骨筋　ちょうこつきん	110
iliocostalis cervicis muscle	頸腸肋筋　けいちょうろくきん	196
iliocostalis lumborum muscle	腰腸肋筋　ようちょうろくきん	200
iliocostalis thoracis muscle	胸腸肋筋　きょうちょうろくきん	198
iliopsoas muscle	腸腰筋　ちょうようきん	106
infrahyoid muscles	舌骨下筋群　ぜっこつかきんぐん	242
infraspinatus muscle	棘下筋　きょくかきん	47
inferior gemellus muscle	下双子筋　かそうしきん	123
internal intercostal muscle	内肋間筋　ないろっかんきん	193

L

lateral pterygoid muscle	外側翼突筋　がいそくよくとつきん	239
latissimus dorsi muscle	広背筋　こうはいきん	40
levator scapulae muscle	肩甲挙筋　けんこうきょきん	59
longissimus capitis muscle	頭最長筋　とうさいちょうきん	202
longissimus cervicis muscle	頸最長筋　けいさいちょうきん	204
longissimus thoracis muscle	胸最長筋　きょうさいちょうきん	206
lumbrical muscle	虫様筋　ちゅうようきん	97
lumbrical muscle(of foot)	虫様筋（※足の）　ちゅうようきん	174

M・N・O

masseter muscle	咬筋　こうきん	237
medial pterygoid muscle	内側翼突筋　ないそくよくとつきん	238
mimic muscles	表情筋　ひょうじょうきん	240
multifidus muscle	多裂筋　たれつきん	214
obturator externus muscle	外閉鎖筋　がいへいさきん	121
obturator internus muscle	内閉鎖筋　ないへいさきん	120
opponens digiti minimi muscle	小指対立筋　しょうしたいりつきん	99
opponens digiti minimi pedis muscle(of foot)	小趾対立筋　しょうしたいりつきん	173
opponens pollicis muscle	母指対立筋　ぼしたいりつきん	99

P

palmar interossei muscle	掌側骨間筋　しょうそくこっかんきん	100
palmaris longus muscle	長掌筋　ちょうしょうきん	85
pectineus muscle	恥骨筋　ちこつきん	125
pectoralis major muscle	大胸筋　だいきょうきん	38
pectoralis minor muscle	小胸筋　しょうきょうきん	58
pelvic floor muscles	骨盤底筋群　こつばんていきんぐん	228
peroneus brevis muscle	短腓骨筋　たんひこつきん	163
peroneus longus muscle	長腓骨筋　ちょうひこつきん	162
peroneus tertius muscle	第三腓骨筋　だいさんひこつきん	164
piriformis muscle	梨状筋　りじょうきん	119
plantar interossei muscle	底側骨間筋　ていそくこっかんきん	176
plantaris muscle	足底筋　そくていきん	165
popliteus muscle	膝窩筋　しっかきん	150
prevertebral muscles	椎前筋（群）　ついぜんきん（ぐん）	230
pronator teres muscle	円回内筋　えんかいないきん	75
pronator quadratus muscle	方形回内筋　ほうけいかいないきん	78
psoas major muscle	大腰筋　だいようきん	108

筋名索引（日本語名＆英語名）

psoas minor muscle	小腰筋　しょうようきん	107
Q		
quadratus femoris muscle	大腿方形筋　だいたいほうけいきん	124
quadratus lumborum muscle	腰方形筋　ようほうけいきん	191
quadratus plantae muscle	足底方形筋　そくていほうけいきん	174
quadriceps femoris muscle	大腿四頭筋　だいたいしとうきん	136
R		
rectus abdominis muscle	腹直筋　ふくちょくきん	184
rectus femoris muscle	大腿直筋　だいたいちょっきん	142
rhomboid major muscle	大菱形筋　だいりょうけいきん	60
rhomboid minor muscle	小菱形筋　しょうりょうけいきん	61
rotator cuff	ローテーターカフ（回旋筋腱板）　ろーてーたーかふ	44
rotatores muscle	回旋筋　かいせんきん	212
S		
sartorius muscle	縫工筋　ほうこうきん	118
scalenus anterior muscle	前斜角筋　ぜんしゃかくきん	221
scalenus medius muscle	中斜角筋　ちゅうしゃかくきん	222
scalenus posterior muscle	後斜角筋　こうしゃかくきん	223
semimembranosus muscle	半膜様筋　はんまくようきん	145
semispinalis capitis muscle	頭半棘筋　とうはんきょくきん	216
semispinalis cervicis muscle	頸半棘筋　けいはんきょくきん	217
semispinalis thoracis muscle	胸半棘筋　きょうはんきょくきん	218
semitendinosus muscle	半腱様筋　はんけんようきん	146
serratus anterior muscle	前鋸筋　ぜんきょきん	56
serratus posterior inferior muscle	下後鋸筋　かこうきょきん	220
serratus posterior superior muscle	上後鋸筋　じょうこうきょきん	219
soleus muscle	ヒラメ筋　ひらめきん	157
spinalis cervicis muscle	頸棘筋　けいきょくきん	208
spinalis thoracis muscle	胸棘筋　きょうきょくきん	210
splenius capitis muscle	頭板状筋　とうばんじょうきん	224
splenius cervicis muscle	頸板状筋　けいばんじょうきん	225
sternocleidomastoid muscle	胸鎖乳突筋　きょうさにゅうとつきん	234
subclavius muscle	鎖骨下筋　さこつかきん	62
suboccipital muscles	後頭下筋（群）　こうとうかきん（ぐん）	230
subscapularis muscle	肩甲下筋　けんこうかきん	48
superior gemellus muscle	上双子筋　じょうそうしきん	122
supinator muscle	回外筋　かいがいきん	77
supraspinatus muscle	棘上筋　きょくじょうきん	46
T		
temporalis muscle	側頭筋　そくとうきん	236
tensor fasciae latae muscle	大腿筋膜張筋　だいたいきんまくちょうきん	117
teres major muscle	大円筋　だいえんきん	43
teres minor muscle	小円筋　しょうえんきん	45
tibialis anterior muscle	前脛骨筋　ぜんけいこつきん	160
tibialis posterior muscle	後脛骨筋　こうけいこつきん	161
transversus abdominis muscle	腹横筋　ふくおうきん	190
trapezius muscle	僧帽筋　そうぼうきん	54
triceps brachii muscle	上腕三頭筋　じょうわんさんとうきん	70
triceps surae muscle	下腿三頭筋　かたいさんとうきん	156
U・V・W・X・Y・Z		
vastus intermedius muscle	中間広筋　ちゅうかんこうきん	137
vastus lateralis muscle	外側広筋　がいそくこうきん	140
vastus medialis muscle	内側広筋　ないそくこうきん	138

著者のことば

　本書を手に取った方の多くは、運動やリハビリテーションに関連する分野の従事者や学生の方が中心かと思われます。そういった方々に向け、各筋の名前や起始停止などを「暗記する」ためだけの本ではなく、人体が動く「仕組み」を理解できる本にしたい、という信念のもとで本書を執筆しました。

　筋や骨などの運動器に関する学習は、数多く存在する用語を覚える単調な暗記科目であると捉えられがちです。もちろん起始停止や支配神経などを覚えることはとても重要ですが、ただ知識を暗記するだけでは、現場での指導や業務に生かすことは難しいでしょう。それぞれの筋は身体を動かすうえでの役割が異なっており、その役割に応じて固有の違った特徴を持っているからです。個々の筋がなぜそのような特徴を持ち、それが身体の動きに対してどのような意味を持つのか、さらに複数の筋の集合体として身体全体がどのようにシステム化されているのかという「仕組み」をしっかりと理解することが重要であり、学習の面白さでもあります。

　本書と類書の最も大きな違いは、各筋が持つ固有の特徴の一部を表す客観的な指標である「筋DATA」を掲載したことであるといえます。これまで、洋書にはいくつか各筋のパラメータを掲載した本があったものの、日本語の本では見当たりませんでした。本書では、著者の研究の専門分野に近い筋骨格系のバイオメカニクスに関する複数の学術論文から各筋のデータを抽出しました。これらは参考値ではありますが、数値を眺めながら各筋・各部位をいろいろと比較することにより、各筋の特性が見えてくるはずです。読者の皆さまが本書を通じて筋の仕組みを理解し、その面白さに気付いて、著者と同じ「筋肉好き」になることを願ってやみません。

国際武道大学 体育学部 教授
荒川 裕志

写真協力

©iStockphoto(P.11・28・29・230・240・241・242)

参考文献(書籍)

- 『第5版 分冊解剖学アトラスⅠ 運動器』長島聖司訳(文光堂)
- 『ネッター 解剖生理学アトラス』相磯貞和・渡辺修一訳(南江堂)
- 『Clinical Massage』大谷素明訳監修(医道の日本社)
- 『身体運動の機能解剖　改訂版』中村千秋・竹内真希訳(医道の日本社)
- 「カラー図解 人体の正常構造と機能Ⅷ 神経系(1)」河田光博・稲瀬正彦著
- 『3D踊る肉単』河合良訓監修、原島広至著(エヌ・ティー・エス)
- 『カラー図解 筋肉のしくみ・はたらき事典』石井直方監修、左明・山口典孝共著(西東社)
- 『効く筋トレ・効かない筋トレ』石井直方監修、荒川裕志著(PHP研究所)
- 『Grant's Method of Anatomy: A Clinical Problem-Solving Approach』Boileau Grant JC, Basmajian JV, Slonecker CE著(Williams & Wilkins)
- 『Research Methods in Biomechanics』Robertson G, Caldwell G, Hamill J, Kamen G, Whittlesey S著 (Human Kinetics)
- 『バイオメカニクス―身体運動の科学的基礎』金子公宥・福永哲夫編著(杏林書院)
- 『Biomechanics and Motor Control of Human Movement』Winter DA著(Wiley)
- 『Kinesiology of the Musculoskeletal System: Foundations for Rehabilitation』Neumann DA著(Mosby)
- 『Multiple Muscle Systems: Biomechanics and Movement Organization』Winters JM, Woo SL-Y編著 (Springer)
- 『Skeletal Muscle Structure, Function, and Plasticity』Lieber RL著(Lippincott Williams & Wilkins)
- 『プロメテウス解剖学 コア アトラス　第4版』坂井建雄監訳、市村浩一郎・澤井直訳(Lippincott Williams & Wilkins)

参考文献(学術論文)

- Anderson DE, Madigan ML, Nussbaum MA. Maximum voluntary joint torque as a function of joint angle and angular velocity: model development and application to the lower limb. J Biomech,(2007), 40, 3105-13.
- Arjmand N. and Shirazi-Adl A, Model and in vivo studies on huma n trunk load partitioning and stability in isometric forward flexions. J Biomech,(2006), 39(3), 510-21.
- Arnold EM et al., A model of the lower limb for analysis of human movement. Ann Biomed Eng,(2010), 38(2), 269-79.
- Baumgart C et al., Effects of hip flexion on knee extension and flexion isokinetic angle-specific torques and HQ-Ratios. Sports Med Open,(2021), 7(1), 41.
- Borst J et al., Muscle parameters for musculoskeletal modelling of the human neck. Clin Biomech, (2011) 26(4), 343-51.
- Christophy M et al., A musculoskeletal model for the lumbar spine. Biomech Model Mechanobiol, (2012), 11(1-2), 19-34.
- Dehail P et al., Maximum voluntary joint torque as a function of joint angle and angular velocity: model development and application to the lower limb. Spinal Cord,(2008), 46, 552-558.
- Delp SL, Surgery simulation: a computer graphics systems to analyze and design musculoskeletal reconstructions of the lower limb. Dissertation, Stanford University, CA, USA,(1990).
- Delp SL, Anderson FC, Arnold AS, Loan P, Habib A, John CT, Guen delman E, Thelen DG. OpenSim: open-source software to create and analyze dynamic simulations of movement. IEEE Trans Biomed Eng, (2007), 54, 1940-50.
- Friederich JA and Brand RA, Muscle fiber architecture in the human lower limb. J Biomech,(1990), 23 (1), 91-5.
- Garner BA and Pandy MG, Musculoskeletal model of the upper limb based on the visible human male dataset. Comput Methods Biomech Biomed Engin,(2001), 4(2), 93-126.
- Garner BA and Pandy MG, Estimation of musculotendon properties in the human upper limb. Ann Biomed Eng,(2003), 31(2), 207-20.

- Hoens A et al., An isokinetic evaluation of trunk strength in elite female field hockey players. Aust J Physiother,(1990), 36(3), 163-71.
- Holzbaur, KR et al., A model of the upper extremity for simulating musculoskeletal surgery and analyzing neuromuscular control. Ann Biomed Eng,(2005), 33(6), 829-40.
- Holzbaur KR et al., Moment-generating capacity of upper limb muscles in healthy adults. J Biomech, (2007), 40(11), 2442-9.
- Holzbaur KR et al., Upper limb muscle volumes in adult subjects. J Biomech,(2007), 40(4), 742-9.
- Hoy MG et al., A musculoskeletal model of the human lower extremity: the effect of muscle, tendon, and moment arm on the moment-angle relationship of musculotendon actuators at the hip, knee, and ankle. J Biomech,(1990), 23(2), 157-69.
- Kulig K et al., Human strength curves. Exerc Sport Sci Rev,(1984), 12, 417-66.
- Lemay MA and Crago PE, A dynamic model for simulating movements of the elbow, forearm, and wrist. J Biomech,(1996), 29 (10), 1319-30.
- Marras WS et al., Female and male trunk geometry: size and prediction of the spine loading trunk muscles derived from MRI. Clin Biomech,(2001), 16(1),38-46.
- Németh G et al., Influence of knee flexion on isometric hip extensor strength. Scand J Rehabil Med, (1983), 15(2), 97-101.
- van Eijden TM, Weijs WA, Kouwenhoven E, Verburg J, Forces acting on the patella during maximal voluntary contraction of the quadriceps femoris muscle at different knee flexion/extension angles. Acta Anat(Basel),(1987), 129, 310-4.
- Wickiewicz TL et al., Muscle architecture of the human lower limb. Clin Orthop Relat Res,(1983), 179, 275-83.
- Wood JE et al., Quantitation of human shoulder anatomy for pros thetic arm control. Anatomy matrices. J Biomech,(1989), 22(4), 309-25.
- Zajac FE. Muscle and tendon: properties, models, scaling, and application to biomechanics and motor control. Crit Rev Biomed Eng,(1989), 17, 359-411.

■ CG制作

奥山 正次（おくやま せいじ）

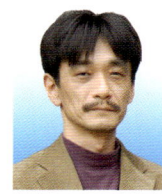

メディカルCGイラストレーター
医療コンテンツプロデューサー

1968年生まれ。日本大学文理学部地理学科卒業。大手映像制作会社でテレビ番組制作に携わり、その後フリーランスの番組ディレクターとして在京キー局のゴールデンアワーにおいて数々のテレビ番組の演出、ディレクターを手掛ける。

2000年頃から映像制作における三次元コンピュータグラフィックスの重要性を意識しはじめ、映像制作ディレクターとして健康系番組を手掛けながらコンピュータグラフィックスの制作活動を開始。2004年、映像制作会社シェイク設立にあたり、取締役制作本部長として三次元コンピュータグラフィックスによる人体解剖系映像の制作に力を注ぎ、2007年より同社代表取締役社長に就任、会社の方向性を医療医学の分野にシフトする。現在、医療コンテンツを中心に各種メディアを制作するDXA（デキサ）ホールディングス株式会社の代表取締役兼CEOを兼務。映像ディレクター、CGイラストレーターとして数多くの医療系コンテンツを統括している。

【主なCG制作実績】
- 書籍　　『カラー図鑑　筋肉のしくみ・はたらき事典』（西東社）
　　　　　『サイエンスファクトリー人体紀行　シリーズ全4巻』（西東社）
　　　　　『医療機関のクレーム完全対応マニュアル』（すばる舎リンケージ）
　　　　　『女医が教えるマジカルエクササイズ』（すばる舎リンケージ）など多数
- VTR　　「第27回日本脳神経血管内治療学会学術総会オープニングVTR」など

【所属会社】
デキサホールディングス株式会社　http://www.dxa.co.jp/
シェイクオフィシャルサイト　http://www.media-shake.com/

■ 監修者略歴

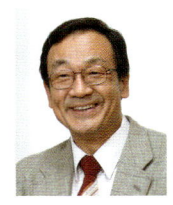

石井 直方（いしい なおかた）

1955年東京都生まれ。東京大学大学院総合文化研究科名誉教授。専門は身体運動科学、筋生理学。日本における筋肉研究の権威として知られる。ボディビル選手としても活躍し、ミスター日本優勝、世界選手権3位など輝かしい実績を誇る。『筋肉学入門』（講談社）、『石井直方の筋肉まるわかり大事典』（ベースボール・マガジン社）など著書・監修書多数。

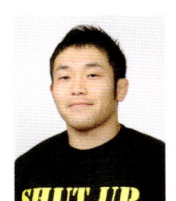

■ 著者略歴

荒川 裕志（あらかわ ひろし）

1981年福島県生まれ。国際武道大学体育学部教授。研究者でありながら元プロ格闘家としての顔も持つ。早稲田大学理工学部卒業。東京大学大学院総合文化研究科博士課程修了。博士（学術）。専門はバイオメカニクス・トレーニング科学。『効く筋トレ・効かない筋トレ』（PHP研究所）など著書・共著書多数。

- ■ 編集協力　谷口洋一（株式会社アーク・コミュニケーションズ）
- ■ デザイン　小林幸恵（有限会社エルグ）
- ■ CGイラスト　奥山正次
- ■ 編集担当　齋藤友里（ナツメ出版企画株式会社）

本書に関するお問い合わせは、書名・発行日・該当ページを明記の上、下記のいずれかの方法にてお送りください。電話でのお問い合わせはお受けしておりません。
- ナツメ社webサイトの問い合わせフォーム
  https://www.natsume.co.jp/contact
- FAX（03-3291-1305）
- 郵送（下記、ナツメ出版企画株式会社宛て）

なお、回答までに日にちをいただく場合があります。正誤のお問い合わせ以外の書籍内容に関する解説・個別の相談は行っておりません。あらかじめご了承ください。

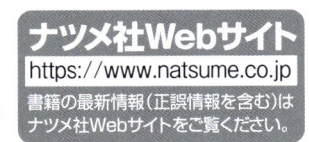

ナツメ社Webサイト
https://www.natsume.co.jp
書籍の最新情報（正誤情報を含む）はナツメ社Webサイトをご覧ください。

プロが教える 筋肉のしくみ・はたらきパーフェクト事典

2012年11月8日　初版発行
2025年8月1日　第50刷発行

監修者	石井直方（いしい なおかた）	Ishii Naokata,2012
著　者	荒川裕志（あらかわ ひろし）	ⓒ Arakawa Hiroshi,2012
発行者	田村正隆	

発行所　株式会社ナツメ社
　　　　東京都千代田区神田神保町1-52　ナツメ社ビル1F（〒101-0051）
　　　　電話　03（3291）1257（代表）　FAX　03（3291）5761
　　　　振替　00130-1-58661

制　作　ナツメ出版企画株式会社
　　　　東京都千代田区神田神保町1-52　ナツメ社ビル3F（〒101-0051）
　　　　電話　03（3295）3921（代表）

印刷所　TOPPANクロレ株式会社

ISBN978-4-8163-5326-0　　　　　　　　　　　　　　　Printed in Japan
＜定価はカバーに表示してあります＞
＜乱丁・落丁本はお取り替えします＞

本書の一部または全部を著作権法で定められている範囲を超え、ナツメ出版企画株式会社に無断で複写、複製、転載、データファイル化することを禁じます。